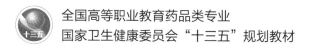

全国高等职业教育药品类专业
国家卫生健康委员会"十三五"规划教材

U0304140

供药学、药物制剂技术、生物制药技术、化学制药技术专业用

实用药物学基础

第 **3** 版

主 编　丁 丰　张 庆

副主编　张 何　马菁菁　刘玉华

编 者（以姓氏笔画为序）

丁 丰（广东食品药品职业学院）　　　　李 璐（山东中医药高等专科学校）

马菁菁（天津医学高等专科学校）　　　　张 庆（济南护理职业学院）

布秀娟（大庆医学高等专科学校）　　　　张 何（辽宁医药职业学院）

刘 刚（江苏联合职业技术学院连云港　　陈根林（江苏医药职业学院）
　　　　中医药分院）　　　　　　　　　陈静君（广东食品药品职业学院）

刘玉华（黑龙江农垦职业学院）　　　　　赵喜林（无锡卫生高等职业技术学校）

人民卫生出版社

图书在版编目（CIP）数据

实用药物学基础/丁丰,张庆主编.—3 版.—北京:人民卫生出版社,2018

ISBN 978-7-117-25892-0

Ⅰ.①实…　Ⅱ.①丁…②张…　Ⅲ.①药物学-高等职业教育-教材　Ⅳ.①R9

中国版本图书馆 CIP 数据核字(2018)第 047032 号

人卫智网	www.ipmph.com	医学教育、学术、考试、健康, 购书智慧智能综合服务平台
人卫官网	www.pmph.com	人卫官方资讯发布平台

实用药物学基础
第 3 版

主　　编：丁　丰　张　庆
出版发行：人民卫生出版社　（中继线 010-59780011）
地　　址：北京市朝阳区潘家园南里 19 号
邮　　编：100021
E-mail：pmph @ pmph.com
购书热线：010-59787592　010-59787584　010-65264830
印　　刷：三河市潮河印业有限公司
经　　销：新华书店
开　　本：850×1168　1/16　　印张：26
字　　数：612 千字
版　　次：2009 年 1 月第 1 版　　2018 年 7 月第 3 版
　　　　　2023 年 8 月第 3 版第 9 次印刷（总第 19 次印刷）
标准书号：ISBN 978-7-117-25892-0
定　　价：58.00 元

打击盗版举报电话：010-59787491　E-mail：WQ @ pmph.com
（凡属印装质量问题请与本社市场营销中心联系退换）

全国高等职业教育药品类专业国家卫生健康委员会
"十三五"规划教材出版说明

随着《国务院关于加快发展现代职业教育的决定》《高等职业教育创新发展行动计划（2015-2018年）》《教育部关于深化职业教育教学改革全面提高人才培养质量的若干意见》等一系列重要指导性文件相继出台,明确了职业教育的战略地位、发展方向。为全面贯彻国家教育方针,将现代职教发展理念融入教材建设全过程,人民卫生出版社组建了全国食品药品职业教育教材建设指导委员会。在该指导委员会的直接指导下,经过广泛调研论证,人卫社启动了全国高等职业教育药品类专业第三轮规划教材的修订出版工作。

本套规划教材首版于2009年,于2013年修订出版了第二轮规划教材,其中部分教材入选了"十二五"职业教育国家规划教材。本轮规划教材主要依据教育部颁布的《普通高等学校高等职业教育（专科）专业目录（2015年）》及2017年增补专业,调整充实了教材品种,涵盖了药品类相关专业的主要课程。全套教材为国家卫生健康委员会"十三五"规划教材,是"十三五"时期人卫社重点教材建设项目。本轮教材继续秉承"五个对接"的职教理念,结合国内药学类专业高等职业教育教学发展趋势,科学合理推进规划教材体系改革,同步进行了数字资源建设,着力打造本领域首套融合教材。

本套教材重点突出如下特点:

1. **适应发展需求,体现高职特色** 本套教材定位于高等职业教育药品类专业,教材的顶层设计既考虑行业创新驱动发展对技术技能型人才的需要,又充分考虑职业人才的全面发展和技术技能型人才的成长规律;既集合了我国职业教育快速发展的实践经验,又充分体现了现代高等职业教育的发展理念,突出高等职业教育特色。

2. **完善课程标准,兼顾接续培养** 本套教材根据各专业对应从业岗位的任职标准优化课程标准,避免重要知识点的遗漏和不必要的交叉重复,以保证教学内容的设计与职业标准精准对接,学校的人才培养与企业的岗位需求精准对接。同时,本套教材顺应接续培养的需要,适当考虑建立各课程的衔接体系,以保证高等职业教育对口招收中职学生的需要和高职学生对口升学至应用型本科专业学习的衔接。

3. **推进产学结合,实现一体化教学** 本套教材的内容编排以技能培养为目标,以技术应用为主线,使学生在逐步了解岗位工作实践,掌握工作技能的过程中获取相应的知识。为此,在编写队伍组建上,特别邀请了一大批具有丰富实践经验的行业专家参加编写工作,与从全国高职院校中遴选出的优秀师资共同合作,确保教材内容贴近一线工作岗位实际,促使一体化教学成为现实。

4. **注重素养教育,打造工匠精神** 在全国"劳动光荣、技能宝贵"的氛围逐渐形成,"工匠精神"在各行各业广为倡导的形势下,医药卫生行业的从业人员更要有崇高的道德和职业素养。教材更加强调要充分体现对学生职业素养的培养,在适当的环节,特别是案例中要体现出药品从业人员的行为准则和道德规范,以及精益求精的工作态度。

5. 培养创新意识,提高创业能力 为有效地开展大学生创新创业教育,促进学生全面发展和全面成才,本套教材特别注意将创新创业教育融入专业课程中,帮助学生培养创新思维,提高创新能力、实践能力和解决复杂问题的能力,引导学生独立思考、客观判断,以积极的、锲而不舍的精神寻求解决问题的方案。

6. 对接岗位实际,确保课证融通 按照课程标准与职业标准融通,课程评价方式与职业技能鉴定方式融通,学历教育管理与职业资格管理融通的现代职业教育发展趋势,本套教材中的专业课程,充分考虑学生考取相关职业资格证书的需要,其内容和实训项目的选取尽量涵盖相关的考试内容,使其成为一本既是学历教育的教科书,又是职业岗位证书的培训教材,实现"双证书"培养。

7. 营造真实场景,活化教学模式 本套教材在继承保持人卫版职业教育教材栏目式编写模式的基础上,进行了进一步系统优化。例如,增加了"导学情景",借助真实工作情景开启知识内容的学习;"复习导图"以思维导图的模式,为学生梳理本章的知识脉络,帮助学生构建知识框架。进而提高教材的可读性,体现教材的职业教育属性,做到学以致用。

8. 全面"纸数"融合,促进多媒体共享 为了适应新的教学模式的需要,本套教材同步建设以纸质教材内容为核心的多样化的数字教学资源,从广度、深度上拓展纸质教材内容。通过在纸质教材中增加二维码的方式"无缝隙"地链接视频、动画、图片、PPT、音频、文档等富媒体资源,丰富纸质教材的表现形式,补充拓展性的知识内容,为多元化的人才培养提供更多的信息知识支撑。

本套教材的编写过程中,全体编者以高度负责、严谨认真的态度为教材的编写工作付出了诸多心血,各参编院校对编写工作的顺利开展给予了大力支持,从而使本套教材得以高质量如期出版,在此对有关单位和各位专家表示诚挚的感谢!教材出版后,各位教师、学生在使用过程中,如发现问题请反馈给我们(renweiyaoxue@ 163. com),以便及时更正和修订完善。

人民卫生出版社

2018 年 3 月

全国高等职业教育药品类专业国家卫生健康委员会
"十三五"规划教材
教材目录

序号	教材名称	主编		适用专业
1	人体解剖生理学(第3版)	贺 伟	吴金英	药学类、药品制造类、食品药品管理类、食品工业类
2	基础化学(第3版)	傅春华	黄月君	药学类、药品制造类、食品药品管理类、食品工业类
3	无机化学(第3版)	牛秀明	林 珍	药学类、药品制造类、食品药品管理类、食品工业类
4	分析化学(第3版)	李维斌	陈哲洪	药学类、药品制造类、食品药品管理类、医学技术类、生物技术类
5	仪器分析	任玉红	闫冬良	药学类、药品制造类、食品药品管理类、食品工业类
6	有机化学(第3版)*	刘 斌	卫月琴	药学类、药品制造类、食品药品管理类、食品工业类
7	生物化学(第3版)	李清秀		药学类、药品制造类、食品药品管理类、食品工业类
8	微生物与免疫学*	凌庆枝	魏仲香	药学类、药品制造类、食品药品管理类、食品工业类
9	药事管理与法规(第3版)	万仁甫		药学类、药品经营与管理、中药学、药品生产技术、药品质量与安全、食品药品监督管理
10	公共关系基础(第3版)	秦东华	惠 春	药学类、药品制造类、食品药品管理类、食品工业类
11	医药数理统计(第3版)	侯丽英		药学、药物制剂技术、化学制药技术、中药制药技术、生物制药技术、药品经营与管理、药品服务与管理
12	药学英语	林速容	赵 旦	药学、药物制剂技术、化学制药技术、中药制药技术、生物制药技术、药品经营与管理、药品服务与管理
13	医药应用文写作(第3版)	张月亮		药学、药物制剂技术、化学制药技术、中药制药技术、生物制药技术、药品经营与管理、药品服务与管理

序号	教材名称	主编	适用专业
14	医药信息检索(第3版)	陈 燕 李现红	药学、药物制剂技术、化学制药技术、中药制药技术、生物制药技术、药品经营与管理、药品服务与管理
15	药理学(第3版)	罗跃娥 樊一桥	药学、药物制剂技术、化学制药技术、中药制药技术、生物制药技术、药品经营与管理、药品服务与管理
16	药物化学(第3版)	葛淑兰 张彦文	药学、药品经营与管理、药品服务与管理、药物制剂技术、化学制药技术
17	药剂学(第3版)*	李忠文	药学、药品经营与管理、药品服务与管理、药品质量与安全
18	药物分析(第3版)	孙 莹 刘 燕	药学、药品质量与安全、药品经营与管理、药品生产技术
19	天然药物学(第3版)	沈 力 张 辛	药学、药物制剂技术、化学制药技术、生物制药技术、药品经营与管理
20	天然药物化学(第3版)	吴剑峰	药学、药物制剂技术、化学制药技术、生物制药技术、中药制药技术
21	医院药学概要(第3版)	张明淑 于 倩	药学、药品经营与管理、药品服务与管理
22	中医药学概论(第3版)	周少林 吴立明	药学、药物制剂技术、化学制药技术、中药制药技术、生物制药技术、药品经营与管理、药品服务与管理
23	药品营销心理学(第3版)	丛 媛	药学、药品经营与管理
24	基础会计(第3版)	周凤莲	药品经营与管理、药品服务与管理
25	临床医学概要(第3版)*	曾 华	药学、药品经营与管理
26	药品市场营销学(第3版)*	张 丽	药学、药品经营与管理、中药学、药物制剂技术、化学制药技术、生物制药技术、中药制药技术、药品服务与管理
27	临床药物治疗学(第3版)*	曹 红 吴 艳	药学、药品经营与管理
28	医药企业管理	戴 宇 徐茂红	药品经营与管理、药学、药品服务与管理
29	药品储存与养护(第3版)	徐世义 宫淑秋	药品经营与管理、药学、中药学、药品生产技术
30	药品经营管理法律实务(第3版)*	李朝霞	药品经营与管理、药品服务与管理
31	医学基础(第3版)	孙志军 李宏伟	药学、药物制剂技术、生物制药技术、化学制药技术、中药制药技术
32	药学服务实务(第2版)	秦红兵 陈俊荣	药学、中药学、药品经营与管理、药品服务与管理

序号	教材名称	主编	适用专业
33	药品生产质量管理(第3版)*	李 洪	药物制剂技术、化学制药技术、中药制药技术、生物制药技术、药品生产技术
34	安全生产知识(第3版)	张之东	药物制剂技术、化学制药技术、中药制药技术、生物制药技术、药学
35	实用药物学基础(第3版)	丁 丰　张 庆	药学、药物制剂技术、生物制药技术、化学制药技术
36	药物制剂技术(第3版)*	张健泓	药学、药物制剂技术、化学制药技术、生物制药技术
	药物制剂综合实训教程	胡 英　张健泓	药学、药物制剂技术、化学制药技术、生物制药技术
37	药物检测技术(第3版)	甄会贤	药品质量与安全、药物制剂技术、化学制药技术、药学
38	药物制剂设备(第3版)	王 泽	药品生产技术、药物制剂技术、制药设备应用技术、中药生产与加工
39	药物制剂辅料与包装材料(第3版)*	张亚红	药物制剂技术、化学制药技术、中药制药技术、生物制药技术、药学
40	化工制图(第3版)	孙安荣	化学制药技术、生物制药技术、中药制药技术、药物制剂技术、药品生产技术、食品加工技术、化工生物技术、制药设备应用技术、医疗设备应用技术
41	药物分离与纯化技术(第3版)	马 娟	化学制药技术、药学、生物制药技术
42	药品生物检定技术(第2版)	杨元娟	药学、生物制药技术、药物制剂技术、药品质量与安全、药品生物技术
43	生物药物检测技术(第2版)	兰作平	生物制药技术、药品质量与安全
44	生物制药设备(第3版)*	罗合春　贺 峰	生物制药技术
45	中医基本理论(第3版)*	叶玉枝	中药制药技术、中药学、中药生产与加工、中医养生保健、中医康复技术
46	实用中药(第3版)	马维平　徐智斌	中药制药技术、中药学、中药生产与加工
47	方剂与中成药(第3版)	李建民　马 波	中药制药技术、中药学、药品生产技术、药品经营与管理、药品服务与管理
48	中药鉴定技术(第3版)*	李炳生　易东阳	中药制药技术、药品经营与管理、中药学、中草药栽培技术、中药生产与加工、药品质量与安全、药学
49	药用植物识别技术	宋新丽　彭学著	中药制药技术、中药学、中草药栽培技术、中药生产与加工

序号	教材名称	主编	适用专业
50	中药药理学(第3版)	袁先雄	药学、中药学、药品生产技术、药品经营与管理、药品服务与管理
51	中药化学实用技术(第3版)*	杨 红 郭素华	中药制药技术、中药学、中草药栽培技术、中药生产与加工
52	中药炮制技术(第3版)	张中社 龙全江	中药制药技术、中药学、中药生产与加工
53	中药制药设备(第3版)	魏增余	中药制药技术、中药学、药品生产技术、制药设备应用技术
54	中药制剂技术(第3版)	汪小根 刘德军	中药制药技术、中药学、中药生产与加工、药品质量与安全
55	中药制剂检测技术(第3版)	田友清 张钦德	中药制药技术、中药学、药学、药品生产技术、药品质量与安全
56	药品生产技术	李丽娟	药品生产技术、化学制药技术、生物制药技术、药品质量与安全
57	中药生产与加工	庄义修 付绍智	药学、药品生产技术、药品质量与安全、中药学、中药生产与加工

说明:* 为"十二五"职业教育国家规划教材。全套教材均配有数字资源。

全国食品药品职业教育教材建设指导委员会
成员名单

主 任 委 员：姚文兵　中国药科大学

副主任委员：刘　斌　天津职业大学　　　　　　马　波　安徽中医药高等专科学校

冯连贵　重庆医药高等专科学校　　　　袁　龙　江苏省徐州医药高等职业学校

张彦文　天津医学高等专科学校　　　　缪立德　长江职业学院

陶书中　江苏食品药品职业技术学院　　张伟群　安庆医药高等专科学校

许莉勇　浙江医药高等专科学校　　　　罗晓清　苏州卫生职业技术学院

昝雪峰　楚雄医药高等专科学校　　　　葛淑兰　山东医学高等专科学校

陈国忠　江苏医药职业学院　　　　　　孙勇民　天津现代职业技术学院

委　　　员（以姓氏笔画为序）：

于文国　河北化工医药职业技术学院　　杨元娟　重庆医药高等专科学校

王　宁　江苏医药职业学院　　　　　　杨先振　楚雄医药高等专科学校

王玮瑛　黑龙江护理高等专科学校　　　邹浩军　无锡卫生高等职业技术学校

王明军　厦门医学高等专科学校　　　　张　庆　济南护理职业学院

王峥业　江苏省徐州医药高等职业学校　张　建　天津生物工程职业技术学院

王瑞兰　广东食品药品职业学院　　　　张　铎　河北化工医药职业技术学院

牛红云　黑龙江农垦职业学院　　　　　张志琴　楚雄医药高等专科学校

毛小明　安庆医药高等专科学校　　　　张佳佳　浙江医药高等专科学校

边　江　中国医学装备协会康复医学装　张健泓　广东食品药品职业学院

　　　　备技术专业委员会　　　　　　张海涛　辽宁农业职业技术学院

师邱毅　浙江医药高等专科学校　　　　陈芳梅　广西卫生职业技术学院

吕　平　天津职业大学　　　　　　　　陈海洋　湖南环境生物职业技术学院

朱照静　重庆医药高等专科学校　　　　罗兴洪　先声药业集团

刘　燕　肇庆医学高等专科学校　　　　罗跃娥　天津医学高等专科学校

刘玉兵　黑龙江农业经济职业学院　　　郏枝花　安徽医学高等专科学校

刘德军　江苏省连云港中医药高等职业　金浩宇　广东食品药品职业学院

　　　　技术学校　　　　　　　　　　周双林　浙江医药高等专科学校

孙　莹　长春医学高等专科学校　　　　郝晶晶　北京卫生职业学院

严　振　广东省药品监督管理局　　　　胡雪琴　重庆医药高等专科学校

李　霞　天津职业大学　　　　　　　　段如春　楚雄医药高等专科学校

李群力　金华职业技术学院　　　　　　袁加程　江苏食品药品职业技术学院

莫国民　上海健康医学院

晨　阳　江苏医药职业学院

顾立众　江苏食品药品职业技术学院

葛　虹　广东食品药品职业学院

倪　峰　福建卫生职业技术学院

蒋长顺　安徽医学高等专科学校

徐一新　上海健康医学院

景维斌　江苏省徐州医药高等职业学校

黄丽萍　安徽中医药高等专科学校

潘志恒　天津现代职业技术学院

黄美娥　湖南食品药品职业学院

前　言

　　《实用药物学基础》(第3版)是全国高等职业教育药品类专业国家卫生健康委员会"十三五"规划教材。教材以药学、药物制剂技术、生物制药技术、化学制药技术的专业技能培养为目标,以技术应用为主线,以提高学生解决实际问题的能力为目的。教材既兼顾了高职教育与中职教育及对口应用型本科教育的衔接,又保证了职业岗位证书的考核培训需求,是一本既可作为专业教学,又可作为医药企业职工培训的药物学专门教材。

　　《实用药物学基础》(第3版)是在总结前两版编写经验的同时,认真吸取近期出版的各类药物学相关教材和书籍优点的基础上编写而成的新教材。本版教材最显著的特点是内容进一步贴近一线工作岗位的实际需求,强化学生专业能力的培养。同时,对收录的药物和编排形式进行了较多的更新和调整,以保证教材的实用性和新颖性。本版教材在原有的"难点释疑""知识链接""课堂活动""案例分析"和"点滴积累"等栏目的基础上,新增了"导学情景"和"边学边练"栏目,以帮助学生更好地理解理论知识和提高实操技能。

　　本教材介绍的药物尽可能包含了以下内容:①药物的基础知识;②药物的通用名、化学名、理化性质;③药物的化学结构、基本结构特征;④药物的作用靶点及作用方式;⑤药物的药理作用、适应证、不良反应、用药注意事项及剂型规格;⑥药物的相互作用;⑦常见疾病的用药指导。

　　本教材中介绍的药物主要选自现行的《国家基本药物目录》以及现行的《中华人民共和国药典》。编写上分为典型药物和一般药物两大类,按详略不同分别介绍。中文药名统一采用中国通用药物名称;英文药名全部采用国际非专利药名。

　　本版教材由广东食品药品职业学院丁丰、济南护理职业学院张庆主编。其中第一章以及实验1、2由济南护理职业学院张庆编写;第二章由江苏医药职业学院陈根林编写;第三章及实验3由黑龙江农垦职业学院刘玉华编写;第四章由天津医学高等专科学校马菁菁编写;第五章由辽宁医药职业学院张何编写;第六章以及实验4、5,第十一章以及实训项目由广东食品药品职业学院丁丰编写;第七章及实验6由大庆医学高等专科学校布秀娟编写;第八章由山东中医药高等专科学校李璐编写;第九章由江苏联合职业技术学院连云港中医药分院刘刚编写;第十章由无锡卫生高等职业技术学校赵喜林编写;第十二章以及实验7、8、9、10由广东食品药品职业学院陈静君编写。在本教材的编写过程中,特别感谢人民卫生出版社药学中心的领导和各位编辑给予的悉心指导,也特别感谢各位编者的辛勤工作和积极配合。

在编写过程中,编写者尽可能地将最新和准确的资料收入本书,但由于种种原因仍难万全。因此,在应用这些资料时,仍需遵循有关法规、标准以及国家颁布的药品说明书。主编热情欢迎读者给本教材提出宝贵意见,以便在再版中得以改正和完善。

丁 丰 张 庆

2018 年 3 月

目　录

第一章　总论   **1**

第一节　药物基本知识   1

一、基本概念   1

二、药物的命名   4

三、药物质量和质量标准   5

四、国家基本药物和基本药物政策   7

五、处方药与非处方药   7

六、处方常识   8

七、药学服务概述   11

第二节　药物效应动力学   15

一、药物作用的基本规律   15

二、药物的构效关系与量效关系   17

三、药物的作用机制   19

四、药物作用的受体理论   20

第三节　药物代谢动力学   21

一、药物的跨膜转运   21

二、药物的体内过程   22

三、血药浓度的动态变化及药代动力学参数   26

第四节　影响药物作用的因素   29

一、药物方面的因素   30

二、机体方面的因素   31

实验 1　不同药物剂量对药物作用的影响   38

实验 2　不同给药途径对药物作用的影响   39

第二章　中枢神经系统药物   **41**

第一节　镇静催眠药   41

一、巴比妥类   42

二、苯二氮䓬类   45

三、非苯二氮䓬类   48

第二节　抗癫痫药   49

第三节 抗帕金森病药 52

第四节 治疗精神障碍的药物 55

一、抗精神病药 55

二、抗焦虑药及抗抑郁药 58

第五节 镇痛药 60

一、阿片生物碱类镇痛药 60

二、人工合成镇痛药 63

第六节 中枢兴奋药 67

第三章 外周神经系统药物 72

第一节 传出神经系统药理概论 72

一、传出神经系统的解剖学分类 72

二、传出神经系统的递质与受体 72

三、传出神经系统药物作用方式与分类 74

第二节 拟胆碱药 75

一、胆碱受体激动药 76

二、抗胆碱酯酶药 77

第三节 抗胆碱药 80

一、M 受体拮抗药 80

二、N 受体拮抗药 83

第四节 拟肾上腺素药 84

第五节 抗肾上腺素药 91

一、α 受体拮抗药 91

二、β 受体拮抗药 92

第六节 组胺 H_1 受体拮抗药 96

一、概述 96

二、常用的组胺 H_1 受体拮抗药 100

第七节 局部麻醉药 103

一、芳酸酯类 103

二、酰胺类 106

实验 3 有机磷农药中毒及解救 110

第四章 心血管系统药物 112

第一节 抗高血压药 112

一、利尿药 113

二、 抑制交感神经系统药　　114

三、 肾素-血管紧张素-醛固酮系统抑制药　　116

四、 钙通道阻滞药　　120

五、 血管扩张药　　125

第二节　抗慢性心功能不全药　　127

一、 正性肌力药　　127

二、 其他药物　　130

第三节　抗心律失常药　　131

一、 心律失常的电生理学基础　　131

二、 抗心律失常药的基本电生理作用及分类　　133

三、 常用的抗心律失常药　　135

第四节　抗心绞痛药　　138

一、 NO 供体药物　　139

二、 β 受体拮抗药　　140

三、 钙通道阻滞药　　140

第五节　调血脂药　　142

一、 主要降低 TC 和 LDL 的药物　　143

二、 主要降低 TG 和 VLDL 的药物　　145

第五章　作用于消化系统、呼吸系统、血液系统及泌尿系统的药物　　151

第一节　消化系统药物　　151

一、 抗消化性溃疡药　　151

二、 助消化药　　158

三、 促胃肠动力药　　158

四、 泻药与止泻药　　160

第二节　呼吸系统药物　　162

一、 平喘药　　162

二、 祛痰药　　166

三、 镇咳药　　167

第三节　血液系统药物　　169

一、 抗血栓药　　170

二、 止血药　　174

三、 抗贫血药　　175

第四节　利尿药与脱水药　　177

　　一、利尿药 177

　　二、脱水药 182

第六章　解热镇痛抗炎药 186

　第一节　概述 186

　　一、解热镇痛抗炎药的作用机制 186

　　二、药物常见的不良反应 188

　第二节　常用的解热镇痛抗炎药 189

　　一、水杨酸类 190

　　二、苯胺类 193

　　三、吡唑酮类 194

　　四、芳基烷酸类 195

　　五、邻氨基苯甲酸类 199

　　六、1，2-苯并噻嗪类 199

　　七、选择性 COX-2 抑制药 201

　实验4　阿司匹林的化学合成 204

　实验5　对乙酰氨基酚的化学合成 207

第七章　抗生素 209

　第一节　概述 209

　第二节　β-内酰胺类抗生素 211

　　一、青霉素及半合成青霉素类 213

　　二、头孢菌素类 219

　　三、非典型 β-内酰胺类抗生素及 β-内酰胺酶抑制剂 223

　第三节　大环内酯类抗生素 226

　第四节　氨基糖苷类抗生素 230

　第五节　四环素类抗生素 233

　第六节　氯霉素类及其他类抗生素 236

　　一、氯霉素类 236

　　二、林可霉素类 240

　　三、磷霉素 240

　实验6　注射用头孢呋辛钠的稳定性实验 243

第八章　化学合成抗感染药及其他抗感染药物 246

　第一节　磺胺药及抗菌增效剂 247

第二节　喹诺酮类抗菌药　　250

一、喹诺酮类药物概述　　250

二、常用喹诺酮类药物　　252

第三节　抗结核药　　256

一、抗结核药概述　　256

二、常用抗结核药　　257

三、抗结核病药的应用原则　　262

第四节　抗真菌药　　263

一、抗真菌药概述　　263

二、常用抗真菌药　　263

第五节　抗病毒药　　267

一、抗病毒药概述　　267

二、常用抗病毒药　　268

第六节　抗寄生虫药　　272

一、抗疟药　　272

二、驱肠虫药　　275

三、抗血吸虫药和抗丝虫药　　276

四、抗阿米巴病药及抗滴虫病药　　277

第九章　抗肿瘤药物　　282

第一节　烷化剂　　283

一、氮芥类　　283

二、乙撑亚胺类　　285

三、亚硝基脲类　　285

四、甲磺酸酯及多元醇类　　286

五、金属铂类配合物　　287

第二节　抗代谢药物　　288

一、嘧啶拮抗药　　288

二、嘌呤拮抗药　　290

三、叶酸拮抗药　　291

第三节　抗肿瘤抗生素及抗肿瘤的植物有效成分　　292

第十章　内分泌系统药物　　297

第一节　性激素类药物　　298

一、雌激素　　298

二、孕激素及甾体避孕药   299

三、抗早孕药   303

四、雄激素和蛋白同化激素   304

第二节　肾上腺皮质激素类药物   306

一、概述   306

二、常用的肾上腺皮质激素类药物   310

第三节　胰岛素及口服降血糖药   313

一、胰岛素   313

二、口服降血糖药   314

第四节　抗甲状腺药   316

第十一章　维生素   322

第一节　脂溶性维生素   323

一、维生素 A   323

二、维生素 D   325

三、维生素 E   327

四、维生素 K   329

第二节　水溶性维生素   330

一、维生素 B   331

二、维生素 C   334

第十二章　药物的化学稳定性   340

第一节　药物的水解性   340

一、具有水解性的药物的结构类型   341

二、药物的化学结构与水解性的关系   343

三、影响药物水解的因素   344

四、防止药物水解的主要方法   347

第二节　药物的还原性   348

一、具有还原性的药物的结构类型   348

二、药物氧化的类型   350

三、影响药物自动氧化的因素   351

四、防止药物自动氧化的方法   353

第三节　二氧化碳对药物的影响   354

第四节　药物的其他变质反应   356

一、药物的异构化反应   356

　　二、药物的脱羧反应　　　　　　　　　356

　　三、药物的聚合反应　　　　　　　　　357

　实验 7　药物水解变质实验　　　　　　　359

　实验 8　药物氧化变质实验　　　　　　　362

　实验 9　维生素 C 注射剂稳定性考察　　　364

　实验 10　药物的定性鉴别　　　　　　　368

实训项目　　　　　　　　　　　　　　374

　实训项目一　药品分类摆放实训　　　　　374

　实训项目二　问病荐药实训　　　　　　　375

　实训项目三　合理用药实训　　　　　　　377

参考文献　　　　　　　　　　　　　　382

目标检测参考答案　　　　　　　　　　383

实用药物学基础课程标准　　　　　　　391

第一章

总 论

导学情景 ∨

情景描述：

　　小强是药品生产技术专业大二的学生，假期回家碰到邻居郭大爷，郭大爷非常注重保健养生，他患有高血压、冠心病等多种疾病，平时就喜欢按照广告购买各种保健品，使用的药物也非常多，家里就像一个"小药房"，这次他专门向小强请教还有什么"好药"可以用。小强面对此景，灵机一动，要来有关药物的说明书，结合着学过的药物学知识，向郭大爷介绍使用常规药品的重要信息和注意事项，同时还对郭大爷进行了如何适度、规范用药的指导，如何正确看待保健品功效的宣传工作。

学前导语：

　　同学们，全面了解药物的结构、性状、作用、适应证和不良反应，向顾客或患者提供用药指导和咨询服务是药学从业人员的重要岗位职责，要想胜任这项工作，就需要掌握和运用药物学的知识技能，从本章开始，我们将带领大家开启药物学的大门，共同打好未来职业生涯的基础。

第一节　药物基本知识

一、基本概念

（一）药物的概念、分类和来源

　　药物是用以预防、诊断、治疗疾病或调节、改善生理生化功能的化学物质，具有固定的化学结构和客观的药理作用，并以此发挥确切的作用和效应。根据药物的来源不同，可分为天然药物、化学合成药物和生物药物。

知识链接

药物的起源

　　一般认为，药物起源于人类认识和改造自然的实践活动，古人在获取食物时，逐渐认识到有些植物的根、茎、叶、果等可食部分对病痛有缓解或治疗作用，这些食物就被有目的使用，最终演变成药物，故有"药食同源"学说。汉字繁体"藥"就包含了"草""木"的含义。而药的英文"drug"来自于希腊文"drogen"，原意是干草，也体现了这一观点。古人采用天然植物、动物和矿物产品防病治病，日积月累，逐渐演化为传统医药学，是现代医药科学的共同鼻祖。

药品是为方便流通和使用,将药物加工成具有分量和规格的制剂形式,具有商品属性,有严格规定的适应证或者功能主治、用法和用量。药品主要包括中药材、中药饮片、中成药、化学原料药及其制剂、抗生素、生化药品、放射性药品、血清、疫苗、血液制品和诊断药品等。

药品与药物最重要的区别是规定了适应证及用法与用量,并有一定规格和剂型的制剂,更强调其商品性。药品应用的实际效果主要取决于药物的化学结构、剂型、剂量和用法等,也受到心理、经济等多种因素的影响,药物均具有一定的不良反应,会影响实际治疗效果,甚至带来药源性疾病。而且同一种化合物,因其使用剂量和方法不同,可能分别成为食物、药物和毒物。为规范药物和药品的具体使用,国家专门制定了《中华人民共和国药品管理法》等一系列法律、法规,对药品实行严格管理。

▶▶ **课堂活动**

请同学们结合以下事实,讨论、分析一下食物、药物和毒物这三者的异同有哪些?

维生素 C 广泛的存在于食物中,是必不可少的营养物质,当人类长期缺乏维生素 C 时会得坏血病,这时需要给予维生素 C 作为治疗的药物,但如果过量服用维生素 C 有可能损伤胃黏膜,导致新的疾病。

（二）药物学的概念、内容和发展

1. 药物学的概念、内容和意义　药物学是一门研究药物的化学组成、理化性质、构效关系以及药物与机体相互作用的学科。其中研究药物对机体作用规律及其机制的科学称为药物效应动力学(pharmacodynamics),简称药效学;研究机体对药物的处置过程及血药浓度随时间而变化的规律的科学称为药物代谢动力学(pharmacokinetics),简称药动学(见图1-1)。

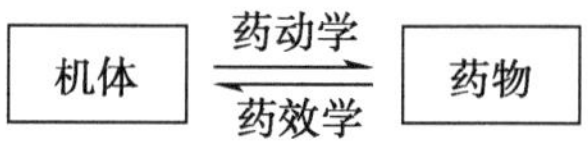

图 1-1　药物与机体相互关系示意图

药物学以无机化学、有机化学等化学学科和人体解剖生理学、微生物与免疫学、生物化学等基础医学学科为基础,有机地融合了经典的药物化学和药理学的相关内容,与药剂学、药物分析等学科密不可分,是药学知识体系的重要构成部分。药物学不仅阐述药物的名称、结构、一般性状、化学性质,而且阐述药物的药理作用、作用机制、临床应用、不良反应及药物相互作用,使学生对药物有一个全面的理解和掌握,为药物的生产、检验奠定基础。

药物学同时还是药学专业技术人员未来开展药学服务的重要的专业基础课程,它既是医学与药学的交叉学科,又是基础医学与临床医学之间的桥梁学科,为药学服务人员开展以合理用药为中心的用药指导等工作提供理论依据。

相关专业的学生通过学习本课程,能够以药物的化学结构为主线,以与药物的稳定性和鉴别有关的化学性质为重点,以药物的作用、用途及不良反应为拓展,学习和掌握有关药物的基础知识和基本技能,从而满足药品生产、药物制剂、药物分析和药学服务等岗位对药物的基本性质和基本应用的需要。

2. 药物学的发展简史　药物学发展史是人类医药学发展史重要组成部分,是伴随着人类对疾病和药物的不断认识而不断发展壮大的。

世界各文明古国均有着发达的医药文明史。中国古代把撰写医药知识的典籍称为"本草",约公元 1 世纪前后问世的《神农本草经》共收载了 365 种药物及其用法,其中大部分药物至今仍广为使用,如大黄导泻、麻黄止喘等,体现了 2000 多年前我国就具有了很高的天然药物应用水平。公元 659 年,苏敬等人编写的《新修本草》收载药物 844 种,并由唐政府颁布实施,被认为是世界上第一部药典。明代伟大的医药学家李时珍历经数载,于公元 1596 年完成的医药学巨著《本草纲目》,共 52 卷,190 万字,收载药物 1892 种,是对中国古代药物学的概括和总结,为人类医药学发展做出了巨大贡献。此外,古埃及的《埃伯斯医药籍》、古希腊医生狄奥斯库莱底斯编著的《古代药物学》、古罗马医生盖林编著的《药物学》等著作也都产生了同样巨大的推动作用。

现代药物学在以应用天然药物为代表的传统药物学中逐渐形成新的学科体系,其发展与现代科学技术的进步密切相关。18 世纪自然科学的飞速发展奠定了药物学大发展的基础,意大利生理学家 Fontana 通过动物实验证实了天然药物的作用是其内在的活性成分选择性作用于机体而产生的特定反应,这打破了药物治疗疾病的神秘色彩,拉开了药物学科学研究的序幕。1804 年德国的化学家 Serturner 从阿片中提出吗啡等生物碱,并通过动物实验证明了镇痛作用,这标志着药学科学实验方法的确立,随后奎宁、阿托品、士的宁等一系列植物有效成分的药学研究成果推动了药学学科的迅速发展。

进入 20 世纪,随着德国 Ehrlich 于 1909 年发现了治疗梅毒和锥虫病的有效药物——胂凡纳明(606),德国 Domagk 于 1935 年发现了治疗细菌感染的磺胺类药物,英国 Florey 于 1940 年在 Fleming 研究的基础上,成功的提纯出可以临床使用的青霉素,药物学在新药研究的推动下也完成了自身的飞跃式发展,学科理论体系日臻完善,并出现了临床药学、药学服务、药学经济学、药学遗传学等众多分支学科。

知识链接

化疗药物的趣事

胂凡纳明又称 606,当时科学家从新合成的一千多个有机砷化合物中筛选抗梅毒药,该药是第 606 号化合物且疗效最好,因此得名,这也是人类历史上第一个化疗药物。磺胺药的发现来自于一种偶氮结构的红色染料百浪多息,世界上第一个应用磺胺药并获得成功的患者正是发明者 Domagk 的女儿,她因手指伤口感染链球菌而导致了败血症。青霉素虽然早在 1928 年就被 Fleming 发现,但受到重视却是在二战期间,战伤后的细菌感染造成军队严重减员,青霉素投入应用后发挥了神奇疗效,被战士们称为打败希特勒的"神秘武器"。

我国于 20 世纪初在医药院校开设了现代药物学课程,并着重在中药方面进行研究,近几十年来,在新药开发和新理论研究方面均取得了长足的发展,如抗高血压药、抗心绞痛药、抗疟药、抗恶性肿瘤药等方面的研究均卓有建树,使药物品种增多、产量提高、质量优化。以青蒿素为代表的一批新药不仅满足国内需求,还可供应国际市场,为祖国医药事业和世界医药发展作出了贡献。青蒿素的发现者之一我国药学家屠呦呦女士也在 2015 年获得了诺贝尔生理学或医学奖(图 1-2)。

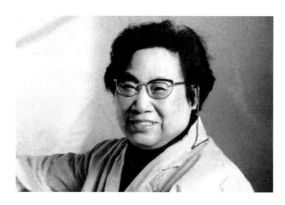

图 1-2 我国首位诺贝尔生理学或医学奖获得者屠呦呦

近年来,随着分子生物学等生命科学新浪潮的涌现,药物学及其分支学科进入了分子研究水平阶段。一方面应用 DNA 重组技术产生产生了大量的基因工程药物,为战胜癌症、病毒性疾病、遗传性疾病提供了有力武器,另一方面,更加微观的研究手段将更加准确、细致地揭示药物的作用机制,为阐明药物分子与生物大分子之间的相互作用规律,更加高效确定构效关系,利用计算机模拟系统开发新药结构和合成路线奠定了基础。同时,随着医药卫生事业的改革和发展,以合理用药为核心的药学服务也成为了药物学关注的重点领域,更好地提高药物实际应用效果,确保人民群众更加安全、方便地使用药物,将是药物学承担的重要使命,这都是未来药物学发展方向。

二、药物的命名

药物名称是药物的标识,每种药物都有其特定的名称,通常用三种类型的名称表示,包括通用名、化学名和商品名。

通用名即世界卫生组织推荐使用的国际非专有名(international nonproprietary name,INN),通常由国家或国际命名委员会命名,在世界范围内通用,不能取得专利和行政保护。INN 也是药品说明书中标明的有效成分的名称,在复方制剂中只能用它作为复方组分的使用名称。在 INN 中,具有相似药理作用的药物都有共同的词干、词头或词尾,表明它们是同类药物,便于使用和记忆。在 INN 的基础上,国家药典委员会编写了《中国药品通用名称(CADN)》作为中国药品命名的依据,收载药品7500 余个,并规定了中国药品通用名的命名原则,其中药物的中文译名是根据英文名称、药品性质和化学结构及药理作用等特点,采用以音译为主,意译、音译合译或其他译名为辅,尽量与英文名称对应,见表 1-1。药品名称应科学、明确、简短,避免采用可能给患者以暗示的有关药理学、解剖学、生理学、病理学或治疗学的药品名称,并不得用代号命名。词干已确定的译名应尽量采用,使同类药物具有系统性、相关性。

表 1-1 INN 使用的部分词干、代表药物及中文译名

词干		药物举例		药物类别
英文	中文	INN	通用名	
-azepam	-西泮	diazepam	地西泮	镇静催眠药
-caine	-卡因	procaine	普鲁卡因	局部麻醉药

词干		药物举例		药物类别
英文	中文	INN	通用名	
cef-	头孢-	cefalexin	头孢氨苄	抗生素
-cillin	-西林	amoxicillin	阿莫西林	抗生素
-olol	-地平	nifedipine	硝苯地平	钙通道阻滞药
-oxacin	-沙星	ofloxacin	氧氟沙星	喹诺酮类抗菌药
-sartan	-沙坦	losartan	氯沙坦	血管紧张素Ⅱ受体拮抗药
-tidine	-替丁	cimetidine	西咪替丁	H$_2$受体拮抗药
-vastatin	-伐他汀	lovastatin	洛伐他汀	调血脂药

　　药物的化学名由国际纯粹与应用化学联合会(IUPAC)和国际生物化学联合会(IUB)等国际机构整理公布,是对某个化合物化学组成的描述。英文化学名是国际通用的名称,以美国化学文摘(CA)为依据,中文化学名以《中华人民共和国药典》收载的药物化学名为依据,具有唯一性,反映了药物化学组成,在新药报批和药品说明中都要用化学名。化学名通常冗长、复杂,非专业人员很难理解,医师、药师也很难掌握和记忆,但对于专业研究人员来说,从化学名上能够了解药物的结构及化学组成。化学命名的基本原则是从化学结构选取一特定的部分作为母体,规定母体的位次编排,母体以外的基本部分均为其取代基,对于手性化合物规定其立体构型或几何构型。例如:甲氧苄啶(trimethoprim),以嘧啶环为母体,(3,4,5-三甲氧基苯基)甲基为取代基,其化学命名为 5-[(3,4,5-三甲氧基苯基)甲基]-2,4-嘧啶二胺。

甲氧苄啶

　　药物的商品名是药品制造企业为其上市的药品选定的名称,并通过注册得到行政和法律保护。商品名需经国家药品管理部门批准方可标注和使用。商品名作为制药企业为其产品注册的商标名称,不只包含某药物的主要活性成分,还包括辅料等其他成分,是药品制造企业用于特定物质的特定配方的商标。为了使自己的产品区别于其他企业的同类品种,从而占有更广阔的市场,获取更大的发展空间和利益,药品制造企业对药品的商品命名进行了精心的设计。因此,含有同一种活性成分只有一个通用名和化学名,但商品名可有多种,而且价格也有差别,体现了药品的商业属性。药品的商品名(包括外文名和中文名)不得用作药品通用名,药品的通用名(包括 INN)及其专用词干的英文及中文译名均不得作为商品名,或用以组成商品名或用于商标注册。

三、药物质量和质量标准

(一)药物质量的评定原则

药物作为维护人类健康的特殊物品,质量好坏直接关系着人类的身体健康和生命安危。因此,在研制、生产、销售、使用的各个环节都受到相应法规的严格控制,以保证其质量。只有质量合格的药物才能供药用,不合格的药物一律不得使用。每一名药学工作者,必须牢固树立药物质量第一的观念。控制药品质量的法定依据是药品质量标准,评价一个药品的质量,要掌握以下两方面原则:

1. **药物的疗效和毒副作用** 疗效及毒副作用是评价药品质量最重要的指标。由于药物的基本属性是治疗疾病,药物的有效性致关重要,但是,毒副作用直接关系到药物的安全性,也是影响药物疗效发挥的一个重要原因。因此,一个好的药物应该是疗效确切、毒副作用小,即高效低毒,这也是药品质量的基本内涵。

2. **药物的纯度** 是指药物的纯净程度,是药物中杂质限度的体现。包括药物的性状、物理常数、有效成分含量、生物活性等多方面指标。通常将药物以外的其他物质称为杂质。杂质的存在可能产生副作用和毒性而影响药的疗效,所以,质量好的药物应该是达到一定的纯度且杂质的含量越少越好,一般情况下,以不影响药物疗效和人体健康为前提,允许杂质存在一定的限量,从而保证用药安全有效。

药物中杂质来源有两个途径:①生产过程中引入或产生。如原料不纯、反应不完全、反应中产生的中间物或副产物、加入的试剂、所用的设备等。②贮存过程中引入。如保存方法不当,药物受外界条件(如空气、日光、湿度、温度、微生物、金属离子等)的影响,引起药物发生水解、氧化等化学变化产生杂质。因此,在生产过程中应避免引入或产生杂质的各种因素,或通过精制除去杂质;在贮存过程中应根据具体药物的理化性质选择适宜的贮存方法和条件,并严格规定在有效期内使用。

(二)药物的质量标准

为了保证药物安全有效,需要一个统一的质量标准。药物质量标准是国家控制药物质量的标准,是药品在生产、检验、供应和使用等方面必须遵循的法定依据。我国药物质量标准是国家级标准,即《中华人民共和国药典》,每五年再版一次,也称为药典标准;由国家药品监督管理局颁布的药物质量标准称为局颁标准,包括中药材局颁标准,蒙、藏、维药局颁标准等,作为药典标准的补充。标准中对药物的质量做了具体的规定,包括化学结构、化学名、分子式、分子量、含量标准、性状、鉴别、检查、含量测定、制剂规格等项目,以保证药品使用安全有效。药物必须符合药物质量标准,否则不得生产、出厂、销售和使用。

知识链接

《中华人民共和国药典》出版概述

中国现代药典最早是1930年由当时的国民政府出版的《中华药典》,由于当时我国药物几乎全部进口,该药典主要是英美药典的翻译版本。新中国自己的药典——《中华人民共和国药典》(以下简称《中国药典》)自1953年出版第1版到2015年,已经出版10版,1953年版药典主要借鉴了前苏联药典,共收载药品531种,对新中国医药卫生事业发展产生了很大促进作用,但没有收载中药,是其最大的缺陷。而1963年版《中国药典》正式收录了中药,并分一、二两部,一部收载中医常用的中药材和中药成方制剂,二部收载化学药品。其后,由于"文革"等原因,药典的编纂工作暂停。1977年版

《中国药典》时隔 14 年再次出版，收载品种有较大增加，主要是中草药及制剂大幅度增加。 1985 年版《中国药典》是改革开放后真正借鉴发达国家药典的一部药典，采用国际通用标准和记载规范，对 1977 年收载过多的中草药品种进行了大量删减，并规定药典每五年出版一次，自此，药典编纂工作步入正轨，1988 年 10 月，第一部英文版 1985 年版《中国药典》正式出版。 其后又先后出版了《中国药典》1990 年版、1995 年版、2000 年版、2005 年版、2010 年版，而《中国药典》在 2005 年版之后在原有一部、二部基础上增加了单独收载生物制品的药典三部。 目前使用的是《中国药典》2015 年版，该版将 2010 年版中药、化学药、生物制品三部分别收载的附录凡例、制剂通则、分析方法指导原则、药用辅料等合而为一，独立成卷作为第四部，收载药物达到 5608 种，较 1953 年版药典增加十多倍。

四、国家基本药物和基本药物政策

（一）国家基本药物的概念

国家基本药物是经国家药品监督管理局科学评价制定和公布的具有代表性的药物。其特点是疗效确切、不良反应小、质量稳定、价格合理、使用方便，国家保证生产和供应。其来源有：国家药品标准收载的品种、正式批准生产的新药、再评价后的进口药。国家按照安全、有效、必需、价廉的原则，制定基本药物目录；政府招标组织国家基本药物的生产、采购和配送，并逐步规范同种药品的名称和价格，保证基本用药，严格使用管理，降低药品费用。国家基本药物包括防治、诊断各种疾病的药物，品种约占现有药品的 40%～50%，且每两年调整一次。

（二）遴选原则和政策意义

遴选国家基本药物的原则是："防治必需""安全有效""价格合理""中西医并重""基本保障""临床首选""基层能够配备"。制定和推行国家基本药物的主要目的是保障公众用药安全有效、提高药品的可获得性和负担能力、促进合理用药、促进国家药物政策的完善。

药学工作者掌握国家基本药物的作用、临床应用、不良反应及用药监护等内容，以便在防治疾病，维护健康的过程中能够做到药物选择得当，给药方案和用药措施合理，避免或减少不良反应的发生，确保用药安全有效，提高患者的治疗效果和生活质量。

五、处方药与非处方药

（一）药品分类管理及其意义

药品分类管理是根据药品品种、规格、适应证、剂量及给药途径等的不同，将药品分为处方药和非处方药，并做出相应的管理规定。实施药品分类管理，可以保证公众用药安全、有效及使用方便。分类管理的意义在于保证用药安全，推动医保制度的改革，提高自我保健意识，促进与国际接轨。

处方药与非处方药并不是药品本质的属性，而是一种管理的界定，是国际通行的药品管理模式。我国《处方药与非处方药分类管理办法》自 2000 年 1 月 1 日起施行。

（二）处方药与非处方药的概念与区别

1. 处方药　是必须凭执业医师或助理执业医师处方才可调配、购买和使用的药品。处方药主要包括以下几种情况:刚上市的新药,需要进一步观察其药理活性及不良反应;能够产生依赖性的药物,如吗啡类镇痛药及某些镇静催眠药等;毒性较大的药物,如抗癌药等;必须由医师和实验室检查来确诊的某些疾病,需医师处方并在医师指导下使用的药物,如治疗心脑血管疾病药物等。

2. 非处方药(OTC) 是不需要执业医师或助理执业医师处方,即可自行判断、购买和使用的药品,国外又称之为"over the counter"(可在柜台上买到的药物),简称 OTC。非处方药的包装必须印有 OTC 标识,药品标签及说明书要符合规定,用语科学易懂、详细准确。主要类别有:解热镇痛药、镇咳抗感冒药、消化系统药、皮肤病用药、滋补药、维生素、微量元素。根据药品的安全性,非处方药分为甲、乙两类,OTC 标识红底白字的是甲类,绿底白字的是乙类,甲乙两类非处方药虽然都可以在药店销售,但乙类非处方药安全性更高,除了可以在药店出售外,还可以在经批准的超市、宾馆、百货商店等处销售。非处方药遴选原则:应用安全、疗效确切、质量稳定、应用方便。

ER-1-1

非 处 方 药
标识

无论是处方药,还是非处方药,都是经过国家药品监督管理部门批准,具有安全性和有效性保障的药物,其区别见表1-2。

表 1-2 处方药与非处方药的主要区别

项目	处方药	非处方药
疾病诊断	医师	患者自我诊断
取药凭据	医师处方	不需处方,可自行购买
取药地点	医院药房、药店	药店(甲类)、超市(乙类)
毒副作用	有一定的毒性及其他潜在的影响,用药方法和时间都有特殊要求	较少、较轻,与其他药物相互作用也小
使用	在医师指导下使用	按药品使用说明可自行使用或药师指导下使用
包装标识	无	OTC
广告	只准在专业性医药报刊刊登	可在大众传媒进行广告宣传

案例分析

案例:患者,张某,女性,42岁,发热、咳嗽近一个月,并伴有盗汗、乏力、消瘦,自行购买抗感冒药治疗两周,症状不见好转,你认为该患者用药是否正确? 应采取哪些措施?

分析:该患者病程长,病情较重,自行诊断感冒后,应用非处方药治疗病情不见好转,说明诊断有误,选药错误,应立即去医院进行检查、确诊,由医师开具用药处方,并遵医嘱用药。

六、处方常识

(一)处方的概念和种类

处方(prescription,recipe)是由注册的执业医师和执业助理医师(以下简称"医师")在诊疗活动中为患者开具的,由药学专业技术人员审核、调配、核对,并作为医疗用药发药凭证的医疗文书。处方也是患者取药的依据,并具有法律凭证作用。处方一般有医疗处方、法定处方和协定处方三类,在临床医疗工作中以医疗处方为最常用。

审核处方并依据发药是药师的日常工作,关系到患者治疗效果和健康安危,必须认真对待,严格执行"四查十对"的调剂管理制度。若有疑问,应及时与医师联系,不得随意变更处方。

(二)医疗处方的结构

现行医疗处方的结构分三部分:前记、正文和后记(图1-3)。

1. **前记** 包括医疗卫生机构的名称、处方笺编号、患者信息、门诊或住院病历号、科别或病室和床位号、临床诊断、开具日期等,并可添列专科要求的项目。

2. **正文** 以 Rp 或 R(拉丁文 Recipe "请取"的缩写)或者汉字"取"标示,分列药品名称、剂型、规格、数量、用法等。

3. **后记** 医师签名或加盖专用签章以示负责,并标有药品划价的金额以及审核、调配、核对、发药的药学专业技术人员签名。

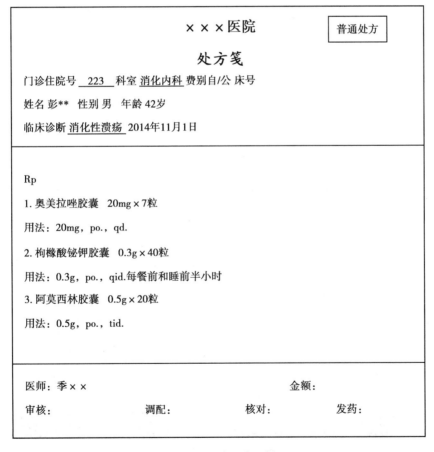

图 1-3 医疗处方示例

(三)医疗处方的书写规则

1. 由具有处方权的医师或助理医师按规定格式在专用处方笺上以钢笔或圆珠笔书写。麻醉药品处方、急诊处方、儿科处方、普通处方的印刷用纸应分别为淡红色、淡黄色、淡绿色、白色,并在右上角以文字注明。处方必须字迹清楚,不得涂改,如有修改,必须在修改处签名及注明修改日期。处方内容要书写完整。

2. 药品名称以《中华人民共和国药典》和《中国药品通用名称》收载的通用名或经国家批准的专利药品名为准,如无收载,可采用商品名或别名。药名简写或缩写必须为国内通用写法,不得自行编制药品缩写名或代号。开具多个药物时,应按作用主次顺序书写。

3. 药品剂量与数量一律用阿拉伯数字书写。剂量应当使用 SI 制单位:重量以克(g)、毫克(mg)、微克(μg)、纳克(ng)为单位;容量以升(L)、毫升(ml)为单位,也可以国际单位(IU)、单位(U)计算。处方中一般使用常用剂量,需超剂量使用时,应注明原因并再次签名。

4. 普通处方一般不得超过 7 日用量;急诊处方一般不得超过 3 日用量;对于某些慢性病、老年病或特殊情况,处方用量可适当延长,但医师必须注明理由。麻醉药品每次处方注射剂不得超过 2 日常用量,片剂、酊剂、糖浆剂等不超过 3 日常用量,连续使用不得超过 7 天;第一类精神药品每次处方不超过 3 日常用量,第二类精神药品每次处方不超过 7 日常用量;医疗用毒性药品每次处方剂量不得超过 2 日极量。医务人员不得为自己开处方使用麻醉药品。开具麻醉药品一定要用淡红色处方以示区别,同时应有病历记录。开具处方后的空白处应划一斜线,以示处方完毕。

5. 麻醉药品、精神药品、医疗用毒性药品等特殊管理药品的处方、急诊处方当日有效。门诊处方为开具当日有效;特殊情况下需延长有效期的,由开具处方的医师注明有效期限,但最长不超过 3 天。

6. 用计算机开具普通处方时,需同时打印纸质处方,其格式与手写处方一致。打印的处方经签名后才有效。

7. 具体开具处方时,有单量法和总量法两种,一般片剂、丸剂、胶囊剂、栓剂、安瓿剂等常用单量法。而大容量注射剂、溶液剂、酊剂、合剂、软膏剂、糖浆剂等常用总量法。复方片剂可不写规格量而直接写出总量。

药师在审核处方发药过程中,若发现有不符合处方规定的处方时,必须及时请处方医师给予处理。严禁执行有以下任一种情况的处方:①超过极量而未注明原因;②修改却未重新签字;③用法用量错误;④内容含糊不清,产生歧义。

(四) 处方常用外文缩写

为方便书写处方,常用拉丁语或英语缩写词来代替汉字,其中以给药途径、次数、时间及药物剂型等用得较多。处方中常用的外文缩写见表 1-3。

表 1-3 处方常用外文缩写词

缩写词	中文	缩写词	中文	缩写词	中文
a. c.	饭前	q. 6h.	每 6 小时一次	A.S.T	皮试后
p. c.	饭后	q. 2d.	每 2 日一次	Tab.	片剂
h. s.	睡时	q. d.	一日 1 次	Caps.	胶囊剂
q. n.	每晚	b. i. d.	一日 2 次	Inj.	注射剂
pr. dos	顿服,一次量	t. i. d.	一日 3 次	Syr.	糖浆剂
p. r. n.	必要时(可重复)	q. i. d.	一日 4 次	Mist 或 M.	合剂

缩写词	中文	缩写词	中文	缩写词	中文
s. o. s.	需要时(用一次)	q. h.	每小时	Tinct.	酊剂
stat!	立即	p. o. 或 o. s.	口服	Ung 或 Oint.	软膏剂
cito!	急速地	i. h.	皮下注射	Sol. 或 Liq.	溶液剂
lent.	缓慢地	i. m.	肌内注射	Amp.	安瓿
Co.	复方的	i. v.	静脉注射		
Sig. 或 S.	用法	i. v. gtt	静脉滴注		

知识链接

处 方 举 例

1. 单量法

R: 阿莫西林胶囊　0.25 克 ×27

　　用法: 一次 0.75 克　一天 3 次

2. 总量法

R: 0.9%氯化钠注射液　250 毫升

　　青霉素 G 钠注射剂　80 万单位×10　×3

　　用法: 皮试阴性后 静脉滴注　一天 1 次

R: 复方甘草片　18 片

　　用法: 一次 2 片　一天 3 次

七、药学服务概述

(一)药学服务的概念与内容

药学服务(pharmaceutical care, PC)是药学人员利用药学专业知识和工具,向患者及其家属、医药护人员等提供与药物使用相关的各类服务。药学服务是以患者为中心的主动服务,注重关心或关怀,要求在药物治疗过程中,关心患者的各种社会、心理、行为、环境、经济、生活方式、职业等影响药物治疗等因素,采取合理用药措施,使患者得到安全、有效、经济、合法的治疗药物,以身心全面康复为目的,实现生活质量的改善和提高。

医院、社区等的药学服务,主要包括药品的采购、分发、自配制剂、调配、销售以及提供药学信息,监测不良反应,患者个体化给药,药代动力学研究,患者个体用药监测等多项工作。药学服务的主体是执业药师及其辅助人员组成的工作团队,药学服务的主要内容是以"患者为中心"的全程化药学服务,核心工作是药师面向患者的合理用药指导和面向医护人员和社会公众的用药咨询服务,药学服务是药学工作模式的改变和提升。

药学服务需要丰富的药物学专业知识和技能,主要体现在药学工作人员向患者、医师、护士和公众提供用药科学指导、解答用药疑问、提供合理用药信息及树立药学人员的良好形象。另外,在药品营销中,推荐药品,解读药品说明书,利用新媒体网络平台拓展药学服务,都需要利用药物学知识技能。

知识链接

调剂工作中的"四查十对"

"四查十对"是概括药师在调剂工作中的注意事项,具体为:查处方,对科别、姓名、年龄;查药品,对药名、剂型、规格、数量;查配伍禁忌,对药品性状、用法用量;查用药合理性,对临床诊断。

（二）药物治疗的基本原则

药学服务以提高药物治疗效果为根本目标,因此要掌握药物治疗的基本原则。药物治疗是临床治疗的主要手段之一,疾病不同选用的药物也不同,疾病相同患者不同或者处于不同的疾病进程,所制定的药物治疗方案也不尽相同,制定药物治疗方案是一件科学严密而又非常复杂的事情,应该遵循这样一些基本原则。

1. **安全性原则** 一方面药物都具有两重性,不良反应是药物固有的特性,另一方面药物在生产、保管、销售和应用过程中都有可能增加了不安全因素,不安全用药将延误患者的治疗,带来新的生理和心理痛苦,甚至是药源性疾病。根据WHO的统计资料,全球每年死亡患者中约有1/3是死于不合理用药,所以确保用药安全是合理用药的首要任务。

2. **有效性原则** 药物治疗效果主要取决于选用药物的药效学特性和用药方案的科学性,还要充分考虑影响药物疗效的各种因素,特别是患者接受药物治疗的依从性,要合理调整用药方案,确保发挥最佳疗效。

3. **经济性原则** 以最低的药物成本实现最佳的治疗效果,这是每一个用药方案都必须遵循的重要原则,要注意改变盲目追求新药、进口药、高价药的现象,要克服因利益驱动导致的过度用药行为,引入药物经济学概念,控制药费不合理增长和地区或群体间药物资源分配的不平等现象。

4. **适当性原则** 药物都有严格的适应证和相应的不良反应,既要认识到药物治疗具有不可替代性,又要充分考虑到药物可能给患者安全带来的风险,非药物手段可以治愈或明显缓解的疾病以及自限性疾病一般不主张首选药物治疗,预防性使用药物和联合用药也必须有确切的疗效证据。要坚持药物治疗的适度性,科学设计用药方案,过度治疗或治疗不足都会延误病情,损害患者健康和经济利益。

（三）用药指导的内容与方法

用药指导是药学服务的核心内容,药学人员应用药物学知识在防治疾病过程中发挥应有的作用,提高药学人员为患者服务的质量,使药物达到最佳治疗效果,并尽量避免药物不良反应的发生。用药指导包括两个层次,一个就是面向需求者的用药咨询,这是目前用药指导的主要形式,另一种就是体现药学服务以患者为中心的服务理念的程序化用药指导模式,这是药学服务发展的必要要求。

1. 用药咨询的内容与要求 其内容主要包括：①药品名称，包括：通用名、商品名、别名等；②生产企业、产地、品质、规格、包装及有关特殊标识；③药物作用、作用机制、药动学影响因素等；④临床适应证；⑤应用方法、注意事项；⑥不良反应和药物相互作用；⑦妊娠及哺乳妇女用药的安全性；⑧儿童和老年人的用药安全性；⑨心、肝、肾功能不全或其他特殊情况下的用药安全性；⑩饮食对药物作用的影响；⑪药物储存方法和有效期；⑫同类或作用近似药物的特点比较及替代应用；⑬其他有关内容。

做好用药咨询工作，还应该注意以下情况。

（1）热诚、冷静、耐心地听取咨询者的询问，严禁对于咨询问题推诿，损害药学人员形象。

（2）对不能确切回答的问题，应积极寻求答案，再进行恰当地回答。当面不能回答时，可有效利用信息资源或临床药学工作小组共同磋商后，通过电话尽快给予及时回答。

（3）针对不同咨询对象（如患者、医师、护士或公众），从不同角度有侧重地向其提供合理药物信息，即有针对、有侧重地回答不同人群的问题，对特殊人群应提示其用药过程中需注意的问题。回答问题应认真、仔细、通俗易懂；注意交流技巧，尊重咨询者并为其保守秘密。

（4）回答咨询问题时的内容应可靠可信，应有据可查，并做好一些有价值的咨询记录。

2. 程序化用药指导的主要内容 程序化用药指导体现了以患者为中心的全程化药学服务理念，药学人员在用药指导程序中不再仅是处方或医嘱的审核执行者，而是药物治疗效果的监护者和患者健康守卫的执行者，程序化用药指导模式，在用药咨询服务的基础上，规定了药学人员在用药前、用药中、用药后三个步骤的各项工作与要求，形成制度与流程，确保药学人员参与下的合理用药，进而确实提高疗效。药学人员在用药前、用药中、用药后三个步骤中的工作要点如下：

（1）用药前：按照常规医学诊疗程序进行药学评估和诊断，制订和实施计划，严格按照调剂规范进行操作，其中用药指导部分主要包括：①掌握医嘱、处方、用药史中的药物基本知识，如药物类别、适应证、不良反应等；②熟悉药物的剂型、规格、剂量、用法、疗程及注意事项；③掌握药物可能出现的不良反应和配伍禁忌和防治措施；④做好用药者心理帮助等配合措施。

（2）用药中：向医护人员提供建议和帮助，优化给药方式，患者自行服用的，认真指导用药，并确保使用得当。应注意：①强调未经医师许可不得随意变更给药剂量、滴速和次数；②根据需要，有目的地观察和评估疗效和不良反应，异常情况及时报告医师；③评估用药依从性，配合医护人员做好患者的心理帮助，重点做好合理用药宣教。

（3）用药后：这是用药指导的重点，主要包括：①有计划地评估药物的真实疗效和不良反应，采取相应措施；②回顾、总结整个用药指导过程，完成用药评价，提供客观依据，协助评价给药方案，根据医院实际，认真规范完成药历的书写；③开展以合理用药为中心的健康教育和心理帮助，提高远期疗效。

3. 程序化用药指导的要求 参照医学诊疗程序建立起来的用药指导工作步骤可以更加有效的提高服务质量和药物疗效。

用药指导中的工作步骤可包括用药评估、制订计划、实施计划、用药评价和信息分享五种形式：

（1）用药评估：首先收集给药有关的信息，主要是病史、用药史、过敏史等，了解患者及家属对药物的认知情况等,结合治疗方案,确定现存或潜在的用药问题,重点是明确药物作用和不良反应的对应关系,为制订工作计划做好准备。

(2)制订计划:主要是根据药物学理论,结合临床治疗方案,制订预期结果和干预服务措施。前者根据药物已知疗效和治疗方案预测治疗期限内能够达到的健康状态;后者则根据预期结果和用药评估时确定用药问题,制订具体的用药指导要点、方法和措施,并应落实到用药前、用药中和用药后三个阶段中。

(3)实施计划:这是用药指导的具体过程。在用药前、用药中和用药后三个阶段,按照计划执行任务,并及时评估和收集信息,随时与医师、护士、患者沟通,提出合理化建议,协助用药方案的完善。

(4)用药评价:评价用药后的达到预期结果的程度,重点是药物不良反应的监控和上报工作。应回顾用药指导工作程序,采用客观评估和因素分析等方法优化工作程序。并根据医院具体规定完成药历,按药监部门要求上报不良反应等。

(5)信息分享:这是药学工作人员在药学服务或用药指导中最具实际意义的工作之一。通过药师将合理用药的信息传递给医师、护士和患者,同时,在实际中发生的不合理用药信息通过药师被收集,经整合上报和权威分析评判,最终形成新的合理用药信息反馈给治疗一线,是提高药物治疗水平的最有效的环节。

信息分享是随时的,贯穿各个环节,并应充分依托网络和医疗机构的数字化管理系统。可以预见,未来依托新媒体的药品信息分享将极大提高药学服务和用药指导的水平。

上述用药指导程序是在用药指导中同步进行的,应服从整个医疗工作要求,不能人为割裂。用药指导的五步骤相互关系见图1-4。

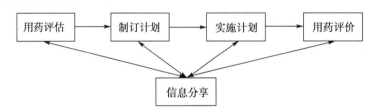

图 1-4 用药指导五步骤的相互关系示意图

点滴积累 ∨

1. 药物具有固定的化学结构和客观的药理作用,分为天然药物、化学合成药物和生物药物;药品是将药物加工成具有分量和规格的制剂形式,具有商品属性。药物学是涵盖多学科的药学体系的重要组成部分,其中包括药效学和药动学。

2. 药物名称包括通用名、化学名和商品名,有规范的命名规则;药物的国家质量标准主要是《中华人民共和国药典》;国家基本药物的遴选与应用可以促进合理用药和国家药物政策的完善;国家实行药品分类管理,分为处方药与非处方药。

3. 处方是医疗用药、发药的专业性凭据,有严格的格式和书写规则;药学服务是以患者为中心的主动服务,是以提高药物治疗效果为根本目标,用药指导是药学服务的核心内容,程序化用药指导体现了以患者为中心的全程化药学服务理念,包括用药前、用药中、用药后三个步骤的各项工作与要求。

第二节 药物效应动力学

药物效应动力学简称药效学,是研究药物对机体(包括病原体)作用规律及作用机制的学科。阐明药物作用于机体所引起的效应及机制,药物的量效关系、构效关系及药物相互作用,以保证药物的有效性及安全性。

一、药物作用的基本规律

药物作用是指药物与机体细胞间的初始作用,药理效应是药物作用的结果,是机体反应的表现。如肾上腺素与血管平滑肌上的 α、β 受体结合并激动受体,是药物的作用,由此引起皮肤黏膜及内脏血管收缩,冠状动脉及骨骼肌血管扩张是其药理效应。严格地讲,两者有区别,前者是动因,后者是结果,但在一般情况下,两者常通用。

(一)药物的基本作用

药物种类繁多,作用各异,但基本作用是一致的,都是通过影响机体组织器官固有的生理、生化功能而产生作用。表现可多种多样,但可归纳为两方面:使原有功能增强称为兴奋作用,如肾上腺素升血压、呋塞米增多尿量等;使原有功能减弱称为抑制作用,如胰岛素降血糖、阿司匹林退热、苯巴比妥催眠等。兴奋和抑制是药物的基本作用,在一定条件下可以互相转化。

(二)药物的作用方式及类型

1. 作用方式

(1)直接作用:药物对其所接触的组织器官、细胞直接产生的作用。如硝酸甘油通过扩张血管平滑肌产生抗心绞痛作用;口服抗酸药中和胃酸的作用等。

(2)间接作用:是由药物的某一作用引发的其他作用,常可通过神经反射或体液调节引起。如硝酸甘油由于扩张血管,引起血压下降,可通过机体血压反射机制使心率加快。

2. 作用类型

(1)局部作用:药物未吸收入血,在其应用部位发生作用,如消毒防腐药、抗酸药等。

(2)吸收作用:也称全身作用,药物吸收入血后,分布到机体各个部位而发挥作用,如阿托品解除平滑肌痉挛,缓解胃肠绞痛;对乙酰氨基酚退热等。

(三)药物作用的选择性

多数药物在一定剂量范围内,对机体不同组织器官所发生的作用性质、强度不同,这种作用的差异性称为药物作用的选择性。药物作用的选择性决定了药物引起机体产生效应的范围。如治疗量强心苷选择性兴奋心脏,而对骨骼肌无影响;阿托品通过阻断 M 受体,对眼、腺体、内脏平滑肌、心脏等产生作用。选择性高的药物,针对性强,副作用少;选择性低的药物,针对性不强,作用范围广,应用时副作用多。药物作用的选择性是药物分类的基础,临床选药的依据。

(四)药物作用的双重性

药物作用与其他事物一样,也具有双重性,既可产生对机体有利的治疗作用,也可产生对机体不利的不良反应。

1. 治疗作用 药物所产生的符合用药目的作用称为治疗作用。是有利于防病治病的作用,根据治疗作用的效果,分为对因治疗和对症治疗。前者指消除原发致病因素的治疗,也称治本,如抗生素杀灭体内致病微生物。具有对因治疗的药物称为特效药。后者指改善症状的治疗,也称治标。对症治疗不能根除病因,但在某些危重急症如休克、惊厥、心力衰竭、高热、剧痛时,对维持生命体征,争取时间采取对因治疗措施至关重要。因此,临床用药时,应根据患者的具体情况,遵循"急则治其标,缓则治其本,标本兼治"的原则,妥善处理对症治疗与对因治疗的关系。

2. 不良反应 凡不符合用药目的,并给患者带来不适或痛苦的反应称为不良反应。任何药物都会有一定的不良反应,多数不良反应是药物固有效应,在一般情况下是可以预知的,但不一定是可以避免的。少数严重的不良反应较难恢复,称为药源性疾病,如庆大霉素引起的耳聋,肼屈嗪引起红斑狼疮等。

(1)副作用:指药物在治疗剂量时引起的与治疗目的无关的作用。副作用给患者带来不适或痛苦,但大多是可以恢复的功能性变化。副作用是药物本身固有的作用,产生的原因是药物的选择性低,作用范围广,当其中一种效应被用作治疗目的时,其他效应则成为副作用。副作用一般可预知并可设法避免或减轻,如麻黄碱治疗哮喘时,可兴奋中枢引起失眠,同时给予镇静药可对抗其中枢兴奋作用。

(2)毒性反应:指药物剂量过大或用药时间过长,药物在体内蓄积过多引起的危害性反应。毒性反应一般比较严重,可引起机体生理、生化功能紊乱和结构的病理变化。如强心苷过量引起心律失常;水杨酸类过量可引起恶心、呕吐、耳鸣等水杨酸反应等。多数药物都有一定的毒性,是可预知的,剂量不当是毒性反应的首要原因。短期内过量用药引起的毒性称为急性毒性,多损害循环、呼吸及神经系统功能;长期用药,由于药物在体内蓄积而发生的毒性称为慢性毒性,多损害肝、肾、骨髓、内分泌功能。药物的致畸、致癌、致突变作用属于慢性毒性中的特殊毒性。

(3)后遗效应:指停药后血药浓度已降至阈浓度以下残存的药理效应。如服用巴比妥类催眠药,次日早晨有困倦、乏力现象。

(4)继发反应:是药物产生治疗作用后的不良后果,又称治疗矛盾,如长期应用广谱抗生素引起菌群失调造成二重感染。

(5)停药反应:是指长期用药后突然停药出现原有疾病加剧,又称反跳现象。如长期应用β受体拮抗药普萘洛尔抗高血压突然停药,出现血压骤升、心律失常甚至产生急性心肌梗死或猝死。

(6)变态反应:是机体受药物刺激后发生的病理性免疫反应,也称为过敏反应。反应性质与药物固有的药理作用及剂量无关,是不能预知的特殊反应,多见于过敏体质患者。反应的程度差异很大,各种类型的免疫反应均可发生,停药后反应逐渐消失,再次用药可能再发。致敏物质可能是药物本身,或其代谢物,也可能是制剂中的杂质。

(7)特异质反应:少数特异体质患者对某些药物反应特别敏感,反应性质也可能与常人不同,但与药物固有药理作用基本一致,反应严重程度与剂量成比例,它不是免疫反应。如先天性葡糖-6-磷酸脱氢酶缺乏的患者服用伯氨喹后,易发生急性溶血性贫血和高铁血红蛋白血症。目前认为,特异质反应大多是由于个体生化机制异常所致,多与遗传有关。

▶ 课堂活动

根据以下病例进行课堂讨论:

患者李某,男性,25岁,突然寒战、高热、咳嗽、胸痛、咳铁锈色痰两天,实验室血常规检查白细胞计数增高,X射线表现为肺段、叶实变。诊断:大叶性肺炎。医师给予青霉素静脉滴注,阿司匹林口服,并嘱患者卧床休息。用药前,护士遵医嘱进行了青霉素皮试,并嘱患者饭后服用阿司匹林。

1. 选用青霉素、阿司匹林的治疗目的是什么? 它们属于对症治疗还是对因治疗。

2. 护士采取了哪些用药措施? 进行了哪些用药指导? 其各自目的是什么?

二、药物的构效关系与量效关系

(一) 药物的构效关系

构效关系即药物的化学结构与药物效应的关系。药物根据其作用方式,分为非特异性结构药物和特异性结构药物。前者的生物活性主要取决于药物分子的理化性质,与化学结构的关系不密切;后者的生物活性除与药物分子的理化性质有关外,更重要的与药物的化学结构密切相关,化学结构直接影响药物效应,大多数药物属于后一类型。一般情况下,化学结构相似的药物可通过同一机制引起相似或相反的效应。

在构效关系研究中,将具有相同药理作用药物的化学结构中相同或相似的部分,称为基本结构。如二氢吡啶类钙通道阻滞药代表药硝苯地平结构中的1,4-二氢吡啶母核为此类药物的基本结构,是发挥药理效应的必需结构,在基本结构上进行侧链的改造,是新药开发的重要途径之一。

药物产生药效强弱一方面取决于药物在作用部位的浓度,主要受药物代谢和转运的影响。另一方面取决于药物与特定靶位(受体、酶、载体等)相互作用的结果,与药物的化学结构特异性直接相关,决定了药物作用的特异性。如尿嘧啶本身无抗癌作用,引入了氟原子,成为氟尿嘧啶,就成为抗癌药。大多数情况下,药物与特异性靶位以离子键、氢键、范德华力等可逆性结合产生作用。有些药物结构相同,但光学异构体不同,则药理作用不同,如左旋咪唑、左旋多巴、氯霉素的左旋体有作用,多数情况下,左旋体具有药理活性,但也有少数右旋体药物有较强的药理作用,如氯苯那敏的右旋体对 H_1 受体的亲和力大约是其左旋体的200倍,研究对映体药物的药理作用是当前药物研究的重要方向之一。

(二) 药物的量效关系

药物的剂量大小和药理效应强弱之间呈一定的关系,称为量效关系。在一定范围内,药物剂量增加,药物效应相应增强,剂量减少,药效减弱。

1. **剂量** 剂量即药物的用量。剂量不同,药物的效应也不同,按剂量大小与药效的关系,可将剂量分为:①最小有效量:引起药理效应的最小剂量。②半数有效量(ED_{50}):引起实验动物半数有效的剂量。③极量:能引起最大效应而不发生中毒的剂量,也称为最大治疗量,是药典中规定允许使用的最大剂量。医师用药不得超过极量,否则可能引起医疗事故,医师对此应负法律责任。④常用量(治疗量):比最小有效量大,比极量小,疗效显著,能保证药物作用的可靠性和安全性的剂量。⑤最小中毒量:引起中毒反应的最小剂量。⑥致死量:比中毒量大,除能引起病理现象外,还可引起死亡的剂量。⑦半数致死量(LD_{50}):引起50%实验动物死亡的剂量。⑧安全范围:最小有效量与极量之间的剂量范围。

2. 量效曲线 以药理效应强度为纵坐标,药物剂量或浓度为横坐标作图则得量效关系曲线。药理效应按性质分为量反应、质反应两种。量反应是指效应强弱呈连续性量的变化,如血压、尿量等,有计量单位。质反应是指效应强弱不呈连续性量的变化,而表现为反应性质的变化,用全或无的方式表现的反应,如阳性或阴性、有效或无效、生存或死亡等,用频率或累积%表示。

(1)量反应量效曲线:以剂量或浓度为横坐标,以效应强度为纵坐标,量效曲线呈直方双曲线,若将剂量或浓度改为对数,则为对称的S形曲线图,见图1-5。

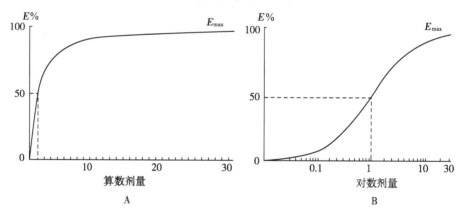

图1-5 量反应量效曲线
A:药量用算数剂量表示;B:药量用对数剂量表示

从量效曲线可以看出,斜率大的药物表明药量的微小变化,即可引起效应的明显改变。随着剂量或浓度增加,效应逐渐加强,当效应增强至最大效应时,再增加剂量或浓度,效应不再增强,反而会引起毒性反应。此时的效应称为最大效应,又称效能。产生一定效应所需的药物剂量或浓度称为效价强度。用于作用性质相同的药物之间等效剂量的比较,达到相同效应时所用药物剂量与效价强度成反比。效能和效价强度反映药物不同性质,两者具有不同的临床意义。临床上,药物的效价强度与效能可作为选择药物和确定药物剂量的依据。

以利尿药的排钠量为效应指标进行比较,等效时,氢氯噻嗪所需的剂量较呋塞米小,说明其效价强度比呋塞米高;但从纵坐标观察,呋塞米的效能远大于氢氯噻嗪(图1-6),因此,重症水肿患者宜选用高效能的呋塞米。

(2)质反应量效曲线:以阳性率为纵坐标,以剂量或浓度为横坐标作图,可得到质反应量效曲线。若按照药物浓度或剂量的区段出现阳性反应的频率作图,得正态分布曲线。若按照随剂量增加的累计阳性反应百分率作图,得到对称S形曲线,见图1-7。

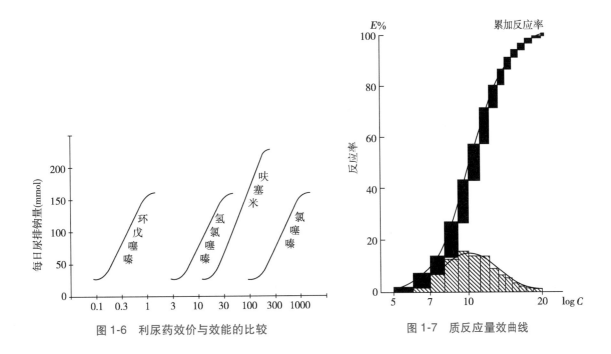

图 1-6　利尿药效价与效能的比较

图 1-7　质反应量效曲线

曲线的中央部(50%反应处)接近直线,斜率最大,其对应的剂量为半数有效量(ED_{50}),如以死亡为指标,则称为半数致死量(LD_{50})。药物安全性与 LD_{50} 的大小成正比,一般常将药物的 LD_{50} 与 ED_{50} 的比值称为治疗指数,用以评价药物的安全性,比值越大,安全性越大。也可用 LD_1/ED_{99} 的比值来衡量药物的安全性,LD_5 与 ED_{95} 之间的距离称为药物的安全范围,其值越大越安全。

三、药物的作用机制

药物作用机制是药效学研究的最重要的内容,是研究药物如何起作用、在何处起作用等问题,不但有助于阐明药物治疗作用和不良反应的本质,从而有可能提高药物疗效;而且也能为设计新药和深入了解生命现象提供有益的资料。

药物是通过影响机体的生理、生化功能而发挥作用,机体功能复杂,药物种类繁多、性质各异,因此,药物作用机制十分复杂。

1. 改变细胞周围环境的理化性质　如抗酸药中和胃酸、甘露醇提高血浆渗透压治疗脑水肿等。

2. 参与或干扰细胞代谢过程　许多药物直接影响核酸代谢而发挥作用,如抗癌药氟尿嘧啶通过阻断 DNA 的合成而抑制肿瘤细胞生长,达到抗肿瘤的目的;磺胺类抗菌药通过抑制细菌体内叶酸代谢而干扰核酸的合成,达到抑制敏感细菌生长的目的。

3. 影响细胞膜离子通道　很多药物作用于细胞膜离子通道,影响了 Na^+、Ca^{2+}、K^+、Cl^- 等的跨膜转运而发挥作用。如硝苯地平通过阻滞细胞膜钙通道而发挥扩血管、抗高血压的作用;抗心律失常药通过影响心肌细胞膜离子通道而发挥作用。

4. 对酶活性的影响　药物可通过对体内酶的激活、抑制、诱导或复活等作用而发挥作用。如卡托普利通过抑制血管紧张素转化酶而抗高血压;解磷定作为解救有机磷中毒的特效药可使受抑制的胆碱酯酶复活。

5. 作用载体 有些药物通过对某种载体的抑制作用而产生效应。如利尿药呋塞米抑制肾小管钠、钾、氯离子共同转运载体,抑制了肾小管对 Na^+、K^+、Cl^- 的重吸收,而产生利尿作用。

6. 影响免疫功能 如环孢素抑制免疫功能,可用于抑制器官移植后的排斥反应。免疫增强药多作为辅助治疗药用于免疫缺陷性疾病,如艾滋病等。

7. 作用于受体 见药物作用的受体理论。

四、药物作用的受体理论

(一)受体的概念

受体是能识别生物活性物质并与之特异性结合,传递信息,引起效应的细胞成分。受体是细胞在长期进化过程中形成的蛋白质,大多数存在于细胞膜,少数存在于细胞内,在体内有特定的分布。体内存在着与受体特异性结合的生物活性物质,如神经递质、激素、自体活性物质等,称为内源性配体。

(二)药物与受体相互作用

受体具有高度特异性、高度敏感性、饱和性及可逆性。现已发现越来越多的药物通过与受体结合,产生药理作用。药物与受体结合引起生理效应需具备两个条件,一是药物与受体结合的能力,即亲和力;二是药物产生效应的能力,即内在活性。根据内在活性不同,可将药物分为:

1. 激动药 既有较强的亲和力,又有较强内在活性的药物,能与受体结合并激动受体产生效应。如吗啡激动阿片受体,产生镇痛作用。

2. 拮抗药 与受体有较强的亲和力,但无内在活性的药物,它们能与受体结合但不激动受体,并能拮抗激动药的效应,也称为完全拮抗药。如纳洛酮,普萘洛尔等,拮抗药依其与受体结合是否具有可逆性,而分为竞争性拮抗药和非竞争性拮抗药。

(1)竞争性拮抗药:与激动药相互竞争相同的受体,其与受体结合是可逆的,与激动药合用时的效应取决于两者的浓度和亲和力。随着激动药的剂量增大,竞争性拮抗药能使激动药的量效曲线平行右移,但最大效应不变(图 1-8A)。

(2)非竞争性拮抗药:与受体结合牢固且不可逆,从而使激动药的亲和力和内在活性均降低,随着激动药的剂量增大,非竞争性拮抗药可使激动药的量效曲线平行右移,且最大效应逐渐降低(图 1-8B)。

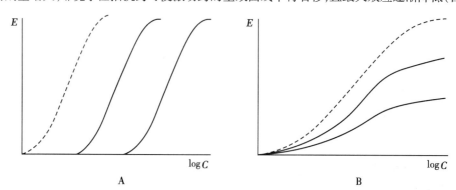

图 1-8 拮抗药对激动药量效曲线的影响
A 竞争性拮抗药对激动药量效曲线的影响 B 非竞争性拮抗药对激动药量效关系的影响
(虚线为单用激动药量效曲线,实线为不同剂量拮抗药存在时激动药量效曲线的变化)

知识拓展

受体调节及临床意义

受体是遗传获得的固有蛋白质，数目或反应性受周围的生物活性物质或药物作用而发生改变，这是机体适应内环境的自我调控，以保持内环境的稳态。

当受体周围活性物质浓度过高、作用过强或长期激动受体，可使受体数目下降，称为向下调节。 当受体周围活性物质浓度过低，或长期阻断受体，可使受体数目增多，称为向上调节。 临床上治疗支气管哮喘的常用药物是异丙肾上腺素，它通过激动支气管平滑肌上的 β_2 受体使支气管扩张，缓解哮喘，但长期用药后出现药效下降，需增大剂量才能维持原有疗效，就是向下调节的实例。

点滴积累 ∨

1. 药效学主要阐述药物作用的基本规律、构效关系与量效关系、药物的作用机制、药物作用的受体理论等。

2. 药物的基本作用是兴奋和抑制，作用方式包括直接作用和间接作用，作用类型有局部作用和吸收作用。 药物作用的选择性是药物分类的基础，临床选药的依据。 药物作用具有双重性，即治疗作用和不良反应，前者分为对因治疗和对症治疗，后者包括副作用、毒性反应、后遗效应、变态反应、依赖性等。

3. 构效关系即药物的化学结构与药物效应的关系，药物化学结构的特异性决定了药物作用的特异性。 药物剂量不同，药物效应也不同，包括最小有效量、极量、最小中毒量、常用量、半数有效量（ED_{50}）、半数致死量（LD_{50}）、安全范围、治疗指数等。 量效曲线分为量反应、质反应两种。

4. 药物作用机制纷繁复杂，包括改变细胞周围环境的理化性质、参与或干扰细胞代谢过程、影响细胞膜离子通道、对酶活性的影响等，而受体理论是最主要的作用机制。 根据药物与受体结合的亲和力和内在活性，药物分为受体激动药、受体拮抗药，后者又分为竞争性拮抗药和非竞争性拮抗药。

第三节 药物代谢动力学

药物代谢动力学，简称药动学，是研究机体对药物的处置过程，即药物在体内吸收、分布、代谢、排泄的过程，以及血药浓度随时间变化的规律。药动学研究应用数学的方法定量地描述药物的体内过程及动态变化的规律，为临床制订合理的给药方案提供理论依据，从而提高药物的疗效。

一、药物的跨膜转运

药物的体内过程可归纳为药物的转运（吸收、分布、排泄）和转化（代谢）过程，药物的体内转运就是药物通过各种生物膜的运动过程，又称为跨膜转运。根据转运机制不同，可分为被动转运和主动转运两种方式。大多数药物的转运属于被动转运。

（一）被动转运

被动转运是药物依赖于膜两侧的浓度差或电位差,顺浓度梯度或电化学梯度方向的扩散的转运过程。包括简单扩散、易化扩散和滤过三种情况。

1. **简单扩散** 简单扩散不消耗能量,不需要载体,无饱和性,药物间无竞争性抑制现象。大多数药物以这种方式转运。药物的脂溶性、解离度及分子量等因素影响药物的被动转运。凡分子量小、极性小、脂溶性大、非解离型的药物易通过生物膜转运,反之难跨膜转运。大多数药物为弱酸或弱碱性化合物,在体液中以解离型和非解离型两种形式存在。解离型药物极性高、脂溶性低,难以通过细胞膜;而非解离型药物的极性低、脂溶性高,易于通过细胞膜。药物解离多少,与药物所在溶液的 pH 有关。弱酸性药物在酸性环境下,解离少,极性小,脂溶性大,易跨膜转运;在碱性环境下,解离多,极性大,脂溶性小,不易跨膜转运。弱碱性药物则相反。

2. **易化扩散** 易化扩散也称为载体转运,包括两种扩散方式:一种是通过细胞膜中某些特异性蛋白质——通透酶的帮助,将分子或离子向着降浓度梯度或电化学梯度的方向扩散;另一种是膜上存在多种离子通道蛋白,可选择性地与 Na^+、K^+、Ca^{2+} 等离子结合,形成通道,允许相应的离子迅速地顺着浓度差或电化学梯度移动。易化扩散不消耗能量,但需要载体,有饱和性,各药物之间存在竞争性抑制现象。每一种通透酶只能转运一种分子、离子或与这种分子或离子相似的物质。当药物浓度很高时,载体可被饱和,转运率可达最大值。载体可被类似物质占领,表现竞争性抑制作用。各种离子通道蛋白可被特异性阻断剂所抑制。

3. **滤过** 滤过即水溶扩散,如肾小球的滤过。相对分子质量小于100、不带电荷的极性小分子,如水、乙醇、尿素等水溶性小分子药物以及 O_2、CO_2 等气体分子均可通过水溶扩散跨膜转运。

（二）主动转运

主动转运是药物从低浓度侧向高浓度侧转运的过程,（又称逆浓度梯度转运或上山转运）。该过程需特异性载体;消耗能量;有饱和性;当两种药物需相同载体转运时,可出现竞争性抑制现象。

二、药物的体内过程

药物的体内过程包括吸收、分布、代谢、排泄,与药物在体内形成和维持有效血药浓度密切相关,决定了药物起效的快慢、作用强弱及持续时间久暂。

（一）吸收

吸收是指药物从给药部位进入血液循环的过程。药物吸收的速度主要影响药物发生作用的快慢,而吸收的程度主要影响药物作用的强弱。影响吸收的因素有:

1. **药物的理化性质及剂型** 药物的理化性质对药物的吸收影响较大,分子量小、脂溶性大,极性小以及非解离的药物易吸收。同一药物不同剂型,吸收的速度及程度也有差异,注射剂或溶液剂的吸收较片剂、胶囊剂快,片剂的崩解度和胶囊剂的溶解速度是吸收的限速因素。油剂、混悬剂吸收慢,作用持久。同一药物剂量,不同厂家或同一厂家不同批号,因生产工艺的差别也可导致吸收的差异。

2. **给药途径** 给药途径影响药物吸收的速度和程度。除静脉给药外,其他血管外给药途径都存在吸收过程。

(1)口服给药:主要在小肠内吸收。药物溶解速度、胃肠 pH、胃排空速度、食物、首关效应等因素影响药物吸收。某些药物口服后在进入体循环前经胃、肠、肝时发生代谢,使进入体循环的药量减少,这种现象称为首关效应,也叫首过效应、第一关卡效应。口服是最方便的给药途径,但不适用于对胃肠刺激大、首关效应明显的药物(如硝酸甘油、利多卡因等首关效应明显,不能口服),也不适用于昏迷患者及婴儿等不能口服的患者。

知识链接

正确使用硝酸甘油片

掌握硝酸甘油片的正确使用方法很重要,尤其是初用患者。为避免首关效应,让硝酸甘油片更好、更快地发挥药理作用,应将药片用门牙轻轻嚼碎,放在舌下含化,此时局部应有麻刺感,舌下静脉会迅速吸收,约 1~3 分钟后心绞痛可缓解。但要注意,舌下含化时最好采取坐位。因为站位容易发生直立性低血压甚至晕倒;而卧位时静脉回流血量增加,增加心脏负担,可能延长心绞痛的发作时间。

(2)吸入给药:肺泡表面积大,毛细血管丰富,气雾剂及挥发性药物(如全身麻醉药)极易吸收。

(3)舌下给药:舌下黏膜血管丰富,且不经门静脉,无首关效应,给药方便,吸收迅速,起效快;但吸收面积小,只用于脂溶性高,给药量小的药物,如硝酸甘油等。

(4)直肠给药:栓剂或溶液剂经肛门塞入或灌肠,药物被直肠黏膜吸收,起效快,且可避免首关效应,但给药不方便,主要用于不能口服或昏迷的患者。

(5)肌内注射及皮下注射:吸收迅速、完全,吸收速度取决于注射部位的血液循环及药物的脂溶性,水溶液吸收迅速,油剂、混悬液吸收慢,作用时间长。肌肉组织的血流量较皮下组织丰富,因此,肌内注射较皮下注射吸收快。

(6)皮肤黏膜给药:皮肤有角质层,吸收能力差,多数药物不易穿透,少数脂溶性大的药物可以缓慢通透,新型贴膜制剂可经皮吸收。

3. **吸收环境** 吸收面积、血液循环、pH、胃排空、肠蠕动等吸收环境的因素可影响药物的吸收。

▶▶ **课堂活动**

药物的给药途径不同,吸收的速度不同,从而影响药物发挥作用的时间。请同学们讨论注射、口服、吸入、皮肤给药等不同给药途径药物吸收的快慢顺序,何种给药途径是最方便、最安全、最经济、最常用的给药途径。

(二)分布

分布是指药物从血液循环向组织器官(包括靶组织、靶器官、细胞)转运的过程。大部分药物是被动转运,少数药物是主动转运。分布过程与药物在血浆或靶组织的浓度有关,因此,与药物作用(治疗作用和不良反应)密切相关。分布过程使血浆药物浓度降低,故分布也是药物自血浆消除的

方式之一。大多数药物在体内分布是不均匀的,影响分布的因素包括:

1. 药物与血浆蛋白结合　大多数药物在血浆中不同程度地与血浆蛋白结合而成为结合型药物,结合程度用结合率表示。只有游离型药物才能进行转运,具有药理活性。结合型药物分子增大,不能跨膜转运,暂时失去药理活性,也不能代谢和排泄,是药物的暂时贮存形式。药物与血浆蛋白结合是可逆的,结合型与游离型药物处于动态平衡。血浆中白蛋白有一定量,且与药物结合的部位也有限,因此,血浆蛋白结合药物的量有一定限度,当两种蛋白结合率高的药物联合应用时,可发生竞争性置换,使被置换的药物游离型浓度增高,药物作用增强而引起不良反应。如抗凝血药双香豆素的血浆蛋白结合率为99%,如同服结合率为98%的保泰松,可使结合型双香豆素被置换,导致血浆中游离型药物浓度增高,抗凝作用增强,甚至引起出血。

2. 药物的理化性质和体液pH　药物分子量、脂溶性、极性及pK_a均影响药物的分布。脂溶性或水溶性小分子药物均易透过毛细血管进入组织,水溶性大分子或解离型药物难以透过血管壁进入组织,如右旋糖苷。各种体液的pH不同,导致药物在体内分布不均匀,且处于动态平衡。细胞内液pH(约为7.0)略低于细胞外液(约7.4),弱碱性药物在细胞内浓度略高,弱酸性药物在细胞外液浓度略高。根据这一原理,弱酸性药物苯巴比妥中毒时用碳酸氢钠碱化血液及尿液可使脑细胞中药物向血浆转运,并加速药物自肾排泄,是重要救治措施之一。

3. 药物与组织的亲和力　药物对某些组织或细胞具有较高的亲和力,使药物分布具有一定的选择性。如碘集中分布在甲状腺组织,链霉素主要分布在细胞外液,克林霉素在骨髓中浓度高,四环素可与发育中的骨和牙齿中的钙络合。

4. 器官血流量　人体各组织器官的血流量差别很大,其中肝、肾、脑、肺、心等为高血流灌注器官,药物分布快且含量较高,而脂肪、皮肤、肌肉等为低血流灌注器官,药物分布慢且含量较低。脂肪组织血流量不丰富,但总量很大,是脂溶性药物的储存库。如静脉注射硫喷妥钠,药物首先分布到血流量大的脑组织而产生麻醉作用,随后药物向血流量小的脂肪组织转移,导致麻醉作用迅速消失,此为药物的再分布。药物中毒时,肝、肾等高血流灌注的器官往往首先受累。

5. 体内屏障　包括血脑屏障和胎盘屏障。①血脑屏障由血-脑、血-脑脊液及脑脊液-脑三种屏障组成。脑是血流量较大的器官,但药物在脑组织浓度一般较低,这是由于血脑屏障可阻止许多分子量较大、水溶性或解离型药物进入脑组织,这是大脑的自我保护机制,有利于维持中枢神经系统内环境的相对稳定。脂溶性较高的游离型药物可通过血脑屏障,脑膜炎症时通透性增加,新生儿血脑屏障发育不全易受药物影响。②胎盘屏障是胎盘绒毛与子宫血窦间的屏障,由于母亲与胎儿间交换营养成分与代谢废物的需要,其通透性与一般毛细血管无显著差别,几乎所有能通过生物膜的药物都能穿透胎盘屏障进入胚胎循环,所以在妊娠期间应禁用对胎儿发育有影响的药物。

（三）代谢

代谢指药物在体内发生化学结构的变化,又称为生物转化,是药物在体内消除的重要途径。能吸收进入体内的药物多是极性低的脂溶性药物,在排泄过程中易被再吸收,不易消除。大多数脂溶性药物都要经历不同程度的化学结构改变,形成极性强、水溶性大的代谢产物,有利于从肾排出。药物经转化后其药理活性发生变化有以下几种情况:①大多数药物从活性药物转化为无活性代谢物,称为灭活;②某些无活性药物经代谢后生成具有药理活性的代谢物,称活化;③某些活性药物经代谢后生成活性代谢物,如解热镇痛药非那西丁代谢后生成具有明显药理活性的对乙酰氨基酚;④某些药物经代谢后生成具有毒性作用的代谢物。如抗结核药异烟肼转化为乙酰异烟肼。

药物在体内代谢的主要部位是肝,肝外组织如胃肠道、肾、肺等也可不同程度的代谢某些药物。药物代谢有赖于酶的催化,参与药物代谢的酶系统主要是肝微粒体混合功能氧化酶系统,简称肝药酶,该系统主要的酶成分是细胞色素 P450,此外还包括还原型辅酶Ⅱ(NADPH)、黄素蛋白(FP)和非血红素铁蛋白(NHIP)等。肝药酶的特点:①专一性低,能代谢数百种药物。②个体差异大,肝药酶的活性、数量具有种属差异和个体差异,遗传、年龄、机体状态、营养等都可影响酶的活性。③酶活性易受药物影响,有些药物能增强肝药酶的活性,加速自身或其他药物的代谢,称为肝药酶诱导剂,如苯妥英钠、苯巴比妥、利福平等。有些药物能抑制或减弱肝药酶活性,称为肝药酶抑制剂,如氯霉素、异烟肼、西咪替丁等。肝功能不良、新生儿及早产儿肝功能发育不全,转化药物的功能较弱,用药时应注意调整剂量。

药物在体内代谢的方式主要是氧化、还原或水解(Ⅰ相)和结合(Ⅱ相),经代谢后使药物的极性增大、水溶性增加,易于排出体外。

(四)排泄

排泄是指药物原形或其代谢物通过排泄器官或分泌器官排出体外的过程。是药物在体内的最后过程,排泄的速度直接影响药物作用持续的时间,排泄与生物转化构成了药物的消除。排泄的主要器官是肾,其次还有肺、胆、腺体等。临床上需要根据药物排泄速度和程度,按一定间隔给予一定剂量的药物,以维持有效血药浓度;利用排泄的特点,可加速或延缓药物排泄;有药理活性的药物在排泄过程中可呈现药理作用或毒性。

1. **肾排泄** 大多数游离型药物及其代谢物可通过肾小球滤过,进入肾小管的游离型药物可不同程度地被肾小管重吸收,而经过生物转化产生的极性高、水溶性大的代谢物不被重吸收而顺利排出。重吸收的量与药物本身的理化性质如极性、解离度、分子量等有关,也与尿 pH 等密切相关,pH决定药物的解离度。弱酸性药物在酸性尿液中解离少,重吸收多,排泄少;在碱性尿液中大部分解离,重吸收少,排泄多。碱性药物与之相反。如巴比妥类、水杨酸类弱酸性药物中毒时,碱化尿液是重要的抢救措施。少数药物经肾小管主动分泌,若两种药物由同类载体转运,可发生竞争性抑制,从而影响药物的排泄,如丙磺舒抑制青霉素主动分泌,使后者排泄减慢,药效延长并增强。

2. **胆道排泄** 某些药物经肝脏转化后,随胆汁排入小肠,随粪便排出体外。少数药物经胆汁排入肠腔后,被小肠上皮细胞吸收经肝脏重新进入血液循环,这种肝、胆汁、小肠间的循环称为肝肠循环,例如洋地黄苷在体内可进行肝肠循环,使药物作用持续时间延长。此外,从胆汁排出的抗生素利福平、红霉素等可用于治疗胆道感染。

3. **其他排泄途径** 药物可自乳汁排出,对喂母乳的婴儿产生影响。肺是某些挥发性药物的主要排泄途径,检测呼出气中乙醇含量是判断酒后驾车的快速简便的方法。药物也可自唾液及汗液排泄,但量很少。

三、血药浓度的动态变化及药代动力学参数

药物在体内吸收、分布、代谢和排泄过程是一个连续的、同时发生的动态过程,由此产生了血药浓度随时间的动态变化,表现为药物效应的显现与消逝的过程。

(一) 时量关系

量效关系已在药效学中详述,加入时间因素就引出时量关系与时效关系,由于药物效应与剂量成正比,时效关系常用血药浓度随时间变化的过程即时量关系表示,它反映了血药浓度随时间变化的动态过程,是药动学研究的中心问题。

给药后测定不同时间的血药浓度,以时间为横坐标,血药浓度为纵坐标作图,即得浓度-时间曲线。一次口服给药后的浓度-时间曲线见图1-9,可分为潜伏期、高峰期、持续期和残留期四期。潜伏期:用药后至开始出现药效的时间。高峰期:指血药浓度最高,出现最大效应的时间。持续期:药物维持最小有效浓度或维持基本疗效的时间。残留期:血药浓度已降至最小有效浓度以下,但尚未自体内完全消除,反映药物在体内形成储库。在此期血药浓度虽不高,但反复给药易蓄积中毒。

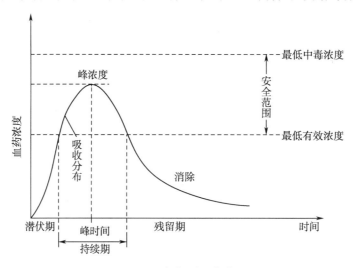

图 1-9 浓度-时间曲线

曲线的升段主要反映药物吸收的过程,吸收快的药物升段坡度陡;曲线的降段主要反映药物的消除过程,坡度反映消除的速度。曲线最高点为峰浓度(C_{max}),此时吸收速度与消除速度相等。达到峰浓度的时间为峰时间(T_{max})。从一次口服给药后的浓度-时间曲线,可反映血药浓度及药理效应的动态变化过程。血药浓度超过有效浓度(低于中毒浓度)的时间称为有效期。曲线下面积(AUC)是指浓度-时间曲线和横坐标围成区域的面积,是血药浓度(C)随时间(t)变化的积分值。AUC与吸收入体循环的药量成比例,反映进入体循环药物的相对量,是计算生物利用度的重要参数。

浓度-时间曲线实际上是药物吸收、分布、消除之间相互消长的反映。关于多次给药后的浓度-时间曲线及其特点,将在后面讨论。

药代动力学研究药物的体内过程及血药浓度随时间变化的规律。应用数学模型及浓度-时间曲

线计算出药代动力学参数，从而量化地说明药物体内过程的动态规律，以指导临床制定和调整给药方案。

知识链接

治疗药物监测

治疗药物监测（TDM）是临床药物治疗学研究的一项重要内容，它是结合药代动力学原理，采用先进测试技术测定血药浓度与疗效、毒性的关系，从而获得最佳治疗剂量，使用药方案个体化，以取得满意的疗效，减轻或避免药物不良反应的发生。 TDM 技术的应用，减少了药物治疗的盲目性，为临床医师及时、准确、快速地制订和调整给药方案提供了依据，也为药物中毒的诊断和处理提供了有价值的实验室资料。

（二）生物利用度

生物利用度是指药物吸收进入体循环的速度和程度，用 F 表示。

$$F = \frac{A}{D}\times 100\%$$

A 为体内药物总量，D 为用药剂量。反映生物利用度的主要参数有：AUC（反映药物吸收的程度）、C_{max}、T_{max}（反映药物吸收的速度）。

生物利用度又可分为绝对生物利用度和相对生物利用度。通常将静脉注射药物的生物利用度作为 100%，血管外途径给药（ev）时的 AUC 与静脉注射（iv）时的 AUC 的比值称为绝对生物利用度。同一给药途径下不同制剂的 AUC 的比值为相对生物利用度。

$$F_{绝对} = \frac{AUC_{ev}}{AUC_{iv}}\times 100\% \qquad F_{相对} = \frac{AUC_{受试}}{AUC_{标准}}\times 100\%$$

生物利用度是反映药物吸收的指标，可用于评价药物制剂的质量和生物等效性。相对生物利用度可用于评价不同剂型、不同药厂生产的相同剂型、同一药厂生产的同一品种的不同批号的吸收情况。绝对生物利用度可用于评价同一药物不同途径给药的吸收情况。

案例分析

案例：在实际的临床用药过程中，往往会出现这种情况：不同厂家生产的同一种药品，剂型规格相同，但疗效确实存在差异。

分析：这是由于不同厂家生产的同种药品的生物利用度不同造成的。 在生产中，药物的制剂质量，如药物颗粒的大小、晶型、填充剂的紧密度、赋形剂的差异以及生产工艺的不同均可影响药物的生物利用度。 制剂工艺的改变可加速或延长片剂的崩解与溶出的速率，也可影响生物利用度。 如不同药厂生产的地高辛片，虽然每片主药含量相同，但血药浓度可差 4 ~7 倍之多，甚至同一药厂生产的不同批号的地高辛片也有此种现象。

（三）表观分布容积

表观分布容积指药物吸收达到平衡或稳态时,按测得的血药浓度(C)推算体内药物总量(D)在理论上应占有的体液容积(单位 L 或 L/kg),用 V_d 表示。V_d 是一个理论值而非真实容积,但可反映药物在体内分布情况。

$$V_d = \frac{D(\text{体内药物总量},\text{mg})}{C(\text{血浆药物浓度},\text{mg/L})}$$

每种药都有其固定的 V_d 值,V_d 值大的药物主要分布在血管外,血药浓度较低;V_d 值小的药物主要分布在血液,不能透过血管壁或有较高的血浆蛋白结合率。

（四）半衰期

半衰期是指血浆药物浓度下降一半所需要的时间,用 $t_{1/2}$ 表示,是反映药物消除速度的指标。根据半衰期可确定适宜的给药间隔,可预计连续给药后达到稳态血药浓度的时间,也能估计停药后药物从体内完全消除的时间。每隔一个半衰期给药一次,约经 5 个半衰期达到稳态;一次用药,约经 5 个半衰期体内药物基本消除,见表1-4。

表1-4　药物的半衰期与其在体内的蓄积量和排泄量的关系

半衰期数	一次用药经消除后药物在体内存留量	多次用药后药物在体内蓄积量
1	$100\% \times (1/2)^1 = 50\%$	50%
2	$100\% \times (1/2)^2 = 25\%$	75%
3	$100\% \times (1/2)^3 = 12.5\%$	87.5%
4	$100\% \times (1/2)^4 = 6.25\%$	93.5%
5	$100\% \times (1/2)^5 = 3.125\%$	96.5%
6	$100\% \times (1/2)^6 = 1.562\%$	98.4%
7	$100\% \times (1/2)^7 = 0.781\%$	99.22%

▶▶ 课堂活动

已知某催眠药的半衰期是 2 小时,一次给药 200mg,患者睡眠时间为 8 小时,如果一次给药剂量为 100mg,请同学们算出患者的睡眠时间为几个小时?

（五）稳态浓度

临床治疗常需连续给药以维持有效血药浓度,从而维持疗效。等量多次给药时,血药浓度先呈锯齿状上升,继而趋于平稳,不会无限上升。

1. 多次给药的浓度-时间曲线（见图1-10）

2. 稳态浓度　恒速恒量(静脉滴注或以半衰期为间隔多次口服)给药,约经 5 个半衰期后,药物的消除速度与吸收速度相等,血药浓度处于稳定水平,此时的血药浓度称为稳态血药浓度,又称坪

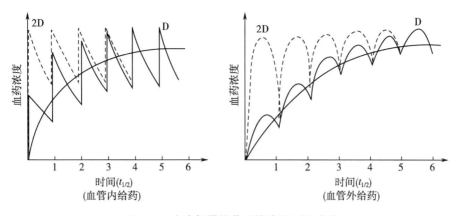

图 1-10　多次恒量给药后的浓度-时间曲线
（虚线为首次加倍的浓度-时间曲线）

值,用 C_{ss} 表示。临床治疗中多数药物是通过重复给药来达到有效治疗浓度,并维持一定水平,即达到稳态浓度,也是多次给药后的峰浓度,或连续给药后的最高血药浓度。

3. 稳态浓度的影响因素及意义　稳态浓度的高低与给药总量成正比,单位时间内恒量给药时,稳态浓度的高低取决于连续给药的剂量,剂量大则稳态浓度高。稳态浓度的波动幅度与给药间隔成正比,单位时间内用药总量不变,延长或缩短给药间隔,可加大或减少血药浓度的波动幅度,对达到稳态的时间及浓度水平均无影响。达到稳态浓度的时间与 $t_{1/2}$ 成正比,与剂量、给药间隔以及给药途径无关。约经 5 个半衰期,血药浓度达到稳态浓度的 95% 以上,临床上如需尽快达到稳态浓度,可在首次给药时采用负荷量,即静脉滴注时首次可用给药量的 1.44 倍静脉注射,口服药物首次加倍,即可立即达到并维持稳态血药浓度,以后用维持量。

点滴积累 ∨

1. 药动学研究药物的体内过程（吸收、分布、代谢、排泄）及动态变化的规律。 大多数药物的非解离型易于通过细胞膜,环境 pH 与此有关。

2. 给药途径是影响药物吸收的主要因素,药物与血浆蛋白结合显著影响药物的分布,肝药酶活性决定药物在体内代谢速率,大多数药物经肾排泄。

3. 血药浓度随时间变化的过程可以用时量关系曲线与时效关系曲线表示,半衰期确定给药间隔。 约经 4~5 个半衰期血药浓度达到稳态,也可首次加倍,可在一个半衰期内达到稳态。

第四节　影响药物作用的因素

药物产生药理作用及效应是药物与机体相互作用的结果,如果给药剂量、给药次数、给药途径适当,大多数人可产生预期的药理效应,但对于具体患者来说,药物效应可有一定的甚至明显的差异,这是因为药物作用受许多方面因素的影响。因此,熟悉影响药物作用因素,对于合理用药、发挥药物的最大效应、减少不良反应具有重要的意义。

一、药物方面的因素

（一）药物剂型及给药途径

同一药物可有不同剂型适用于不同给药途径。不同给药途径药物的吸收率不同，所引起的药效不同。通常注射制剂较口服制剂吸收快；口服制剂中溶液剂较片剂、胶囊剂吸收快，起效快；注射剂中水剂、乳剂、油剂在注射部位释放速率不同，药物起效快慢、维持时间也不同，临床上主要依据病情和药物的特点决定给药途径。近年来，为了达到不同的目的，设计了多种特殊的药物剂型，以满足临床需要，如缓释剂、控释剂，在体内缓慢、恒速释放，作用更加温和持久。

（二）给药时间、次数及疗程

不同的药物有不同的用药时间规定。一般情况下，饭前给药吸收较好，发挥作用较快；饭后给药吸收较差，显效也较慢。易受胃酸影响的药物可饭前服，对胃有刺激的药物宜饭后服，催眠药应在临睡前服，胰岛素应在餐前注射。用药的次数根据病情的需要，以及药物在体内消除速率而定。对半衰期短的药物，给药次数要相应增加。

给药间隔时间对于维持稳定的血药浓度非常重要，通常按照在一定时间内给药总剂量不变的原则，如给药间隔时间短，可减少血药浓度的波动，必须适当减少每次用药量，以免蓄积中毒；给药间隔时间长，则血药浓度波动大，必须注意波峰（血药最高浓度）是否超过最低中毒浓度和波谷（最低浓度）是否低于疗效浓度等问题。尤其是在应用抗菌药物治疗感染性疾病时更为重要，因为血药浓度在有效与无效浓度之间的波动，可导致细菌产生耐药性。

大多数药物一日给药三次，消除快的药物，每日给药四次，消除慢的药物应延长给药间隔时间。临床上需要立即达到有效血浓度时，可在首次给药时采用负荷量，以后给予维持量。肝、肾功能不良者可适当调整给药间隔时间。为了达到一定的治疗目的，通常需要连续用药一定时间，这一过程称为疗程。疗程长短视病情而定。一般情况下，在症状消失后即可停药，但在应用抗菌药治疗某些感染时，为了巩固疗效、避免耐药性的产生，在症状消失后尚需再用一段时间的药物。

（三）联合用药及药物相互作用

药物联合应用是临床常见的用药方式。两种或两种以上的药物联合应用，除达到多种治疗目的外都是利用药物间的协同作用以增加疗效或利用拮抗作用以减少不良反应。

广义的药物相互作用包括药理学的增效或减效，协同或拮抗，增毒或减毒，以及药剂学中的配伍禁忌内容。药物相互作用可发生在体外，亦可发生在体内。临床上所指的药物相互作用是指同时或序贯应用两种或两种以上的药物，引起药物效应降低或产生意外的不良反应。

配伍禁忌是指两种或两种以上的药物在体外混合时，发生的物理或化学的变化，从而影响药物疗效和安全性。在静脉滴注时尤应注意配伍禁忌。

案例分析

案例:

患者,男性,65 岁,长期顽固性失眠、消化性溃疡,5 个月前发现大便带血,大便次数增多,伴明显里急后重,按肠道感染治疗数日无效,且上述症状进行性加重,遂入院行肠镜,初步诊断为直肠癌。病理诊断为:直肠中分化腺癌。遂行直肠癌根治术,术后化疗方案为:

卡培他滨,$1250mg/(m^2 \cdot d)$,每天 2 次。为预防呕吐,口服托烷司琼片,每次 6mg,早餐前 1 小时服用,每日 1 次。为保证睡眠,换用苯巴比妥 30mg,睡前服用;继续治疗消化性溃疡,给予西咪替丁每次 0.2g,每日 4 次。试分析该患者用药中有关药物的相互作用。

分析:

1. 卡培他滨是类似于氟尿嘧啶的抗代谢抗癌药,但会引起明显的恶心、呕吐,托烷司琼是治疗化疗呕吐的镇吐药,可以拮抗前者的不良反应,这属于药效学上合理的药物配伍。

2. 苯巴比妥为肝药酶诱导剂,加速托烷司琼的代谢,使其血药浓度降低,作用减弱,属药动学上的药物相互拮抗作用。

3. 西咪替丁为肝药酶抑制剂,但对托烷司琼的体内过程影响轻微;卡培他滨与西咪替丁无显著意义的药物相互作用。

▶▶ **边学边练**

1. 完成"实验 1 不同药物剂量对药物作用的影响"的操作和训练,学会动物捉持和给药实验技术,熟练掌握药物剂量实验方法。

2. 完成"实验 2 不同给药途径对药物作用的影响"的操作和训练,学会动物捉持和给药实验技术,熟练掌握药物给药途径实验方法。

二、机体方面的因素

(一)年龄

年龄是影响药物作用的重要因素之一。不同年龄阶段,机体组织器官的功能状态及对药物反应性不同,从而对药物的作用产生影响。尤其是婴幼儿和老年人。

1. **婴幼儿** 婴幼儿器官和组织处于发育生长期,肝、肾、中枢神经系统发育不完全,体液含量比例较高,药物消除慢,对直接作用于中枢的药物较敏感,对影响水、盐代谢和酸碱平衡的药物很敏感,有的药物甚至出现与成人不同的作用,如氯霉素用于婴幼儿,由于肝灭活能力低下,可引起灰婴综合征;8 岁以下的儿童服用四环素可影响骨及牙齿的发育。因此,小儿用药尤应谨慎,使用不当会造成器官和组织发育障碍,甚至发生严重不良反应,造成后遗症。小儿给药剂量多按体重计算,也可根据成人剂量进行折算。

2. **老年人** 老年人组织器官的功能随年龄增长日渐衰退,功能代偿能力降低,耐受性下降,药物的代谢及排泄功能减慢；老年人血浆蛋白含量较低，体液含量比例减少，脂肪较多，故药物血浆蛋白结合率偏低，水溶性药物分布容积较小而脂溶性药物分布容积较大；对中枢神经系统药、心血管系统药较敏感，易出现不良反应，用药量要适当减少，常为成人剂量的 3/4；加之，老年人记忆力减退，依从性较差，用药种类宜少，须交待清楚。

（二）性别

一般情况下，性别对药物的反应差别不大，但女性患者在月经期、妊娠期、分娩期、哺乳期等特殊时期用药应特别慎重。如月经期、妊娠期不宜服用峻泻药和抗凝血药，以免盆腔充血、经量增多或引起流产、早产。有些药物可致畸或影响胎儿发育，如锂盐、乙醇、华法林、苯妥英及性激素等，在妊娠早期严格禁用。妊娠后期及哺乳期要考虑药物通过胎盘及乳汁对胎儿或婴儿发育的影响。

（三）精神因素

精神状态和情绪对药物的疗效有很大影响。精神振奋、情绪激昂可影响降压药、镇静催眠药的疗效。相反，精神萎靡、情绪低落可影响抗肿瘤药、抗菌药的治疗效果，严重者甚至可引起机体内分泌失调，降低机体抵抗力，导致或加重疾病。心理活动对药物治疗效果有较大的影响，主要是因为：①患者的精神状态受外界环境的影响。②精神因素的影响主要发生在慢性病、功能性疾病及较轻的疾病。③精神因素的影响往往与心理承受能力有关，承受能力强则影响相对较小，承受能力弱影响较大。④精神因素有先入为主的特点。因此，医师、护士的语言、表情、态度、被信任的程度、技术操作熟练程度、暗示以及医院的环境等都会影响患者的心理活动，从而影响药物的治疗效果。

由于精神因素对药物效果有影响，新药临床试验研究常采用安慰剂对照试验以排除精神因素对药物效应的影响。安慰剂一般指无药理活性的物质如乳糖、淀粉等制成的制剂。安慰剂产生的作用称为安慰剂作用，主要由患者的精神心理因素引起，对一些慢性疾病，如头痛、手术后痛、高血压、心绞痛、神经官能症等能获得 30%~50% 疗效，可见安慰剂效应是药物治疗的重要影响因素之一。由于安慰剂效应的存在，在新药临床研究中常采取双盲对照试验法，以排除假阳性疗效或假阴性不良反应。

（四）病理状态

疾病可改变机体对药物的敏感性，也会改变药物的体内过程，从而影响药物的效应。中枢神经受抑制时，可耐受较大剂量的中枢兴奋药，中枢神经兴奋时也可耐受较大剂量的中枢抑制药。如巴比妥中毒时虽用大量中枢兴奋药也不易引起惊厥，而处于惊厥时则需要较大剂量的苯巴比妥才能对抗。机体处于不同的病理状态，对药物的反应不同，如阿司匹林只能降低发热体温，对正常体温无效；肝肾功能不良时，可影响药物的生物转化和排泄，从而使药物作用加强或作用时间延长，甚至发生毒性反应，用药时应该加以注意。

（五）遗传因素

遗传基因的差异是构成药物反应个体差异的决定因素。人与动物之间和动物与动物之间的差异称为种属差异。药理研究在动物实验阶段要考虑种属的选择，在动物实验中观察的效果，要在人体实验中得到验证。在人群中即使条件相同，也有少数人对药物的反应有所不同，称为个体差异。这种差异既有量反应差异，也有质反应差异。在量的方面表现为：①高敏性：某些患者对某种药物特别敏感,所需剂量低于常用量,较小剂量药物产生较强药理作用;②耐受性:某些患者对药物的反应性特别低,所需剂量高于常用量,须用较大剂量才能出现药物效应。在质的方面表现为:①变态反应;②特异质反应。

知识链接

药物遗传多态性

药物遗传多态性是一种孟德尔单基因性状,由同一正常人群中的同一基因位点上具有多种等位基因引起,并由此导致多种表型。表型是在环境影响下基因型所产生的机体的物理表现和可见性状。药物代谢酶的表型表现为催化代谢的活性大小,可通过测定其底物的代谢率确定。基因型是生物机体形成表型性状的遗传结构。表型是个体间药物代谢和反应差异的表现,而基因型则是反应差异的根本原因。

(六)机体对药物的反应性变化

长期反复用药可引起机体(包括病原体)对药物的反应性发生变化。主要表现为:

1. 耐受性　连续用药后机体对药物的反应性降低,药效下降,增加剂量可保持药效不减,这种现象叫作耐受性。交叉耐受性是指对同类药物中的一种药物产生耐受性后,对其他药物也会产生耐受性。病原微生物和肿瘤细胞对化学治疗药产生的耐受性称为耐药性,也称为抗药性,是化学治疗药长期反复使用的必然结果。

2. 依赖性　可分为生理依赖性和精神依赖性。生理依赖性也称为躯体依赖性,是由于反复用药造成机体对药物的一种适应状态,中断用药可产生一系列痛苦且难以忍受的戒断症状。精神依赖性是指反复用药使人产生一种愉快满足的感觉,停药后产生主观不适,但无戒断症状,渴望再次用药,以获得满足感或避免不适感。

点滴积累　∨

1. 药物方面的因素主要包括:给药剂型及给药途径、给药时间、次数及疗程、联合用药及药物相互作用等。

2. 机体方面的因素主要包括:年龄、性别、精神因素、病理状态、遗传因素及机体对药物的反应性变化等。

目标检测

一、选择题

(一)单项选择题

1. 研究药物对机体作用及其规律的科学被称为(　　)

    A. 药效学　　　　　B. 药动学　　　　　C. 临床药理学　　　　　D. 药物学

2. 研究机体对药物作用及其规律的科学被称为(　　)

A. 药效学　　　　　　B. 药动学　　　　　　C. 药物学　　　　　　D. 临床药理学

3. 毋须凭执业医师或执业助理医师处方即可自行判断、购买和使用的药物是(　　)

　　A. 新特药　　　　　　B. 处方药　　　　　　C. 非处方药　　　　　　D. 麻醉药品

4. 关于食物、药物、毒物三者的区别,以下解释正确的是(　　)

　　A. 食物和药物没有严格区别,但它们和毒物有严格区别

　　B. 食物适用于健康人,药物适用于患者,毒物不适用于任何人

　　C. 食物是没有毒性的,药物和毒物都有毒性

　　D. 食物、药物、毒物在质上没有区别,在量上有严格区别

5. 根据处方规则,以下哪类处方必须用粉红色专用处方笺开具(　　)

　　A. 麻醉药品处方　　　B. 急诊处方　　　　　C. 儿科处方　　　　　D. 精神药品处方

6. 处方专用外文缩写词"t. i. d."的汉语意译是(　　)

　　A. 一日一次　　　　　B. 一日两次　　　　　C. 一日三次　　　　　D. 一日四次

7. 用药指导程序的五个环节中,需要随时进行的是(　　)

　　A. 用药评估　　　　　B. 制订计划　　　　　C. 实施计划　　　　　D. 信息共享

8. 下列对药物选择性作用的叙述,哪项是错误的(　　)

　　A. 选择性与药物剂量无关　　　　　　　　B. 大多数药物均有各自的选择作用

　　C. 是药物分类的依据　　　　　　　　　　D. 是临床选药的基础

9. 药物作用的两重性指(　　)

　　A. 兴奋作用和抑制作用　　　　　　　　　B. 治疗作用和不良反应

　　C. 局部作用和吸收作用　　　　　　　　　D. 对因治疗和对症治疗

10. 药物的副作用是在下列哪种剂量时产生的(　　)

　　A. 极量　　　　　　　B. 治疗量　　　　　　C. 最小中毒量　　　　D. 最小有效量

11. 下列有关变态反应的叙述,错误的是(　　)

　　A. 与药物固有药理作用无关　　　　　　　B. 为一种病理性免疫反应

　　C. 与剂量有关　　　　　　　　　　　　　D. 不易预知

12. A 药比 B 药安全,判断的依据是(　　)

　　A. A 药的 LD_{50}/ED_{50} 比 B 药的大　　　B. A 药的 LD_{50} 比 B 药小

　　C. A 药的 LD_{50} 比 B 药大　　　　　　　D. A 药的 ED_{50} 比 B 药小

13. 治疗指数是指(　　)

　　A. ED_{95}/LD_5 的比值　　　　　　　　　B. ED_{90}/LD_{10} 的比值

　　C. ED_{50}/LD_{50} 的比值　　　　　　　　D. LD_{50}/ED_{50} 的比值

14. 受体激动药与受体(　　)

　　A. 只具有内在活性　　　　　　　　　　　B. 只具有亲和力

　　C. 既有亲和力又有内在活性　　　　　　　D. 既无亲和力也无内在活性

15. 首关效应可发生于(　　)

A. 舌下给药　　　　B. 皮下注射　　　　C. 肌内注射　　　　D. 口服

16. 药物与血浆蛋白结合后,其(　　)

    A. 药物作用增强　　　　　　　　　　B. 暂时失去药理活性

    C. 药物代谢加快　　　　　　　　　　D. 药物排泄加快

17. 碱化尿液,可使弱酸性药物经肾排泄时(　　)

    A. 解离多、重吸收多、排出少　　　　B. 解离少、重吸收多、排出少

    C. 解离少、重吸收少、排出多　　　　D. 解离多、重吸收少、排出多

18. 药物或其代谢物排泄的主要途径是(　　)

    A. 肠道　　　　　　B. 胆汁　　　　　　C. 乳汁　　　　　　D. 肾

19. 药物的半衰期取决于(　　)

    A. 吸收速度　　　　B. 消除速度　　　　C. 血浆蛋白结合率　　　　D. 剂量

20. 某药半衰期为 10 小时,一次给药后,药物在体内基本消除时间为(　　)

    A. 10 小时左右　　　B. 2 天左右　　　　C. 1 天左右　　　　D. 20 小时左右

21. 恒量恒速给药后经几个 $t_{1/2}$ 可达到血浆稳态浓度(　　)

    A. 3 个　　　　　　B. 5 个　　　　　　C. 7 个　　　　　　D. 9 个

22. 如何能使血药浓度迅速达到稳态浓度(　　)

    A. 每隔一个半衰期给一次剂量　　　　B. 增加给药剂量

    C. 首剂加倍　　　　　　　　　　　　D. 每隔两个半衰期给一次剂量

23. 机体连续用药后,对药物敏感性下降的现象称为(　　)

    A. 抗药性　　　　　B. 耐受性　　　　　C. 耐药性　　　　　D. 成瘾性

24. 下列关于药物体内排泄的叙述,错误的是(　　)

    A. 药物由肾小球滤过,经肾小管排出　　　　B. 极性大的药物易排出

    C. 有些药物可经肾小管分泌排出　　　　　　D. 弱酸性药物在酸性尿液中排出多

25. 郑某,男,56 岁,患顽固失眠症伴焦虑,长期服用地西泮,开始每晚服 5mg 即可入睡,半年后每晚服 10mg 仍不能入睡,这是因为机体对药物产生了(　　)

    A. 耐受性　　　　　B. 成瘾性　　　　　C. 继发反应　　　　D. 副作用

26. 李某,男,18 岁,患急性扁桃体炎就医,医师处方中的抗微生物药为复方磺胺甲噁唑,并嘱其首次剂量加倍服用,这是因为(　　)

    A. 可迅速达到稳态血药浓度而发挥治疗作用

    B. 可使毒性反应降低

    C. 可使副作用减小

    D. 可使半衰期延长

27. 朱某,男,37 岁,因过食生冷食物后出现腹泻、腹痛就诊,医师给予解痉药阿托品 0.3mg,服药后腹痛、腹泻缓解,但患者感视物模糊、口干等,这属于药物的何种不良反应(　　)

    A. 毒性反应　　　　B. 变态反应　　　　C. 耐受性　　　　　D. 副作用

（二）多项选择题

1. 药物的用途包括（　　　　）

   A. 预防疾病　　　　　　　　B. 治疗疾病　　　　　　　　C. 诊断疾病

   D. 保健　　　　　　　　　　E. 计划生育

2. 国家基本药物应符合以下哪些要求（　　　　）

   A. 剂型适宜　　　　　　　　B. 价格合理　　　　　　　　C. 保障供应

   D. 适应基本医疗卫生需求　　E. 公众可公平获得

3. 药师在审核处方时,遇到以下哪些情况不得执行处方继续发药（　　　　）

   A. 超过极量而未注明原因　　　　　B. 修改却未重新签字

   C. 用法用量错误　　　　　　　　　D. 内容含糊不清,产生歧义

   E. 普通处方的剂量少于 7 日量

4. 在用药中应该进行的药学服务工作有（　　　　）

   A. 可以根据实际调节给药方案

   B. 对于新生儿、婴儿、儿童,要指导护士或家长进行给药剂量换算

   C. 配合医护人员认真观察和评估疗效、不良反应

   D. 提示医师注意用药期间的药物相互作用关系

   E. 随时做好与患者沟通和合理用药的宣教工作

5. 在用药后应该进行的用药指导工作有（　　　　）

   A. 客观评估药物疗效和不良反应

   B. 回顾、总结用药指导过程

   C. 记录、统计患者的药品、药械等的消耗情况

   D. 汇总并统计处方

   E. 开展合理用药的健康教育

6. 按照中国新药审批办法的规定,药物的命名包括（　　　　）

   A. 通用名　　　　　　　　　B. 商品名　　　　　　　　　C. 化学名

   D. 常用名　　　　　　　　　E. 习惯名

7. 下述对副作用的描述哪些是正确的（　　　　）

   A. 治疗量时出现的作用　　　　　　B. 一般较轻,多是可恢复的功能性变化

   C. 药物固有的作用　　　　　　　　D. 与治疗目的无关的作用

   E. 不可预知的作用

8. 下列关于药物毒性反应的描述中,正确的是（　　　　）

   A. 一次用药超过极量　　　　　　　B. 长期用药逐渐蓄积

   C. 患者属于过敏性体质　　　　　　D. 患者肝或肾功能障碍

   E. 患者属于特异质体质

9. 药物的不良反应包括（　　　　）

A. 副作用   B. 毒性反应   C. 过敏反应

D. 后遗效应   E. 预防作用

10. 药物体内过程包括(　　)

A. 吸收   B. 分布   C. 代谢

D. 排泄   E. 转运

11. 口服给药的缺点是(　　)

A. 吸收完全   B. 可能对胃黏膜有刺激作用

C. 起效较慢   D. 首关效应强的药可使药效降低

E. 起效较快

12. 下列哪些给药途径可避开首关效应(　　)

A. 口服给药   B. 舌下给药   C. 直肠给药

D. 肌内注射   E. 静脉注射

13. 影响药物在体内分布的因素有(　　)

A. 局部器官的血流量   B. 各种特殊屏障

C. 药物与血浆蛋白结合率   D. 药物的解离度和体液 pH

E. 给药途径

14. 肝药酶的特点是(　　)

A. 专一性低   B. 专一性高   C. 可被药物诱导或抑制

D. 个体差异大   E. 个体差异小

15. 半衰期的临床意义(　　)

A. 药物分类的依据   B. 预测达到稳态的时间

C. 确定给药间隔时间   D. 预测药物基本消除的时间

E. 确定给药途径的依据

二、简答题

1. 药物和药品的区别是什么？药物的主要用途有哪些？药效学和药动学的概念是什么？

2. 药学人员在用药指导时,分别在"用药前""用药中""用药后"应有哪些工作任务？

3. 简述药物的基本作用及其表现。

4. 简述药物作用的主要类型有哪些。

5. 简述药物选择性产生的原因及意义。

6. 简述药物不良反应的分类方法及表现。

7. 何为量效关系？简述效价与效能的意义及区别。

8. 简述时量关系曲线的意义。

9. 从药物与受体的相互作用,说明激动药与拮抗药的特点。

10. 简述血浆半衰期及其临床意义。

11. 影响药物作用的因素有哪些?

三、实例分析

1. 有些药品生产单位,在介绍自己药品时,喜欢说"自己的药品是纯天然的,包治百病,没有任何毒副作用"。根据所学的知识,分析上述认识是否正确(或不正确),为什么?

2. 请同学们收集药品说明书,从注意事项、药物相互作用等项目中找到影响某个药物作用的具体因素和配伍禁忌。

3. 请同学们说出,以下用药案例哪些是药物预防作用,哪些是治疗作用? 治疗作用中又有哪些是对因治疗,哪些是对症治疗?

①缺碘区儿童定期口服碘丸;②高脂血症患者长期服用小剂量阿司匹林;③感冒患者口服阿司匹林降低体温;④痢疾患者口服庆大霉素溶液;⑤乙肝患者注射干扰素。

4. β受体拮抗药普萘洛尔是常用的抗高血压药,通过阻断心血管β受体产生降血压作用。在使用该药一段时间后突然停药,则出现血压升高甚至产生危险。试分析其原因。

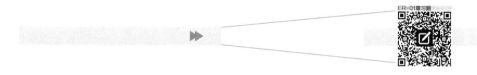

（张 庆）

实验1 不同药物剂量对药物作用的影响

【实验目的】 观察药物剂量对药物作用的影响。

【实验内容】 剂量即药物的用量。剂量不同,药物的效应也不同。通过本实验观察不同剂量对药物作用的影响。

【实验步骤】

1. **动物** 小白鼠 3 只。

2. **药物** 0.5%、2%及 4%尼可刹米注射液。

3. **材料** 托盘天平 1 台、大烧杯 3 个、1ml 注射器 3 支。

4. **操作方法**

(1)取小白鼠 3 只,称重标记,分别放入大烧杯中,观察小鼠的正常活动。

(2)1 号、2 号及 3 号小鼠分别腹腔注射 0.5%、2%及 4%安钠咖注射液 0.1ml(即 0.5mg/10g、2mg/10g、8mg/10g)。

(3)给药后将小鼠放置大烧杯中,观察活动变化,观察有无兴奋、竖尾、惊厥甚至死亡等现象,记录发生的时间,并比较各鼠药物反应的程度及快慢。

【实验提示】

1. 学生通过本实验,应正确理解实验目的和实验内容,进一步掌握药物的量-效关系,以便更好地学习后续课程。

2. 要掌握小鼠腹腔注射的基本方法和技能,本实践可因为注射部位错误得出不合理的结论。

3. 实验现象及发生时间要及时记录,过后补记容易造成记录混淆错误。

【实验思考】药物的剂量和作用的关系对于临床用药有何重要意义?

【实验报告】

不同药物剂量对药物作用的影响

鼠号	体重	剂量(mg/10g 体重)	药物反应	
			给药前	给药后
1 号				
2 号				
3 号				

【实验测试】

实验技能考核表

	考核项目(及分值)	考核得分
实验前准备	实验预习(10 分)	
	实验动物、仪器的准备(5 分)	
实验过程	**小鼠的捉拿(20 分)**	
	小鼠的腹腔注射(20 分)	
	观察现象及记录(10 分)	
实验后整理及实验报告	实验后小鼠的处理(5 分)	
	仪器清洗及卫生(5 分)	
	实验报告及结论(20 分)	
	实验体会(5 分)	

实验 2 不同给药途径对药物作用的影响

【实验目的】观察不同给药途径对药物作用的影响。

【实验内容】同一药物可有不同剂型适用于不同给药途径。不同给药途径药物的吸收率不同,所引起的药效不同。通常注射制剂较口服制剂吸收快。临床上主要依据病情和药物的特点决定给药途径。通过本实验观察不同给药途径对药物作用的影响。

【实验步骤】

1. **动物** 小白鼠 3 只。

2. **药物** 2% 尼克刹米溶液。

3. **材料** 托盘天平 1 台、大烧杯 3 个、1ml 注射器 3 支、小鼠灌胃器 1 个。

4. 方法

（1）选择性别相同、体重相近的小鼠 3 只，称重标记，观察并记录正常活动情况。

（2）1 号小鼠尼可刹米 4mg/10g 灌胃；2 号小鼠尼可刹米 4mg/10g 皮下注射；3 号小鼠尼克刹米 4mg/10g 腹腔注射。

（3）给药后立即记录时间，密切观察小鼠反应，记录动物首次出现惊厥的时间。从给药到惊厥首次出现的时间段为药物作用的潜伏期。

【实验提示】

1. 学生通过本实验，应正确理解实验目的和实验内容，进一步掌握不同剂型的药物在作用上的差异，以便更好的学习后续课程。

2. 要掌握小鼠皮下注射和灌胃的基本方法和技能，以免药物进入呼吸道造成小鼠死亡而得出不合理的结论。

3. 实验现象及发生时间要及时记录，过后补记容易造成记录混淆错误。

【实验思考】分析给药途径与药物作用的关系及临床意义。

【实验报告】

不同给药途径对药物作用的影响

鼠号	体重	剂量（mg/10g 体重）	给药途径	作用潜伏期	药物反应
1 号			灌胃		
2 号			皮下注射		
3 号			腹腔注射		

【实验测试】

实验技能考核表

	考核项目（及分值）	考核得分
实验前准备	实验预习(10 分)	
	实验动物、仪器的准备(5 分)	
实验过程	小鼠的皮下注射(20 分)	
	小鼠的灌胃(20 分)	
	观察现象及记录(10 分)	
实验后整理及实验报告	实验后小鼠的处理(5 分)	
	仪器清洗及卫生(5 分)	
	实验报告及结论(20 分)	
	实验体会(5 分)	

（张　庆）

第二章

中枢神经系统药物

ER-02章PPT

导学情景 ∨

情景描述：

患者，女，67岁，6个月前行关节手术，术后一直疼痛难忍，生活质量较差，口服非甾体抗炎药双氯芬酸钠肠溶片，疗效甚微，每晚需服用地西泮才能勉强入睡。诊断为慢性疼痛。为了缓解患者的疼痛，提高生活质量，给予吗啡缓释片，用药后患者疼痛明显缓解，情绪好转，睡眠明显改善，偶尔服用地西泮。

学前导语：

地西泮属于苯二氮䓬类药，临床上广泛用于抗焦虑、镇静催眠、抗惊厥抗癫痫；吗啡属于中枢性镇痛药，临床上可用于各类疼痛，尤其是其他镇痛药无效的疼痛。但两类药长期使用均会产生依赖性，因此临床应用需规范。学习和掌握这些药物的药理学知识，对后续课程及药学服务能力的培养，都具有重要意义。

作用于中枢神经系统的药物，主要是通过调节中枢神经系统的功能状态而产生作用。中枢神经系统的功能包括兴奋和抑制，相应地作用于中枢神经系统的药物亦可分为中枢兴奋药和中枢抑制药两大类。其中中枢抑制药又包括镇静催眠药、抗癫痫药、抗帕金森病药、抗精神病药、镇痛药等。

第一节 镇静催眠药

镇静催眠药（sedative hypnotic）是一类对中枢神经系统可产生抑制作用的药物。依所用剂量不同可出现不同的药理作用，小剂量可缓解或消除紧张、不安、烦躁等焦虑症状，称为镇静作用；较大剂量，中枢抑制作用加强，引起近似于生理性睡眠，称为催眠作用，故统称为镇静催眠药。镇静催眠药分为苯二氮䓬类、巴比妥类和其他类。

> **知识链接**
>
> ### 失眠的病因
>
> 2012年发布的《中国成人失眠诊断与治疗指南》将失眠定义为：患者对睡眠时间和（或）质量不满足并影响白天社会功能的一种主观体验。失眠形式包括了入睡困难、睡眠维持障碍和早醒。引起失眠的原因有很多，大致可分为以下几种情况：

1. 生理性原因　可见于出差、倒时差、轮班、坐车船、光线太强、噪声、异常气味的刺激、睡前饮用兴奋性饮料等。

2. 病理性原因　可见于疼痛、瘙痒、呼吸疾病（如咳嗽、哮喘等）、心血管疾病（如严重的高血压、阵发性心动过速等）、消化系统疾病（如消化性溃疡、胃肠痉挛性疼痛等）、泌尿系统疾病（如尿路感染、水肿等）、神经系统疾病（如三叉神经痛、偏头痛等）、精神疾病（如焦虑症、抑郁症、恐惧症、强迫症、精神分裂症等）等。

3. 精神心理性原因　工作紧张、失恋、突发事件等。

4. 药物性原因　长期服用抗抑郁药等引起的失眠。

长期失眠会影响人的生理功能，出现认知、学习、记忆等方面的障碍，而失眠也是一些疾病常见的伴随症状。治疗失眠需要重视病因的寻查和治疗，标本兼治，同时尽量减少干预方式带来的负面影响。

一、巴比妥类

巴比妥类药物是巴比妥酸的衍生物。巴比妥酸本身无药理活性，只有当 C-5 位上的两个氢原子均被烃基取代后才呈现活性。巴比妥类药物的结构通式如下：

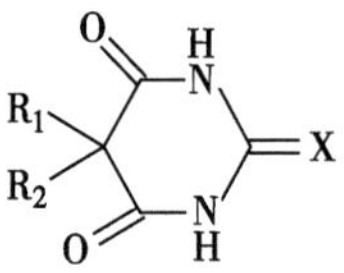

根据其作用时间的长短可为长效、中效、短效和超短效药物四类（表 2-1）。由于巴比妥类药物的安全性远不及苯二氮䓬类，且较易出现依赖性，因此本类药物在镇静催眠方面已很少应用。

表 2-1　几种常见巴比妥类药物

分类	药物化学结构	显效时间（小时）	作用时间（小时）	临床应用
长效	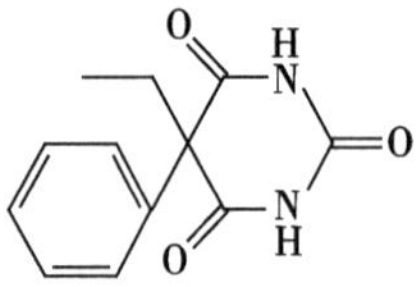 苯巴比妥（phenobarbital）	0.5~1	6~8	镇静、催眠、抗惊厥、抗癫痫
中效	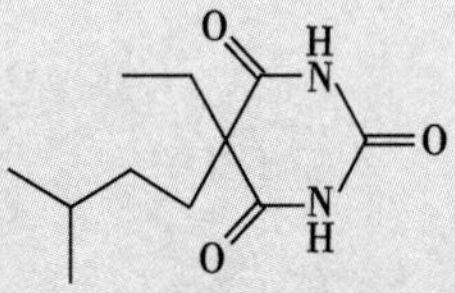 异戊巴比妥（amobarbital）	0.25~0.5	3~6	镇静、催眠、抗惊厥

续表

分类	药物化学结构	显效时间（小时）	作用时间（小时）	临床应用
短效	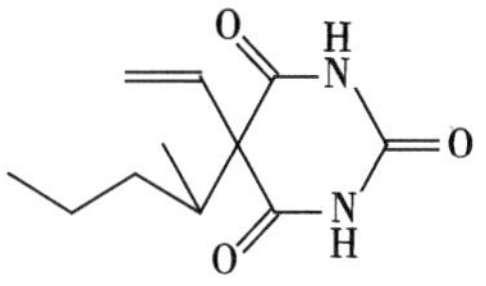 司可巴比妥（secobarbital）	0.25	2~3	镇静、催眠、抗惊厥
超短效	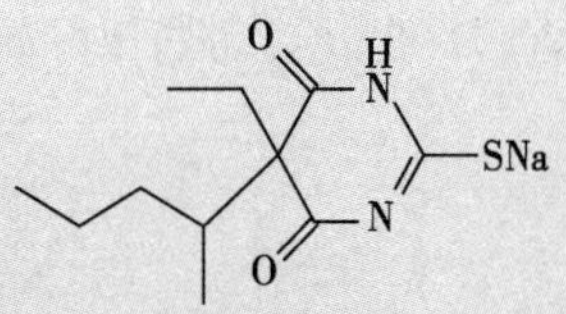 硫喷妥钠（thiopental）	立即	0.25	静脉麻醉

巴比妥类药物通常为白色结晶或结晶性粉末。干燥时在空气中较稳定,加热后多能升华。一般微溶或极微溶于水,易溶于乙醇等有机溶剂。其钠盐易溶于水,但难溶于有机溶剂。

本类药物的六元环结构较稳定,遇酸、氧化剂、还原剂时主环不会被破坏,但遇碱共热时可开环,并产生氨气。本类药物呈弱酸性,能溶解于氢氧化钠和碳酸钠溶液中生成钠盐供制备注射剂用。其钠盐忌与酸性药物配伍,并应避免与空气中的二氧化碳接触,防止析出巴比妥类沉淀。

▶▶ 课堂活动

某患者因与人争吵后口服大量苯巴比妥,出现昏迷、呼吸抑制、血压下降等症状,送入医院后,医师抢救措施中有碳酸氢钠碱化尿液,请问此方法的理由是什么?

另外,本类药物由于结构中含有环状酰脲结构而具水解性。制剂时应注意本类药物钠盐一般不稳定,在吸湿的情况下也能分解为无效的物质,故一般制成粉针剂使用。

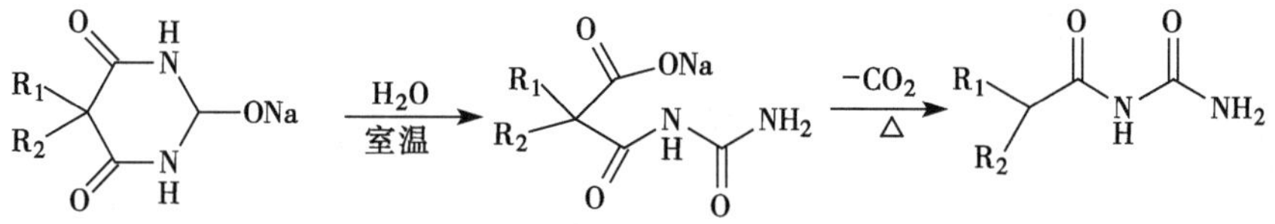

本类药物在碳酸钠溶液中与硝酸银试剂作用,先生成可溶性的一银盐;当硝酸银试剂过量时,可生成不溶性的二银盐白色沉淀。

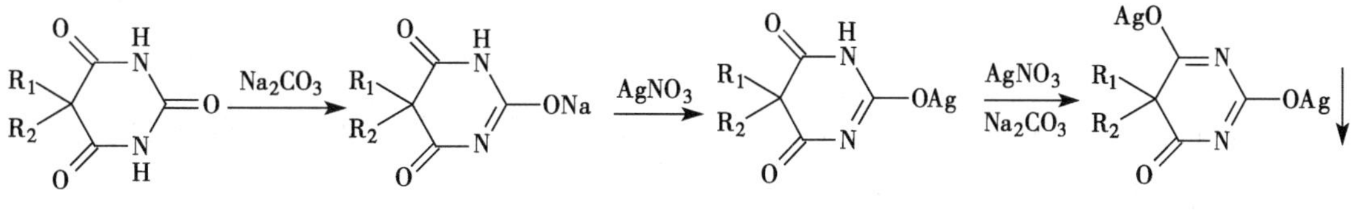

本类药物能与吡啶硫酸铜试剂反应,生成紫色的配合物;含硫的巴比妥反应后显绿色;苯妥英钠

43

反应后则显蓝色。

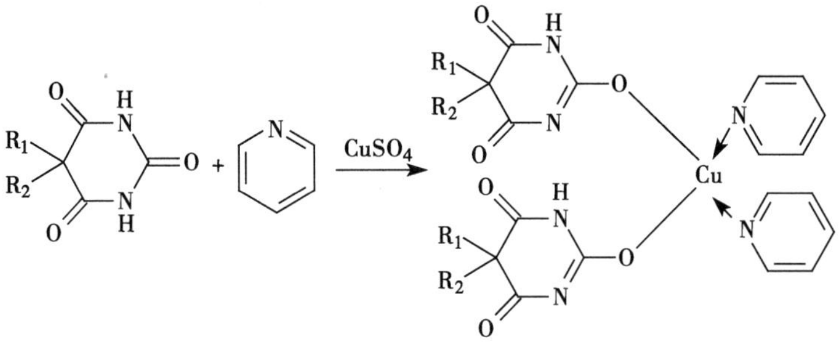

含双键巴比妥可使溴水褪色,可使高锰酸钾溶液褪色。含苯环巴比妥可与甲醛硫酸试剂作用,在两液层交界面产生玫瑰红色环。

案例分析

案例:巴比妥钠盐注射剂应配制成粉针剂,并注意密闭隔绝空气保存,临用前加注射用水溶解后立即给患者注射。

分析:巴比妥类药物含环状酰脲结构,在碱性条件下易水解开环,因此其钠盐不能配制成水针剂。该类药物的烯醇式互变异构体的酸性比碳酸弱,其钠盐极易从空气中吸收 CO_2 而将巴比妥类从钠盐中游离出来,因此在生产或储存中都要注意隔绝空气。

巴比妥类药对中枢神经系统有选择性抑制作用,作用强度具有剂量依赖性,随着剂量增加,依次出现镇静、催眠、抗惊厥、抗癫痫、麻醉、麻痹,过量则可麻痹延髓呼吸中枢而致死。中毒量抑制延髓呼吸中枢,导致呼吸麻痹,甚至死亡。巴比妥类药物可缩短快速眼动睡眠时相,但停药后使快速眼动睡眠时相延长,易引起反跳现象,易产生依赖性。故其镇静、催眠的应用已被苯二氮䓬类取代。常用苯巴比妥抗惊厥、抗癫痫大发作和癫痫持续状态,硫喷妥钠主要用作静脉麻醉和诱导麻醉。

知识链接

生理睡眠的时相

根据睡眠过程中脑电图的变化和眼球运动情况,把睡眠分为"非快速眼动睡眠"(NREM)和"快速眼动睡眠"(REMS)两个时相。在睡眠中,前者脑电图表现为缓慢的节律,这种睡眠相与疲劳的消除以及体力的恢复有关。而后者脑兴奋性反而增强,脑电图表现为快速的节律,此种睡眠与智力发育有关。良好的睡眠有益于机体的新陈代谢和免疫力的增强等。为了唤起人们对良好睡眠的关注,WHO将每年3月21日定为"世界睡眠日"。

本类药物的不良反应主要包括后遗效应(次晨可出现头晕、困倦、嗜睡、精神委靡及定向障碍)和耐受性及依赖性。大剂量使用可出现急性中毒。

二、苯二氮䓬类

苯二氮䓬类(benzodiazepines,BDZ)自 20 世纪 60 年代上市以来,以其停药后不易反跳,毒性小,对呼吸循环的抑制作用较轻,不引起麻醉,对肝药酶诱导作用小,耐受性、成瘾性较轻等优点,在镇静催眠方面的应用已取代了巴比妥类药物。

本类药物具有由 1 个苯环和 1 个七元亚胺内酰胺环骈合而成的苯二氮䓬类母核。

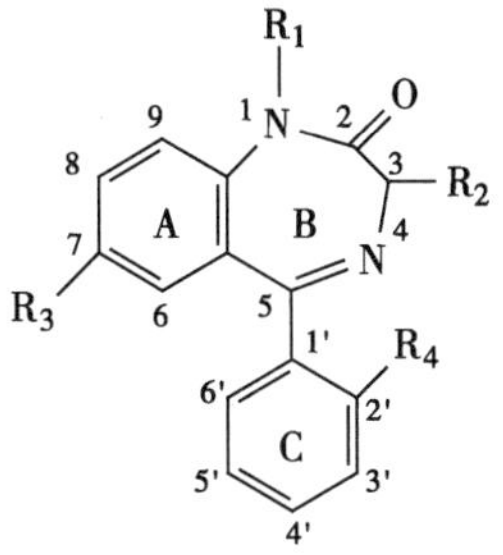

临床应用的本类药物有地西泮(diazepam)、硝西泮(nitrazepam)、氯硝西泮(clonazepam)、氟西泮(flurazepam)、奥沙西泮(oxazepam)、劳拉西泮(lorazepam),结构如表 2-2。

表 2-2　地西泮结构改造后的药物

化学结构	药物名称	取代基			
		R_1	R_2	R_3	R_4
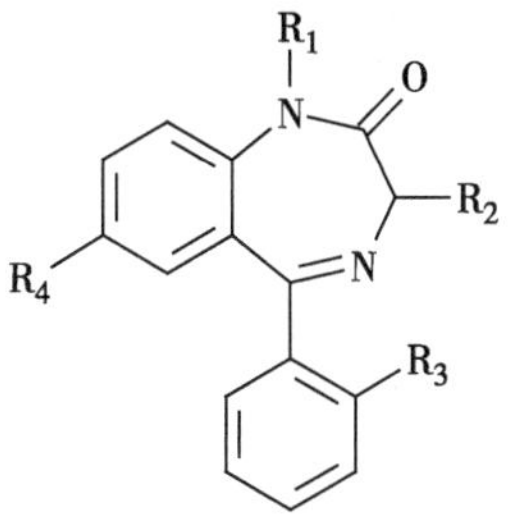	地西泮 diazepam	CH_3	H	H	Cl
	硝西泮 nitrazepam	H	H	H	NO_2
	氯硝西泮 clonazepam	H	H	Cl	NO_2
	氟西泮 flurazepam	$(CH_2)_2N(C_2H_5)_2$	H	Cl	F
	奥沙西泮 oxazepam	H	OH	H	Cl
	劳拉西泮 lorazepam	H	OH	Cl	Cl

在苯二氮䓬环 1,2 位骈合三唑环,可增加药物的稳定性,提高与受体的亲和力,使活性明显增加。如艾司唑仑(estazolam)、阿普唑仑(alprazolam)和三唑仑(triazolam)等(见表 2-3),已成为临床常用的有效的镇静、催眠和抗焦虑药。

表 2-3　唑仑类药物

化学结构	药物名称	取代基	
		R_1	R_2
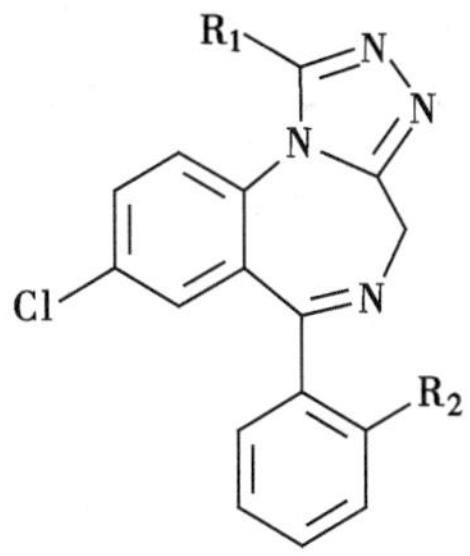	艾司唑仑	H	H
	阿普唑仑	CH_3	H
	三唑仑	CH_3	Cl

　　苯二氮䓬类镇静催眠药的作用主要是通过选择性地激动大脑皮质、边缘系统、中脑、脑干和脊髓等部位的苯二氮䓬受体,促进脑内 γ-氨基丁酸(GABA)与 GABA 受体结合,发挥中枢抑制效应。

地西泮 Diazepam

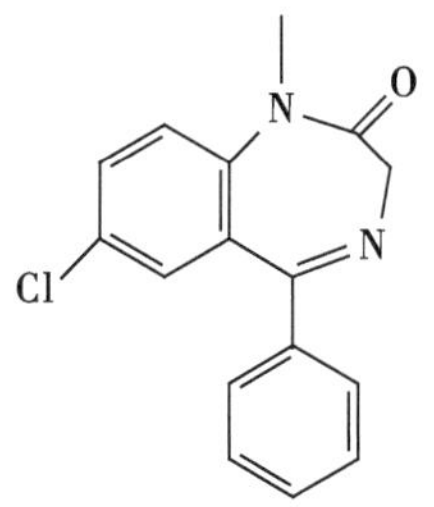

化学名　1-甲基-5-苯基-7-氯-1,3-二氢-2*H*-1,4-苯并二氮杂䓬-2-酮,又名安定。

白色或类白色的结晶性粉末;无臭,味微苦。熔点(mp.)130~134℃。易溶于氯仿或丙酮,溶于乙醇,略溶于乙醚,几乎不溶于水。

【化学稳定性】 本品含有 1,4-苯并二氮杂䓬环,显弱碱性,可溶于盐酸等强酸。

本品分子中具有 1,2-酰胺键及 4,5-烯胺键,遇酸或碱受热易水解生成 2-甲氨基-5-氯-二苯甲酮和甘氨酸。水解开环可发生在 1,2 位或 4,5 位上,或两过程平行进行。4,5 位开环是可逆的。在体温和酸性条件下,4,5 位开环水解,尤其是在 7 位和 1,2 位上有吸电子基团(—NO$_2$,三唑环等)时,水解反应几乎都在 4,5 间进行,当 pH 升高到中性时又重新环合。药物口服后在胃酸的作用下开环,进入碱性肠道又重新环合成原药。因此 4,5 位间开环不会影响药物的生物利用度。

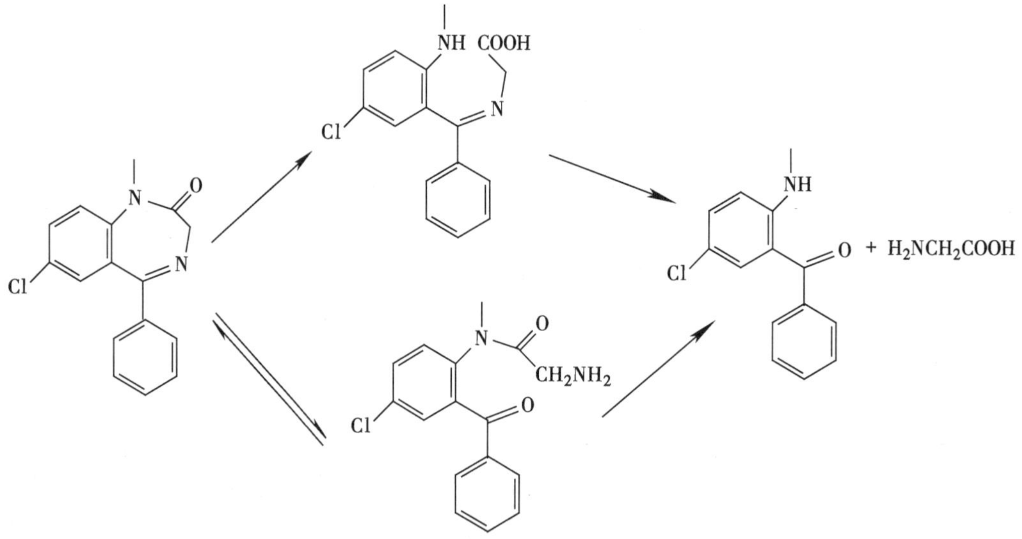

【药物鉴别】 本品溶于稀盐酸,与碘化铋钾试液生成橙红色复盐(B·HBiI$_4$)沉淀,放置后颜色变深。另本品加硫酸,振摇使溶解,在紫外光灯(365nm)下检视,显黄绿色荧光,均可用于鉴别。

【药理作用】 ①抗焦虑作用:在不引起镇静作用时的剂量就有良好的抗焦虑作用,能显著改善紧张、恐惧、激动和不安等症状,是治疗焦虑症的重要药物。②镇静催眠作用:小剂量产生镇静作用,可缓解患者的紧张、恐惧情绪。中等剂量产生催眠作用,能缩短睡眠诱导时间,延长睡眠持续时间。③抗惊厥和抗癫痫作用:较大剂量能明显减轻或终止惊厥的发作和抑制癫痫病灶异常高频放电扩散作用。④中枢性肌肉松弛作用:应用地西泮后,骨骼肌张力降低,但不影响正常活动。

【适应证】①焦虑症。②失眠:尤对焦虑性失眠疗效极佳。③癫痫:可与其他抗癫痫药合用治疗癫痫大发作或小发作,控制癫痫持续状态时应静脉注射。④惊厥:各种原因引起的惊厥,如子痫、破伤风、小儿高热惊厥等。

【不良反应】连续用药可出现头昏、嗜睡、乏力、记忆力下降等。长期应用可产生一定的耐受性,久用也可产生依赖性。服用过量或静脉注射过快可致急性中毒,主要表现为昏迷和呼吸循环抑制,故静脉注射速度应缓慢,每分钟不得超过 5mg。如发生急性中毒,主要是对症处理,必要时可用苯二氮䓬受体拮抗药氟吗西尼(flumazenil)解救。有致畸作用。妊娠期、哺乳期妇女、青光眼、重症肌无力患者禁用。

【剂型及规格】片剂:每片 2.5mg;5.0mg。注射液:每支:10mg(2ml)。

苯二氮䓬类镇静催眠药的药理作用、适应证及不良反应均有所相似,其他常用药物见表 2-4。

表 2-4 其他常用苯二氮䓬类药物作用比较

	药物	药理作用特点	适应证、不良反应
长效类	硝西泮 (nitrazepam)	催眠作用显著,抗癫痫、抗惊厥作用较强;口服吸收和消除缓慢,连续用药易蓄积	适应证:各种失眠及癫痫 不良反应:嗜睡、宿醉、头昏眼花,对呼吸可有所抑制。长期使用有轻度成瘾性
	氯硝西泮 (clonazepam)	有抗癫痫、抗惊厥作用,显效快,作用持久,长期用药可产生耐受性	适应证:各型癫痫,尤对失神小发作、肌阵挛发作和不典型小发作为好 不良反应:嗜睡、头昏、共济失调、行为紊乱异常兴奋、神经过敏易激惹(反常反应)、肌力减退
中效类	艾司唑仑 (estazolam)	镇静、催眠、抗焦虑、抗惊厥作用较强,肌松作用较弱,催眠作用较硝西泮强2~4倍。剂量小,毒副反应少,安全范围大	适应证:各种失眠症和焦虑症,麻醉前给药 不良反应:偶有疲乏、无力、嗜睡等反应
	奥沙西泮 (oxazepam)	抗焦虑、抗惊厥作用较强,催眠作用较弱,反复使用易产生依赖性;口服吸收慢而不完全,服药第一周可出现睡眠障碍,过度兴奋。注射可引起低血压	适应证:焦虑症 不良反应:偶见恶心、头昏等反应
短效类	三唑仑 (triazolam)	镇静催眠作用显著,催眠作用相当于硝西泮的 20 倍,口服吸收快,作用迅速,$t_{1/2}$短,极少有蓄积,不良反应少	适应证:各种失眠症 不良反应:头晕、头痛、嗜睡。较少见:恶心、呕吐、头昏眼花、言语模糊、动作失调。少数可发生昏倒、幻觉

案例分析

案例:张大妈因长期失眠,一直选择服用地西泮助眠,但随着用药时间的延长,药物使用的剂量越来越大,请问出现该现象的主要原因是什么?

分析:患者由于长期持续服用镇静催眠药,对药物产生了耐受。镇静催眠药的应用应遵循"按需用药"原则,不可滥用,并且长期用药时应与其他药物交替使用,以免出现耐受和依赖。

三、非苯二氮䓬类

水合氯醛(chloral hydrate)口服或灌肠均易吸收,用药后约15分钟起效,催眠作用可维持6~8小时,产生近似生理睡眠,无后遗效应。大剂量可产生抗惊厥作用。临床主要用于顽固性失眠,用10%的溶液稀释后灌肠,可用于小儿高热、子痫、破伤风及中枢兴奋药中毒引起的惊厥。口服有消化道刺激症状,可引起恶心、呕吐,须稀释后服用,有胃炎和消化性溃疡的患者禁用,对肝、肾也有损害,久服也可产生耐受性和依赖性。

唑吡坦(zolpidem)是咪唑并吡啶类药物,属新型催眠药,属于二类精神药品。口服吸收快,生物利用度为70%,半衰期约2小时。具有镇静、催眠、抗惊厥、抗焦虑和肌肉松弛作用。本品小剂量时,能缩短入睡时间,延长睡眠时间,在正常治疗周期内,不易产生耐受性和成瘾性。临床主要用于各种类型失眠症的短期治疗,如偶发性、暂时性、慢性失眠症。长期服用仍可产生依赖性,突然停药可出现戒断症状。15岁以下儿童,妊娠及哺乳期妇女禁用。

佐匹克隆(zopiclone)属吡咯烷酮类化合物。本品作用迅速,与苯二氮䓬类相比作用更强。本品除具有镇静、催眠作用外,还具有抗焦虑、肌松和抗惊厥作用。主要用于各种原因引起的失眠症,尤其适用于不能耐受后遗效应的患者。不良反应与唑吡坦相似。

水合氯醛　　　　　　　唑吡坦　　　　　　　　佐匹克隆

选用镇静催眠药时,需考虑患者个体情况和药物的药动学特点。肝病或老年患者常选用不需在肝代谢的劳拉西泮和奥沙西泮;入睡困难者选用短、中效药物;易惊醒或早醒者,选用中、长效药物。镇静催眠药应限于短期应用,一般在持续应用4周后需逐渐减量至完全停药。

点滴积累 ∨ ....

1. 影响巴比妥类化学稳定性的结构为丙二酰脲;影响地西泮化学稳定性的结构为酰胺、烯胺,均可发生水解反应。

2. 巴比妥类药物所含的丙二酰脲结构与金属离子反应的特性,如银盐反应、铜盐反应可用于本类药物的鉴别;苯巴比妥与甲醛硫酸的显色反应可用于其与其他不含苯环巴比妥类的鉴别;碘化铋钾显色反应可用于地西泮的鉴别。

3. 苯二氮䓬类药物药理作用相似,包括抗焦虑、镇静催眠、抗惊厥、抗癫痫、中枢性肌肉松弛作用。

4. 苯二氮䓬类药物的不良反应较巴比妥类少,常见的副作用为头晕、乏力和嗜睡。长期应用仍可产生耐受性和依赖性。

第二节　抗癫痫药

癫痫(epilepsy)是由多种原因引起的大脑神经元异常放电并向周围脑组织扩散所引起的短暂中枢神经系统功能失常为特征的慢性脑部疾病。临床表现为突然发作、反复发作的运动、感觉、意识、自主神经、精神等方面的异常。

知识链接

癫痫发作的分类

一、部分性发作

1. 单纯部分性发作（局限性发作）　表现为一侧面部或肢体或某肌群痉挛、抽搐，或感觉异常，通常无意识障碍。可见于任何年龄，但成人多见。

2. 复杂部分性发作（精神运动性发作）　表现为阵发性精神失常，无意识非自主运动，无抽搐和意识丧失。可历时数分钟至数小时或数天。

3. 自主神经性发作（间脑性发作）　常有头痛型、腹痛型、肢痛型、心血管型发作。

二、全身性发作

1. 强直阵挛发作（大发作）　患者突然意识丧失，跌倒在地，全身肌肉强直性抽搐，继而转为阵挛性抽搐，抽搐时牙关紧闭，口吐白沫，持续数分钟后，抽搐停止，患者进入昏睡状态。约数小时后患者清醒，常感头痛、头晕、乏力等，而对发作过程不能记忆。

2. 失神发作（小发作）　主要表现为短暂的意识丧失和动作中断，手中持物落地，两眼凝视，呼之不应，但不跌倒，历经数秒钟即迅速恢复，多见于小儿。

3. 肌阵挛发作　为突然、短暂、触电样肌肉收缩，可遍及全身或限于局部。

三、癫痫持续状态

癫痫持续状态是指一次大发作持续30分钟以上，或短期内频繁发作，使患者持续处于昏迷状态，常伴有高热、脱水、酸中毒，会危及患者生命，须及时抢救。

各种抗癫痫药对各型发作的效果不同，应用时应根据发作类型选择适当的药物或合并用药。

从电生理学观点看,抗癫痫药的作用方式有两种:①直接抑制病灶神经元的异常高频放电;②作用于病灶周围正常组织,防止病灶异常放电的扩散。合理应用抗癫痫药,约80%的癫痫患者症状能得到稳定控制。目前常用的抗癫痫药有苯妥英钠、苯巴比妥、卡马西平、丙戊酸钠等。

苯妥英钠 Phenytoin Sodium

化学名　5-乙基-5-苯基-2,4,6(1H,3H,5H)嘧啶三酮一钠盐,又名大伦丁。

白色粉末;无臭,味苦;微有引湿性;mp.292～299℃。易溶于水,溶于乙醇,几乎不溶于氯仿或乙醚。

【化学稳定性】 苯妥英钠具有环状酰脲结构,与碱加热可分解为二苯基脲基乙酸、二苯基氨基乙酸、氨气。

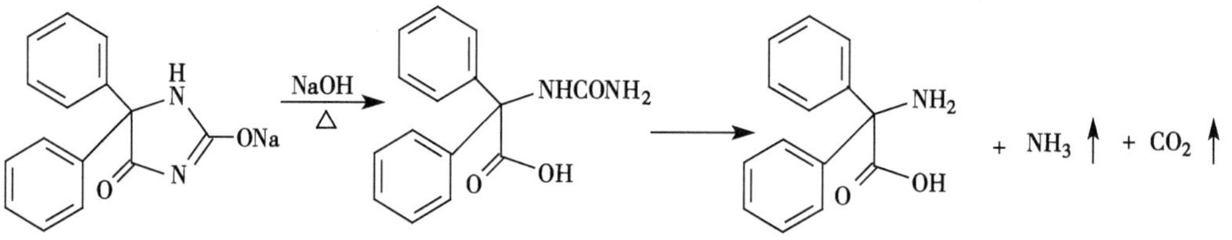

苯妥英钠水溶液呈碱性,因苯妥英酸性弱于碳酸,露置时吸收空气中的二氧化碳而析出游离的苯妥英,呈现混浊。苯妥英钠及其水溶液都不稳定,应密闭保存或新鲜配制。临床应用粉针剂。

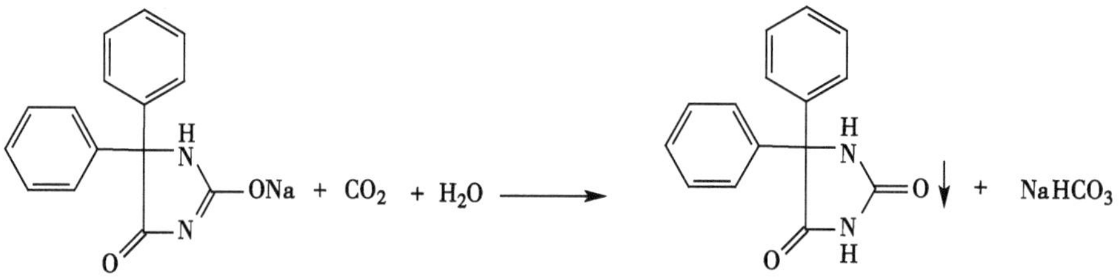

【药物鉴别】

1. 本品水溶液加酸酸化后,析出白色的苯妥英,游离的苯妥英在氨水中转变成铵盐溶液,遇硝酸银试剂可产生白色银盐沉淀。

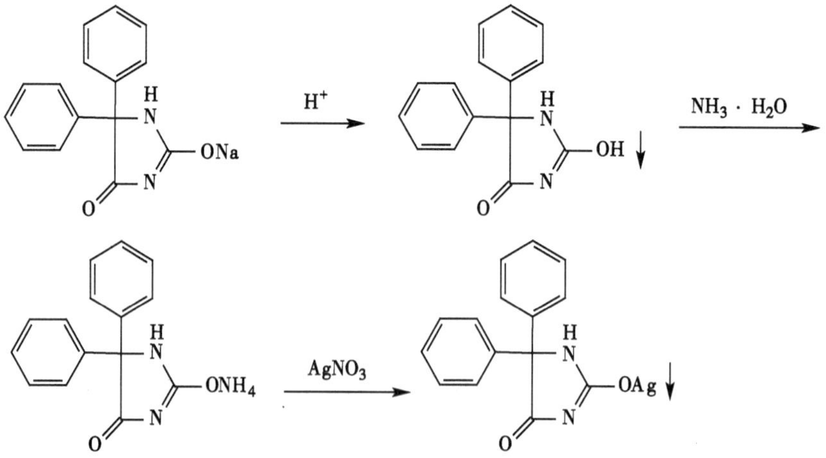

2. 本品与二氯化汞试剂作用后,产生白色汞盐沉淀,此沉淀在氨水中不溶。

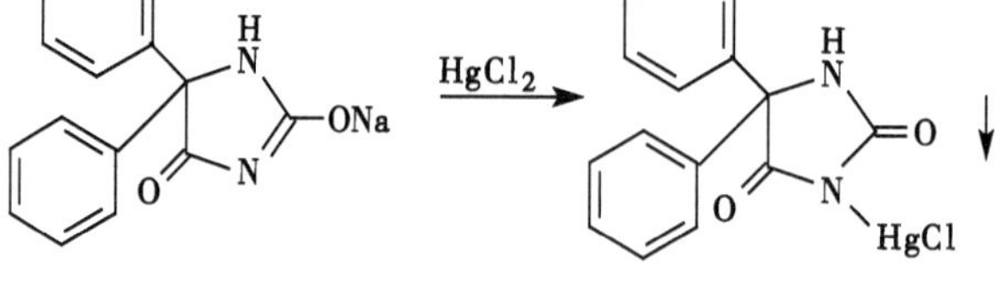

3. 本品与吡啶硫酸铜试液反应显蓝色（巴比妥类显紫色），可用来区别苯妥英钠与巴比妥类药物。

【药理作用】①抗癫痫：通过降低神经细胞膜对 Na^+ 的通透性产生膜稳定作用，阻止癫痫病灶的异常放电向周围正常脑组织扩散。②抗外周神经痛：对神经细胞膜的稳定作用可使疼痛减轻，减少发作次数。③抗心律失常。

【适应证】常作为癫痫大发作的首选药；对精神运动性发作和局限性发作疗效次之，但对小发作无效，甚至可使病情恶化；静脉注射可治疗癫痫持续状态。也用于三叉神经痛和舌咽神经痛以及强心苷中毒所致的室性心律失常。

【不良反应】本药碱性强，口服可引起恶心、呕吐、腹痛、食欲减退，静脉注射可引起静脉炎。长期用药易出现牙龈增生，多见于青少年。药物中毒可致眼球震颤、复视、眩晕、共济失调，严重者可出现语言障碍，精神错乱，甚至严重昏睡、昏迷。因抑制二氢叶酸还原酶，久服可致叶酸吸收与代谢障碍，引起巨幼细胞贫血。少数患者出现皮疹、粒细胞缺乏、血小板减少、再生障碍性贫血、肝损害等。用药期间应定期检查血常规及肝功能，如有异常应及早停药。

【用药注意事项】本药具有肝药酶诱导作用，可与其他药物产生相互作用（如保泰松、避孕药、糖皮质激素、双香豆素等）。另外其可加速维生素 D 代谢，引起低血钙，小儿可有佝偻病样表现，少数成年患者出现骨软化症，必要时补充维生素 D 预防。静脉注射过快可致心律失常、心脏抑制和血压下降。有致畸胎作用，妊娠期妇女禁用。

【制剂及规格】片剂：每片 50mg；100mg。注射用苯妥英钠：100mg；250mg。

其他常用的抗癫痫药见表 2-5。

表 2-5 其他常用的抗癫痫药

药物名称	药物结构	适应证、不良反应
卡马西平 carbamazepine		适应证：癫痫大发作、局限性发作、精神运动性发作。治疗三叉神经痛及舌咽神经痛 不良反应：常见的副作用有头晕、嗜睡、乏力、恶心、呕吐，偶见粒细胞减少、可逆性血小板减少，甚至引起再生障碍性贫血和中毒性肝炎等。偶见过敏反应。大剂量时可引起房室传导阻滞
丙戊酸钠 sodium valproate		适应证：多用于其他抗癫痫药无效的各型癫痫患者，尤以小发作为最佳 不良反应：常见的副作用是胃肠道反应。少数患者出现肝毒性，血清碱性磷酸酶升高，氨基转移酶升高。孕妇慎用
扑米酮 primidone		适应证：对癫痫大发作、精神运动性发作有效，与苯妥英钠合用能增强疗效 不良反应：不良反应较少，有嗜睡、头晕、恶心、呕吐、共济失调和眼球震颤等。肝肾功能不全者慎用，孕妇禁用

续表

药物名称	药物结构	适应证、不良反应
乙琥胺 ethosuximide		适应证:主要用于癫痫小发作,是治疗小发作的常用药。因能加重大发作,对小发作伴有大发作的混合型癫痫,可与苯巴比妥或苯妥英钠合用。 不良反应:食欲缺乏、恶心、呕吐、上腹部不适、头晕、头痛等。偶见粒细胞减少、再生障碍性贫血等。用药期间应注意查血象及肝肾功能

点滴积累

1. 影响苯妥英钠化学稳定性的结构包括乙内酰脲等,与碱加热可发生分解。
2. 苯妥英钠与二氯化汞反应可生成不溶于氨水的白色沉淀,该反应可用于与巴比妥类的鉴别。
3. 各类癫痫的用药有所差别,选药的一般原则如下:①大发作:首选苯妥英钠和卡马西平,次选苯巴比妥、扑米酮、丙戊酸钠等;②小发作:首选乙琥胺,也可选用氯硝西泮、丙戊酸钠;③精神运动性发作:首选卡马西平,次选苯妥英钠、扑米酮和丙戊酸钠;④癫痫持续状态:首选地西泮缓慢静脉注射,次选苯巴比妥、苯妥英钠。
4. 苯妥英钠的不良反应常见胃肠刺激反应、牙龈增生、神经系统反应、血液系统反应、过敏反应等。

第三节　抗帕金森病药

帕金森病(Parkinson's disease,PD)又称震颤麻痹(paralysis agitans),是中枢神经系统锥体外系的慢性进行性运动障碍,可能与黑质-纹状体多巴胺能神经功能不足,胆碱能神经功能相对占优势有关。临床表现为进行性运动迟缓、肌强直、震颤及姿势反射丧失。帕金森病的药物治疗策略在于通过药物纠正中枢多巴胺和乙酰胆碱的不平衡状态。

知识链接

帕　金　森　病

帕金森病是一种常见于中老年的神经系统变性疾病,多在 60 岁以后发病。 主要表现为患者动作缓慢,手脚或身体的其他部分的震颤,身体失去了柔软性,变得僵硬。 它对患者生活能力的危害仅次于肿瘤、心脑血管疾病,从而被称为中老年人的"第三杀手""慢性癌症"。 最早系统描述该病的是英国的内科医师詹姆斯·帕金森,当时还不知道该病应该归入哪一类疾病,称该病为"震颤麻痹"。 后来,人们发现该病除了静止震颤外,尚有肌肉僵直、运动迟缓和共济失调等其他症状,但是四肢的肌肉力量并没有受损,认为称麻痹并不合适,所以将该病命名为"帕金森病"。

目前欧美国家 50 岁以上人群的帕金森病患病率为 1%。 在我国,55 岁以上老年人中约有 170 多万帕金森病患者,患病率与欧美国家接近。 从 1997 年开始,每年的 4 月 11 日被确定为"世界帕金森病日"。 这一天是帕金森病的发现者——英国内科医师詹姆斯·帕金森博士的生日。

目前临床常用药物可分为两大类:①拟多巴胺类药物:可增加脑内多巴胺含量,包括左旋多巴(levodopa)、卡比多巴(carbidopa)、溴隐亭(bromocriptine)等。②抗胆碱药物:可通过阻断中枢 M 胆碱受体,减弱纹状体内乙酰胆碱的兴奋作用,使纹状体内多巴胺与乙酰胆碱失平衡状态得到纠正,如苯海索(benzhexol)、丙环定(procyclidine)等。

左旋多巴 Levodopa

化学名　(－)-3-(3,4-二羟基苯基)-L-丙氨酸。

白色或类白色的结晶性粉末;无臭。在水中微溶,在乙醇、三氯甲烷或乙醚中不溶;在稀酸中易溶。mp. 284~286℃。

【化学稳定性】 本品具有邻苯二酚结构,具有较强的还原性,极易被空气中的氧所氧化。高温、光、碱和重金属离子可加速其反应。

【药物鉴别】 本品具邻苯二酚结构,与三氯化铁反应可显绿色,将该溶液分两份;一份加过量的稀氨溶液即显紫色;另一份加过量的氢氧化钠试液即显红色。

本品具有 α-氨基酸结构,水溶液加入茚三酮溶液水浴加热可显紫色。

【药理作用】 左旋多巴为体内合成多巴胺的前体物质,本身并无药理活性。通过血脑屏障进入中枢,经多巴脱羧酶作用转化成多巴胺而发挥药理作用。

【适应证】 ①帕金森病:本品通过补充黑质-纹状体通路中多巴胺的不足而发挥抗帕金森病作用。②严重肝功能障碍:严重肝功能障碍患者血中酪胺和苯乙胺升高,在脑内经 β-羟化酶生成伪递质苯乙醇胺和羟苯乙醇胺,取代了正常神经递质去甲肾上腺素的作用,引起中枢神经系统功能紊乱。左旋多巴能在脑内转化为去甲肾上腺素,恢复正常神经活动,使肝性脑病患者清醒,但对肝功能无改善作用。

【不良反应】 左旋多巴的不良反应较多,主要是由于在外周组织中经脱羧产生的过量多巴胺引起的,若同时服用外周脱羧酶抑制剂,则可减少不良反应。

1. **早期反应** ①胃肠道反应:这与多巴胺刺激延髓催吐化学感受区有关。用量过大或加量过快时更易引起,继续用药可以消失。②心血管反应:治疗初期约30%患者可出现直立性低血压,继续用药可减轻,少数患者可出现心律失常、心绞痛、心肌梗死,这与多巴胺的外周效应有关,β 受体拮抗药普萘洛尔等可预防心脏不良反应。

2. **长期反应** ①不自主异常运动:约有50%的患者在治疗2~4 个月内出现异常的不随意运动,多见于面部肌群,如口-舌-颊抽动等。长期用药的患者可出现"开-关"现象(on-off phenomenon),即突然多动不安(开),而后又出现全身性或肌强直性运动不能(关),两种现象可交替出现,疗程延长,发生率也相应增加。②精神症状:常可出现焦虑、激动、不安、失眠、多梦、幻觉、躁狂等,减量或停药后可好转。

3. 其他反应　瞳孔散大,某些患者可发生急性青光眼;嗅觉、味觉异常;唾液和尿呈褐色。

【用药注意事项】①维生素 B_6 是多巴脱羧酶的辅基,可增强外周多巴脱羧酶活性,加速左旋多巴在外周转变为多巴胺,从而使左旋多巴疗效降低、不良反应加重,不宜合用。②抗精神病药如吩噻嗪类和丁酰苯类能阻断黑质-纹状体通路多巴胺受体,利血平能耗竭纹状体中的多巴胺,均可引起帕金森综合征,且能降低左旋多巴的疗效,不宜合用。③左旋多巴禁用于急性精神病,癫痫,严重的神经衰弱,心、血管疾病,溶血性贫血,孕妇,严重器质性病变或严重内分泌疾病等。伴有消化性溃疡病史、青光眼病史、癫痫病史和精神病史者慎用。

其他常用抗帕金森病药参见表 2-6。

表 2-6　常用的抗帕金森病药

药物名称	药物结构	适应证、不良反应
卡比多巴 carbidopa		适应证:左旋多巴增效药,与左旋多巴合用,可使后者更多地进入黑质和纹状体以增强疗效 本品禁用于严重内分泌病,心、肝、肾功能不全及血液系统疾病和精神病患者
溴隐亭 bromocriptine		适应证:帕金森病 不良反应:口干、恶心、呕吐、消化性溃疡出血;心悸、心律失常、直立性低血压;不安、幻觉、复视等。故溃疡病、心血管病、精神病患者慎用
苯海索 benzhexol		适应证:对纹状体胆碱能神经占优势的帕金森病和其他原因引起的帕金森综合征有治疗作用 不良反应:外周作用较弱,仅为阿托品的1/10,故引起口干、散瞳、视物模糊等副作用较轻。青光眼患者禁用

帕金森病的药物治疗应综合考虑患者的临床表现、药物作用特点、药物不良反应、患者个体差异、经济条件等来选药。①对于病变累及多巴胺能神经元而主要表现为震颤、肌肉强直等症状的患者,药物治疗可选择中枢拟多巴胺药。对于主要表现为运动减少或运动不能、僵直、静止性震颤、姿势调节障碍等症状的患者,尤其在应用多巴胺受体激动药后症状出现或加重者,可直接选用左旋多巴-卡比多巴普通剂或缓释剂。②病变累及非多巴胺能神经元表现为肢体麻木、疼痛、痉挛、下肢不宁综合征、嗅觉障碍等症状或表现为多汗、流涎等自主神经症状的患者,药物治疗可选择中枢抗胆碱药。③对于伴有抑郁、焦虑、认知障碍、幻觉、淡漠、睡眠紊乱等精神症状的患者,药物治疗时可加入抗组胺药或酌情加入抗精神病药。

点滴积累

1. 影响左旋多巴化学稳定性的结构为邻苯二酚结构,可发生氧化反应。

2. 三氯化铁显色反应可用于左旋多巴的鉴别。

3. 治疗帕金森病的药物分为增加脑内多巴胺含量的多巴胺拟似药和阻断中枢 M 胆碱受体使纹状体内多巴胺与乙酰胆碱失平衡状态得到纠正的中枢抗胆碱药两大类。

4. 应综合考虑病变累及的神经元、患者主要临床表现、药物作用特点、药物不良反应、患者个体因素、经济因素等来选择合适的药物。

第四节　治疗精神障碍的药物

精神障碍是由多种原因引起的以精神活动障碍为主的一类疾病,临床上最常见的为精神分裂症、躁狂抑郁症及焦虑症等,治疗这些疾病的药物统称为抗精神病药。

一、抗精神病药

抗精神病药主要用于精神分裂症,对其他精神失常也有一定的疗效。该类药物多为多巴胺受体拮抗药,通过对中枢神经系统的抑制,在不影响意识的条件下控制兴奋、躁动、焦虑不安,消除幻想。

知识链接

精神分裂症

精神分裂症是一组病因未明的重性精神病,有遗传倾向,多在青壮年发病,以基本个性、思维、情感、行为的分裂,精神活动与环境的不协调为主要特征,进而影响行为及情感。 主要症状有幻觉、妄想等。 幻觉包括幻听、幻视、幻嗅、幻味及幻触等,而幻听最为常见;妄想包括被害妄想、关系妄想、影响妄想、嫉妒妄想、夸大妄想、非血统妄想等。 目前认为精神分裂症与中脑-边缘系统的多巴胺能神经功能亢进有关。

目前临床应用的抗精神病药主要有吩噻嗪类(如氯丙嗪 chlorpromazine)、噻吨类(如氯普噻吨 chlorprothixene)、苯二氮草类(如氯氮平 clozapine)、丁酰苯类(如氟哌啶醇 haloperidol)以及其他类。

盐酸氯丙嗪 Chlorpromazine Hydrochloride

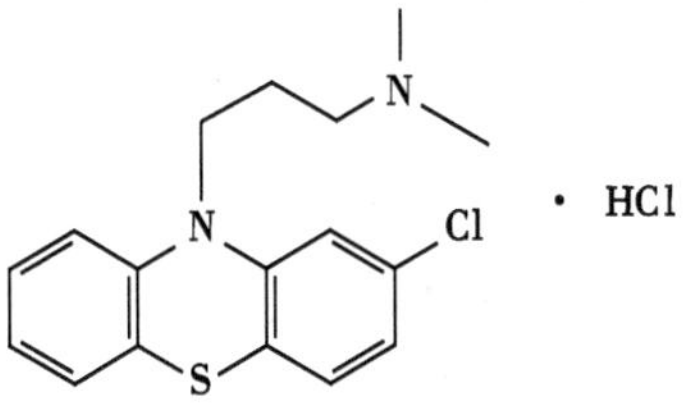

化学名　N,N-二甲基-2-氯-10H-吩噻嗪-10-丙胺盐酸盐,又名冬眠灵。

白色或乳白色结晶粉末;微臭,味极苦,有吸湿性。mp. 194~198℃。极易溶于水,易溶于乙醇或氯仿,不溶于乙醚或苯。

【化学稳定性】本品具有吩噻嗪环,性质不稳定,易被氧化变质。在空气或日光中放置,逐渐变为红色,生成醌型化合物和亚砜化合物。故应避光操作、避光密封保存。为防止氧化变色,其注射剂加入对氢醌、连二亚硫酸钠、亚硫酸氢钠或维生素C等抗氧化剂。患者用药后也应避免日光浴,因有部分患者用药后发生光毒性变态反应。

醌型化合物   醌型化合物   亚砜化合物

【药物鉴别】本品结构中的吩噻嗪环易被氧化变质而呈色,其水溶液遇硝酸可氧化而显红色,渐变为黄色;与三氯化铁试液反应,显稳定红色,可作为本品鉴别。

【药理作用】①抗精神病作用:氯丙嗪可阻断中脑-边缘系统通路和中脑-皮质系统通路的多巴胺受体,发挥抗精神病作用。药物可迅速控制兴奋躁动状态,使患者的幻觉、妄想等逐渐消失,理智恢复,情绪安定,生活自理。②镇吐作用:具有强大的镇吐作用。小剂量可阻断延髓催吐化学感受区的 D_2 受体;大剂量直接抑制呕吐中枢,但对前庭受刺激引起的呕吐无效。③对体温调节的影响:对下丘脑体温调节中枢有很强的抑制作用,使体温调节功能失灵,导致体温随外界环境温度升降而升降。

【适应证】①精神分裂症:对以阳性症状(幻觉、妄想)为主的Ⅰ型疗效好,对以阴性症状(情感淡漠,主动性缺乏)为主的Ⅱ型疗效差或无效。②呕吐和顽固性呃逆:对顽固性呃逆也有显著疗效。但对晕动病引起的呕吐无效。③人工冬眠:多用于严重创伤、感染性休克、中枢性高热、高热惊厥及甲状腺危象等病症的辅助治疗。④低温麻醉:氯丙嗪配合物理降温,能使患者体温降至34℃或更低,用于低温麻醉,以利于心血管和脑部手术的进行。

【不良反应】①一般不良反应:常见嗜睡、淡漠、乏力、视物模糊、口干、无汗、便秘、心悸等症状。②直立性低血压。③锥体外系反应:包括:帕金森综合征、静坐不能、急性肌张力障碍。以上三种反应与氯丙嗪阻断了黑质-纹状体通路的多巴胺受体,使纹状体中的多巴胺功能减弱有关,用抗胆碱药(如苯海索)可减轻。此外,可引起迟发性运动障碍:通常发生于用药2年以上,表现为不自主的、有节律的刻板运动,如吸吮,舐舌,鼓腮,口-舌-颊三联症,抗胆碱药无效,且目前无特异性治疗方法。

④过敏反应:常见皮疹、接触性皮炎和光过敏。少数患者出现肝损害、黄疸,也可出现粒细胞减少,溶血性贫血和再生障碍性贫血等。⑤内分泌系统反应:阻断结节-漏斗通路的多巴胺受体而影响内分泌系统,导致催乳素分泌增加,促肾上腺皮质激素、生长素、促性腺激素分泌减少。长期应用可出现男性乳房发育、女性乳腺增生、溢乳、月经紊乱、闭经等。⑥急性中毒:单次大量(1～2g)用药后,可发生急性中毒,昏迷、呼吸抑制、血压下降、心肌损害等,应立即清除毒物,同时对症治疗并进行支持疗法。升压可用去甲肾上腺素,但禁用肾上腺素。

【制剂及规格】 片剂:每片 5mg;12.5mg;25mg;50mg。注射液:每支 10mg(1ml);25mg(1ml);50mg(2ml)。

知识链接

中枢的多巴胺能神经通路

目前研究认为人体脑内存在四条多巴胺能神经通路:①中脑-边缘系统多巴胺能神经通路,主要调控情绪反应;②中脑-皮质系统多巴胺能神经通路,主要参与认知、思想、感觉、理解和推理能力的调控;③黑质-纹状体系统多巴胺能神经通路,与锥体外系反应相关;④结节-漏斗多巴胺能神经通路,主要调控垂体激素的分泌。

其他常用药物见表 2-7。

表 2-7　其他常用的抗精神病药

药物名称	药物结构	适应证、不良反应
奋乃静 perphenazine	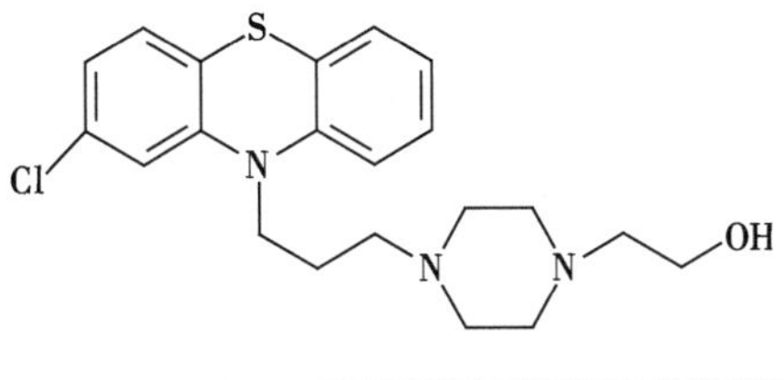	适应证:本品为吩噻嗪类的哌嗪衍生物。药理作用与氯丙嗪相似。抗精神病作用、镇吐作用较强,而镇静作用较弱。毒性较低。对幻觉、妄想、焦虑、激动等症状有效 不良反应:锥体外系反应较多。肝功能不良者禁用
三氟拉嗪 trifluoperazine	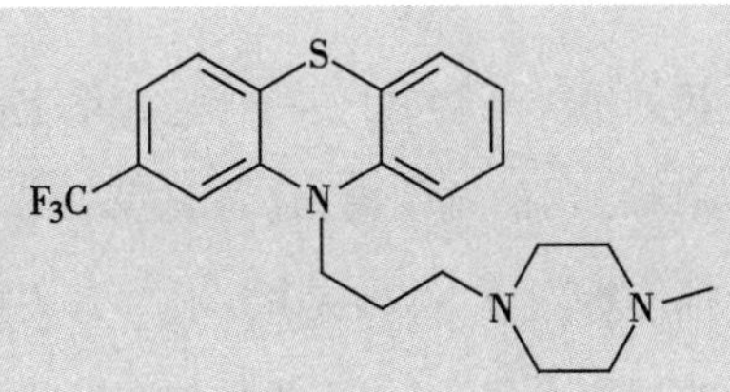	适应证:本品抗精神病作用与镇吐作用均比氯丙嗪强,作用出现快而持久。催眠及镇静作用较弱,主要用于治疗急、慢性精神分裂症,尤其对妄想型与紧张型较好 不良反应:同氯丙嗪
氟哌啶醇 haloperidol	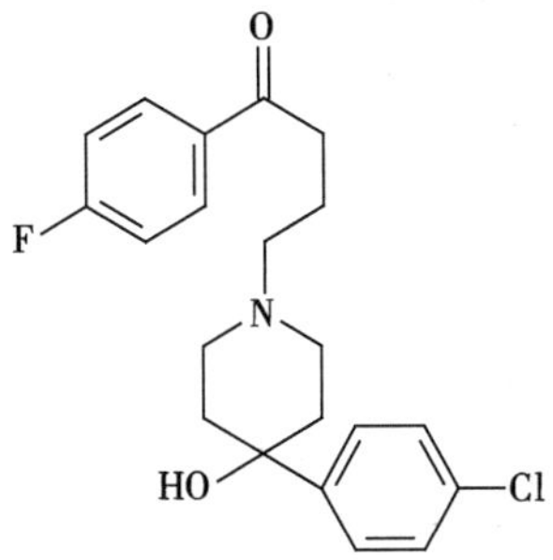	适应证:各种急、慢性精神分裂症。对吩噻嗪类治疗无效者,本品可能有效 不良反应:多见锥体外系反应,尚可引起失眠、头痛、口干及消化道症状。大剂量长期使用可引起心律失常、心肌损伤。心功能不全者禁用。孕妇禁用

续表

药物名称	药物结构	适应证、不良反应
氯普噻吨 chlorprothixene		适应证:适用于伴有焦虑或抑郁症的精神分裂症、更年期抑郁症、焦虑性神经官能症等 不良反应:与氯丙嗪相似,但锥体外系反应较少见。偶有肝功能损伤、粒细胞减少及皮疹产生。大剂量时可引起癫痫大发作
氯氮平 clozapine		适应证:抗精神病作用较强。用于急、慢性精神分裂症,对用其他药治疗无效的病例仍可有效,几乎无锥体外系反应 不良反应:有流涎、便秘,偶可见发热、粒细胞减少。用量过大可引起癫痫发作。增量过快可致直立性低血压

知识链接

抗精神病药的合理应用

应综合考虑临床症状特点、药物作用特点、药物不良反应、患者个体因素、经济因素等来选择合适的抗精神病药。 ①以幻觉、妄想等阳性症状为主要表现的患者,可选择氯丙嗪、奋乃静、氟奋乃静、氟哌啶醇、三氟拉嗪等。 ②以淡漠退缩、主动性缺乏等阴性症状为主要表现的患者,首选氯氮平等。③以兴奋、激越为主要表现的患者,选用有镇静作用的如氟哌啶醇、氯丙嗪肌内注射或口服合并苯二氮䓬类药物注射。 ④伴有抑郁症状的精神分裂症患者,宜选用利培酮、奥氮平、氯氮平、喹硫平或舒必利、硫利达嗪,若单用抗精神病药不能完全改善抑郁症状,可合并使用抗抑郁药。 ⑤精神分裂症复发患者在药物选择上可参考既往用药史,首选既往治疗反应最好的药物和有效剂量,也可适当增加药物剂量,若治疗有效则继续治疗,若治疗无效则可换用其他抗精神病药。

二、抗焦虑药及抗抑郁药

抗焦虑药是用来消除神经官能症的焦虑症状的一类药物,可使精神患者稳定情绪,减轻焦虑、紧张状态,并可改善睡眠。苯二氮䓬类仍是目前临床常用的抗焦虑药(详见第一节镇静催眠药)。丁螺环酮为新型抗焦虑药,较少引起镇静、昏睡及抑郁等副作用,对从事驾驶等有关技术工作的患者几乎无影响,无药物依赖性和成瘾性,是一种较好的抗焦虑药,可用于各种焦虑症的治疗。丁螺环酮与乙醇或其他中枢抑制药合用,可使中枢抑制作用增强;与氟哌啶醇合用可使后者血浓度升高,引起锥体外系反应;与氯氮平合用可增加胃肠道出血和高血糖症的危险。根据焦虑特征和药物作用时间长短选药:发作性焦虑选用短、中效药物,持续性焦虑则多选用中、长效药物。

抑郁症是一种情感障碍性精神疾患,主要表现为情绪低落、言语减少、运动迟缓、常自罪自责,有自杀倾向。抑郁症的病因目前仍不清楚,研究认为其与大脑神经递质 5-羟色胺(5-HT)和去甲肾上腺素(NA)的减少有关。

抗抑郁药主要通过增加脑内 5-HT 和 NA 的含量而发挥作用,按作用机制可分为:①三环类抗抑郁药(tricyclic antidepressants,TCAs),主要通过抑制脑内神经元对 NA、5-HT 的再摄取,提高突触间隙的 NA、5-HT 浓度而起到抗抑郁作用。如丙米嗪、氯米帕明、阿米替林、多塞平等。②去甲肾上腺素摄取抑制剂(norepinephrine reuptake inhibitors,NRIs),如马普替林、去甲替林等。③5-羟色胺再摄取抑制剂(serotonin reuptake inhibitors,SRIs),代表药物有氟西汀、帕罗西汀。④单胺氧化酶抑制药(monoamine oxidase inhibitors,MAOIs),主要通过抑制脑内突触间隙的单胺氧化酶活性,使 NA、5-HT 等递质含量升高而起到抗抑郁作用,代表药物为脱洛沙酮。本类药物不良反应较多,目前应用较少。

临床常用抗抑郁药的特点比较见表 2-8。

表 2-8　常用的抗抑郁药

药物名称	药物结构	适应证、不良反应
丙米嗪 imipramine		适应证:抑郁症患者服用后,表现精神振奋,情绪提高,焦虑心情减轻产生抗抑郁作用。一般需连续用药 2~3 周后才能见效,不能作为应急治疗用 不良反应:抗胆碱和对心血管作用引起口干、便秘、散瞳、眼压升高、尿潴留、心悸、直立性低血压、心律失常等
氯米帕明 clomipramine		适应证:抗抑郁作用,同时还有抗焦虑与镇静作用。适用于治疗内源性、反应性、神经性抑郁症及各种抑郁状态,伴有抑郁症的精神分裂症 不良反应:抗胆碱能反应,如多汗,口干,视物模糊,排尿困难,便秘等。中枢神经系统不良反应可出现嗜睡,震颤,眩晕
阿米替林 amitriptyline		适应证:其抗抑郁作用与丙米嗪相似,可使抑郁症患者情绪提高,对思考缓慢、行动迟缓及食欲缺乏等症状能有所改善。适用于治疗各型抑郁症或抑郁状态,也用于治疗小儿遗尿症 不良反应:治疗初期可能出现抗胆碱能反应,如多汗、口干、视物模糊、排尿困难、便秘等
多塞平 doxepin		适应证:抗抑郁作用较丙米嗪弱,有一定的抗焦虑作用,抗胆碱作用较弱。常用于治疗焦虑性抑郁症或神经性抑郁症,也可用于镇静及催眠 不良反应:不良反应较少,少数患者有轻度兴奋、失眠、口干、便秘、视物模糊等
去甲替林 nortriptyline		适应证:可用于伴有紧张、焦虑的抑郁症患者。亦可用于焦虑状态 不良反应:口干、嗜睡、便秘、视物模糊、心动过速,个别患者出现直立性低血压,可引起肝损害、运动障碍、排尿困难
氟西汀 fluoxetine		适应证:抑郁发作、强迫症、神经性贪食症 不良反应:过敏反应、胃肠道功能紊乱(如恶心、呕吐、消化不良、腹泻等)、心跳加速、头晕、头痛、疲乏、睡眠异常、精神状态异常、性功能障碍、视觉异常、呼吸困难等。对于正在使用单胺氧化酶抑制药者,应禁用氟西汀

各种抗抑郁药的疗效大体相当,有效率约为 60%~80%,应综合考虑临床症状特点、药物作用特点、患者躯体状况和耐受性、既往用药史等选择合适的药物。①伴有明显激越者可优先选用有镇静作用的抗抑郁药。②伴有强迫症状者可优先选用氯米帕明。③伴有精神病性症状者往往需要在抗抑郁药的基础上合用舒必利、利培酮、奥氮平等抗精神病药。④伴有明显失眠和焦虑症状者可合用苯二氮䓬类。⑤既往用药史对复发患者的选药尤其重要:治疗曾经有效、后因减量或停药而导致复发者,用原药大多仍有效;曾经足量足疗程应用仍无效或充分的维持治疗仍不能阻止复发者,应更换药物。

点滴积累 ▽

1. 影响氯丙嗪化学稳定性的结构为吩噻嗪环,可发生氧化反应。

2. 硝酸显色反应、三氯化铁显色反应,可作为氯丙嗪的鉴别反应。

3. 氯丙嗪阻断中脑-边缘系统及中脑-皮质系统的多巴胺受体,发挥抗精神病作用;其对黑质-纹状体系统的多巴胺受体拮抗作用与其锥体外系不良反应有关。

4. 苯二氮䓬类仍然是临床首选的抗焦虑药,代表药物是地西泮。

5. 各种抗抑郁药的疗效大体相当,应综合考虑临床症状特点、药物作用特点、患者躯体状况和耐受性、既往用药史等选择合适的药物。

第五节　镇痛药

镇痛药是一类作用于中枢神经系统,在不影响意识和其他感觉(触、视、听觉)的情况下选择性地消除或缓解疼痛的药物。同时,可减轻疼痛引起的恐惧、紧张、焦虑和不安。镇痛药分为三类:阿片生物碱类镇痛药,人工合成镇痛药,其他镇痛药。前两者的镇痛作用机制可能是由于药物与不同脑区的阿片受体相结合,抑制 P 物质释放而发挥镇痛作用。反复应用易于成瘾,故又称为麻醉性镇痛药或成瘾性镇痛药。

一、阿片生物碱类镇痛药

吗啡是罂粟蒴果制取物阿片中的重要成分,含量约为 9%~17%。另外还有可待因、蒂巴因和罂粟碱等 20 多种生物碱,1805 年德国药师 Sertürner 首次从阿片中提取得到吗啡,1927 年 Gulland 等阐明吗啡的基本结构,1952 年 Gates 等全合成吗啡成功。由于吗啡全合成成本较高,现一般仍从植物中提取获得。

盐酸吗啡 Morphine Hydrochloride

化学名　17-甲基-4,5α-环氧-7,8-二脱氢吗啡喃-3,6α-二醇盐酸盐三水合物。

白色、有丝光的针状结晶或结晶性粉末。无臭,遇光易变质。本品在水中溶解,在乙醇中略溶,在氯仿或乙醚中几乎不溶。

【化学稳定性】 本品含有酸性的酚羟基和碱性的叔胺基团,是酸碱两性药物。可溶于无机酸或碱。

水溶液在 pH 3~5 时最稳定。但在中性或碱性中酚羟基易氧化生成毒性较大的双吗啡(伪吗啡),其注射液放置过久颜色变深,与上述变化有关。另外光、热和重金属离子等因素可加速氧化,因此在其制剂和贮存时注意避光密闭、加入抗氧剂、金属离子络合剂 EDTA-2Na、调节 pH 5.6~6.0 和控制灭菌温度等。

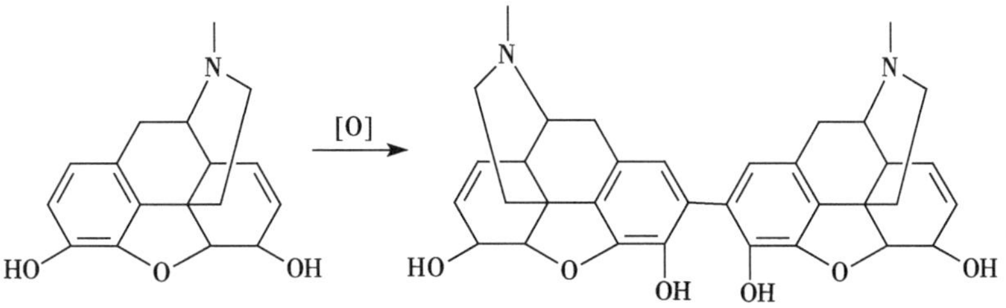

吗啡与盐酸、硫酸或磷酸共热,经脱水及分子重排可生成阿扑吗啡。阿扑吗啡在临床上常用于催吐。

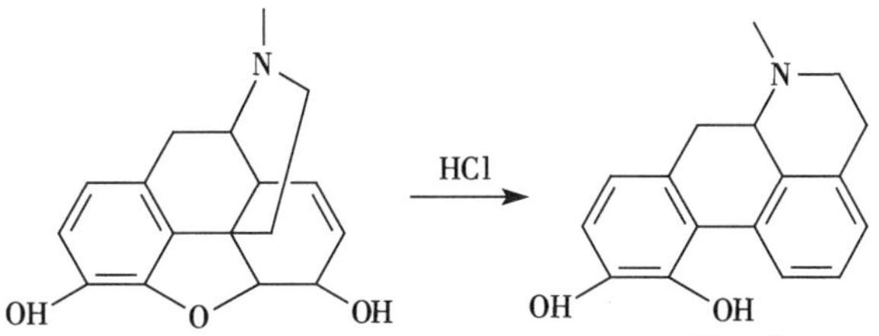

阿扑吗啡

【药物鉴别】 ①含酚羟基其水溶液遇中性 $FeCl_3$ 试液呈蓝色;②含苯环与甲醛、硫酸试液反应呈蓝紫色(Marquis 反应);③本品与钼硫酸试液反应显紫色,继变成蓝色,最后变为绿色(Frohde 反应)。

【药理作用】

1. 中枢作用 ①镇痛与欣快作用:吗啡可减轻或消除各种原因引起的疼痛,对慢性疼痛和钝痛的疗效优于锐痛、剧痛和内脏平滑肌痉挛引起的绞痛。吗啡的欣快作用是阿片类药物被滥用的重要原因。②抑制呼吸中枢:吗啡等阿片样镇痛药能明显抑制脑干呼吸中枢,减少呼吸频率、潮气量和每分通气量。对于肺功能正常的人,治疗量可以耐受;但对于患有慢性阻塞性肺疾病、肺源性心脏病、支气管哮喘等肺功能不全的患者,吗啡易诱发危及生命的急性肺功能衰竭。③镇咳作用:吗啡能强烈抑制延髓的咳嗽反射,但由于成瘾性强而不用于镇咳治疗。对于非炎症引起的干咳,可使用成瘾性和对呼吸抑制作用较小的可待因或无成瘾性的右美沙芬。④缩瞳作用:吗啡可兴奋支配瞳孔的副交感神经,引起瞳孔括约肌收缩。针尖状瞳孔为吗啡急性中毒的特征,吗啡的缩瞳作用不出现耐受性,有助于临床诊断。

2. 外周作用 ①心血管系统作用:吗啡可扩张血管,降低外周阻力,引起直立性低血压;同时由于呼吸中枢抑制,体内 CO_2 蓄积,可使脑血管舒张,颅内压增高。②兴奋内脏平滑肌作用:治疗剂量吗啡可增加胃肠道、输尿管和膀胱的平滑肌和括约肌张力,减少蠕动,引起便秘和尿潴留。由于胆道括约肌收缩,胆道压力上升可导致患者上腹不适,使胆道结石患者易诱发胆绞痛或急性胰腺炎。吗啡可抑制子宫收缩力及收缩频率,延缓产程,产妇因子宫肌收缩不良易出现产后大出血,故禁用于产妇。

【适应证】①急性锐痛:主要用于其他镇痛药无效的急性锐痛,如严重创伤、战伤、烧伤和癌症晚期锐痛等。胆绞痛、肾绞痛需与阿托品合用。②心源性哮喘:吗啡可迅速缓解患者的气促和窒息感,促进肺水肿液的吸收。其机制是:扩张外周血管,降低外周阻力,减少回心血量,减轻心脏前、后负荷,有利于消除肺水肿;降低呼吸中枢对 CO_2 的敏感性,使急促浅表的呼吸得以缓解;镇静作用可消除患者的焦虑、恐惧情绪,减少耗氧。但伴有昏迷、休克、严重的肺部疾病或痰液过多者禁用。

难点释疑

　　吗啡在治疗胆绞痛时必须与阿托品合用。这是由于吗啡可致胆道括约肌收缩,胆汁排出受阻,使胆内压升高,引起上腹部不适,甚至诱发胆绞痛。而阿托品可以松弛胆道括约肌。

【不良反应】治疗量时可引起嗜睡、眩晕、呼吸抑制、恶心、呕吐、便秘、排尿困难和直立性低血压等。可产生耐受性和依赖性。过量使用可发生急性中毒,表现为昏迷、针尖样瞳孔、呼吸深度抑制三大特征,还常伴有发绀、尿少、体温及血压下降、甚至休克等,最终可因呼吸麻痹而死亡。需立即人工呼吸、适量吸氧、静脉注射阿片受体拮抗药纳洛酮等抢救。

【制剂及规格】注射液:每支 5mg(0.5ml);10mg(1ml)。片剂:每片 5mg;10mg。

吗啡镇痛作用虽很强,但成瘾性亦强,不良反应较多,限制了它的应用。为了得到无成瘾性,无呼吸抑制等不良反应的镇痛药,对吗啡结构进行改造,生产了许多半合成镇痛药(表 2-9)。

表 2-9　吗啡的半合成衍生物

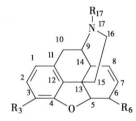

类别	药物名称	结构特点	药理特点
激动药	可待因 codeine	3 位为甲氧基	镇痛稍弱,镇咳作用强,
	乙基吗啡 dionine	3 位为乙氧基	主要用作镇咳药
	氢吗啡酮 hydromorphone	7,8 位双键还原,6 位羟基氧化为酮	作用为吗啡的 3~5 倍
	二氢埃托菲 dihydroetorphine	6,14 位为亚乙基	镇痛作用为吗啡的数百倍

类别	药物名称	结构特点	药理特点
部分激动药	丁丙诺啡 buprenorphine	6,14-为亚乙基,17-位为环丙甲基,6,14 位为桥乙基,7 位为 1-羟基-1,2,20-三甲基丙基	用于中度至重度疼痛止痛,也用于辅助麻醉和戒断治疗
拮抗药	纳洛酮 naloxone	17 位氮原子上的甲基被烯丙基取代	阿片受体拮抗药,用于阿片类药物中毒的解救

二、人工合成镇痛药

吗啡的半合成衍生物在不同程度上仍具有吗啡样副作用,并且需以吗啡为原料,植物来源受到限制。据此对吗啡结构中的分子环进行去除或开环简化,得到了一些新的镇痛药,按化学结构可分为吗啡喃类、苯并吗喃类、哌啶类及氨基酮类等镇痛药(如表 2-10)。

表 2-10 吗啡的合成类镇痛药

结构类型	代表药物	结构	作用特点及适应证
吗啡喃类	布托啡诺	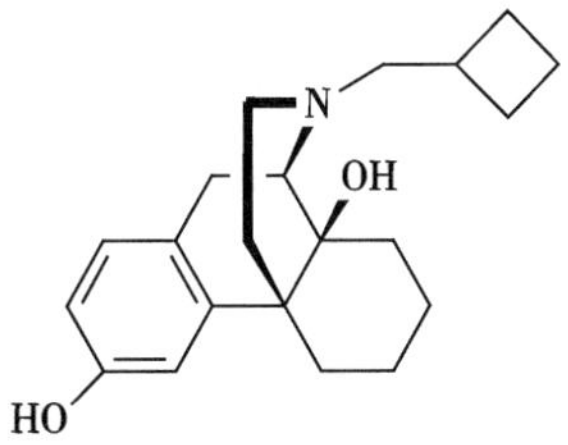	阿片受体部分激动药,成瘾性小,目前我国按二类精神药品管理。适用于缓解中至重度的疼痛,如术后、外伤、癌症、肾或胆绞痛等的止痛。还可用于麻醉前用药
苯并吗喃类	喷他佐辛	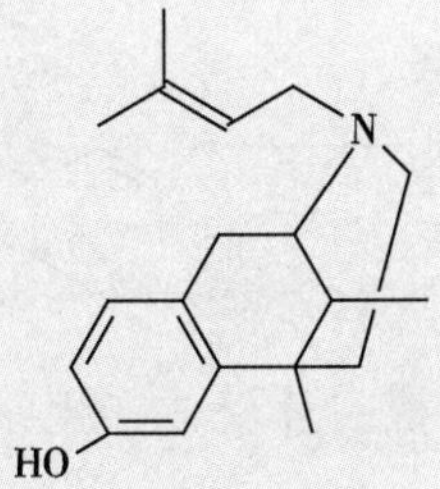	阿片受体部分激动药,镇痛强度为吗啡的 1/3,呼吸抑制为吗啡的 1/2,成瘾性小,目前我国按二类精神药品管理。适用于各种手术麻醉的镇痛
哌啶类	哌替啶	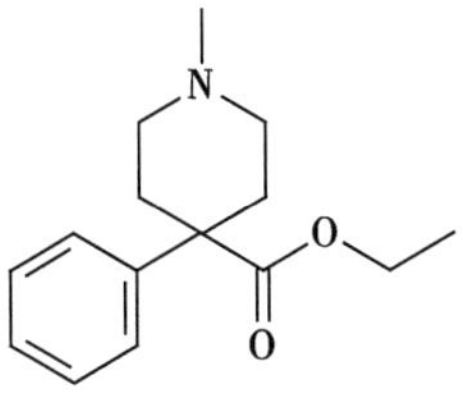	阿片受体激动药,与吗啡作用相似,镇痛强度相当于吗啡的 1/10。适用于各种剧烈疼痛、人工冬眠、心源性哮喘及麻醉辅助用药
氨基酮类	美沙酮	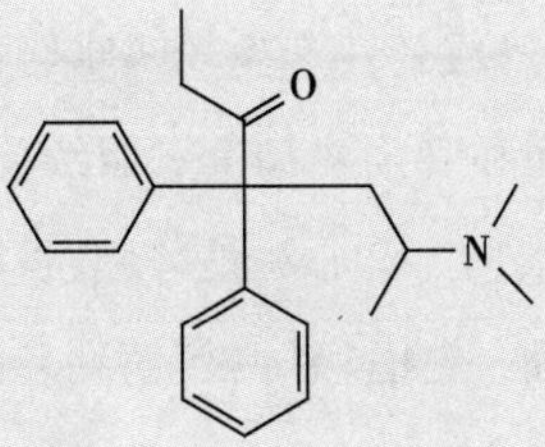	阿片受体激动药,药用其外消旋体。药效与吗啡类似,适用于各种剧烈疼痛,也可用于阿片类药物成瘾性的替代疗法

盐酸哌替啶 Pethidine Hydrochloride

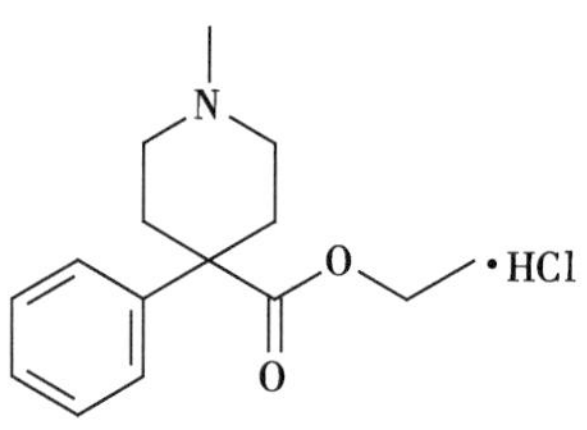

化学名 1-甲基-4-苯基-4-哌啶甲酸乙酯盐酸盐,又名度冷丁。

白色结晶性粉末,无臭或几乎无臭,味微苦。易溶于水或乙醇,在氯仿中溶解,在乙醚中几乎不溶。mp. 186~190℃,pK_a值为8.7。易吸潮,遇光易变质。

【化学稳定性】 本品水溶液呈酸性。具有酯的性质,易水解,在pH 4.0时最稳定,可短时间煮沸灭菌,不被破坏。

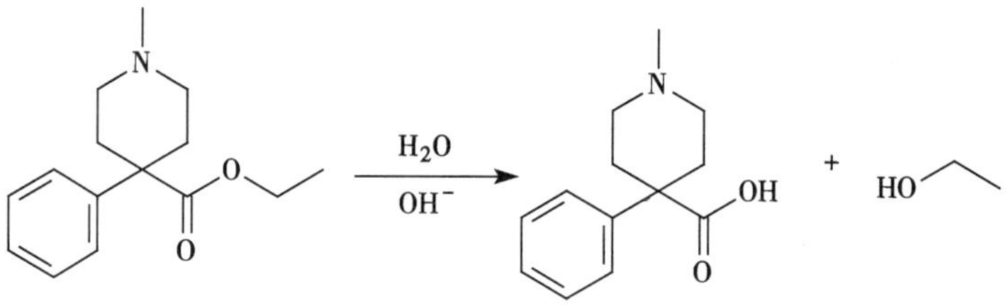

【药物鉴别】 本品与甲醛硫酸试剂反应呈橙红色;与苦味酸作用,生成不溶性的苦味酸盐沉淀,mp. 188~191℃。

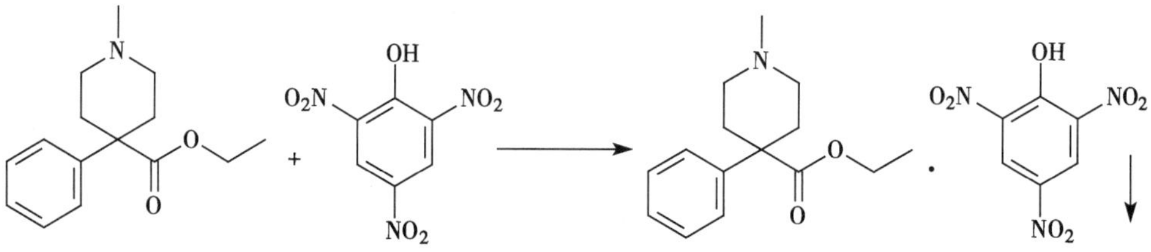

【药理作用】 ①镇痛、镇静:可激动中枢阿片受体产生镇痛、镇静作用,镇痛作用约为吗啡的1/10。②抑制呼吸:能抑制呼吸,但较吗啡弱。③心血管系统:治疗量能扩张血管,可引起直立性低血压;也可扩张脑血管致颅内压增高。④兴奋内脏平滑肌:对胃肠平滑肌的作用与吗啡相似,但较吗啡弱,持续时间短,不引起便秘,亦无止泻作用;兴奋胆道括约肌,升高胆道内压力,但比吗啡作用弱;治疗量对支气管平滑肌无影响;不对抗缩宫素对子宫的兴奋作用,不延长产程。

【适应证】 ①各种锐痛:由于哌替啶的成瘾性产生较吗啡轻而且慢,现已取代吗啡用于各种锐痛,如创伤性疼痛、手术后疼痛、内脏绞痛和晚期癌痛等。胆绞痛、肾绞痛需合用解痉药如阿托品。可用于分娩止痛,但临产前2~4小时应禁用。②心源性哮喘:可替代吗啡用于心源性哮喘,机制同吗啡。③麻醉前给药:改善患者术前紧张、焦虑、恐惧等情绪,减少麻醉药的用量和缩短诱导期。④人工冬眠:与氯丙嗪、异丙嗪组成冬眠合剂,用于人工冬眠疗法。

案例分析

案例：患者，女，将行胃次全切除术，术前用药时，医师开出了哌替啶，该用法有何依据？

分析：术前给予哌替啶，能消除患者术前的紧张、恐惧情绪，减少麻醉药用量，并缩短麻醉诱导期。

【不良反应】治疗量时引起的不良反应与吗啡相似，如眩晕、恶心、呕吐、口干、出汗、心悸、直立性低血压等。连续用药可致成瘾性，剂量过大可致呼吸抑制、震颤、肌肉痉挛、反射亢进甚至惊厥等。中毒解救时除用阿片受体拮抗药外，可配合应用抗惊厥药，如地西泮等。禁忌证同吗啡。

【制剂及规格】片剂：每片 25mg；50mg。注射液：每支 50mg（1ml）；100mg（2ml）。

▶ 课堂活动

1. 请比较吗啡与哌替啶的作用特点、临床应用和不良反应。

2. 思考分娩镇痛时使用药物需要考虑哪些因素。

盐酸美沙酮 Methadone Hydrochloride

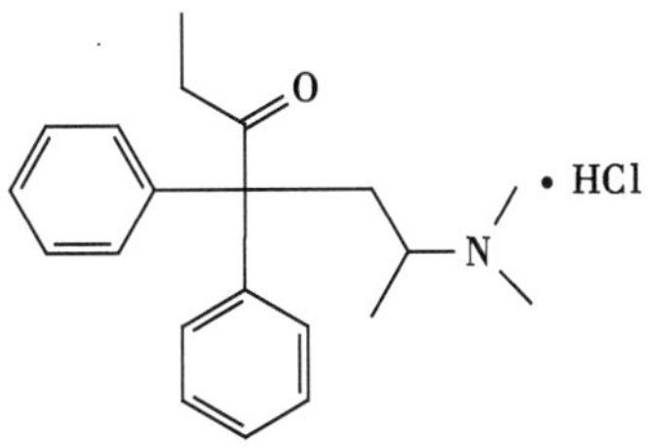

化学名 4,4-二苯基-6-（二甲氨基）-3-庚酮盐酸盐。

白色结晶或结晶性粉末。无臭，味苦。mp. 230~234℃。易溶于乙醇、氯仿，在水中溶解。不溶于乙醚和甘油。1% 水溶液 pH 为 4.5~6.5。

本品分子中含有一个手性碳原子，具有旋光性，其左旋体镇痛活性大于右旋体，临床常用其外消旋体。

【化学稳定性】本品水溶液经光照引发分解反应，溶液变成棕色，旋光度降低，因此应避光保存。

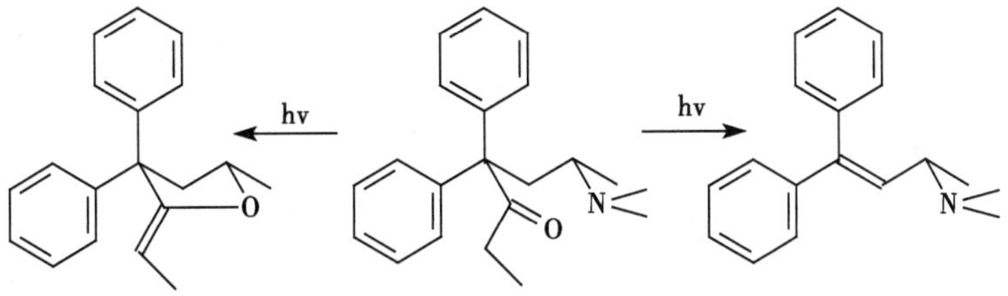

【药物鉴别】本品能与常见的生物碱试剂作用，如与苦味酸作用产生沉淀，与甲基橙试剂产生黄色沉淀。

【药理作用】本品为阿片受体激动药,镇痛作用与吗啡相当,持续时间较长,镇静作用较弱,耐受性与成瘾性发生较慢,戒断症状略轻。另外口服美沙酮后再注射吗啡,不引起原有的欣快感,亦不出现戒断症状,因而可使吗啡类的成瘾性减弱。

【适应证】适用于创伤、手术及晚期癌症等所致剧痛;阿片类药物成瘾的脱毒治疗。

【不良反应】一般为头痛、眩晕、恶心、出汗、嗜睡等,但较轻。对胎儿呼吸有抑制作用,故孕妇临产前禁用。呼吸中枢功能不全者及幼儿禁用。本品不宜作静脉注射。

【制剂及规格】片剂:每片 2.5mg;7.5mg;10mg。注射液:每支 5mg(1ml);7.5mg(2ml)。

知识链接

癌症三阶梯止痛

癌症三阶梯止痛法是在 1986 年由世界卫生组织(WHO)推荐的,在对癌痛的性质和原因作出正确的评估后,根据癌症患者的疼痛程度和原因适当选择相应的镇痛药。

轻度疼痛:主要选用解热镇痛抗炎药(如阿司匹林、对乙酰氨基酚、布洛芬、吲哚美辛栓剂等)。

中度疼痛:选用弱阿片类药(如可待因、氨酚待因、布桂嗪、曲马多等)。

重度疼痛:选用强阿片类药(如吗啡、哌替啶、美沙酮、二氢埃托啡等)。

在用药过程中应按照 Twycross 等提出的"口服给药、按时给药、按三阶梯"原则给药。需要时可加用辅助药物,如解痉药(止针刺样痛、浅表性灼痛)、精神治疗药(抗抑郁药或抗焦虑药)等。

芬太尼(fentanyl)、舒芬太尼(sufentanil)和阿芬太尼(alfentanil)均为 4-苯氨基哌啶类镇痛药,主要作用于阿片受体,是速效、短效的强镇痛药物。由于脂溶性好,易透入中枢神经系统,镇痛作用比吗啡强,对心血管功能干扰甚少。静脉注射起效迅速,约 1 分钟起效,5 分钟左右达最大药效,药效持续时间 10 分钟~2 小时。其药理作用、不良反应、禁忌证、药物相互作用与吗啡相似,主要用于静脉复合麻醉、神经安定、镇痛麻醉和麻醉前用药,配合肌松药和机械辅助呼吸。

布桂嗪(bucinnazine)又名强痛定,镇痛作用约为吗啡的 1/3,一般注射后 10 分钟生效,维持 3~6 小时,为速效镇痛药。临床上用于偏头痛、三叉神经痛、炎症性及外伤性疼痛、关节痛、痛经、癌症引起的疼痛等。偶有恶心或头晕、困倦等,停药后即消失。我国已将本品列为麻醉药品,连续使用本品可致耐受和成瘾,故不可滥用。

曲马多(tramadol)为微弱阿片类受体激动药,主要作用于中枢神经系统,镇痛作用与喷他佐辛相当,且呼吸抑制作用弱,对胃肠道无影响,可用于中重度术后或慢性疼痛的止痛。曲马多长期应用也会产生依赖,目前我国将盐酸曲马多作为精神药品进行管制。

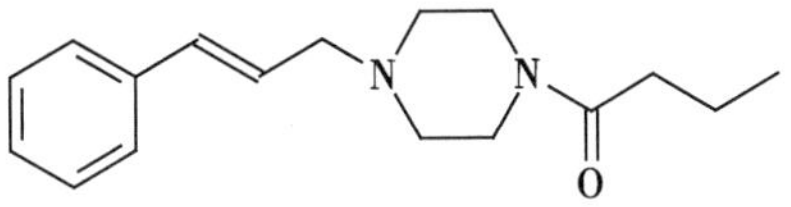

布桂嗪 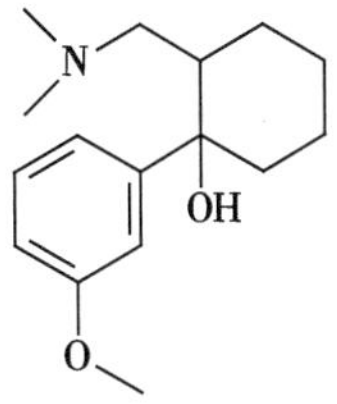　　　　　　　　　曲马多

点滴积累 ∨

1. 影响吗啡化学稳定性的结构为酚羟基,可发生氧化反应。

2. 甲醛硫酸试剂反应、三氯化铁显色反应可用于吗啡的鉴别。

3. 吗啡的主要药理作用有镇静、镇痛、镇咳、呼吸抑制、扩张血管和兴奋内脏平滑肌的作用,一般用于其他镇痛药无效时的急性锐痛和心源性哮喘的治疗,最严重的不良反应为成瘾性,死因为呼吸抑制。

4. 哌替啶的成瘾性较吗啡弱,临床上常替代吗啡,用于各种疼痛,也可与氯丙嗪、异丙嗪组成"人工冬眠合剂"。

5. 纳洛酮为阿片受体拮抗药,用于吗啡中毒的解救。 美沙酮成瘾性较小,临床上用于戒除海洛因(脱瘾疗法)。

第六节　中枢兴奋药

中枢兴奋药是一类能提高中枢神经系统功能活动的药物。临床常用药物按作用部位不同,可分为以下几类(见表2-11):

1. 主要兴奋大脑皮质的药物,如咖啡因、哌甲酯等。

2. 主要兴奋延髓呼吸中枢的药物,如尼克刹米、洛贝林等。

3. 促进大脑功能恢复的药物,如吡拉西坦、甲氯芬酯等。

表2-11　常用的中枢兴奋药

药物名称	药物结构	适应证、不良反应
咖啡因 caffeine	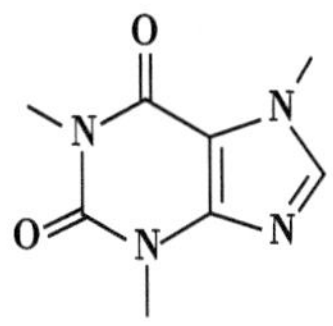	适应证:主要用于严重传染病所致的中枢性呼吸及循环衰竭;对抗药物中毒(乙醇、催眠药和抗组胺药)所引起的中枢抑制。咖啡因常与解热镇痛药配伍用于一般性头痛,与麦角胺配伍用于偏头痛 不良反应:较少,过量服用出现头痛、心悸、失眠、反射亢进、心动过速、呼吸加快,更大剂量可引起惊厥

续表

药物名称	药物结构	适应证、不良反应
哌甲酯 methylphenidate		又称利他林。适应证:主要用于巴比妥类、水合氯醛或利血平等药物中毒引起的昏睡及其他原因引起的呼吸抑制。可用于抑郁性精神病、小儿遗尿症的治疗,也可作为小儿多动症的辅助用药 不良反应:治疗量较轻,偶见神经过敏、失眠、眩晕、厌食等,大剂量可致心悸、血压升高、头痛甚至惊厥。癫痫、高血压患者禁用
吡拉西坦 piracetam		适应证:临床用于脑动脉硬化症及脑血管意外所致记忆与思维障碍等 不良反应:剂量相关反应如恶心、腹部不适、食欲缺乏、腹胀等;剂量无关反应如易激动、头晕、头痛和失眠等。孕妇、新生儿、肝肾功能不良者禁用

点滴积累 ∨

1. 咖啡因与解热镇痛药配伍可用于一般性头痛,与麦角胺配伍用于偏头痛。

2. 中枢兴奋药在临床上多用于治疗呼吸衰竭,并应根据病情积极采取相应对症处理措施。

目标检测

一、选择题

(一)单项选择题

1. "人工冬眠合剂"中含有以下哪个药物( )

    A. 苯巴比妥   B. 甲丙氨酯   C. 盐酸氯丙嗪   D. 地西泮

2. 苯巴比妥可与吡啶和硫酸铜溶液作用,生成( )

    A. 绿色络合物   B. 紫堇色络合物   C. 白色胶状沉淀   D. 氨气

3. 硫喷妥钠属哪一类药物( )

    A. 长效类(6~8 小时)   B. 中效类(4~6 小时)

    C. 短效类(2~3 小时)   D. 超短效类(0.25 小时)

4. 盐酸吗啡注射液的 pH 为( )

    A. 1~2   B. 2~3   C. 3~5   D. 6~8

5. 盐酸吗啡的氧化产物主要是( )

    A. 双吗啡   B. 可待因   C. 阿扑吗啡   D. 苯吗喃

6. 吗啡具有的手性碳个数为( )

    A. 2 个   B. 3 个   C. 4 个   D. 5 个

7. 关于盐酸吗啡,下列说法不正确的是( )

    A. 天然产物   B. 白色,有丝光的结晶或结晶性粉末

    C. 水溶液呈碱性   D. 易氧化

8. 结构上不含杂环的镇痛药是(　　)

　　A. 盐酸吗啡　　　　B. 枸橼酸芬太尼　　　C. 二氢埃托菲　　　D. 盐酸美沙酮

9. 盐酸吗啡的重排产物是(　　)

　　A. 双吗啡　　　　　B. 可待因　　　　　　C. 苯吗喃　　　　　D. 阿扑吗啡

10. 盐酸吗啡的注射剂中加入 EDTA-2Na 的主要目的是(　　)

　　A. 作为抗氧剂　　　　　　　　　　　B. 金属离子的络合剂

　　C. 缓冲剂　　　　　　　　　　　　　D. 测定含量

11. 盐酸氟西汀属于下列哪一类抗抑郁药(　　)

　　A. 去甲肾上腺素重摄取抑制剂　　　　B. 单胺氧化酶抑制药

　　C. 5-羟色胺再摄取抑制剂　　　　　　D. 5-羟色胺受体抑制剂

12. 有关氯丙嗪说法不正确的是(　　)

　　A. 氯丙嗪易被氧化的部分是吩噻嗪环

　　B. 氧化产物中有醌型化合物

　　C. 盐酸氯丙嗪的水溶液呈酸性

　　D. 盐酸氯丙嗪分子中的两个氯的反应能力都很强

13. 氯丙嗪不宜用于(　　)

　　A. 精神分裂症　　　B. 人工冬眠疗法　　　C. 顽固性呃逆　　　D. 晕动症的呕吐

14. 氯丙嗪抗精神病的作用机制是阻断(　　)

　　A. 中枢 GABA 受体

　　B. 中枢 α 肾上腺素受体

　　C. 中枢-皮质通路及中脑边缘系统多巴胺受体

　　D. 黑质纹状体系统多巴胺受体

15. 氯丙嗪过量引起低血压应选用(　　)

　　A. 多巴胺　　　　　B. 异丙肾上腺素　　　C. 去甲肾上腺素　　　D. 肾上腺素

16. 下列能增加左旋多巴疗效同时又减轻不良反应的药物是(　　)

　　A. 金刚烷胺　　　　B. 维生素 B_6　　　　C. 卡比多巴　　　　D. 溴隐亭

17. 关于左旋多巴特点的叙述哪项是错误的(　　)

　　A. 缓解肌颤效果好

　　B. 对轻症效果好

　　C. 改善肌强直效果好

　　D. 对氯丙嗪等抗精神病药引起的帕金森综合征无效

18. 吗啡急性中毒致死的主要原因是(　　)

　　A. 呼吸麻痹　　　　B. 支气管哮喘　　　C. 缩瞳呈针尖大小　　D. 血压下降

(二)多项选择题

1. 属于苯二氮䓬类的药物有(　　)

    A. 氯氮䓬   B. 苯巴比妥   C. 地西泮

    D. 氯氮平   E. 苯妥英钠

2. 下列哪些药物作用于阿片受体(　　)

    A. 哌替啶   B. 喷他佐辛   C. 氯氮平

    D. 芬太尼   E. 丙米嗪

3. 可用于治疗癫痫大发作的药物包括(　　)

    A. 丙戊酸钠   B. 苯妥英钠   C. 地西泮

    D. 乙琥胺   E. 苯巴比妥

4. 关于镇痛药的使用正确的是(　　)

    A. 由于吗啡的镇痛效果好,故为临床镇痛首选

    B. 因静脉给药吸收快,临床上首选此方式给镇痛药

    C. 轻至中度疼痛患者首选非阿片类药物

    D. 中至重度疼痛时患者应当使用强阿片类药物

    E. 非甾体抗炎药主要用于中等程度的慢性钝痛

5. 苯二氮䓬类取代巴比妥类的优点有(　　)

    A. 安全范围大

    B. 无肝药酶诱导作用

    C. 无依赖性、戒断症状

    D. 对呼吸影响较小

    E. 停药后反跳性延长快速眼动睡眠时相作用轻

6. 苯妥英钠不良反应有(　　)

    A. 胃肠道反应   B. 呼吸抑制

    C. 眩晕、头痛、共济失调   D. 皮疹、齿龈增生

    E. 巨幼细胞贫血

7. 吗啡与哌替啶的共同点有(　　)

    A. 提高胃肠平滑肌张力   B. 有成瘾性

    C. 用于人工冬眠   D. 激动阿片受体

    E. 引起直立性低血压

8. 下列属于吗啡中枢神经系统作用的是(　　)

    A. 镇痛、镇静   B. 瞳孔缩小   C. 镇咳

    D. 呼吸抑制   E. 止泻

二、简答题

1. 巴比妥类药物为什么具有酸性?

2. 地西泮的临床应用有哪些? 用药期间可能会出现哪些不良反应?

3. 吗啡为何可用于治疗心源性哮喘？能否用于治疗支气管哮喘？

三、实例分析

1. 盐酸吗啡注射剂生产过程中,一般都采取了以下措施:"调整 pH 3~5,充入氮气、加入少量焦亚硫酸钠以及 EDTA-2Na,避光密闭保存"。试分析采取调整 pH、充氮气、加焦亚硫酸钠和 EDTA-2Na,以及避光密闭措施的原因。

2. 医师给一位剧烈胆绞痛患者开下列处方,请分析是否合理,为什么？

Rp:

　　盐酸哌替啶注射液　50mg×1 支

　　用法:50mg/次,肌内注射

3. 王某,男,58 岁,近些天患者出现右侧手指震颤,且安静时症状明显,情绪紧张时加重;同时表现动作缓慢,运动减少,系鞋带、解衣扣等动作难以完成等。诊断:帕金森病。问题:①应选用何种药物治疗？②患者的日常生活应注意哪些问题？

4. 张某,男,51 岁,近一个月以来,出现入睡困难,睡眠浅,易被扰醒,睡眠时间明显减少,并且白天精神疲乏,嗜睡,体力不支,近期出现记忆力下降,反应迟钝,心慌,易怒,情绪低落。诊断:失眠症。思考:①应用哪些药物可改善患者的症状？这些药物有哪些不良反应？②除用药外还应采取哪些措施帮助患者建立正常睡眠？

（陈根林）

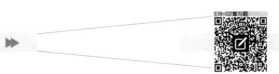

ER-02复习题

第三章

外周神经系统药物

ER-03章PPT

导学情景 ∨

情景描述：

　　患者，女性，22岁。食路边小摊不洁食物1小时后，出现腹部剧烈疼痛、腹泻、恶心、呕吐等症状。到医院就诊，诊断为急性胃肠炎。给予抗菌药，同时使用阿托品，用药2小时后，患者症状消失。

学前导语：

　　阿托品属于胆碱受体拮抗药，用于抢救感染中毒性休克、有机磷农药中毒、缓解内脏绞痛、麻醉前给药等。因此学习和掌握本章药物的基本知识，无论是对后续课程，还是对药学服务能力的养成，都具有非常重要的意义。

　　外周神经系统包括传入神经和传出神经两部分，从神经末梢向中枢传导冲动的神经称为传入神经，通常也称为感觉神经。传出神经是从中枢发出支配效应器的神经。

第一节　传出神经系统药理概论

一、传出神经系统的解剖学分类

　　传出神经系统主要由自主神经系统和运动神经系统组成。自主神经亦称为植物神经，包括交感神经和副交感神经，支配内脏活动。支配骨骼肌运动的神经称为运动神经。

二、传出神经系统的递质与受体

　　传出神经传递冲动的方式为化学传递，其物质基础是神经递质。传出神经递质有乙酰胆碱（ACh）和去甲肾上腺素（NA），传出神经按其释放的递质不同，分为胆碱能神经和去甲肾上腺素能神经。凡神经末梢能释放乙酰胆碱的神经纤维称为胆碱能神经，包括：①交感神经和副交感神经的节前纤维；②副交感神经的节后纤维；③运动神经；④极少数交感神经节后纤维，如支配汗腺及骨骼肌血管的部分神经。凡神经末梢能释放去甲肾上腺素的神经纤维称为去甲肾上腺素能神经，包括绝大多数交感神经的节后纤维。

知识链接

神经递质的发现

1921 年德国科学家 Loevi 通过离体双蛙心灌流实验,第一次证明了神经递质的存在。当刺激甲蛙心迷走神经时,甲蛙心活动减弱,将甲蛙心灌注液注入另一个去迷走神经支配的乙蛙心时,则乙蛙心活动也减弱。说明甲蛙心迷走神经兴奋时释放了某种化学物质,使乙蛙心抑制。后来证实这种物质就是乙酰胆碱。20 世纪 40 年代,又用同样的方法证明了去甲肾上腺素的存在。

传出神经系统的受体根据与之结合的递质不同分为两大类。一类是乙酰胆碱受体,包括主要分布在副交感神经节后纤维所支配的效应器细胞膜上的 M 受体和主要分布在神经节(N_1 受体)及骨骼肌终板模(N_2 受体)上的 N 受体。另一类是肾上腺素受体,又可分为 α 受体(有 α_1 及 α_2 两种亚型)和 β 受体(有 β_1 及 β_2 两种亚型)。肾上腺素能、胆碱能受体分布及其效应见表 3-1。

表 3-1 肾上腺素能、胆碱能受体分布及其效应

效应器官		交感神经纤维		副交感神经纤维	
		受体	作用	受体	作用
循环系统	窦房结	β_1	心率加快	M	心率减慢
	房室传导系统	β_1	传导加快	M	传导减慢
	心肌	β_1	收缩加强	M	收缩减慢
	血管、脑血管	α	轻度收缩		
	冠状血管	α	收缩		
		β_2	舒张(为主)		
	皮肤黏膜血管	α	收缩		
	胃肠道血管	α	收缩(为主)		
		β_2	舒张		
	骨骼肌血管	α	收缩	M	舒张
		β_2	舒张		
	外生殖器血管	α	收缩	M	舒张
呼吸器官	支气管平滑肌	β_2	舒张	M	收缩
	支气管腺体			M	分泌增多
消化器官	胃平滑肌	β_2	舒张	M	收缩
	小肠平滑肌	α_2	舒张	M	收缩
	括约肌	β_2	舒张	M	舒张
	唾液腺	α	分泌黏稠唾液	M	分泌稀薄唾液
	胃腺	α	分泌增加	M	分泌增加
泌尿生殖器官	膀胱逼尿肌	β_2	舒张	M	收缩
	括约肌	α	收缩	M	松弛
	妊娠子宫	α	收缩	M	舒张
	未孕子宫	β_2	舒张		

效应器官		交感神经纤维		副交感神经纤维	
		受体	作用	受体	作用
眼	瞳孔开大肌	α	收缩(瞳孔开大)		
	瞳孔括约肌			M	收缩(瞳孔缩小)
皮肤	竖毛肌	α	收缩(竖毛)		
	汗腺	α	手心脚心分泌	M	全身分泌(交感)
代谢	胰岛	α	分泌胰岛素减少	M	分泌增加
		β	胰高血糖素增加		
	肝	α	肝糖原分解增加		

乙酰胆碱的生物合成主要在胆碱能神经末梢,合成后转移到囊泡中储存。当神经冲动到达神经末梢时,囊泡中的乙酰胆碱释放到突触间隙,与突触后膜上的胆碱受体结合产生效应。在发挥作用的同时,在数毫秒内即被突触间隙内的胆碱酯酶水解生成乙酸和胆碱而失活。(图 3-1)

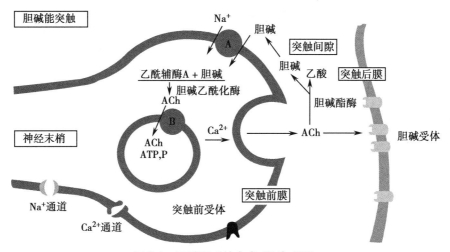

图 3-1 乙酰胆碱的合成、释放、消除

去甲肾上腺素的生物合成主要是在去甲肾上腺素能神经末梢内。当神经冲动到达神经末梢时,去甲肾上腺素释放到突触间隙,与突触后膜上的肾上腺素受体结合产生生物效应。与乙酰胆碱不同的是,去甲肾上腺素作用消失的主要方式是被突触前膜再摄取进入神经末梢内,75%~95%去甲肾上腺素被再摄取后进入囊泡内储存,供下次释放。小部分未被再摄取的去甲肾上腺素可被单胺氧化酶(MAO)和儿茶酚氧位甲基转移酶(COMT)破坏失活。

▶▶ 课堂活动

结合所学递质受体相关知识,请同学们思考:人体内胆碱酯酶活性受到抑制将会产生什么结果?

三、传出神经系统药物作用方式与分类

(一)传出神经系统药物作用方式

1. 直接作用于受体 药物直接与受体结合而产生药理作用。如受体激动药可直接与受体结

合,并激动受体;而受体拮抗药也可与受体结合,但不产生激动效应,且可阻断递质或激动药与受体结合。

2. 影响神经递质代谢 药物通过影响传出神经递质的合成、转化、贮存或释放,产生拟似或拮抗递质的作用,称为该递质的拟似药或拮抗药。

（二）传出神经系统药物分类

作用于传出神经系统的药物,根据其对受体的影响及产生的相应药理作用分为以下四类:拟胆碱药,抗胆碱药,拟肾上腺素药,抗肾上腺素药(表3-2)。

表3-2　传出神经系统药物分类及代表药物

拟胆碱药	抗胆碱药
1. 胆碱受体激动药	1. 胆碱受体拮抗药
（1）M、N 受体激动药（乙酰胆碱）	（1）M 受体拮抗药（阿托品）
（2）M 受体激动药（毛果芸香碱）	（2）M_1 受体拮抗药（哌仑西平）
（3）N 受体激动药	（3）N_1 受体拮抗药（美卡拉明）
2. 胆碱酯酶抑制药（新斯的明、有机磷农药）	（4）N_2 受体拮抗药（筒箭毒碱）
	2. 胆碱酯酶复活药（解磷定）
拟肾上腺素药	**抗肾上腺素药**
α、β 受体激动药（肾上腺素）	α、β 受体拮抗药（拉贝洛尔）
（1）α 受体激动药（去甲肾上腺素）	（1）α 受体拮抗药（酚妥拉明）
（2）β 受体激动药（异丙肾上腺素）	（2）α_1 受体拮抗药（哌唑嗪）
（3）β_1 受体激动药（多巴酚丁胺）	（3）β 受体拮抗药（普萘洛尔）
（4）β_2 受体激动药（沙丁胺醇）	（4）β_1 受体拮抗药（阿替洛尔）

点滴积累 ∨

1. 支配内脏活动的传出神经称为自主神经或植物神经,可分为交感神经和副交感神经,通常分布于相同器官起平衡调节作用。

2. 自主神经中,末梢释放乙酰胆碱的神经纤维称为胆碱能神经,包括交感神经和副交感神经的节前纤维、副交感神经的节后纤维以及极少数交感神经节后纤维;末梢释放去甲肾上腺素的神经纤维称为肾上腺素能神经,包括绝大多数交感神经的节后纤维。

3. 自主神经受体可分为乙酰胆碱受体（M 受体和 N_1 受体）和肾上腺素受体（α_1、α_2 受体和 β_1、β_2 受体）两大类。

4. 传出神经系统药物可分为拟胆碱药、抗胆碱药、拟肾上腺素药和抗肾上腺素药。

第二节　拟胆碱药

根据作用机制的不同,临床使用的拟胆碱药可分为直接激动胆碱受体的拟胆碱药和作用于胆碱酯酶的胆碱酯酶抑制药。

一、胆碱受体激动药

知识链接

青　光　眼

青光眼由于眼压增高而引起视盘凹陷、视野缺损，最终可以导致失明的严重眼病。眼压增高的主要原因是房水循环的动态平衡受到破坏。青光眼的种类主要有四种：先天性青光眼、原发性青光眼、继发性青光眼、混合型青光眼。各种类型的青光眼的临床表现及特点各不相同，应做到早发现、早治疗。

乙酰胆碱是M和N受体激动药，但因分子内有酯键，性质不稳定，在体内极易水解，且其作用专属性不强，故无临床实用价值。

从植物中提取分离得到的一些生物碱，如毛果芸香碱、毒蕈碱和槟榔碱等，它们的结构虽与乙酰胆碱有较大差别，但都具有拟胆碱作用。

毛果芸香碱 Pilocarpine

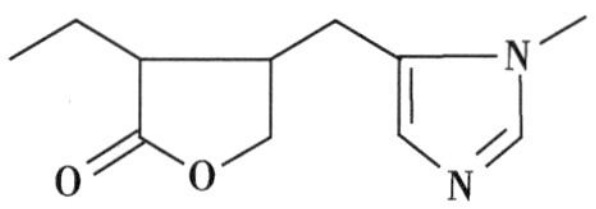

化学名　4-[(1-甲基-1*H*咪唑-5-基)甲基]-3乙基二氢呋喃酮-2(3*H*)-呋喃酮。

无色针状结晶，易溶于水、乙醇和氯仿及乙醚，几乎不溶于石油醚。mp. 34℃。药用其硝酸盐。硝酸毛果芸香碱为无色结晶或白色结晶性粉末，在水中易溶，在乙醇中微溶，在氯仿或乙醚中不溶。mp. 174~178℃，熔融时同时分解。

【化学稳定性】本药分子结构中五元内酯环上有两个顺式构型的取代基，空间位阻排斥力较大，加热或碱中温热，可迅速发生差向异构化生成无活性的异毛果芸香碱。结构中的内酯在NaOH溶液中，可被水解生成无活性的毛果芸香酸钠。滴眼剂调节pH应为4.0~6.0。

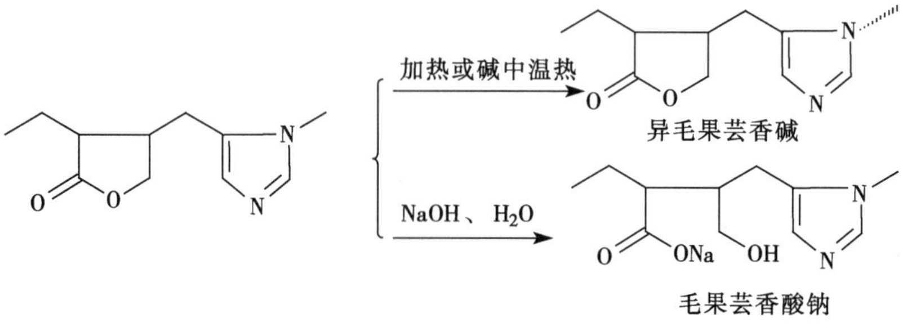

【药理作用】选择性直接激动M胆碱受体。①引起缩瞳，眼压下降，并有调节痉挛作用。②增加外分泌腺分泌。③引起肠道、支气管、膀胱、尿道及胆道等平滑肌兴奋、肌张力增加。

【适应证】主要用于闭角型青光眼以及虹膜炎的治疗，也可以用于唾液腺功能减退症。

【不良反应】 瞳孔缩小,视力下降(暂时性近视)等,过量吸收可致全身性中毒反应,如出汗、流涎、恶心、呕吐等。

【制剂及规格】 滴眼液:1%;2%。片剂:每片5mg。注射液:每支10mg(1ml)。

通过对乙酰胆碱进行必要的结构改造以增加其稳定性,获得了醋甲胆碱、氯贝胆碱等药物。

氯贝胆碱(bethanechol chloride) 用于手术后腹气胀、尿潴留及其他原因所致的胃肠道或膀胱功能异常。使用过量引起出汗、呕吐、哮喘发作,甚至发生心肌缺氧、心跳暂停等。

醋甲胆碱(methacholine) 主要用于房性心动过速,但非首选,可于其他治疗无效时再用。也可用于外周血管痉挛性疾病及血栓闭塞性脉管炎。不良反应参见氯贝胆碱。

卡巴胆碱(carbachol) 主要用于青光眼,用于毛果芸香碱无效或不能耐受者。有视物模糊、眼部烧灼感、头痛等不良反应。

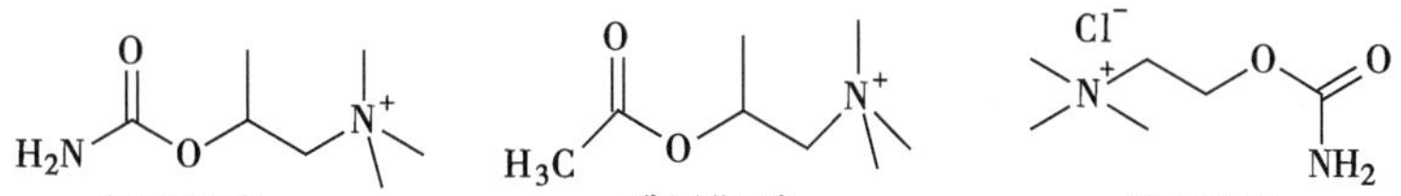

氯贝胆碱　　醋甲胆碱　　卡巴胆碱

二、抗胆碱酯酶药

抗胆碱酯酶药(胆碱酯酶抑制药)能与胆碱酯酶结合,使胆碱酯酶活性降低或丧失,从而失去水解乙酰胆碱的能力,使乙酰胆碱在体内蓄积,产生拟胆碱作用。根据它们与胆碱酯酶结合力的不同,可分为易逆性胆碱酯酶抑制药和难逆性胆碱酯酶抑制药。

(一)易逆性胆碱酯酶抑制药

知识链接

重症肌无力

重症肌无力是神经肌肉接头处信息传递障碍性疾病,是一种自身免疫性疾病,由于体内产生了ACh受体抗体,侵犯和破坏骨骼肌运动终板上的N_M胆碱受体,使受体数目大量减少,由此造成神经肌肉间信息传递功能障碍,横纹肌收缩无力。患者表现为受累的骨骼肌极易疲劳,如上睑下垂,肢体无力,咀嚼及吞咽困难,严重者可致呼吸困难。

溴新斯的明 Neostigmine Bromide

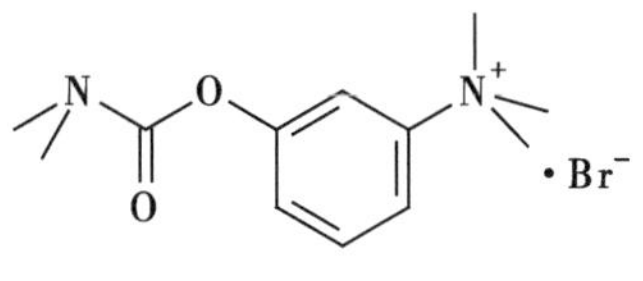

化学名 溴化-N,N,N-三甲基-3-[(二甲氨基)甲酰氧基]苯胺。

白色结晶性粉末;无臭,味苦。极易溶解于水,易溶于乙醇或氯仿,几乎不溶于乙醚。mp.171~176℃,熔融时同时分解。

【化学稳定性】 本药属季铵型生物碱,碱性较强,与一元酸可形成稳定的盐。

本品分子中氨基甲酸酯结构在温和条件下较稳定,但在氢氧化钠溶液中加热,可水解为间二甲胺基酚钠,与重氮苯磺酸反应生成红色的偶氮化合物。

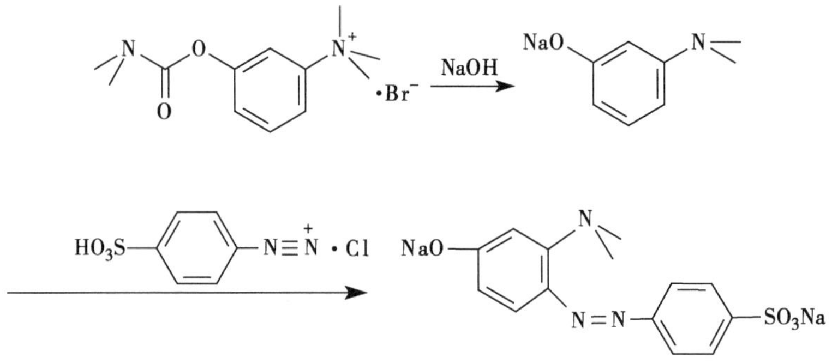

【药物鉴别】 本品的水溶液显溴化物的鉴别反应。

【药理作用】 对骨骼肌有强大的兴奋作用。通过抑制胆碱酯酶活性,使乙酰胆碱水解减少;促进运动神经末梢释放乙酰胆碱及直接激动骨骼肌运动终板上的 N_2 受体而产生作用。还有抑制心脏;收缩胃肠道和膀胱平滑肌作用。

【适应证】 用于治疗重症肌无力;用于治疗阵发性室上性心动过速;用于术后腹胀和尿潴留。

【不良反应】 恶心、呕吐、腹痛、腹泻、流涎、肌肉震颤、心动过缓等。机械性肠梗阻、尿路梗阻者禁用,支气管哮喘者慎用。

【制剂及规格】 片剂:每片 15mg。注射液:每支 0.5mg(1ml);1mg(2ml)。

胆碱酯酶抑制药可减慢酯类局麻药及琥珀胆碱的代谢灭活,导致后两者出现毒性反应。氨基糖苷类抗生素、多黏菌素、利多卡因等药可阻滞神经肌肉接头,使骨骼肌张力减弱,导致胆碱酯酶抑制药作用降低,临床应避免上述药物合用。

与溴新斯的明类似的药物还有溴吡斯的明(pyridostigmine bromide)、苄吡溴铵(benzpyrinium bromide)等。

溴吡斯的明临床上主要用于重症肌无力,不良反应与新斯的明相似,但 M 胆碱受体效应较弱。

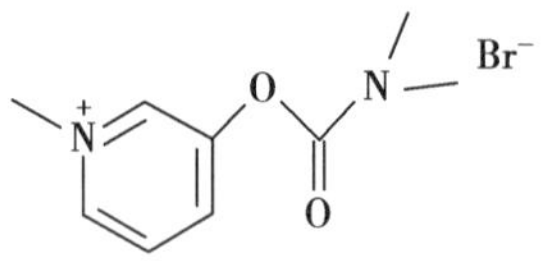

溴吡斯的明

(二)难逆性胆碱酯酶抑制药——有机磷酸酯类农药及其解毒剂

有机磷酸酯类农药通过共价键与胆碱酯酶活性中心结合,形成的复合物难以水解从而使酶的活性不能恢复,因此称为难逆性抗胆碱酯酶药。对人畜有剧毒,无临床应用价值,常作为农业杀虫剂。包括敌敌畏、敌百虫(美曲膦酯)、乐果、甲胺磷、对硫磷(1605)、内吸磷(1059)、甲拌磷(3911)、马拉硫磷等。有些则用作战争毒气,如沙林、塔朋、梭曼等。

有机磷酸酯类农药中毒的表现:①M 样症状:瞳孔缩小、流涎、出汗、肺部湿啰音、呼吸困难、大小便失禁、恶心、呕吐、腹痛、腹泻、心动过缓等。②N 样症状:血压升高、心动过速、肌肉震颤等。③中枢症状:先兴奋后抑制,烦躁不安、谵妄、幻觉、昏迷、呼吸抑制等,严重者导致死亡。

有机磷酸酯类农药中毒的解救原则包括:①迅速清除毒物,如催吐、洗胃、导泻,以及吸氧、利尿、输液等对症支持治疗。洗胃液可用清水、生理盐水、肥皂水、碳酸氢钠溶液、高锰酸钾溶液等。但对硫磷(1605)中毒时不宜选用高锰酸钾洗胃,因对硫磷可被氧化成毒性更高的对氧磷。美曲膦酯中毒不宜选用碳酸氢钠洗胃,因可形成毒性更高的敌敌畏。导泻可用甘露醇、硫酸钠等。②尽快使用解毒药物,有机磷酸酯类农药中毒的特效解救药有两类:一类是胆碱酯酶复活药,如碘解磷定、氯解磷定。能恢复胆碱酯酶活性,消除 N 样及中枢症状。另一类是 M 受体拮抗药如阿托品等,可阻断 M 受体,消除 M 样症状(见第三节)。

▶▶ **课堂活动**

患者,男。 服用敌敌畏约 100ml 后急诊入院。 入院检查:患者全身大汗,流涎,呕吐,尿失禁,瞳孔约 2.5mm,血压 90/50mmHg,心率 100 次/分,全身肌肉颤动,意识不清,呼吸浅慢。 临床诊断为急性有机磷中毒。

提问: 1. 有机磷中毒机制是什么? 为何出现上述症状?

2. 阿托品和氯解磷定解救的机制是什么?

氯解磷定(pralidoxime chloride)作用较碘解磷定强,水溶性高,溶液稳定。既可静脉注射,也可肌内注射,给药方便。不良反应少,有恶心、呕吐、心动过速等。注射速度过快可出现眩晕、视物模糊、动作不协调等。剂量过大可抑制胆碱酯酶,引起神经肌肉接头阻滞,甚至导致呼吸抑制。

氯解磷定

▶▶ **边学边练**

完成"实验 3 有机磷农药中毒及解救"的操作和训练,学会观察有机磷农药中毒的表现,熟练掌握阿托品、解磷定对有机磷农药中毒的解救方法。

点滴积累 ▽

1. 拟胆碱药分为胆碱受体激动药(代表药物:毛果芸香碱)和抗胆碱酯酶药(代表药物:新斯的明)。

2. 毛果芸香碱分子结构中五元内酯环在加热或碱中温热,可迅速发生差向异构化或水解反应。 溴新斯的明分子中氨基甲酸酯结构在氢氧化钠溶液中加热可水解为间二甲胺基酚钠,与重氮苯磺酸反应生成红色的偶氮化合物。

3. 有机磷农药中毒的机制是难逆性抑制胆碱酯酶。 解救药物有 M 受体拮抗药阿托品和胆碱酯酶复活药氯解磷定、碘解磷定。 治疗原则是尽早用、反复用、联合用。 应用时应防止过量而造成对胆碱酯酶的抑制。

第三节　抗胆碱药

抗胆碱药能与胆碱受体结合,抑制乙酰胆碱或胆碱受体激动药与胆碱受体结合,从而产生抗胆碱作用。按其对受体选择性不同,可分为 M 受体拮抗药和 N 受体拮抗药。

一、M 受体拮抗药

本类药物可选择性地阻断乙酰胆碱与 M 受体的结合,从而竞争性地拮抗乙酰胆碱及各种拟胆碱药的 M 样作用。具有松弛内脏平滑肌、解除痉挛、抑制腺体分泌、扩大瞳孔、加快心率等作用。临床上主要用于内脏平滑肌痉挛引起的疼痛,如胃肠绞痛和肾绞痛等。

知识链接

急 性 肠 炎

急性肠炎是由细菌及病毒等微生物感染所引起的人体疾病,是常见病、多发病。其表现主要为腹痛、腹泻、恶心、呕吐、发热等,严重者可致脱水、电解质紊乱、休克等。临床上与急性胃炎同时发病者,又称为急性胃肠炎。本病多发于夏秋季节。

颠茄生物碱类(也称托烷类生物碱)是最早应用于临床的抗胆碱药,其中供药用的主要有阿托品、山莨菪碱、东莨菪碱等。它们均为二环氨基醇(也称莨菪醇)和有机酸(莨菪酸)组成的酯。

在分析阿托品结构的基础上,又合成了许多作用专属性较强的药物,如后马托品、贝那替秦、溴丙胺太林等。

（一）颠茄生物碱类

硫酸阿托品 Atropine Sulphate

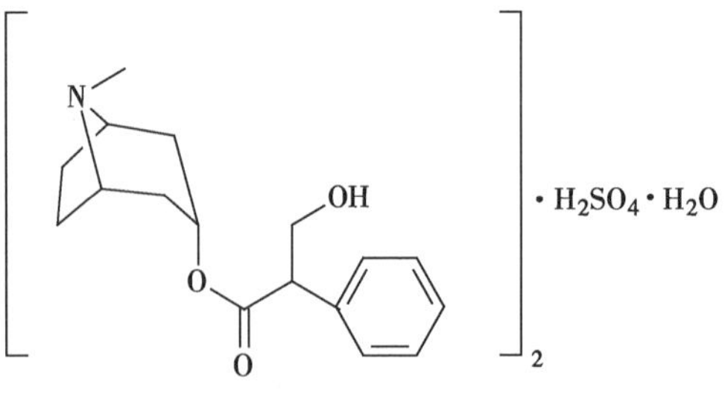

化学名　（±）-α-(羟甲基)苯乙酸-8-甲基-8-氮杂双环[3,2,1]-3-辛醇酯硫酸盐一水合物。

无色结晶或白色结晶性粉末,无臭,味苦。mp.190~194℃,熔融时同时分解。极易溶于水,易溶于乙醇,不溶于乙醚或氯仿。

【化学稳定性】本药为 2 分子具有碱性的阿托品与 1 分子硫酸生成的中性盐,水溶液为中性。

本药分子中酯键具有水解性,在弱酸性及中性条件较稳定,pH 3.5~4 时最稳定,在碱性及强酸性条件下易水解。故生产注射剂时,应注意调节 pH,同时加入适量氯化钠作稳定剂。使用中性硬质玻璃,并注意灭菌温度与时间的控制。

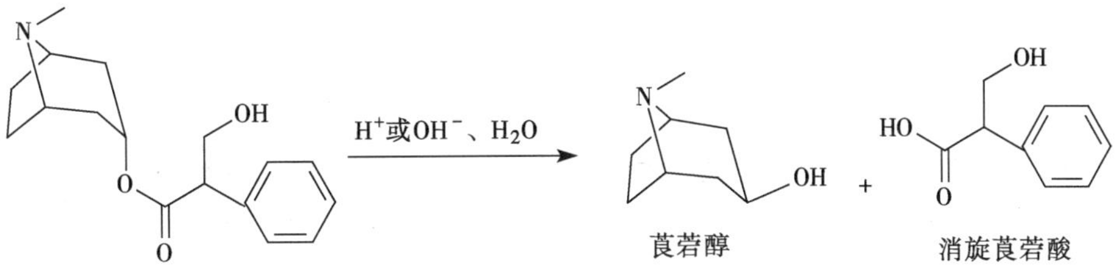

莨菪醇   消旋莨菪酸

【药物鉴别】 本品分子中具有莨菪酸结构,可发生维塔利(Vitali)反应。取本品与发烟硝酸共热,可生成黄色三硝基衍生物,放冷,再加入乙醇及固体氢氧化钾少许,即生成深紫色的醌型化合物,放置后颜色渐消失。

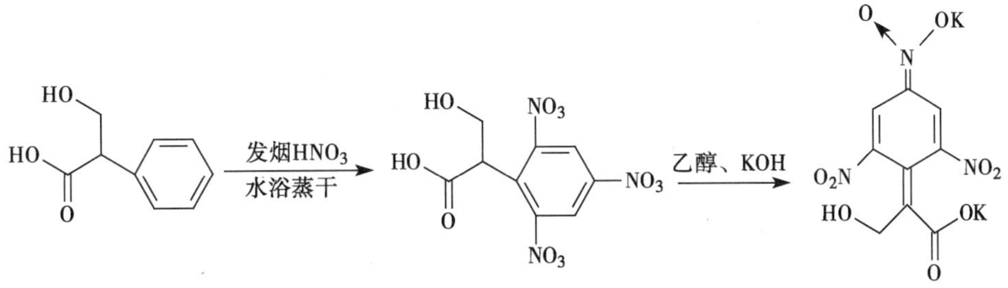

三硝基衍生物(黄色)   醌式化合物(深紫色)

本品与硫酸及重铬酸钾反应,水解生成的莨菪酸还可以被 $K_2Cr_2O_7$ 氧化为苯甲醛,有苦杏仁味,特臭。

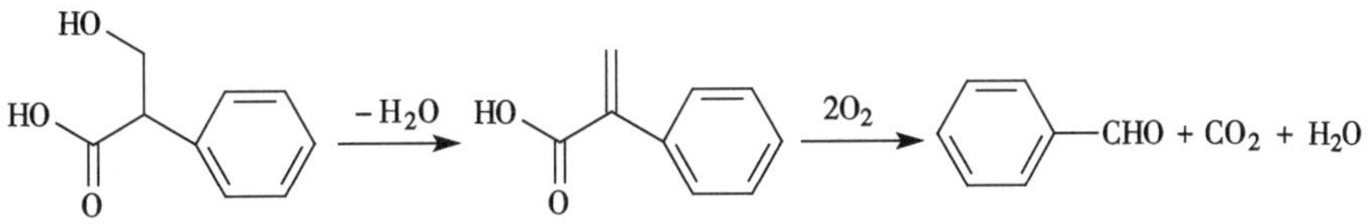

本品具有叔胺结构,能与多种生物碱沉淀剂发生沉淀反应。

【药理作用】 阿托品能松弛内脏平滑肌;抑制唾液腺、汗腺、泪腺、支气管腺体等腺体分泌;阿托品能扩大瞳孔、升高眼压和调节麻痹;能解除迷走神经对心脏的抑制,使心率加快;大剂量阿托品可使血管扩张,改善微循环。

【适应证】 临床用于缓解胃肠绞痛,改善膀胱刺激症状(如尿频、尿急);用于全身麻醉前给药;用于检查眼底、儿童验光或与缩瞳药交替使用以预防虹膜炎引起的粘连;用于对抗迷走神经过度兴奋所致的窦性心动过缓、房室传导阻滞等缓慢型心律失常;用于感染中毒性休克;阿托品还可用于解救有机磷酸酯类农药中毒以及毒蕈中毒。

【不良反应】 治疗量常见副作用有口干、视近物模糊、皮肤干燥、潮红、心悸、体温升高、排尿困难、便秘等,停药后可逐渐消失;大剂量可出现不同程度的中枢兴奋症状,如多语、焦躁不安、谵妄等;中毒剂量(超过 10mg)常引起幻觉、运动失调、定向障碍和惊厥等,严重者可由兴奋转入抑制,出现昏迷和呼吸抑制,甚至呼吸衰竭。慎用于老年人及心动过速者,禁用于青光眼或有眼压升高倾向及前列腺肥大患者。点眼时应压迫内眦,防止经鼻泪管吸收中毒。

【制剂及规格】 片剂：每片 0.3mg。注射剂：每支 0.5mg（1ml）；1mg（2ml）；5mg（1ml）。滴眼剂：1%。

其他颠茄生物碱类 M 胆碱受体拮抗药见表 3-3。

表 3-3　其他颠茄生物碱类 M 胆碱受体拮抗药

药物名称	药物结构	适应证及不良反应
东莨菪碱 scopolamine		适应证：用于全身麻醉前给药、晕动病、妊娠呕吐及放射病呕吐、帕金森病、狂躁性精神病、有机磷农药中毒等 不良反应：常有口干、眩晕、严重时瞳孔散大、皮肤潮红、心率加快、兴奋、烦躁、谵语、惊厥。青光眼及前列腺肥大患者禁用
山莨菪碱 anisodamine		适应证：中毒性休克如暴发型流行性脑脊髓膜炎、中毒性痢疾等（需与抗菌药物合用）；血管性疾患如脑血栓、脑血管痉挛、血管神经性头痛等；平滑肌痉挛如胃、十二指肠溃疡、胆道痉挛等；眼底疾患如中心性视网膜炎、视网膜色素变性、视网膜动脉血栓等 不良反应：一般有口干、面红、轻度扩瞳、视近物模糊等。脑出血急性期及青光眼患者禁用
樟柳碱 anisodine		适应证：治疗血管性头痛、视网膜血管痉挛、缺血性视神经病变、帕金森病、支气管哮喘、晕动病、有机磷农药中毒等 不良反应：口干、头昏、视物模糊等。严重心力衰竭及心律失常者慎用，出血性疾病、脑出血急性期及青光眼患者禁用

构效关系研究表明，分子结构中莨菪醇 6,7 位有氧桥存在时，可增加分子的亲脂性，使中枢作用增强，而当 6 位只有羟基存在时，则增加分子的亲水性，使中枢作用减弱。因此，东莨菪碱中枢作用最强，山莨菪碱中枢作用最弱。

治疗虹膜炎时，与缩瞳药交替应用防止虹膜与晶状体粘连。治疗胆绞痛、肾绞痛时疗效较差，常与镇痛药哌替啶等合用，以增强疗效。

（二）合成类

合成类 M 受体拮抗药见表 3-4。

表 3-4　合成类 M 受体拮抗药

药物名称	药物结构	适应证及不良反应
后马托品 homatropine		适应证：适合于一般的眼科检查。其散大瞳孔的作用起效快且作用较阿托品温和，用后瞳孔恢复也较快 不良反应：滴眼时按住内眦部，以免进入鼻腔吸收中毒。青光眼及泌尿系统患者禁用

药物名称	药物结构	适应证及不良反应
丙环定 procyclidine	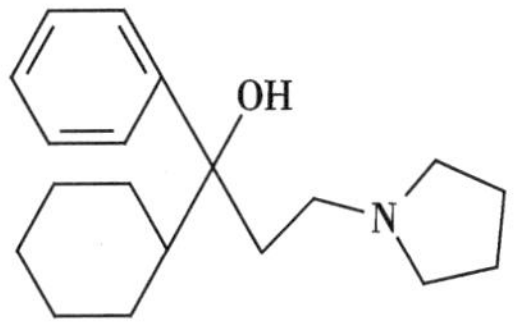	适应证:用于帕金森病 不良反应:常见有口干、便秘、尿潴留、瞳孔散大、视物模糊等。老年患者较敏感,青光眼、心动过速、尿潴留患者禁用
哌仑西平 pirenzepine	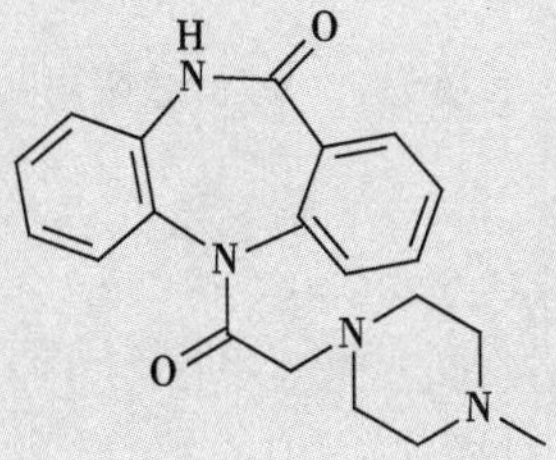	适应证:主要适用于治疗胃和十二指肠溃疡 不良反应:有轻度口干、眼睛干燥及视力调节障碍等轻微副作用,停药后症状即消失。妊娠期禁用,青光眼和前列腺肥大患者禁用
格隆溴铵 glycopyrronium bromide	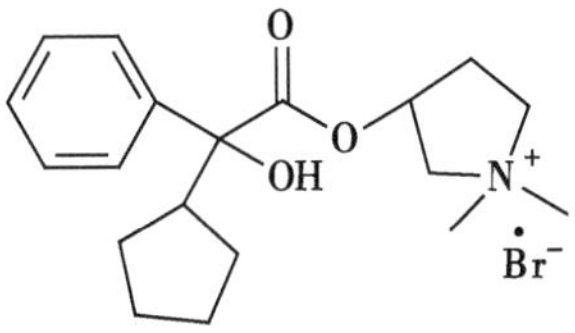	适应证:适用于胃及十二指肠溃疡、慢性胃炎、胃液分泌过多等症 不良反应:不良反应与阿托品相似。幽门梗阻、青光眼或前列腺肥大患者禁用
异丙托溴铵 ipratropium bromide	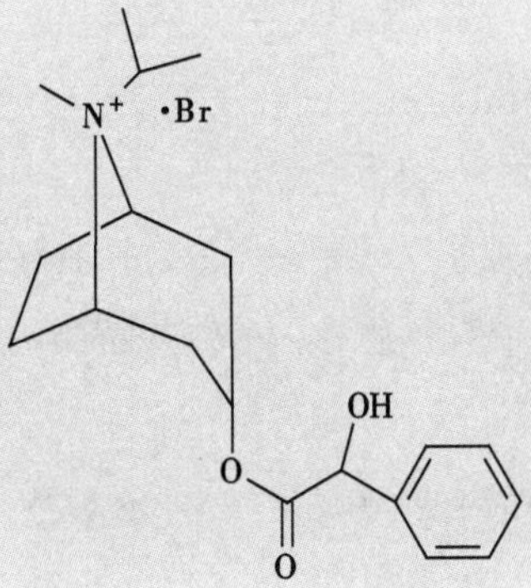	适应证:选择性阻断支气管平滑肌 M_3 受体,拮抗乙酰胆碱的支气管平滑肌痉挛作用而平喘。主要用于支气管哮喘、喘息型慢性支气管炎,尤其适用于合并心血管疾病、对糖皮质激素疗效差及禁用 β 受体激动药的患者 不良反应:少数患者吸药后有口苦或口干、鼻干等症
溴丙胺太林 propantheline bromide	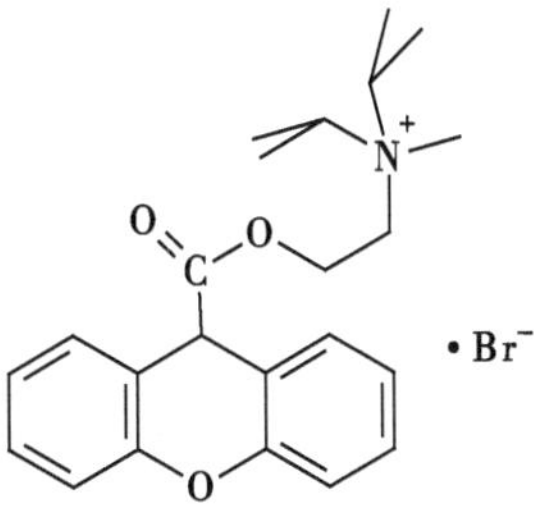	适应证:松弛胃肠平滑肌和抑制胃酸分泌的作用强而持久,主要用于治疗胃及十二指肠溃疡和胃肠绞痛 不良反应:与阿托品相似,但较轻

二、N 受体拮抗药

N 受体拮抗药包括 N_1 受体拮抗药和 N_2 受体拮抗药。N_1 受体拮抗药是神经节阻断药,能与神经节 N_1 受体结合,竞争性阻断乙酰胆碱对 N_1 受体的作用,使血压下降,曾用于治疗高血压,但因不良反应多,现已基本淘汰。N_2 受体拮抗药又称骨骼肌松弛药,简称肌松药,阻断神经肌肉接头的 N_2 胆碱受体,妨碍神经冲动的传递,使骨骼肌松弛,便于在较浅的麻醉下进行外科手术。根据骨骼肌松弛药作用方式的不同,可分为去极化型肌松药(如氯化琥珀胆碱)和非去极化型肌松药(如氯化筒箭毒碱)。去极化型肌松药可与运动终板膜上的 N_2 受体结合,致使该部位细胞膜较持久的去极化,继而出现神经传递功能障碍;非去极化型肌松药能与运动终板膜上 N_2 受体结合,竞争性阻断乙酰胆碱与 N_2 受体结合,使骨骼肌松弛,故又称为竞争性肌松药。

　　氯化筒箭毒碱(tubocurarine chloride)临床主要作为麻醉辅助药,用于胸腹部手术和气管插管等。不良反应较多,可引起血压短时下降,心率减慢,大剂量可引起呼吸肌麻痹。

　　氯化琥珀胆碱(suxamethonium chloride)静脉注射适用于一些短时的操作,如气管内插管、气管镜、食管镜、胃镜。静脉滴注适用于较长时间手术的肌松需要。肌束颤动可致肌梭受损,部分患者出现肌肉痛,也可使眼压升高、胃内压升高、血钾升高,剂量过大、滴注过快可出现呼吸肌麻痹。

氯化琥珀胆碱

　　其他合成类的骨骼肌松弛药还有泮库溴铵、苯磺阿曲库铵等。泮库溴铵具有起效快、维持时间长的特点,治疗量无神经节阻断和组胺释放作用。苯磺阿曲库铵起效快,维持时间短,不良反应比筒箭毒碱小。

点滴积累 ∨

1. 抗胆碱药分为 M 受体拮抗药和 N 受体拮抗药。
2. M 受体拮抗药的代表药物阿托品能松弛内脏平滑肌、抑制腺体分泌、扩瞳、升高眼压、调节麻痹、加快心率和扩张血管。 禁用于青光眼或有眼压升高倾向及前列腺肥大患者。
3. 阿托品分子中酯键具有水解性, 最稳定的 pH 是 3.5～4, 在碱性及强酸性条件下易水解。本品分子中具有莨菪酸结构, 可发生维塔利（Vitali）反应。 莨菪酸还可以被 $K_2Cr_2O_7$ 氧化为苯甲醛。
4. N_2 受体拮抗药又称骨骼肌松弛药, 主要用于麻醉辅助用药。

第四节　拟肾上腺素药

　　拟肾上腺素药又称肾上腺素受体激动药,是指一类使肾上腺素受体兴奋,产生肾上腺素样作用的药物。因其作用与交感神经兴奋时的效应相似,在化学结构上又均为胺类,部分药物又有儿茶酚结构,故亦称拟交感胺或儿茶酚胺类药物。

　　拟肾上腺素药根据对受体的选择性,分为 α、β 受体激动药,如肾上腺素;α 受体激动药,如去甲肾上腺素;以及 β 受体激动药,如异丙肾上腺素三大类。α 受体激动药临床用于升高血压和抗休克,以及局部止血、减轻鼻塞等;β 受体激动药临床用于强心、治疗支气管哮喘等。

　　构效关系研究表明:苯环上羟基可显著增强拟肾上腺素作用,如肾上腺素、去甲肾上腺素等都具有儿茶酚的结构,活性较大,但容易被儿茶酚氧位甲基转移酶(COMT)灭活,常常不能口服,而且作用时间短暂。将儿茶酚型药物的两个羟基改变为 3,5-二羟基,或保留 4-位羟基而将 3-位羟基改为羟甲基或氯原子等,由于不易被代谢灭活而口服有效,如特布他林、克仑特罗、马布特罗等均是口服有效且对 β_2 受体选择性较强的平喘药。当苯环上无羟基时,作用减弱,但稳定性增加,作用时间延长,如麻黄碱的作用强度为肾上腺素的 1/100,但作用时间延长 7 倍。氨基上取代基的大小与受体的选择性有密切关系。在一定范围内,取代基越大,对 β 受体的选择性越大,对 α 受体的亲和力就越小。例如去甲肾上腺素氨基末端的氢被甲基取代,则为肾上腺素,可增加对 β_1 受体的活性;被异丙基取代则为异丙肾上腺素,主要是 β 受体激动药;当被叔丁基取代后,如沙丁胺醇、克仑特罗等,则对 β_2 受体有高度选择性,为 β_2 受体激动药。

药物化学结构与所作用受体之间的关系见表 3-5。

表 3-5 药物化学结构与所作用受体之间的关系

药物名称	R_1	R_2	R_3	X	受体选择性
去甲肾上腺素	—OH	—H	—H	3′—OH,4′—OH	α
去氧肾上腺素	—OH	—H	—CH₃	3′—OH	α
间羟胺	—OH	—CH₃	—H	3′—OH	α
肾上腺素	—OH	—H	—CH₃	3′—OH,4′—OH	α、β
多巴胺	—H	—H	—H	3′—OH,4′—OH	α、β
麻黄碱	—OH	—CH₃	—CH₃		α、β
异丙肾上腺素	—OH	—H	—CH(CH₃)₂	3′—OH,4′—OH	β
多巴酚丁胺	—H	—H	—CHCH₂CH₂—〈 〉—OH / CH₃	3′—OH,4′—OH	β_1
沙丁胺醇	—OH	—H	—C(CH₃)₃	3′—CH₂OH,4′—OH	β_2
沙美特罗	—OH	—H		3′—CH₂OH,4—OH	β_2
特布他林	—OH	—H	—C(CH₃)₃	3′,5′—diOH	β_2
克仑特罗	—OH	—H	—C(CH₃)₃	3′,5′—diCl,4′—NH₂	β_2

案例分析

案例:有些不法养殖户,为增加猪肉的瘦肉率,在猪饲料中添加了一种药物"瘦肉精",但这种药物添加过多不仅对猪和猪肉有影响,残留的药品对人体也有一定的损害,尤其对于心血管系统,会出现心慌、心律失常等。这些不法养殖户受到了有关部门的查处。

分析："瘦肉精"学名盐酸克伦特罗,与沙丁胺醇同属于 β_2 受体激动药,作用较沙丁胺醇强 100 倍,在临床上用于治疗支气管哮喘,每次用量 $20\mu g$ 左右,由于长期不合理使用可对患者心肺功能产生严重影响,已经停止其片剂在我国的使用。不良反应与沙丁胺醇相似。盐酸克伦特罗属于中度蓄积性药物,大量试验已证明盐酸克伦特罗在动物体内的残留主要集中在眼睛、毛发、肺、肝、肾及肌肉和脂肪组织。人食用了大量残留药物的猪肉或内脏后可能出现心悸,面颈、四肢肌肉颤动,手抖甚至不能站立,头晕,乏力。原有心律失常的患者更容易发生心动过速、室性期前收缩、心电图示 S-T 段压低与 T 波倒置等。

肾上腺素 Adrenaline

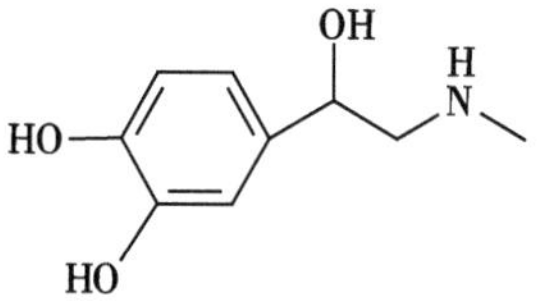

化学名　(R)-4-[2-(甲氨基)-1-羟基乙基]-1,2-苯二酚。

白色或类白色结晶性粉末;无臭,味苦;mp. 206~212℃;在水中极微溶解,在乙醇、氯仿、乙醚、脂肪油或挥发油中不溶,易溶于硫酸或氢氧化钠溶液。分子中有 1 个手性碳原子,具有两种光学异构体,$R(-)$异构体比 $S(+)$异构体活性强,药用品为左旋体,比旋度为 $-50.0°\sim-53.5°$。

【化学稳定性】本药分子中具有显酸性的酚羟基,还具有显碱性的仲胺结构,故可溶于稀酸与稀碱液中,但不溶于氨试液与碳酸钠试液中。临床常用其盐酸盐生产注射剂。

本药具有邻二酚羟基,具有还原性,在中性或碱性水溶液中,经空气、日光、热及微量金属离子等作用下极易氧化生成红色的肾上腺素红,进一步聚合成棕色多聚物,因其极易变质,临床应用只有其盐酸盐注射剂。

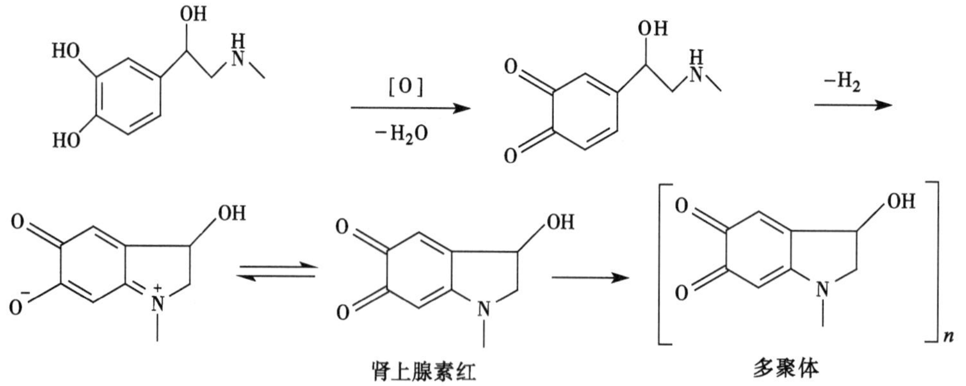

肾上腺素红　　　多聚体

本药水溶液加热、放置,可发生消旋化反应,使效价降低,当 pH<4 时,消旋化速度较快,故 pH 对其效价影响较大。

【药物鉴别】本品具有儿茶酚的结构,加盐酸溶液溶解后加三氯化铁试液 1 滴,即显翠绿色;再加氨试液 1 滴,即变紫色,最后变成紫红色。

本品加盐酸溶解后加过氧化氢试液适量,煮沸,即氧化显血红色。

本品在 pH=3.5 的条件下,可被碘液氧化为红色的肾上腺素红。

【药理作用】肾上腺素小剂量以兴奋 β 受体为主,大剂量 α 受体作用占优势。肾上腺素通过激动 $β_1$ 受体使心脏兴奋,表现为心肌收缩力增强、心率加快、传导加速;通过激动 $β_2$ 受体使支气管平滑肌舒张;激动 α 受体使支气管黏膜血管收缩,减轻充血水肿;激动 $α_1$ 和 $β_2$ 受体对血管有收缩和舒张双重作用;降低毛细血管通透性、升高血压、对抗过敏递质等。

> **知识链接**
>
> ### 肾上腺素升压作用的翻转
>
> 静脉注射较大剂量肾上腺素后,血压迅速上升,继而迅速下降至原水平以下,然后再恢复到原水平。这是由于血管平滑肌的 $β_2$ 受体比 $α_1$ 受体对低浓度的肾上腺素更敏感之故。如果事先用 α 受体拮抗药取消肾上腺素的缩血管作用,再用肾上腺素时则其扩血管作用就明显表现出来导致血压下降,这种现象称为肾上腺素升压作用的翻转。

【适应证】常与利多卡因、阿托品组成心肺复苏三联针,用于各种原因导致的心搏骤停。亦用于支气管哮喘急性发作;可作为过敏性休克的首选药。

> **知识链接**
>
> ### 过敏性休克及抢救药物
>
> 过敏性休克是外界某些抗原性物质进入已致敏的机体后,通过免疫机制在短时间内发生的一种强烈的多脏器累及症群。其表现程度,依机体反应性、抗原进入量及途径等有很大差别。通常都突然发生且很剧烈,若不及时处理,常可危及生命。首先,立即停止可疑的过敏原或致敏药物,同时立即皮内或肌内注射 0.1% 肾上腺素 1mg。若休克持续不见好转,应及早静脉注射地塞米松和肌内注射异丙嗪等,并吸氧,保持呼吸道通畅。

【不良反应】治疗量时可出现烦躁、焦虑、恐惧感等中枢症状及心悸、出汗、皮肤苍白等,停药后可消失。禁用于心血管器质性疾病(如高血压、脑动脉硬化、器质性心脏病)、糖尿病、甲状腺功能亢进者。老年患者慎用。

【制剂及规格】注射液:每支 1mg(1ml)。

▶ 课堂活动

儿茶酚胺类药物易自动氧化,在制剂生产中一般采取哪些措施防止氧化?

盐酸麻黄碱 Ephedrine Hydrochloride

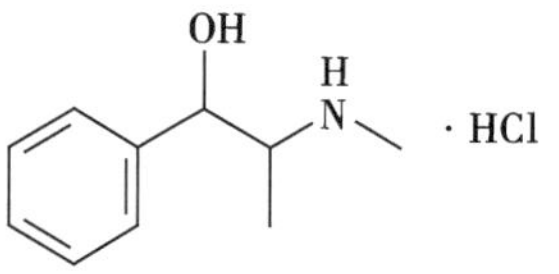

化学名 R-[(R^* , S^*)]-α-[1-(甲氨基)乙基]苯甲醇盐酸盐,又名麻黄素。

白色针状结晶或结晶性粉末;无臭,味苦。水中易溶,乙醇中溶解,氯仿或乙醚中不溶。mp. 217~220℃;分子中具有两个手性碳原子,有四个光学异构体,其中只有(1 R ,2 S)(-)麻黄碱的活性最强,为临床主要药用异构体,比旋度为-33°~-35.5°。

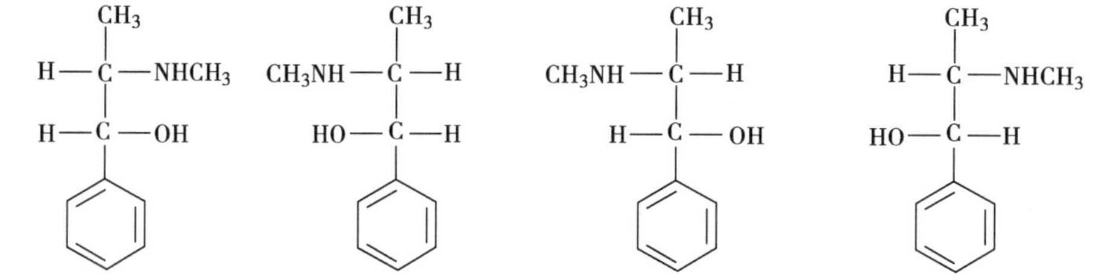

(1R,2S)(-)麻黄碱　(1S,2R)(+)麻黄碱　(1R,2R)(-)伪麻黄碱　(1S,2S)(+)伪麻黄碱

【化学稳定性】 本药结构中因无邻二酚结构,遇光、热、空气均不易变质,化学稳定性较好,故而与儿茶酚胺类药物相比,可制成多种剂型应用于临床。

【药物鉴别】 本品分子中具有 α-胺基-β-羟基醇结构,在碱性条件下,可被高锰酸钾或铁氰化钾作用生成具苦杏仁气味的苯甲醛和显碱性的甲胺。

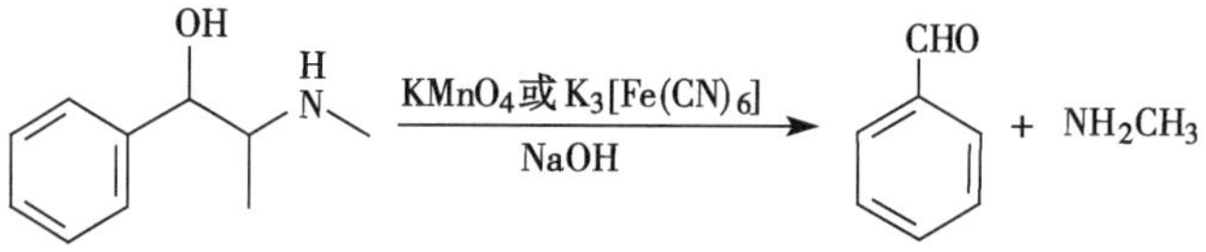

本品在氢氧化钠条件下与硫酸铜生成蓝紫色的配位化合物,加入乙醚振摇后,放置,乙醚层即显紫红色,水层变成蓝色。

本品结构中胺为芳烃胺类,故与大多数生物碱沉淀剂不反应。

【药理作用】 口服有效,作用缓慢而温和,持续时间较长。本品可扩张支气管;收缩血管可减轻充血、肿胀。还有中枢兴奋作用。

【适应证】 可用于支气管哮喘的预防和轻症的治疗。亦用于治疗鼻塞。还可用于蛛网膜下腔麻醉和硬膜外麻醉所致的低血压等。

【不良反应】 可引起中枢兴奋,如烦躁、不安、失眠等,属体育运动违禁药品。有快速耐受性。哺乳期妇女不宜使用。禁忌证同肾上腺素。

【制剂及规格】 片剂:每片 15mg;25mg;30mg。注射液:每支 30mg(1ml);50mg(1ml)。滴鼻剂:0.5%;1%;2%。

多巴酚丁胺 Dobutamine

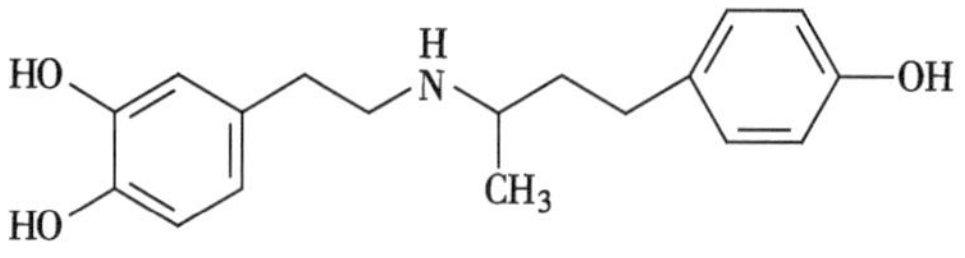

化学名　　(±)4-[2-[[1-甲基-3-(4-羟苯基)丙基]氨基]乙基]-1,2-苯二酚。

本药盐酸盐为白色或类白色结晶性粉末,几乎无臭,味苦。在水、无水乙醇中略溶,在氯仿中几乎不溶。mp. 188~193℃。

【化学稳定性】 本药具有儿茶酚结构,露置于空气中及遇光即发生自动氧化,色渐变深。

【药物鉴别】 取本品与三氯化铁试液反应,溶液显绿色,再加氨试液即变为蓝紫色、紫色,最后呈紫红色。

【药理作用】 主要激动心脏 β₁ 受体,明显增强心肌收缩性,增加心输出量。对 β₂ 受体有较弱的激动作用,可扩张血管,降低外周阻力。

【适应证】 主要用于对强心苷反应不佳的心力衰竭患者。

【不良反应】 静脉滴注给药速度过快,会出现明显的血压升高和心率加快。

【制剂及规格】 注射液:20mg(2ml)。

同类药物还有普瑞特罗(prenalterol),也是选择性 β₁ 受体激动药。能直接兴奋心肌,正性肌力作用强,对心率影响不明显。充血性心力衰竭患者应用本品后心脏指数增加,左心室充盈压和周围血管阻力降低,临床症状改善。适用于急慢性心力衰竭患者的治疗,被认为是洋地黄的主要替换剂。

沙丁胺醇 Salbutamol

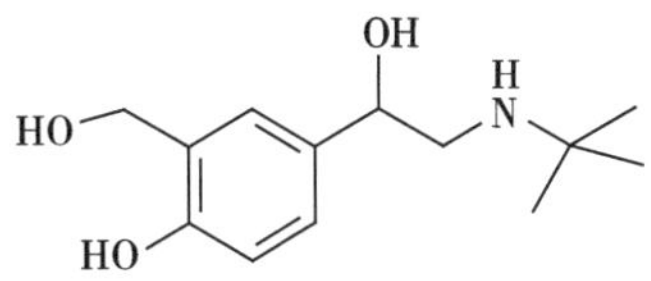

化学名　　1-(4-羟基-3-羟甲基苯基)-2-(叔丁胺基)乙醇。

白色结晶性粉末;无臭,几乎无味;乙醇中溶解,在水中略溶,在乙醚中不溶。mp. 154～158℃,熔融时同时分解。

【化学稳定性】 本药具酸碱两性。分子中含酚羟基,露置于空气中及遇光即发生自动氧化色渐变深,碱性中更易氧化。

【药物鉴别】 本品分子中具酚羟基,加水溶解后,加三氯化铁试液,振摇,溶液显紫色,加碳酸氢钠试液,溶液变为橙红色。

本品加硼砂溶液溶解、加 4-氨基安替比林溶液与铁氰化钾溶液,加氯仿振摇,放置使分层,氯仿层显橙红色。

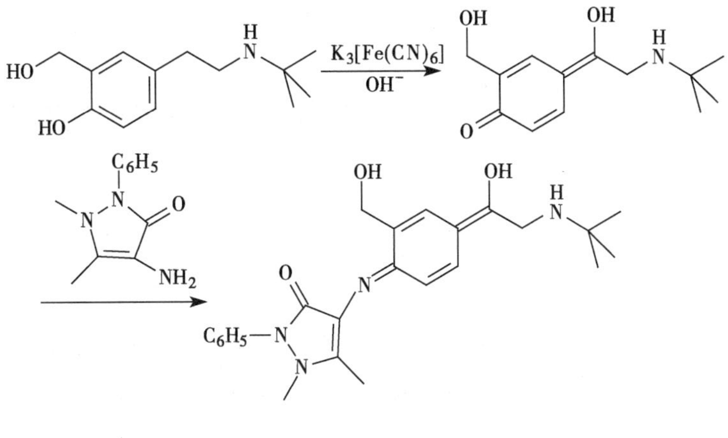

【药理作用】扩张支气管作用强,维持时间长,口服可维持6小时,吸入可持续4~6小时。

【适应证】用于治疗支气管哮喘的急性发作和喘息性支气管炎。

知识链接

指导哮喘患者正确使用吸入器

1. 吸药前先缓慢呼气至最大量。

2. 然后将喷口放入口内,双唇含住喷口,经口慢慢吸气,在深吸气的过程中按压驱动装置,继续吸气至最大量。

3. 屏气10秒,使较小的雾粒在更远的外周气道沉降。

4. 然后再缓慢呼气。

5. 若需要再次吸入药液,应等待至少数分钟后。

【不良反应】少数人可见恶心、头痛、头晕、心悸、手指震颤等不良反应。剂量过大可见心动过速,长期应用可产生耐受性。心功能不全、高血压、糖尿病、甲状腺功能亢进者及孕妇慎用。

【制剂及规格】片剂(胶囊剂):每片(每胶囊)0.5mg;2mg。缓释片(缓释胶囊剂):每片(每胶囊)4mg;8mg。气雾剂(溶液型):每瓶28mg(0.2%)。气雾剂(混悬型):每瓶20mg(0.2%)。粉雾剂胶囊:每胶囊0.2mg;0.4mg。注射液:每支0.4mg(2ml)。糖浆剂:每支4mg(1ml)。

其他拟肾上腺素药见表3-6。

表3-6　其他拟肾上腺素药物

药物名称	药物结构	适应证及不良反应
间羟胺 metaraminol		适应证:作为去甲肾上腺素的代用品,用于各种休克早期、手术后或脊髓麻醉后的休克 不良反应:连用可产生快速耐受性。甲状腺功能亢进、高血压、充血性心力衰竭及糖尿病患者慎用
多巴胺 dopamine,DA		适应证:用于各种休克如感染性休克、心源性休克及出血性休克等。可与利尿药合并应用于急性肾衰竭,也可用于急性心功能不全 不良反应:治疗量时较轻,偶见恶心、呕吐。但大剂量时可出现心动过速及诱发心律失常
特布他林 terbutaline		适应证:选择性β_2受体激动药,用于支气管哮喘、哮喘型支气管炎和慢性阻塞性肺部疾患时的支气管痉挛。连续静脉滴注本品可激动子宫平滑肌β_2受体,抑制自发性子宫收缩和催产素引起的子宫收缩,预防早产 不良反应:少数病例有手指震颤、头痛、心悸及胃肠障碍。高血压、冠心病、甲状腺功能亢进者慎用

肾上腺素与阿托品、利多卡因组成心脏复苏三联针用于抢救心搏骤停,静脉注射或者心室内注射,具有降低心肌耗氧量及除颤的效能,有助于窦性节律的恢复。肾上腺素与局麻药合用可延缓局

麻药的吸收而延长局麻时间。麻黄碱与中枢抑制药合用可减轻其中枢兴奋症状。与抗组胺药合用可加强其平喘效力。沙丁胺醇与氨茶碱合用有协同作用,易引起心律失常。

点滴积累 ╲

1. α、β 受体激动药肾上腺素能激动 β_1 受体,兴奋心脏,治疗各种原因导致的心搏骤停;激动 β_2 受体,使支气管平滑肌舒张,激动 α 受体,使支气管黏膜血管收缩,用于治疗支气管哮喘;还能降低毛细血管通透性、升高血压、对抗过敏递质等,可作为过敏性休克的首选药物。

2. 本类药物大多具有酚羟基或儿茶酚结构,易发生自动氧化,在药物储存与制剂过程中应注意。

3. 本节大部分药品是临床急救药品,为处方药。 备好急救药品,与采取各种抢救手段、抢救措施同等重要,而且也是抢救患者的前提。

第五节　抗肾上腺素药

抗肾上腺素药是指能够阻断肾上腺素受体,抑制神经递质或拟肾上腺素药与受体的结合的药物。根据其对肾上腺素受体的选择性阻断作用的不同,可分为 α 受体拮抗药与 β 受体拮抗药两大类。

一、α 受体拮抗药

α 受体包括突触前 α_2 受体和突触后 α_1 受体。α_2 受体兴奋可产生负反馈效应使去甲肾上腺素的释放减少,从而使心率减慢,血管平滑肌松弛,血压下降,对高血压患者有利。而阻断 α_1 受体,可使小动脉和小静脉血管平滑肌舒张,外周阻力降低,血压下降,可以降低心脏前后负荷。根据其作用,α 受体拮抗药有非选择性 α 受体拮抗药(α_1、α_2 受体拮抗药)和选择性 α_1 受体拮抗药。

妥拉唑林(tolazoline)和酚妥拉明(phentolamine)都是非选择性 α 受体拮抗药,属于咪唑类化合物,为短效 α 受体拮抗药,具有抗高血压活性,还有刺激胃肠道平滑肌,释放组胺刺激胃酸分泌的不良反应。临床可用于治疗和诊断嗜铬细胞瘤。

酚苄明(phenoxybenzamine)也是非选择性 α 受体拮抗药,是一种 β-卤代烷胺类化合物,为长效 α 受体拮抗药,因其选择性低,毒性很大,使用受到限制,仅用于缓解嗜铬细胞瘤症状。

酚妥拉明　　　　　　　妥拉唑林　　　　　　　酚苄明

哌唑嗪(prazosin)是第 1 个已知的选择性 α_1 受体拮抗药,其结构属于喹唑啉类,该类药物还包括特拉唑嗪(terazosin)和多沙唑嗪(doxazosin)等,都具有选择性阻断 α₁ 受体的作用,而使血管扩张,小动脉和小静脉张力降低,血压下降。临床主要用于高血压的治疗,也可用于充血性心力衰竭。

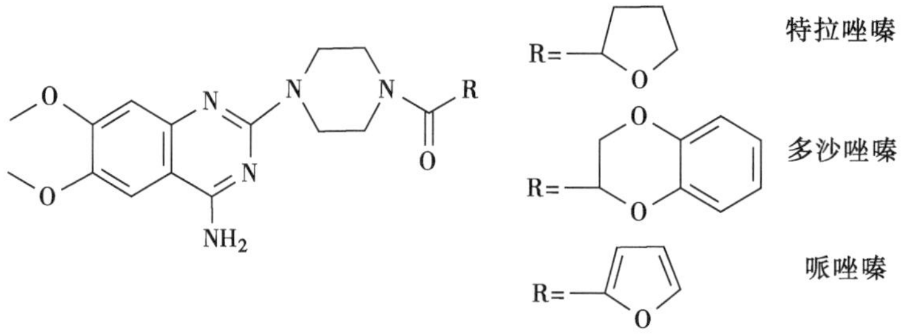

特拉唑嗪

多沙唑嗪

哌唑嗪

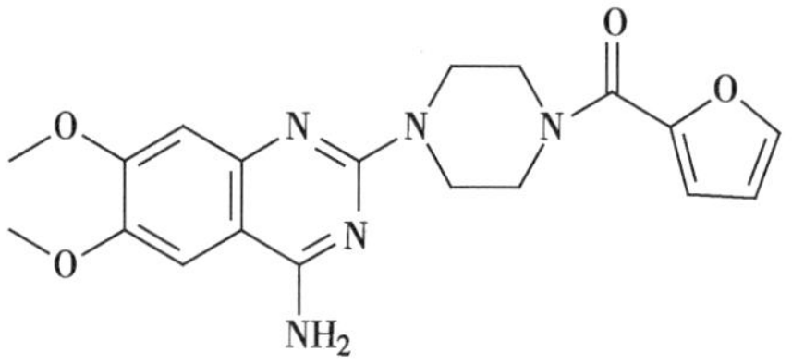

哌唑嗪 Prazosin

化学名 1-(4-氨基-6,7-二甲氧基-2-喹唑啉基)-4-(2-呋喃甲酰)哌嗪。

本药药用品为其盐酸盐,为白色或类白色结晶性粉末;无臭,无味,在乙醇中微溶,在水中几乎不溶。

【药物鉴别】 本品盐酸盐加碳酸钠等量,拌匀,置干燥试管中,管口覆以 1,2-萘醌-4-磺酸钠溶液湿润的试纸,在试管底部灼烧后,试纸应显紫堇色。

【药理作用】 选择性阻断血管平滑肌 α₁ 受体,扩张小动脉和小静脉,发挥中等偏强的降压作用。因不阻断 α₂ 受体,不易引起反射性心率增快。

【适应证】 适用于轻、中度高血压,对重度高血压合用 β 受体拮抗药及利尿药可增强降压效果。

【不良反应】 主要是首次给药可致直立性低血压,称"首剂现象"。将首次剂量减为 0.5mg,并在临睡前服用,可避免发生。

【剂型及规格】 片剂:每片 1mg;2mg。

选择性 α₁ 受体拮抗药还有吲哚拉明(indoramin),是一种吲哚衍生物,除了对 α₁ 受体具有选择性作用之外,还能阻断组胺 H₁ 受体和 5-羟色胺受体,所以,临床用于治疗高血压时,常引起嗜睡、口干、头昏等不良反应。

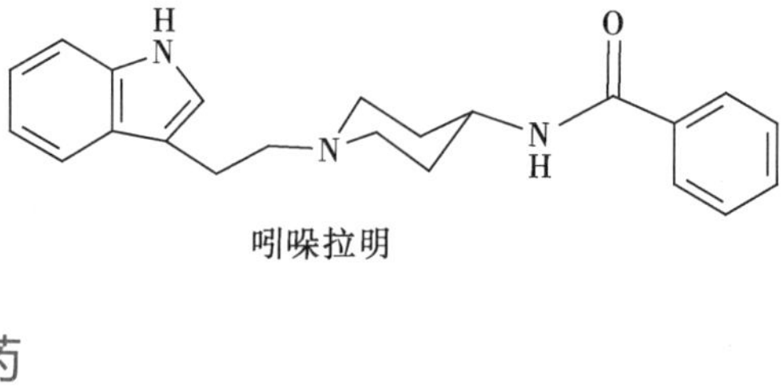

吲哚拉明

二、β 受体拮抗药

β 受体拮抗药能选择性地与 β 受体结合,竞争性阻断神经递质或 β 受体激动药与 β 受体的结合,从而拮抗 β 受体激动所产生的一系列效应。临床广泛用于心绞痛、心肌梗死、高血压、心律失常等治疗。

根据药物对 β_1 和 β_2 受体选择性的不同,可分为三类:

1. **非选择性 β 受体拮抗药** 对 β_1 和 β_2 受体都有阻断作用。如普萘洛尔(propranolol)、吲哚洛尔(prindolol)等。

2. **选择性 β_1 受体拮抗药** 特异性拮抗心脏 β_1 受体,对外周 β_2 受体作用较弱。如普拉洛尔(practolol)、美托洛尔(metoprolol)等。

3. **非典型的 β 受体拮抗药** 对 α 和 β 受体都有阻断作用。如拉贝洛尔(labetalol),塞利洛尔(celiprolol)等。这一类药物主要用于重症高血压、伴有高血压的心绞痛患者和充血性心力衰竭。以上三类药物详见表 3-7。

表 3-7 常见的 β 受体拮抗药分类

非选择性 β 受体拮抗药

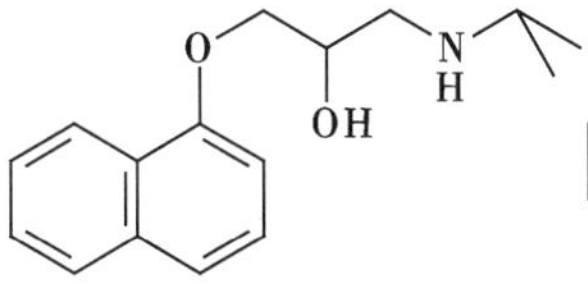

普萘洛尔 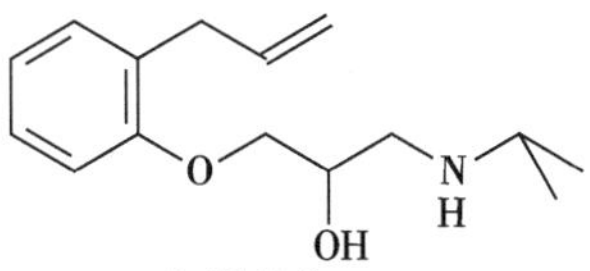 阿普洛尔 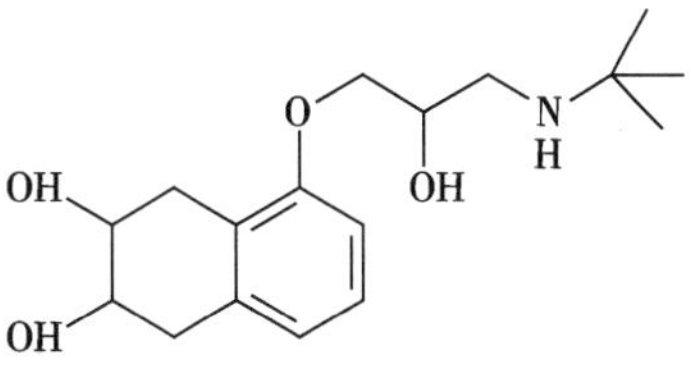 纳多洛尔

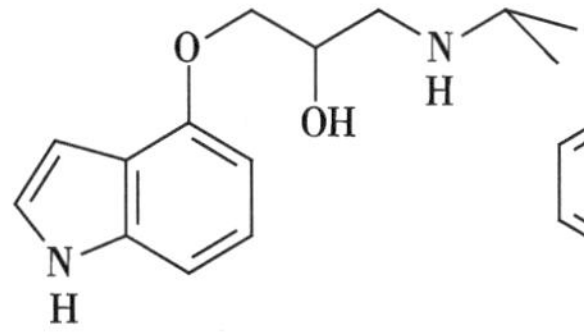

吲哚洛尔 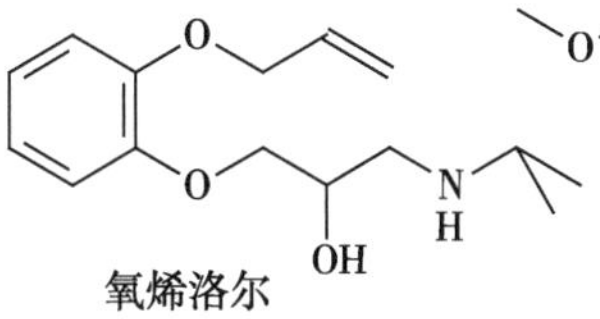 氧烯洛尔 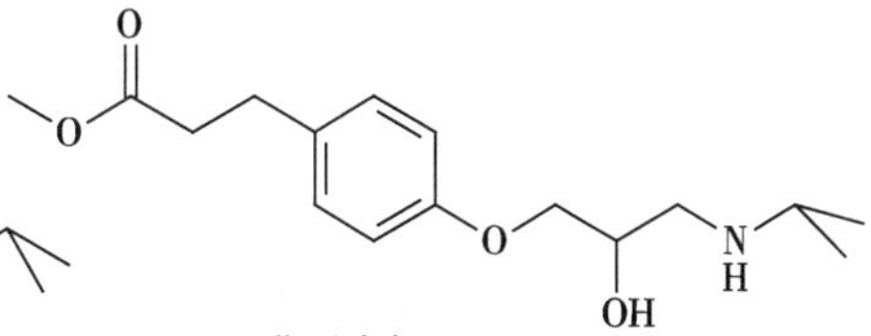 艾司洛尔

选择性 β_1 受体拮抗药

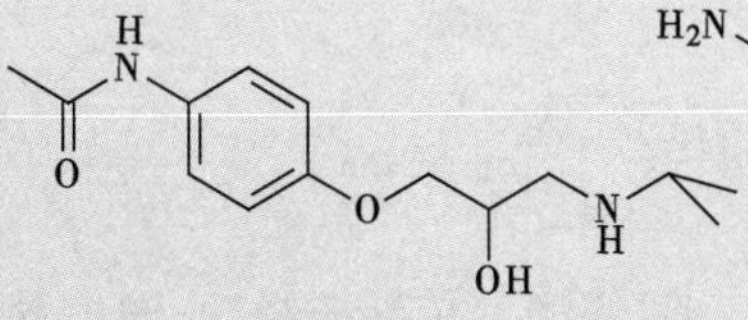

普拉洛尔 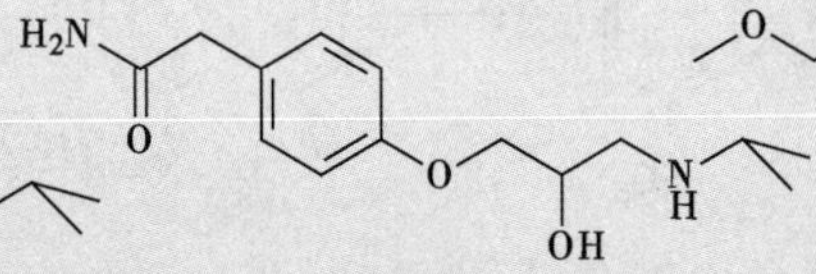 阿替洛尔 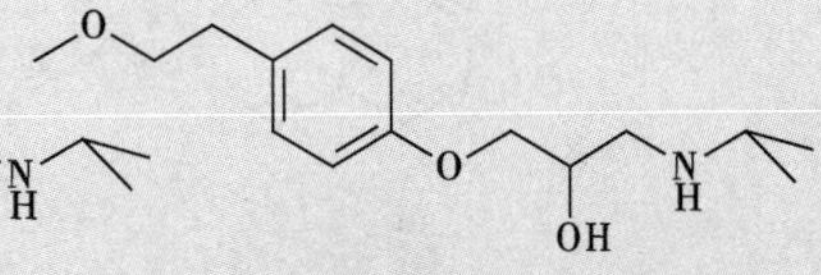 美托洛尔

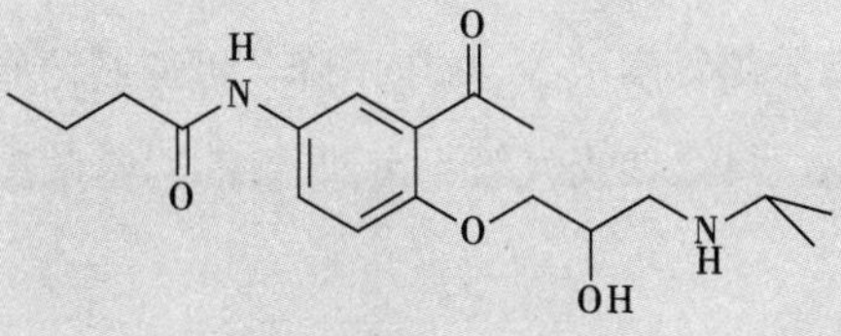

醋丁洛尔 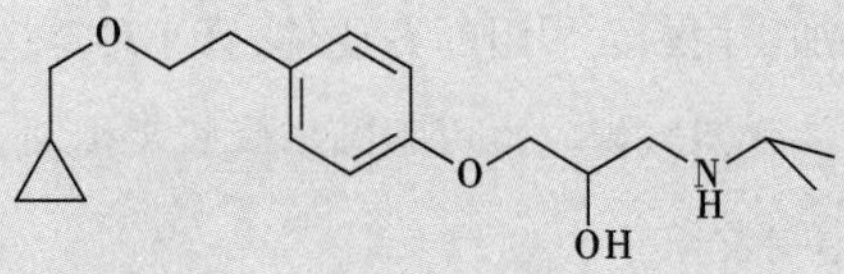 倍他洛尔

非典型 β 受体拮抗药

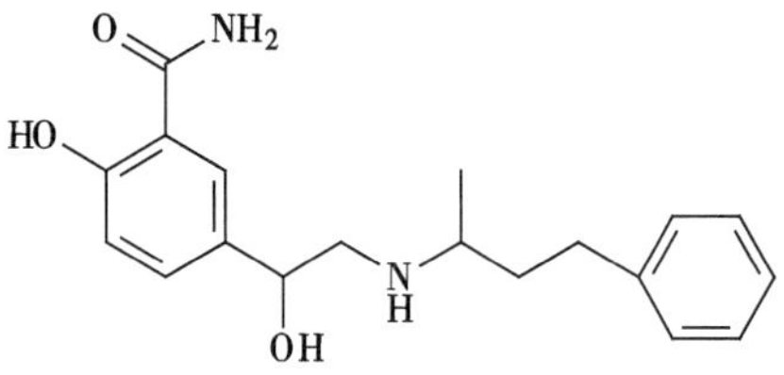

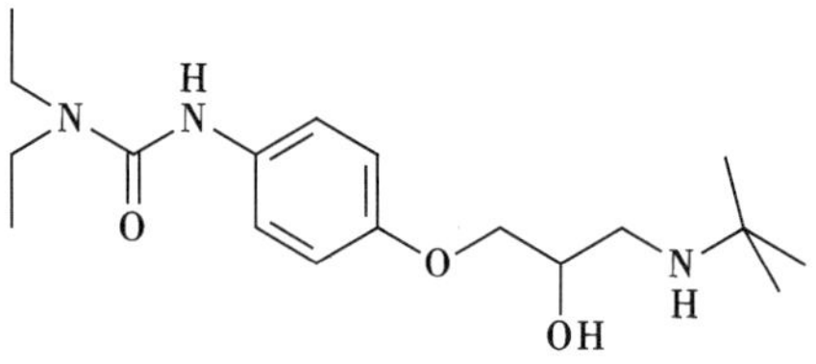

拉贝洛尔　　　　　　　　　　　　　　　　　塞利洛尔

（一）非选择性 β 受体拮抗药

盐酸普萘洛尔 Propranolol Hydrochloride

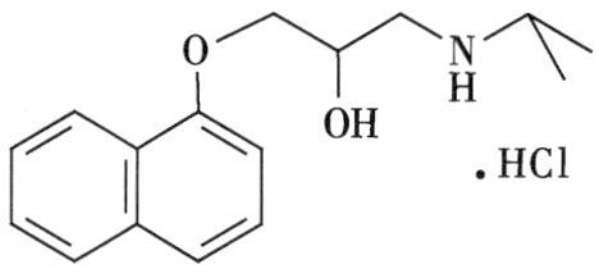

化学名　1-异丙氨基-3-（1-萘氧基）-2-丙醇盐酸盐。

白色或类白色的结晶性粉末；无臭，味微甜后苦；在水或乙醇中溶解，在氯仿中微溶；mp. 162～165℃；本品具有 1 个手性碳，S 构型的左旋体活性强于 R 构型的右旋体，药用品为外消旋体。

【化学稳定性】　本药对热较稳定，对酸、对光不稳定，在酸性溶液中，侧链氧化分解。

【药物鉴别】　本品水溶液与硅钨酸试液反应产生淡红色沉淀，另外，其水溶液显氯化物的鉴别反应。

本品合成反应中未反应完的萘酚影响成品质量，可利用其溶于氢氧化钠而除去；利用萘酚与对重氮苯磺酸盐反应显橙红色进行检查。

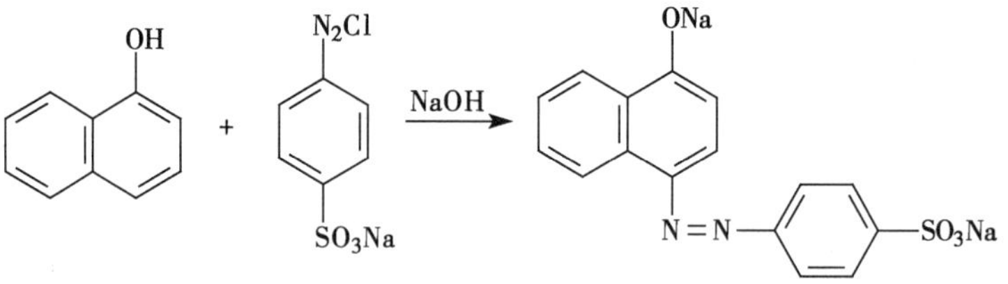

【药理作用】　普萘洛尔能阻断心脏 β 受体，使心肌收缩力减弱，心率和传导减慢，心输出量减少，心肌耗氧量降低，血压略降。正常生理情况下，交感神经兴奋时，激动肾小球球旁细胞上的 β 受体，使肾素分泌增加。用药后因阻断 β 受体，肾小球球旁细胞分泌肾素减少，血压下降。可抑制糖原分解及脂肪代谢，使代谢减慢。也可阻断支气管平滑肌上的 β 受体，使支气管平滑肌收缩，对哮喘患者易诱发或加重哮喘发作。

【适应证】　可用于治疗高血压、冠心病心绞痛、心律失常；用于治疗甲状腺功能亢进。

▶ **课堂活动**

某支气管哮喘患者正在服用氨茶碱治疗，由于出现心动过速，患者自行服用普萘洛尔，请问是否合理？ 解释原因。

【不良反应】 常见有恶心、呕吐、轻度腹泻,停药后迅速消失。若应用不当,可引起急性心力衰竭、诱发或加重支气管哮喘等严重不良反应。长期用药突然停药,可产生反跳现象。严重心功能不全、窦性心动过缓、重度房室传导阻滞、支气管哮喘及肝功能不全等患者应视情况慎用或禁用。

【制剂及规格】 片剂:每片 10mg。注射液:每支 5mg(5ml)。

(二) 选择性 β₁ 受体拮抗药

酒石酸美托洛尔 Metoprolol Tartrate

化学名 1-[4-(2-甲氧基乙基)苯氧基]-3-(1-甲基乙基氨基)-2-丙醇 L-(+)酒石酸盐。

白色或类白色的结晶性粉末;无臭,味苦;在水中极易溶解,在乙醇或氯仿中易溶,在无水乙醇中略溶,在丙酮中极微溶解,在乙醚或苯中几乎不溶;在冰醋酸中易溶;mp. 120~124℃;比旋度为+8.5°。

【化学稳定性】 本药干燥品化学性质稳定,10%水溶液 pH6.2~6.5 条件下,室温储藏数年或在50℃下储藏 3 个月,均不发生物理化学上的变化。

【药物鉴别】 酒石酸具有还原性。本品加水溶解加硝酸银试液过量,即生成白色沉淀,滴加氨试液恰使沉淀溶解后,将试管置水浴中加热,银即游离并附在试管的内壁成银镜。

【药理作用】 由于选择性阻断 β₁ 受体,收缩支气管作用弱,较少发生支气管痉挛,对糖尿病患者血糖影响小于非选择性 β 受体拮抗药,临床更常用。同普萘洛尔相比,对心脏选择性高。减慢心率,减少心输出量,降低收缩压,减慢房室传导。有较弱的膜稳定作用,无内在拟交感活性。

【适应证】 可用于治疗窦性心动过速及某些室上性心律失常、高血压、冠心病心绞痛等。

【不良反应】 偶有胃部不适、眩晕、头痛、疲倦、失眠、噩梦等。哮喘患者不宜大剂量使用,严重支气管痉挛患者慎用。肝、肾功能不良者慎用。Ⅱ、Ⅲ度房室传导阻滞、严重窦性心动过缓、低血压、孕妇及对洋地黄无效的心力衰竭患者禁用。

【制剂及规格】 片剂:每片 25mg;50mg;100mg。

其他常用的 β 受体拮抗药见表 3-8。

表 3-8 其他常用的 β 受体拮抗药

药物名称	药物结构	适应证及不良反应
纳多洛尔 nadolol		适应证:主治高血压、心绞痛及室上性快速型心律失常。可增加肾血流量,故适用于肾功能不全患者 不良反应:同普萘洛尔

续表

药物名称	药物结构	适应证及不良反应
吲哚洛尔 pindolol	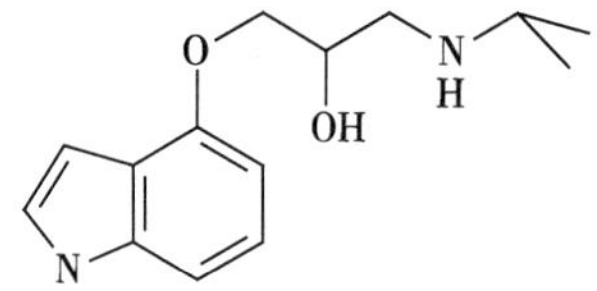	适应证:用于治疗轻、中度高血压、心绞痛、室上性快速型心律失常 不良反应:有血压下降、消化道反应。禁忌证及慎用范围同普萘洛尔
阿替洛尔 atenolol	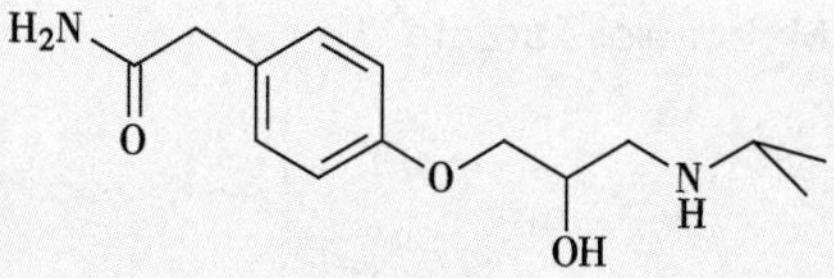	适应证:为选择性 β_1 受体拮抗药。用于治疗轻、中度高血压,对心绞痛、室上性心动过速、心房颤动与心房扑动均有效 不良反应:为轻度心率减慢及消化道反应等。一般不诱发或加重支气管哮喘。禁忌证同普萘洛尔

点滴积累 ∨

1. 抗肾上腺素药分为 α 受体拮抗药与 β 受体拮抗药两大类。

2. α 受体拮抗药代表药哌唑嗪适用于轻、中度高血压,但有首剂现象。 β 受体拮抗药普萘洛尔能降低心肌收缩力,用于治疗高血压、冠心病、心绞痛和心律失常,但也可使支气管平滑肌收缩,对哮喘患者易诱发或加重哮喘发作。

第六节 组胺 H_1 受体拮抗药

一、概述

组胺是广泛存在于人体组织的自体活性物质,由组胺酸经组胺酸脱羧酶催化脱羧而形成,化学结构为 β-氨基乙基咪唑。组胺主要存在于肥大细胞及嗜碱性粒细胞中,物理或化学等刺激能使肥大细胞脱颗粒,导致组胺释放。组胺与靶细胞上的组胺受体结合,产生生物效应。

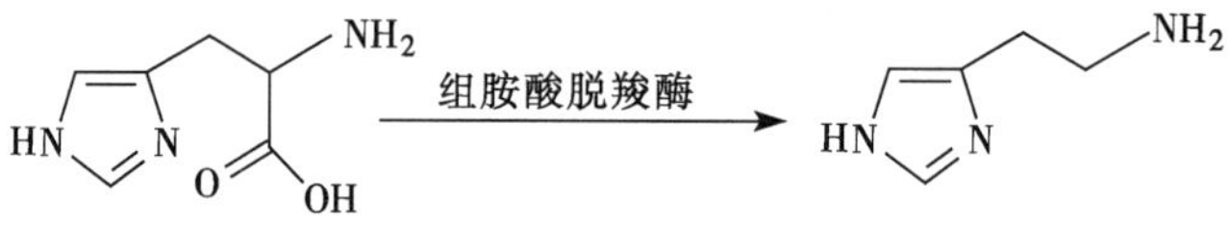

组胺酸　　　　　　　组胺酸脱羧酶　　　　　　　组胺

案例分析

案例:患者,男性,32 岁,出租车司机。 因局部皮肤出现片状红色突起,有风团,瘙痒难忍,去医院皮肤科就诊。 经检查,确诊为荨麻疹,给予抗组胺药治疗。

分析:荨麻疹属常见的皮肤病,患病时身体局部出现一块块红肿且很痒的风疹块,越抓越肿、越痒,有灼热感,反复发作。 有急性荨麻疹和慢性荨麻疹之分。 皮损突然发生,持续半小时至数小时自然消退的为急性荨麻疹。 风团反复发作,达 2 个月以上者为慢性荨麻疹。

组胺受体有 H_1、H_2、H_3 三种亚型。其中 H_2 受体拮抗药已在第五章第一节中介绍,本节介绍 H_1 受体拮抗药。组胺受体分布及效应见表 3-9。

表 3-9 组胺受体分布及效应表

受体	分布	效应	阻断药
H_1	支气管、胃肠、子宫平滑肌	支气管平滑肌收缩可致呼吸困难;胃肠和子宫平滑肌收缩引起痉挛性腹痛	苯海拉明 异丙嗪
	皮肤血管、毛细血管	血管扩张,通透性增高、渗出增加、引起水肿	氯苯那敏 阿司咪唑
	心房、房室结中枢	收缩力增加,心率加快;传导变慢 觉醒反应,刺激神经末梢引起痛和痒	
H_2	胃壁细胞	胃液(酸)分泌增加	西咪替丁
	血管	舒张	雷尼替丁
	心室,窦房结	收缩加强、心率变快	法莫替丁

知识链接

变态反应性疾病

变态反应又称超敏反应,是指已被抗原致敏的机体再次接受相同抗原刺激时,发生的以组织损伤(或)功能障碍为主的病理性免疫反应。变态反应一般分为四种类型:Ⅰ型变态反应是最常见的一种类型,主要表现为平滑肌痉挛、血管扩张、毛细血管通透性增加、腺体分泌增加、受累器官的功能障碍等,其发生机制与组胺及其 H_1 受体密切相关。常见的疾病有过敏性鼻炎、荨麻疹、支气管哮喘、过敏性休克等。Ⅱ型变态反应常见的疾病有输血反应、新生儿溶血症、免疫性血细胞减少症、风湿性心肌炎、甲状腺功能亢进等。Ⅲ型变态反应常见的疾病有类 Arthus 反应、类风湿关节炎、血清病、感染后继发的肾小球肾炎、系统性红斑狼疮等;Ⅳ型变态反应常见的疾病有传染性变态反应(胞内微生物感染)、接触性皮炎,其他如移植排斥反应、甲状腺炎、多发性神经炎、变态反应性脑脊髓炎等。

按其化学结构,可将目前临床应用的 H_1 受体拮抗药大致分成七类:乙二胺类(代表性药物:曲吡那敏),氨基醚类(代表性药物:苯海拉明),哌嗪类(代表药物:第一代布克力嗪,第二代西替利嗪),哌啶类(代表药物:第一代赛庚啶,第二代左卡巴斯汀),丙胺类(代表药物:第一代氯苯那敏,第二代阿伐斯汀),吩噻嗪类(代表药物:异丙嗪),苯并咪唑胺类(代表药物:阿司咪唑等)。常用第一代 H_1 受体拮抗药代表药物结构和作用比较见表 3-10。

【药理作用】

1. **H_1 受体拮抗作用** 选择性阻断 H_1 受体,拮抗组胺引起的胃肠道、支气管收缩作用,对组胺引起的血管扩张,毛细管通透性增加,局限性水肿也有一定的拮抗作用。对 H_2 受体兴奋所致胃酸分泌无影响。

2. **中枢作用** 第一代 H_1 受体拮抗药可通过血脑屏障,阻断中枢的 H_1 受体,产生镇静催眠作用。苯海拉明、异丙嗪的中枢抑制作用最强;第二代 H_1 受体拮抗药如阿司咪唑、特非那定因不易通过血脑屏障,几无中枢抑制作用。苯茚胺则有中枢兴奋作用。

表 3-10　常用第一代 H$_1$ 受体拮抗药代表药物结构和作用

分类	名称	药物结构	抗胆碱	抗晕止吐	中枢抑制	H$_1$受体拮抗	主要作用
乙二胺类	曲吡那敏 pyribenzamine				++	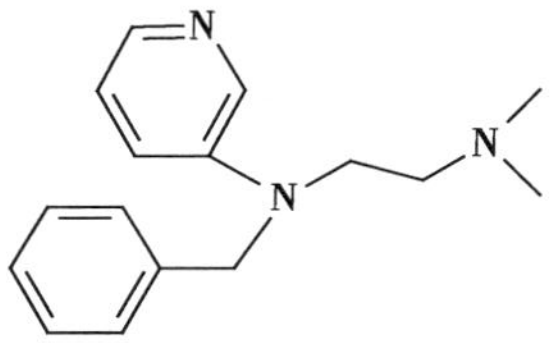 ++	皮肤黏膜过敏
氨基醚类	苯海拉明 diphenhydramine		+++	++	+++	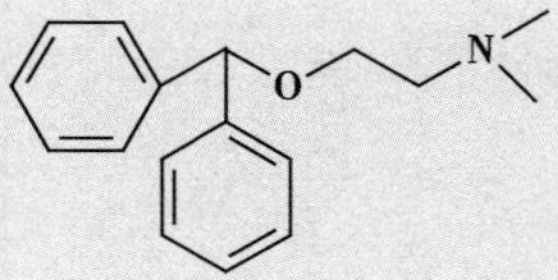 ++	皮肤黏膜过敏, 晕动病
哌嗪类	布克力嗪 buclizine		+	+++	+	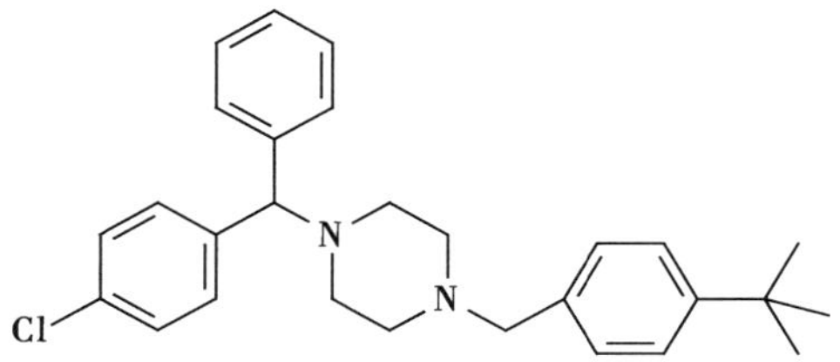 ++	防晕, 止吐
哌啶类	赛庚啶 cyproheptadine		++	+	++	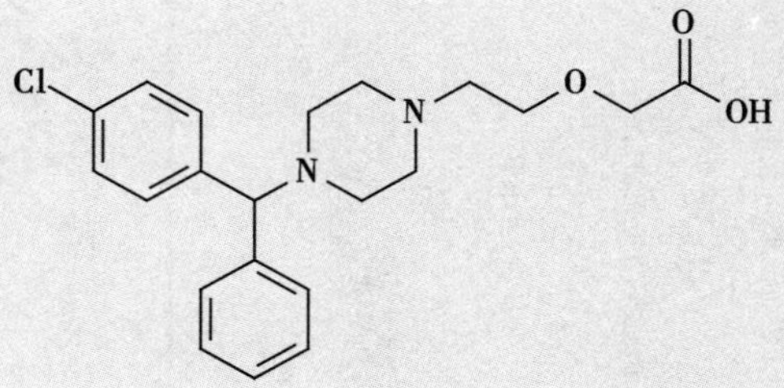 +++	过敏, 偏头痛

续表

分类	名称	药物结构	H₁受体拮抗	中枢抑制	抗晕止吐	抗胆碱	主要作用
丙胺类	氯苯那敏 chlorphenamine		+++	+	+	++	皮肤黏膜过敏
吩噻嗪类	异丙嗪 promethazine		+++	+++	++	+++	皮肤黏膜过敏，晕动病
苯并咪唑胺类	阿司咪唑 astemizole		+++	-	-	-	皮肤黏膜过敏

注：+++强效，++中效，+弱效，-无效。

3. 其他　抗晕、镇吐作用,可能与其中枢抗胆碱作用有关,外周抗胆碱作用引起阿托品样副作用。还有微弱的局麻和 α 受体拮抗作用。

【**适应证**】临床用于变态反应性疾病、晕动病及呕吐、镇静和催眠。

【**不良反应**】主要有镇静、嗜睡、乏力等,故服药期间应避免驾驶车、船和高空作业。少数患者有烦躁、失眠。此外尚有消化道反应及头痛、口干等。局部外敷可致皮肤过敏。阿司咪唑过量可致晕厥、心搏骤停。

二、常用的组胺 H₁ 受体拮抗药

盐酸苯海拉明 Diphenhydramine Hydrochloride

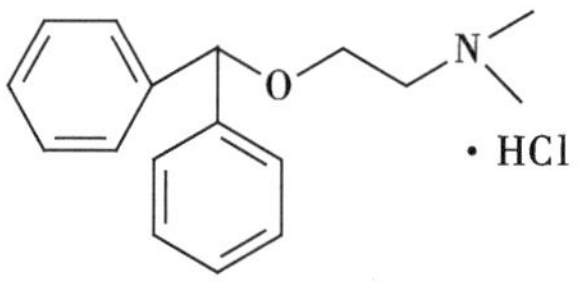

化学名　*N,N*-二甲基-2-(二苯基甲氧基)乙胺盐酸盐。

白色结晶性粉末,无臭,味苦,有麻痹感。在水中极易溶解,在氯仿或乙醇中易溶。mp.167~171℃。

【**化学稳定性**】本药为醚类物质,不活泼,纯品对光稳定。但含二苯甲醇等杂质时,遇光渐变色。本品结构中两个苯基与 α-碳共轭,易受质子催化,分解成二苯甲醇和二甲氨基乙醇。

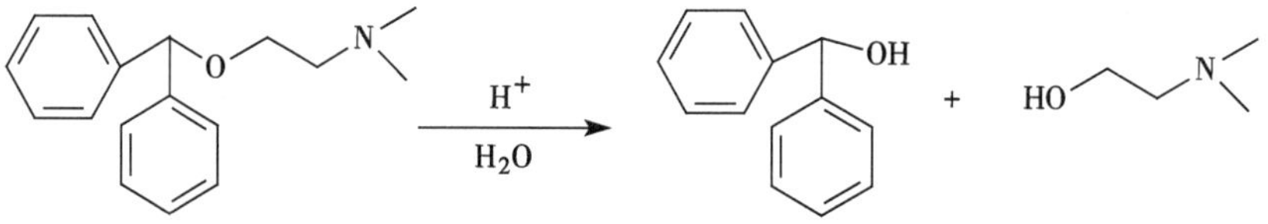

【**药物鉴别**】本品滴加硝酸银试液,产生白色凝乳状沉淀;本品加少许硫酸,初显黄色,随即变为橙红色,再滴加水,又变为白色乳浊液。

【**药理作用**】能对抗或减弱组胺对血管、胃肠和支气管平滑肌的作用,对中枢神经系统有较强的抑制作用。

【**适应证**】适用于皮肤黏膜的过敏性疾病。此外尚可用于乘船、乘车引起的恶心、呕吐。

【**不良反应**】常见嗜睡、头晕、困倦、乏力等不良反应,还可引起口干、腹泻、视物模糊、便秘等消化道症状。

【**制剂及规格**】片剂:每片 25mg。注射液:每支 20mg(1ml)。

马来酸氯苯那敏 Chlorphenamine Maleate

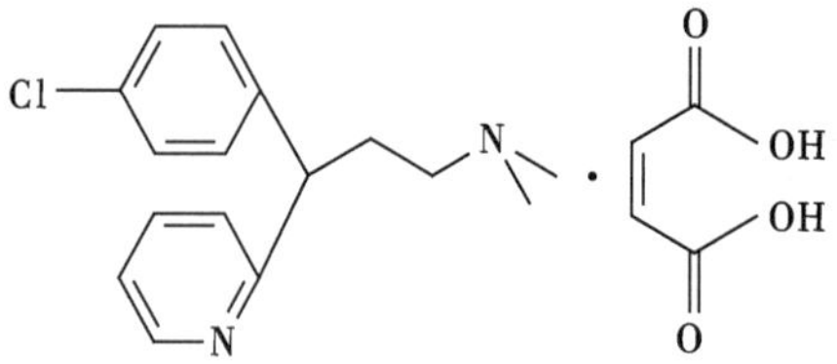

化学名　（±）-N,N-二甲基-γ-（4-氯苯基）-2-吡啶丙胺顺丁烯二酸盐。

白色结晶性粉末,无臭,味苦。在水、氯仿或乙醇中易溶,在乙醚中微溶。mp. 131.5~135℃。

【药物鉴别】本品有升华性,升华物具有特殊晶型,可与其他抗组胺药区别。

分子中含叔胺结构,能与枸橼酸-醋酸酐在水浴上加热,产生红紫色。这是脂肪族、脂环族、芳香族的叔胺类的呈色反应。

本品与苦味酸试液反应,生成黄色的氯苯那敏苦味酸盐沉淀,mp. 196~204℃（分解）。

本品在稀硫酸中,马来酸的不饱和键被高锰酸钾氧化,生成二羟基丁二酸,使高锰酸钾红色消失。

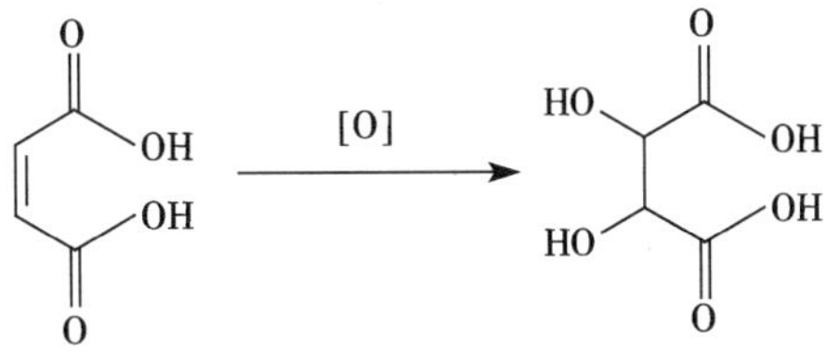

【药理作用】本药结构中含有一个手性碳原子,存在一对光学异构体。其 S 构型右旋体的活性比消旋体约强 2 倍,急性毒性也较小。R 构型左旋体的活性极低。本药抗组胺作用强而持久,对中枢作用轻,嗜睡副作用较小。

【适应证】临床主要用于过敏性鼻炎、皮肤黏膜过敏、药物或食物等过敏性疾病。

【不良反应】主要有嗜睡、多尿、口渴等。

【制剂及规格】片剂:每片 4mg。注射液:每支 10mg(1ml);20mg(2ml)。滴丸:每枚 2mg;4mg。

盐酸赛庚啶 Cyproheptadine Hydrochloride

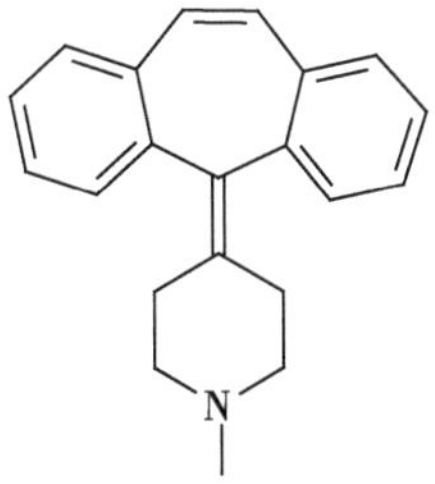

化学名　1-甲基-4-(5H-二苯并[a,d]环庚三烯-5-亚基)哌啶盐酸盐倍半水合物。

白色或微黄色结晶性粉末,几乎无臭,味微苦。在甲醇中易溶,在氯仿中溶解,在乙醇中略溶,在水中微溶,在乙醚中几乎不溶。

【药物鉴别】结构中含叔胺基团,能与生物碱显色剂反应,如遇甲醛硫酸试剂呈灰绿色;遇钒酸铵试液呈紫棕色;遇钼酸铵试液呈蓝绿色或绿色。

【药理作用】H_1 受体拮抗作用较氯苯那敏、异丙嗪强,并具有轻、中度的抗 5-羟色胺作用以及抗胆碱作用。此外尚有刺激食欲的作用。

【适应证】用于荨麻疹、湿疹、过敏性和接触性皮炎、皮肤瘙痒、鼻炎、偏头痛、支气管哮喘等。

【不良反应】有嗜睡、口干、乏力、头晕、恶心或食欲增强等。孕期及哺乳期妇女慎用,机动车驾驶员、高空作业者慎用,2 岁以下及虚弱老年人不推荐使用,青光眼患者忌用。

【制剂及规格】片剂:每片 2mg。

常用第二代 H_1 受体拮抗药代表性药物比较见表 3-11。

表 3-11 常用第二代 H_1 受体拮抗药代表性药物

药名	化学结构	适应证、不良反应
盐酸西替利嗪 cetirizine hydrochloride		适应证:为选择性组胺 H_1 受体拮抗药,有高效、长效、低毒、非镇静性等特点。临床用于季节性和常年性过敏性鼻炎、季节性结膜炎及由过敏引起的皮肤瘙痒和荨麻疹 不良反应:较少,偶见焦虑、口干、嗜睡或头痛。孕期及哺乳期妇女应尽量避免使用。12 岁以下儿童不推荐使用。对本药过敏者禁用
咪唑斯汀 mizolastine		适应证:本药为第二代组胺 H_1 受体拮抗药,具有强效、长效和高度的特异性和选择性,同时能有效抑制活化的肥大细胞释放组胺及抑制炎性细胞的趋化作用,具有抗炎活性。在抗组胺剂量下无镇静作用和抗胆碱作用。临床上用于季节性和常年性过敏性鼻炎、花粉症及荨麻疹等皮肤过敏症状 不良反应:个别患者出现头痛、乏力、口干、胃肠功能紊乱(腹泻或消化不良)、低血压、焦虑、抑郁等

案例分析

　　案例:某患者患过敏性紫癜,给予阿司咪唑 10mg 口服,每日一次;维生素 C 10g 和葡萄糖酸钙 20ml 加入 10%葡萄糖注射液中静脉滴注,每日一次;泼尼松 30mg 口服,每日一次,经治疗后好转。

　　分析:这种用药方法是正确的。过敏性紫癜是临床常见的血管变态反应性疾病,常表现为毛细血管脆性和通透性增加,血液外渗,导致皮肤、黏膜及某些器官出血。治疗时选用 H_1 受体拮抗药、维生素 C、葡萄糖酸钙等起到改善血管通透性、抗过敏反应的作用;选用糖皮质激素可抑制抗原–抗体反应、减轻炎症渗出、改善血管通透性,疗程一般不超过 30 天;病情较重的可配合使用免疫抑制药。

　　使用第一代 H_1 受体拮抗药时应注意:①尽可能避免与复方感冒制剂同时使用,因为许多复方感冒制剂含有此类药成分;②避免与对中枢神经系统有抑制作用的饮品(如酒)、镇静催眠药(如地西泮)、抗精神病药(如氯丙嗪)同时使用,否则有可能引起头昏、全身乏力、运动失调、视物模糊、复视等中枢神经过度抑制症状,儿童、体弱患者尤易发生;③避免与抗胆碱药(如阿托品)、三环类抗抑郁药(如阿米替林)同时使用,否则可出现口渴、便秘、排尿困难、青光眼症状加重、记忆功能障碍等副作用。

　　使用第二代 H_1 受体拮抗药时应注意:①禁止与大环内酯类抗生素(如红霉素、阿奇霉素、罗红霉素、克拉霉素)、唑类抗真菌药(如伊曲康唑、氟康唑)一同使用,否则可引起本类药物血药浓度升高,导致室性心律失常,甚至猝死;②避免与抗心律失常药(如奎尼丁)、钙通道阻滞药(如普尼拉明)、镇静催眠药(如水合氯醛)等合用,否则可增加发生心律失常的危险。

点滴积累

1. 肥大细胞、嗜碱性粒细胞等释放的组胺与其靶细胞上的组胺受体(有 H_1、H_2、H_3 三种亚型)结合,产生生物效应(其与 H_1 受体结合引起支气管、胃肠平滑肌收缩、血管通透性增高、渗出增加等)。

2. H_1 受体拮抗药由于与组胺有相似的结构,可通过竞争性的与组胺受体结合,阻断组胺的生物效应,在临床上主要治疗皮肤黏膜过敏性疾病以及防晕止吐等,得到了广泛应用。 多数 H_1 受体拮抗药有相似的药理作用和临床应用。

3. H_1 受体拮抗药已经有许多第二代新产品,如咪唑斯汀、西替利嗪,左卡巴斯汀等;第二代比第一代最大的优点就是无明显的中枢抑制作用和抗胆碱不良反应。

4. H_1 受体拮抗药的分类和药物作用比较复杂,首先要从分类入手掌握药物的结构特点,再从药物化学结构入手记忆药物的名称,理解药物的理化性质,推测类似结构药物的稳定性和鉴别方法。

第七节　局部麻醉药

局部麻醉药是一类能在用药局部可逆性地阻断感觉神经冲动的发生和传导的药物。应用局部麻醉药后,可使患者在意识完全清醒而局部痛觉暂时消失的情况下进行手术。局部麻醉药从给药部位吸收后或直接进入血液循环后引起的全身作用,实际上是局部麻醉药的不良反应,包括中枢神经系统的先兴奋后抑制作用和心血管系统的心脏抑制及小动脉扩张血压下降等作用。

根据化学结构类型可将局部麻醉药分为芳酸酯类、酰胺类、氨基醚类、氨基酮类、氨基甲酸酯类、脒类等。本节仅就芳酸酯类和酰胺类进行讨论。

一、芳酸酯类

最早应用的局部麻醉药来自南美洲古柯树叶中提取的可卡因(古柯碱),1884 年正式应用于临床。

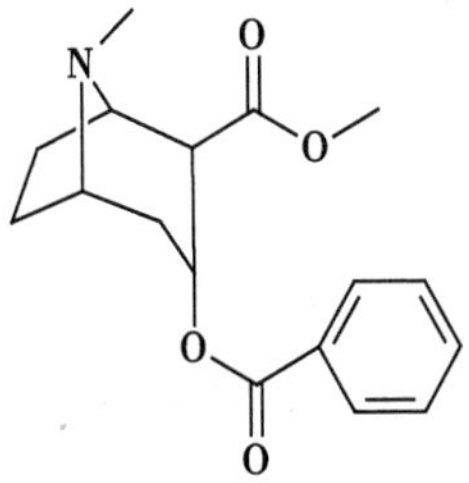

可卡因

可卡因毒性较强,成瘾性大,使应用受到限制,因此开始改造其结构,以寻找更好的局部麻醉药。1890 年合成了局麻药苯佐卡因,1904 年合成了盐酸普鲁卡因,其作用优良,无可卡因的不良反应,临床应用至今。

盐酸普鲁卡因 Procaine Hydrochloride

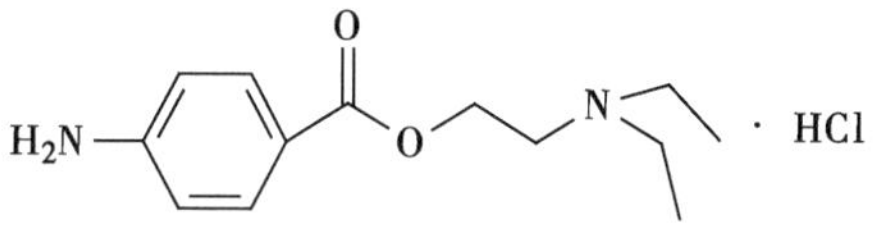

化学名 4-氨基苯甲酸-2-(二乙氨基)乙酯盐酸盐。

白色结晶或结晶性粉末;无臭,味微苦,随后有麻痹感;在水中易溶,乙醇中略溶,氯仿中微溶,乙醚中几乎不溶,mp. 154~157℃。

【化学稳定性】本药分子结构具有酯键,在水、酸碱、加热温度及时间等因素的影响下,易发生水解反应,生成对氨基苯甲酸、二乙胺基乙醇,在一定的条件下,对氨基苯甲酸还可进一步发生脱羧反应,生成有毒的苯胺,其水溶液最稳定的 pH 为 3.0~3.5。

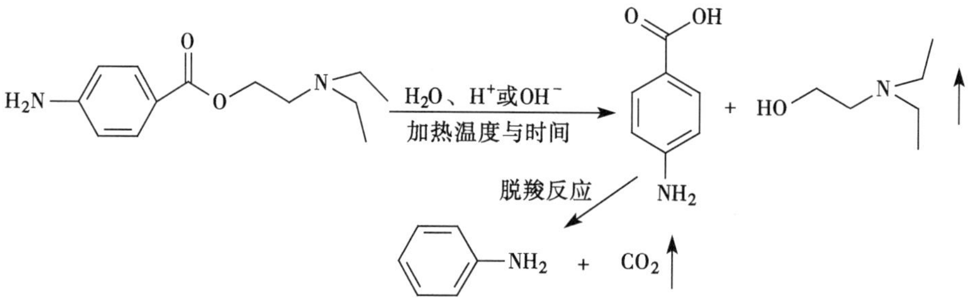

案例分析

案例:普鲁卡因注射剂的热稳定性分析。

分析:灭菌温度及 pH 对普鲁卡因注射剂的稳定性有明显影响。 5% 盐酸普鲁卡因在 pH4 左右时,灭菌温度 100℃,时间 30 分钟,未变色; 60 分钟后,变成微黄色;灭菌温度 115℃时,30 分钟,则变成微黄色。 所以注射剂制备中要控制 pH 和灭菌温度及时间,通氮气或 CO_2 等保护性气体,加入抗氧剂及金属离子掩蔽剂等稳定剂。

本药分子中的芳伯氨基,是导致药物氧化变色的内在因素,当药物在空气、光线、重金属离子、温度、溶液 pH 等外界因素的作用下,如加热温度过高、时间过长、溶液 pH 偏碱性等都将使药物水解氧化变质速度加剧。故配制注射液时,应调节 pH 为 3.0~5.0,通入惰性气体、加抗氧剂及重金属离子掩蔽剂,并严格控制灭菌温度与时间,以 100℃流通蒸汽灭菌 30 分钟。

【药物鉴别】本品为强酸弱碱盐,与氢氧化钠溶液反应,析出普鲁卡因的白色沉淀,加热酯键水解,产生碱性的二乙胺基乙醇蒸气和对氨基苯甲酸钠,放冷,加盐酸酸化,析出对氨基苯甲酸的白色沉淀,沉淀可溶于过量的盐酸。

本品分子中的芳伯氨基在盐酸酸性条件下,与亚硝酸钠发生重氮化反应,生成的重氮盐,再与碱

性 β-萘酚发生偶合反应,产生猩红色的偶氮化合物。

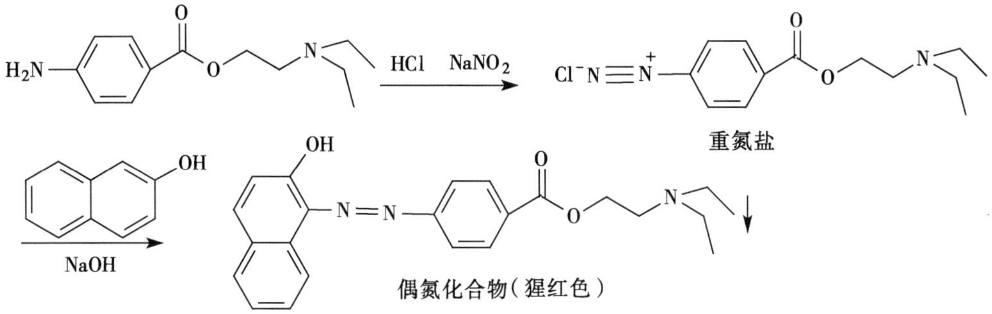

其次,还可与芳醛(对二甲胺基苯甲醛、香草醛)发生缩合反应,生成黄色的希夫碱。

【药理作用】 本药局部麻醉作用强,毒性小且无成瘾性。本药有扩血管作用,可使药液吸收快,缩短局麻作用时间。

【适应证】 临床上广泛用于浸润麻醉、传导麻醉、蛛网膜下腔麻醉、硬膜外麻醉等,也可用于局部封闭。因穿透力弱,不用于表面麻醉。

▶▶ 课堂活动

　　临床上在使用局部麻醉药做浸润麻醉时,可加入适量的肾上腺素,请分析其药理依据是什么?

【不良反应】 有过敏反应甚至过敏性休克,用药前应询问患者过敏史并作皮试。大剂量应用时,可产生毒性反应,表现为中枢神经系统先兴奋后抑制。心血管系统表现为心脏抑制,甚至心搏骤停、血管扩张、血压下降。

【制剂及规格】 注射剂:每支 0.1g(20ml);50mg(20ml);0.1g(10ml);40mg(2ml)。

知识链接

局 麻 方 法

　　表面麻醉:将穿透力较强的局麻药直接喷洒或涂抹于黏膜表面,使黏膜下神经末梢麻醉。 适用于眼、鼻、口腔、咽喉、气管、食管和泌尿生殖道等黏膜部位的浅表手术。

　　浸润麻醉:将局麻药注射于皮下或手术野附近深部组织,使局部神经末梢麻醉。 适用于浅表小手术。 避免注入血管内。

　　阻滞麻醉:是将局麻药注射于外周神经干附近,阻滞神经冲动传导,使该神经所支配的区域麻醉,也称传导麻醉。 适用于四肢及牙科手术。

　　蛛网膜下腔麻醉:将局麻药自低位腰椎间注入蛛网膜下腔内,麻醉该部位的脊神经根,也称腰麻。适用于腹部和下肢手术。 麻醉时应注意患者体位,防止药液扩散至颅腔,危及生命中枢。

　　硬脊膜外腔麻醉:将局麻药注入硬脊膜外腔,麻醉经此腔穿出椎间孔的神经根,称硬膜外麻醉。 适用于腹部手术,用药量比蛛网膜下腔麻醉时大 5~10 倍,起效较慢。

为克服普鲁卡因易水解失效的缺点,提高酯基的稳定性,对普鲁卡因的苯环、酯键、侧键进行改造获得了一系列酯类局麻药。普鲁卡因苯环上以其他基团取代时,由于空间位阻增加,使酯基的水解减慢,因而使局麻作用增强,毒性减小,穿透力增强,作用迅速、持久,如氯普鲁卡因(chloroprocaine)、羟普鲁卡因(hydroxyprocaine)。苯环上氨基引入烷基可以增强局部麻醉作用,且穿透力强,毒性也较大,但因使用剂量比普鲁卡因小很多,故呈现出的毒副作用实际上比普鲁卡因小,如丁卡因(tetracaine)。

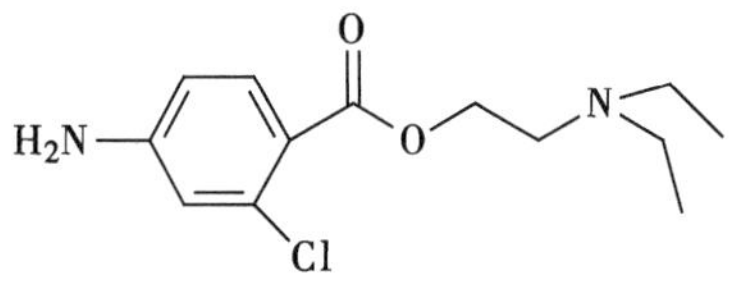

氯普鲁卡因

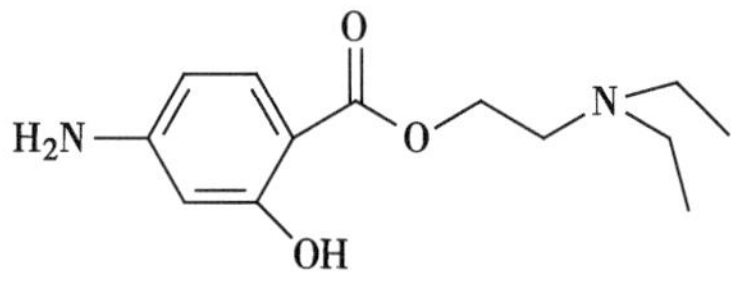

羟普鲁卡因

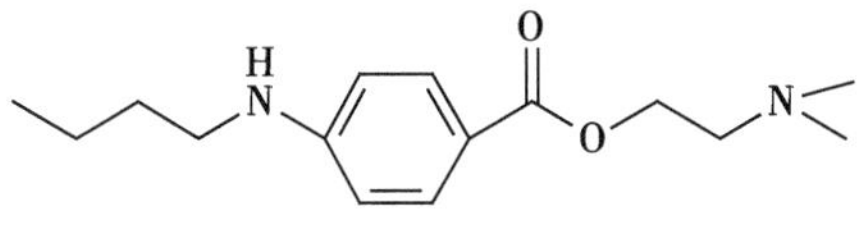

丁卡因

二、酰胺类

酰胺比酯难于水解,故局部麻醉持续时间一般均较长。1946 年发现了酰胺类局部麻醉药利多卡因,因其邻位两个甲基使酰胺键受空间位阻的保护而不易水解,作用较普鲁卡因强而持久。后来合成了三甲卡因、丙胺卡因等。麻醉作用和时间均较利多卡因长,毒性低。常用于浸润麻醉,表面麻醉及硬膜外麻醉。1996 年应用于临床的罗哌卡因麻醉作用持续时间长,具有麻醉和止痛作用,对心脏的毒性比布比卡因小,安全性高。

盐酸利多卡因 Lidocaine Hydrochloride

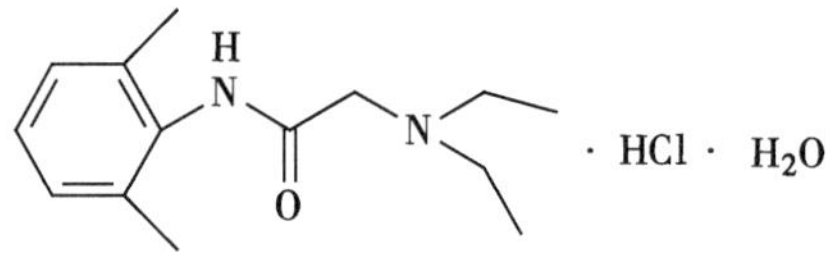

化学名 *N*-(2,6-二甲苯基)-2-(二乙氨基)乙酰胺盐酸盐一水合物。

白色结晶性粉末;无臭,味苦,继有麻木感;在水或乙醇中易溶,在氯仿中溶解,在乙醚中不溶;mp. 75～79℃。

【化学稳定性】 本药分子结构中具酰胺结构,但在酰胺键两侧引入甲基,形成空间位阻,一定程度上阻碍酸碱对酰胺结构的攻击,故而其干燥品及注射液均较稳定。如注射液在 115℃下加热 3 小时,水解率不到 0.1%。

【药物鉴别】 本品具有叔胺结构,加入苦味酸试液,即生成沉淀;过滤,沉淀用水洗涤后,干燥,mp. 228～232℃,熔融时同时分解。

本品能与金属离子形成有色配位化合物,如:本品加硫酸铜试液与碳酸钠试液,即显蓝紫色;加氯仿,振摇后放置,氯仿层显黄色。

【**药理作用**】本药局部麻醉作用为普鲁卡因的 2 倍,因其性质稳定,起效快,维持时间较长,刺激性小,被认为是较理想的局部麻醉药。

【**适应证**】可广泛用于各种局麻方法,但由于扩散力强,在脑脊液中容易扩散,因此,一般不用于蛛网膜下腔麻醉。静脉注射还可用于抗心律失常。

【**不良反应**】静脉注射时可有麻醉样感觉,头晕、眼发黑。心、肝功能不全者减量。禁用于Ⅱ、Ⅲ度房室传导阻滞、对本品过敏者、有癫痫大发作史者、肝功能严重不全者以及休克患者。

【**制剂及规格**】注射液:每支 0.1g(5ml);0.4g(20ml)。

其他常见酰胺类局麻药见表 3-12,常用局麻药的特点比较见表 3-13。

表 3-12 其他常见酰胺类局麻药

药物名称	药物结构	适应证及不良反应
丙胺卡因 prilocaine		适应证:与利多卡因相似,持效时间较长而毒性较低 不良反应:贫血、先天性或自发性正铁血红蛋白血症患者禁用,孕妇慎用
甲哌卡因 mepivacaine		适应证:用于腹部手术、四肢及会阴部手术等 不良反应:因能通过胎盘影响胎儿,故孕妇忌用
布比卡因 bupivacaine		适应证:为一比较安全的长效强效局麻药 不良反应:偶见精神兴奋、低血压等反应

表 3-13 常用局麻药的特点比较

药物	作用	毒性	穿透性	维持时间/h	主要用途
普鲁卡因	弱	小	弱	0.5~1	浸润麻醉、传导麻醉、蛛网膜下腔麻醉、硬膜外麻醉,局部封闭
丁卡因	强	大	强	2~3	表面麻醉、传导麻醉、蛛网膜下腔麻醉、硬膜外麻醉
利多卡因	中	较小	较强	1~2	表面麻醉、浸润麻醉、传导麻醉、硬膜外麻醉、抗心律失常
布比卡因	强	较大	较弱	3~5	浸润麻醉、传导麻醉、蛛网膜下腔麻醉、硬膜外麻醉

点滴积累 ∨

1. 局麻药是一类在用药局部可逆性阻断神经冲动的发生和传导的药物。

2. 按化学结构可分两类:第一类为酯类,主要有普鲁卡因、丁卡因等;第二类为酰胺类,主要有利多卡因、布比卡因等。因为含有酯或酰胺的结构,故本类药物易水解变质。

3. 本类药物属于特殊管理药品。

目标检测

一、选择题

（一）单项选择题

1. 异丙肾上腺素的化学结构是（　　）

2. 下列哪种药物通常不易被氧化（　　）

    A. 肾上腺素   B. 去甲肾上腺素   C. 异丙肾上腺素   D. 麻黄碱

3. 治疗重症肌无力应首选（　　）

    A. 酚妥拉明   B. 肾上腺素   C. 毛果芸香碱   D. 新斯的明

4. 盐酸普鲁卡因注射液加热变黄的主要原因是（　　）

    A. 水解   B. 形成了聚合物   C. 芳伯氨基被氧化   D. 酯键水解

5. 利多卡因比普鲁卡因更为稳定的主要原因是（　　）

    A. 普鲁卡因有芳伯氨基

    B. 普鲁卡因有酯基

    C. 利多卡因无芳伯氨基

    D. 利多卡因为酰胺结构且有空间位阻的影响

6. M 样作用不包括（　　）

    A. 心脏抑制   B. 平滑肌收缩   C. 腺体分泌增加   D. 骨骼肌收缩

7. 有机磷酸酯类农药中毒的原因是（　　）

    A. 抑制了胆碱酯酶活性   B. 抑制了乙酰胆碱的活性

    C. 减少了乙酰胆碱数量   D. 增强了胆碱酯酶活性

8. 解痉作用选择性高的 M 受体拮抗药是（　　）

    A. 阿托品   B. 东莨菪碱   C. 山莨菪碱   D. 后马托品

9. 可用于支气管哮喘的治疗药物是（　　）

    A. 去甲肾上腺素   B. 毛果芸香碱   C. 吗啡   D. 麻黄碱

10. β 受体拮抗药临床应用不包括（　　）

    A. 心律失常   B. 心绞痛   C. 青光眼   D. 支气管哮喘

11. 组胺 H₁ 受体拮抗药主要用于( )

    A. 抗溃疡　　　　　　　B. 抗过敏　　　　　　　C. 抗高血压　　　　　D. 镇静催眠

12. 无中枢抑制作用的 H₁ 受体拮抗药是( )

    A. 苯海拉明　　　　　　B. 氯苯那敏　　　　　　C. 异丙嗪　　　　　　D. 咪唑斯汀

（二）多项选择题

1. 选择性 β₁ 受体拮抗药包括( )

    A. 普萘洛尔　　　　　　B. 美托洛尔　　　　　　C. 阿替洛尔

    D. 醋丁洛尔　　　　　　E. 比索洛尔

2. 能激动 β₂ 受体的药物包括( )

    A. 肾上腺素　　　　　　B. 去甲肾上腺素　　　　C. 异丙肾上腺素

    D. 沙丁胺醇　　　　　　E. 麻黄碱

3. 有机磷酸酯类农药中毒的解救药有哪些( )

    A. 新斯的明　　　　　　B. 阿托品　　　　　　　C. 碘解磷定

    D. 毛果芸香碱　　　　　E. 毒扁豆碱

4. 阿托品禁用于( )

    A. 肠痉挛　　　　　　　B. 心动过缓　　　　　　C. 感染性休克

    D. 青光眼　　　　　　　E. 前列腺肥大

5. H₁ 受体拮抗药的结构类型有( )

    A. 乙二胺类　　　　　　B. 氨基醚类　　　　　　C. 丙胺类

    D. 吩噻嗪类　　　　　　E. 苯并咪唑胺类

6. H₁ 受体拮抗药常用的临床用途有( )

    A. 防治晕动病　　　　　　　　B. 妊娠呕吐、放射病呕吐

    C. 变态反应性疾病　　　　　　D. 过敏性休克

    E. 血管神经性水肿

二、简答题

1. 试述肾上腺素的稳定性及为了维持其稳定所采取的措施。

2. 简述 β₂ 受体激动药物的结构特征。

3. 简述传出神经系统受体的分类及递质的作用。

4. H₁ 受体拮抗药治疗变态反应性疾病的药理学基础是什么？

三、实例分析

1. 患者,男,16 岁,学生,因视物模糊,怀疑"近视"到医院配镜,检查视力后医师给予 1% 阿托品点眼,每 2 小时一次,共 3 天,并嘱 3 天后复诊验光配镜。点眼 3 天后,患者感觉畏光、视近物模糊,并有颜面潮红、口干、皮肤干燥、心慌等症状。试分析其原因。

2. 某体操运动员在比赛前感冒,鼻塞、流涕、嗜睡无力。在队医的指导下服用一种感冒药,在比

赛中获金牌,但在赛后尿检中查出服用违禁药品"麻黄碱",金牌被取消。试分析感冒药中为何加麻黄碱? 运动员为何不能服用?

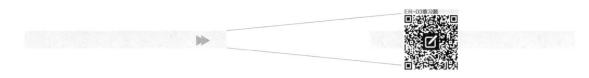

（刘玉华）

实验 3　有机磷农药中毒及解救

【实验目的】

1. 观察有机磷农药中毒的表现。

2. 观察阿托品、解磷定对有机磷农药中毒的解救作用。

【实验内容】5%美曲膦酯中毒的解救。

【实验原理】

1. 有机磷农药中毒的机制　有机磷农药难逆性地抑制胆碱酯酶活性,导致乙酰胆碱的水解减少,在体内蓄积。乙酰胆碱可持续激动 M 受体和 N 受体,产生 M 样症状、N 样症状以及中枢症状。

2. 阿托品为 M 受体拮抗药,可解除 M 样症状和部分中枢症状,但不能阻断 N_2 受体,不能解除 N_2 样症状(骨骼肌震颤),也不能使胆碱酯酶复活。

3. 解磷定为胆碱酯酶复活药,既能使胆碱酯酶复活,恢复其水解乙酰胆碱的能力,也能结合体内游离的有机磷,形成无毒的复合物排出体外。解磷定的酶复活作用在神经肌肉接头处明显,可迅速解除骨骼肌震颤,但对 M 样症状效果差。

【实验步骤】

1. **器材**　5ml、10ml 注射器、量瞳尺、婴儿秤

2. **药品**　5%敌百虫(美曲膦酯)溶液、0.1%阿托品注射液、2.5%解磷定注射液、生理盐水

3. **动物**　家兔 3 只

4. **操作方法**

(1)取家兔 3 只,称重,观察并记录呼吸频率与幅度、瞳孔大小、唾液分泌、大小便、肌张力及肌震颤等,耳缘静脉缓慢输液或留置针。

(2)每只家兔分别经耳缘静脉注射 5%美曲膦酯溶液 2ml/kg,数分钟后观察中毒表现并记录。(注意:注射药物时,应缓慢推入,勿让药物污染皮肤,如不慎接触,应即用自来水冲洗。)

(3)待中毒症状明显时(出现瞳孔明显缩小、呼吸困难、流涎或不断吞咽、大小便失禁、肌肉震颤等),分别给予静脉注射:

甲兔:0.1%阿托品注射液 2ml/kg。

乙兔:2.5%解磷定注射液 2ml/kg。

丙兔:0.1%阿托品注射液 2ml/kg 和 2.5%解磷定注射液 2ml/kg。

观察并记录各项指标的变化情况。

【实验提示】

1. 抓好家兔,掌握好静脉注射技术,尤其注射完美曲磷酯后,切勿让针头掉出,以免影响抢救。

2. 静脉注射完美曲磷酯,等待观察中毒表现时,为防止血液凝固而堵塞针头,可换生理盐水静脉注射。

3. 解救药物阿托品、解磷定应预先抽好。

4. 药物注射速度不宜过快。

【实验思考】

1. 结合有机磷农药中毒机制,简述中毒表现。

2. 有机磷中毒的解救药有哪两类? 为什么必须将两者合用?

【实验报告】

家兔	给药	瞳孔直径	呼吸	唾液分泌	大小便	肌肉（震颤）
甲兔	用美曲膦酯前					
	用美曲膦酯后					
	用阿托品后					
乙兔	用美曲膦酯前					
	用美曲膦酯后					
	用解磷定后					
丙兔	用美曲膦酯前					
	用美曲膦酯后					
	用阿托品和用解磷定后					

【实验测试】

实验技能考核表

考核项目（及分值）		考核得分
实验前准备	实验预习(10分)	
	实验动物、仪器的准备(5分)	
实验过程	家兔的捉拿(20分)	
	家兔的静脉注射(20分)	
	观察现象及记录(10分)	
实验后整理及实验报告	实验后家兔的处理(5分)	
	仪器清洗及卫生(5分)	
	实验报告及结论(20分)	
	实验体会(5分)	

(刘玉华)

第四章

心血管系统药物

导学情景

情景描述:

患者:女性,72岁,发现血压升高10年,有吸烟史,高脂血症,曾查出餐后2小时血糖9.2mmol/L。长期服用酒石酸美托洛尔25mg每日2次+氢氯噻嗪25mg每日2次,血压150~170/80~90mmHg波动。颈动脉超声提示右侧颈总动脉粥样硬化斑块形成。24小时尿蛋白定量186mg。该患者有糖脂代谢异常,长期合用大剂量β受体拮抗药与利尿药对糖脂代谢有一定的不良反应,该患者不适合采用这种联合用药方案进行治疗。钙通道阻滞药(CCB)+血管紧张素转化酶抑制药(ACEI)是适合该患者的联合方案。如果CCB+ACEI不能使该患者血压达标,可加用小剂量利尿药。

学前导语:

心血管疾病已成为常见病,由于其对靶器官的损伤,经常合并其他病症,严重危害着人类的身体健康,治疗的手段和方法切身关乎患者的生存质量。因此,学习和掌握本类药物的基本知识,无论是对后续课程,还是对药学服务能力的养成,都具有非常重要的意义。

随着人们生活水平的提高,人均寿命的延长,心血管疾病已成为常见病,严重危害着人类的身体健康。根据我国流行病学调查,近50年来不论在农村或城市,心脑血管疾病的发病率和病死率均呈上升趋势。我国因心、脑血管疾病死亡者占总死亡人口的百分比已接近50%。根据治疗疾病的类型可分为抗高血压药、抗慢性心功能不全药、抗心律失常药、抗心绞痛药和调血脂药等。

第一节 抗高血压药

抗高血压药又称为降压药,主要用于治疗高血压。约95%的高血压患者病因不明,称为原发性高血压或高血压病;约5%的高血压患者病因可查,称为继发性高血压或症状性高血压。长期高血压可导致冠心病、脑血管意外、肾衰竭、心力衰竭等并发症而致残或致死。合理应用抗高血压药,对于防止并发症,延长患者寿命具有重要意义。

高血压的分型

理想血压：收缩压<120mmHg，舒张压<85mmHg。

轻度高血压：收缩压140~159mmHg，舒张压90~99mmHg。

中度高血压：收缩压160~179mmHg，舒张压100~109mmHg。

重度高血压：收缩压≥180mmHg，舒张压≥110mmHg。

形成动脉血压的基本因素是心输出量和外周阻力。前者受心脏功能、静脉回心血量和血容量的影响，后者受小动脉张力影响。自主神经系统、肾素-血管紧张素-醛固酮系统（RAAS）调节着上述两种因素。抑制上述任何一个环节的药物都可产生降压作用。根据药物作用机制可将抗高血压药分成以下几类：

1. **利尿药** 氢氯噻嗪等。

2. **交感神经抑制药** ①中枢性降压药：可乐定、莫索尼定等；②神经节阻断药：樟磺咪芬等；③去甲肾上腺素能神经末梢阻断药：利血平、胍乙啶等；④肾上腺素受体拮抗药：普萘洛尔、哌唑嗪、拉贝洛尔等。

3. **肾素-血管紧张素-醛固酮系统抑制药** ①血管紧张素转化酶（ACE）抑制药（ACEI）：卡托普利等；②血管紧张素Ⅱ（AngⅡ）受体拮抗药（ARB）：氯沙坦等；③肾素抑制药：瑞米吉仑等。

4. **钙通道阻滞药（CCB）** 硝苯地平等。

5. **血管扩张药** ①血管平滑肌松弛药：肼屈嗪等；②钾通道开放药：米诺地尔等。

上述药物中，利尿药、β肾上腺素受体拮抗药、钙通道阻滞药、血管紧张素转化酶抑制药和血管紧张素受体拮抗药是国际高血压学会推荐的一线降压药，其他降压药较少单独使用，但在复方制剂中仍常用。

一、利尿药

常用于治疗高血压的利尿药为噻嗪类，以氢氯噻嗪最为常用。

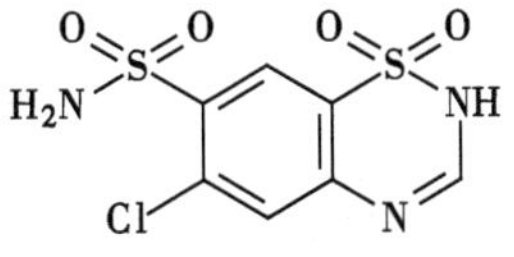

氯噻嗪 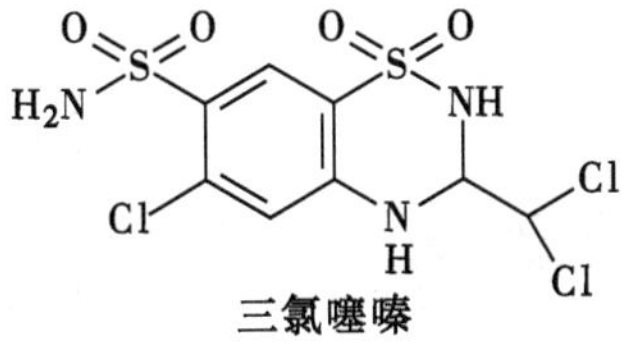 三氯噻嗪 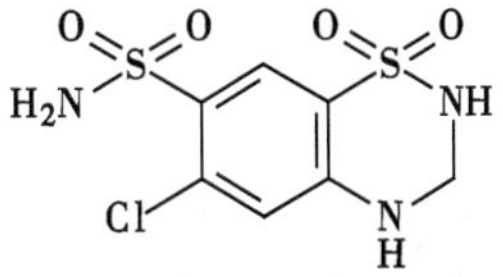 氢氯噻嗪

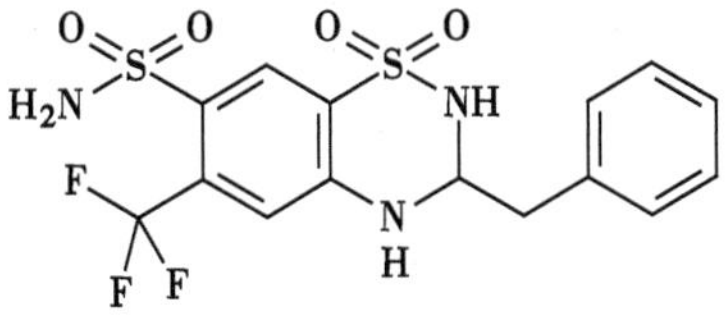

苄氟噻嗪 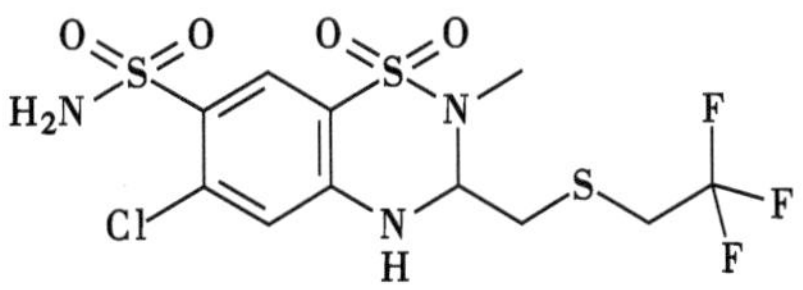 泊利噻嗪

　　噻嗪类为中效利尿药,降压作用缓慢、温和。用药初期的降压机制是由于排钠利尿减少血容量。长期使用可通过持续排钠造成血管平滑肌细胞内 Na^+ 浓度降低,从而减少 Na^+-Ca^{2+} 交换而使细胞内 Ca^{2+} 减少,血管平滑肌舒张而降压。

　　噻嗪类利尿药是治疗高血压的基础药,可单独治疗轻度高血压,也常与其他降压药合用以治疗中、重度高血压。长期大量应用可引起低血钾,应合并使用留钾利尿药或与 ACEI 合用。此外还可引起高脂血症、降低糖耐量及增加尿酸和血浆肾素活性。利尿药的有关内容详见第五章第四节:利尿药。

　　目前临床常用的吲达帕胺(indapamide)属磺胺类利尿药,具有利尿作用和钙拮抗作用。用于治疗高血压及充血性心力衰竭时的水钠潴留,是一种新的强效、长效降压药。该药降压作用机制未明,其降压作用出现的剂量远小于利尿作用的剂量。降压时对心输出量、心率及心律几无影响,长期用亦很少影响肾小球滤过率或肾血流量。本药不影响血脂及碳水化合物的代谢。吲达帕胺常见的不良反应包括腹泻、头痛、食欲减低、失眠、反胃、直立性低血压等,对磺胺过敏、严重肾功能不全、肝性脑病或严重肝功能不全、低钾血症禁用。

吲达帕胺

二、抑制交感神经系统药

本类药抑制交感神经系统的不同环节,使交感神经功能减弱而降压。

(一) 中枢性降压药

　　第一代中枢性降压药如可乐定、甲基多巴等在 20 世纪 60 年代开始用于临床,该类药物通过激动延髓 α_2 受体和 I_1 咪唑啉受体,抑制交感神经中枢的传出冲动,使外周血管扩张而降压。但因口干、嗜睡、阳痿、反跳等较严重的不良反应已渐受临床医师冷落。20 世纪 90 年代出现的第二代中枢性降压药利美尼定和莫索尼定等,对 I_1 咪唑啉受体的亲和力远大于 α_2 受体,因此,口干、嗜睡等不良反应较第一代大为减轻。见表 4-1。

表 4-1　常用的中枢性降压药

分代	药物名称	药物结构	适应证、不良反应
第一代	可乐定 clonidine		适应证:用于其他药无效的中度高血压,尤适于伴有溃疡病的高血压患者 不良反应:常见口干、便秘、嗜睡及心动过缓。不宜用于高空作业者或驾驶人员。突然停药可出现反跳现象

分代	药物名称	药物结构	适应证、不良反应
	甲基多巴 methyldopa		适应证:用于治疗中度高血压,特别是适用于肾功能不良的高血压患者 不良反应:嗜睡、头痛、乏力;水钠潴留所致的下肢水肿,口干;可有药物热或嗜酸性粒细胞增多、肝功能变化、精神改变、性功能减低、腹泻、乳房增大、恶心、呕吐、晕倒;偶有加重心绞痛和心力衰竭
第二代	莫索尼定 moxonidine		适应证:用于轻、中度原发性高血压 不良反应:治疗开始时可出现口干、疲乏和头痛等症状;偶见头晕、失眠和下肢无力感等。个别有皮肤过敏反应
	利美尼定 rilmenidine		适应证:用于轻、中度原发性高血压 不良反应:副作用少而轻微,偶有口干、乏力、胃痛、心悸、头晕、失眠等

该类药物与 β 受体拮抗药合用时,开始时产生降压但后有较强的反跳现象出现。与其他降压药合用可增强本药的降压效果。与妥拉唑林合用时,能减弱降压作用。与乙醇、镇静药或麻醉药合用时,能增强降压效果。

该类药物临床不主张单独使用。1999 年世界卫生组织和国际高血压学会颁布的高血压治疗指南中没有将中枢性降压药列为一线药物。

(二) 去甲肾上腺素能神经末梢阻断药

利血平(reserpin)通过抑制去甲肾上腺素能神经对递质的再摄取和贮存,导致递质耗竭而产生降压作用。因不良反应多,不推荐为一线用药,仅用于复方制剂,如复方降压片。

(三) 肾上腺素受体拮抗药

1. β 受体拮抗药　β 受体拮抗药分类及品种见第三章。各种 β 受体拮抗药均有降压作用,本类药主要优点是长期使用无明显耐受性,缺点是对血脂代谢有一定影响。临床常用药有普萘洛尔等。

本类药物通过阻断心脏 $β_1$ 受体,使心率减慢,心肌收缩力减弱,心输出量减少;阻断肾小球旁细胞 $β_1$ 受体,抑制肾素分泌,使肾素-血管紧张素-醛固酮系统的升压功能减弱;阻断去甲肾上腺素能神经突触前膜的 $β_2$ 受体,削弱递质正反馈机制,减少去甲肾上腺素的释放;阻断中枢 β 受体,使外周交感神经活性减弱。

适用于各种程度的高血压。对心输出量及肾素活性偏高者疗效较好,也适合于伴心绞痛、偏头痛的患者。详细内容见第三章第五节:抗肾上腺素药。

难点释疑

如何正确理解 β 受体拮抗药应用于糖尿病、冠心病: β 受体拮抗药在心力衰竭、心肌梗死、心绞痛、主动脉夹层、高血压伴心律失常（除禁忌证）的治疗中具有明显的优势。 由于脂肪组织、肌糖原的分解以及胰岛素分泌由交感神经通过 β_2 受体调节，所以选择性较低的 β 受体拮抗药对糖、脂代谢具有一定的不良影响。但高选择性 β_1 受体拮抗药对糖代谢影响较小而且与剂量相关，因此在几个重要的高血压治疗指南中仍将糖尿病冠心病作为 β 受体拮抗药的强制适应证。

2. α_1 受体拮抗药　选择性的 α_1 受体拮抗药常用的有哌唑嗪（prazosin）、特拉唑嗪（terazosin）、多沙唑嗪（doxazosin）。本类药通过选择性阻断 α_1 受体，使血管扩张，小动脉和小静脉张力降低，血压下降。本类药最大优点是对血脂代谢有良好作用，有助于预防动脉粥样硬化。临床主要用于高血压的治疗，也可用于充血性心力衰竭。α_1 受体拮抗药与胍乙啶合用，易发生直立性低血压；与二氮嗪合用，可拮抗后者抑制胰岛素释放的作用。详细内容见第三章第五节：抗肾上腺素药。

三、肾素-血管紧张素-醛固酮系统抑制药

肾素-血管紧张素-醛固酮系统（RAAS）是由肾素、血管紧张素及其受体等构成的重要的血压调节系统。该系统不仅存在于血液循环中，也存在于心脏、肾、血管、脑等组织中，在调节心血管系统正常功能及高血压、心肌肥厚等病理过程中具有重要作用。

血管紧张素原在肾素的作用下转化成血管紧张素 I（Ang I），Ang I 再经血管紧张素 I 转化酶（ACE）作用，转化为血管紧张素 II（Ang II）。Ang II 激动有关部位 Ang II 受体致血压升高。Ang II 升压主要机制是：收缩血管并促进去甲肾上腺素（NA）释放使外周阻力增高；促进醛固酮分泌，导致水钠潴留，血容量增大。此外，Ang II 还可作为细胞生长因子，促进心脏成纤维细胞增殖，促进胶原合成，还同时促进成纤维细胞合成内皮素-1（ET-1）。ET-1 促进心肌细胞肥大，还促进心脏成纤维细胞增殖，导致心肌肥厚、血管增生及动脉粥样硬化等病理过程。由上述可知，干扰 RAAS 不仅可产生降压作用，还可预防和逆转心脏、血管等靶器官损害。本类药临床常用的有血管紧张素转化酶抑制药（ACEI）和 Ang II 受体拮抗药（ARB），见图 4-1。

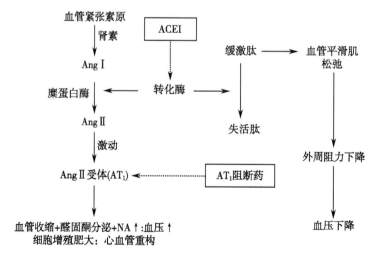

图 4-1　肾素-血管紧张素系统及其抑制药作用环节

（一）血管紧张素转化酶抑制药

本类药物通过抑制 ACE,使 Ang Ⅱ 生成减少,血管扩张,外周阻力降低;醛固酮分泌减少,水钠排出增多;NA 释放减少,血压下降。另外,ACE 受到抑制时,缓激肽水解减少,可加强缓激肽的血管扩张作用,使血压进一步下降。

由于 ACE 抑制剂作用广泛,在减少 Ang Ⅱ 生成的同时,也抑制了缓激肽、脑啡肽等生物活性物质的灭活,会产生咳嗽、血管神经性水肿等副作用。

卡托普利 Captopril

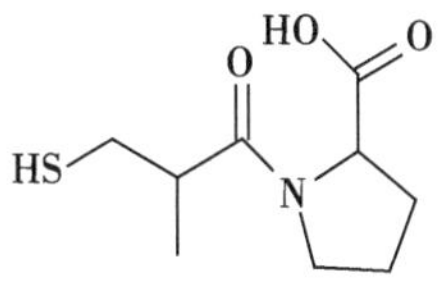

化学名　1-[(2S)-2-甲基-3-巯基-1-氧代丙基]-L-脯氨酸。又名巯甲丙脯酸。

白色结晶或结晶性粉末。稳定型晶体的 mp. 106℃。无臭,有酸味。极易溶于甲醇,溶于无水乙醇、丙酮,略溶于水,难溶于乙醚,不溶于己烷。

【化学稳定性】本药见光或在水溶液中,可发生自动氧化生成二硫化合物。金属离子、光照均可加速其自动氧化。故应加入金属离子络合剂或抗氧剂延缓氧化并且在生产、储存过程中尽量避免接触或带入金属离子。

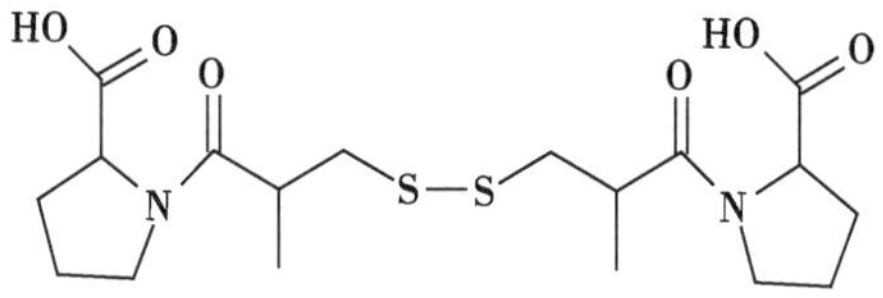

二硫化合物

【药物鉴别】本品结构中含—SH 基团,能与亚硝酸作用生成亚硝酸硫醇酯,呈红色。

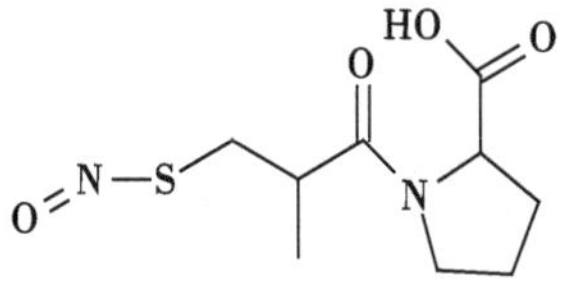

亚硝酸硫醇酯

【药理作用】①逆转 Ang Ⅱ 引起的靶器官损害。②肾血管阻力降低,肾血流量增加。③增强机体对胰岛素的敏感性。④对脂质代谢无明显影响。⑤无反射性心率加快等反应等作用特点。

【适应证】适用于各型高血压。尤适用于伴有糖尿病、左心室肥厚等高血压患者。

【不良反应】刺激性咳嗽较多见。其他反应有低血压、皮疹、味觉异常等。孕妇禁用。

【注意事项】可升高血钾浓度,可能引起血钾过高。与螺内酯、氨苯蝶啶等保钾利尿药合用时应慎重。

【剂型及规格】片剂:每片 12.5mg;25mg;50mg;100mg。

案例分析

案例：患者，男，72岁。高血压病史20余年，平时血压105~120/135~188mmHg伴有高脂血症。时有头晕、心慌、胸闷及短暂性心前区疼痛，诊断为原发性高血压病（Ⅱ期），慢性冠状动脉粥样硬化性心脏病。常年应用复方降压片、复方丹参片、冠心苏合丸等药物。近日，血压仍高，服用卡托普利25mg一日3次。第二天患者出现咳嗽，夜间尤其频繁，难以入睡，测血压已降至基本正常，其他症状亦减轻。经加服抗菌止咳药后咳嗽未见减轻，停用卡托普利2天后咳嗽消失。4天后，因血压升高复用卡托普利再度咳嗽，后改用其他降压药后没有出现咳嗽。故认为咳嗽系服用卡托普利所致。

分析：这是卡托普利最常见的不良反应。卡托普利抑制缓激肽的降解，使缓激肽分解代谢减弱并在血液中堆积，从而作用于支气管，通过迷走神经反射致支气管收缩、痉挛，黏膜充血水肿，分泌物增加而出现顽固性咳嗽。

卡托普利的巯基是产生皮疹和味觉障碍的原因，并且由于易形成二硫化合物而缩短作用时间。其他血管紧张素转化酶抑制药改为羧基或磷酰基可克服这些缺点，如依那普利（enalapril）、培哚普利（perindopril）、雷米普利（ramipril）、福辛普利（fosinopril）等，均为不含巯基的强效血管紧张素转化酶抑制药。见表4-2。

表4-2　常用的血管紧张素转化酶抑制药

药物名称	药物结构	适应证、不良反应
依那普利 enalapril		适应证：各期原发性高血压、肾血管性高血压、各级心力衰竭 不良反应：与卡托普利等相似，禁忌证亦同
培哚普利 perindopril		适应证：高效血管紧张素转化酶抑制药。主要用于抗高血压 不良反应：与卡托普利等相似，禁忌证亦同
雷米普利 ramipril		适应证：主要用于抗高血压 不良反应：与卡托普利等相似，禁忌证亦同
福辛普利 fosinopril		适应证：对ACE的抑制力较卡托普利强2~3倍。用于抗高血压 不良反应：与卡托普利相似，禁忌证亦同

ACE抑制药与非甾体抗炎药、保钾利尿药、他汀类调血脂药（洛伐他汀、辛伐他汀）合用，可产生

严重的高钾血症;与二甲双胍及磺酰脲类降血糖药(格列齐特、格列喹酮、格列吡嗪)合用,可致低血糖症状;与利尿降压药吲达帕胺、氢氯噻嗪合用时,较单独使用更易导致肾衰竭。

(二) AngⅡ受体拮抗药(ARB)

AngⅡ受体分为 AT_1 受体和 AT_2 受体两种亚型。AT_1 受体介导 AngⅡ 的升压作用及心血管重构作用,AT_2 受体功能尚未完全阐明。目前发现的 AngⅡ 受体拮抗药(ARB)主要为 AT_1 受体拮抗药,其降压作用与 ACEI 相似。由于对缓激肽系统无影响,没有 ACEI 的血管神经性水肿、咳嗽等不良反应。常用药物为氯沙坦、缬沙坦等。

氯沙坦 Losartan

化学名　2-丁基-4-氯-1-[[2′-(1H-四唑-5-基)[1,1′-联苯]-4-基]甲基]-1H-咪唑-5-甲醇,又名洛沙坦。淡黄色结晶,mp. 183.5~184.5℃,为中等强度的酸,pK_a 为 5~6,药用其钾盐。

【化学稳定性】 四氮唑环有一定酸性,可与碱成盐。

【药物鉴别】 与碘化钾-碘试液发生生物碱的沉淀反应生成红棕色沉淀。

【药理作用】 本药为联苯四氮唑类化合物的衍生物,是非肽类强效选择性竞争 AT_1 受体拮抗药。它自身和它主要的 5-羧酸活性代谢物(活性为氯沙坦的 10~14 倍)能有效地阻断 AngⅡ 与 AT_1 受体的结合,使血压下降,其降压效能与 ACEI 药物依那普利相似。

【适应证】 临床主要用于高血压和充血性心力衰竭。本药还能促进尿酸排泄,明显降低血浆尿酸水平。

【不良反应】 本药除不引起咳嗽及血管神经性水肿外,其余不良反应与 ACEI 相似。

【剂型及规格】 片剂:每片 50mg;100mg。

本类药物与留钾利尿药、钾制剂合用可致血钾升高。常见的 AngⅡ 受体拮抗药见表4-3。

表4-3　常用的 AngⅡ 受体拮抗药

药物名称	药物结构	适应证、不良反应
替米沙坦 telmisartan		适应证:用于原发性高血压的治疗。尤其适用于肾性高血压、糖尿病高血压的治疗 不良反应:可见心悸、心动过缓、低血压、头痛、眩晕、氨基转移酶升高等。患有胆汁梗阻性疾病和严重肝肾功能不全者禁用;孕妇及哺乳期妇女禁用

药物名称	药物结构	适应证、不良反应
缬沙坦 valsartan	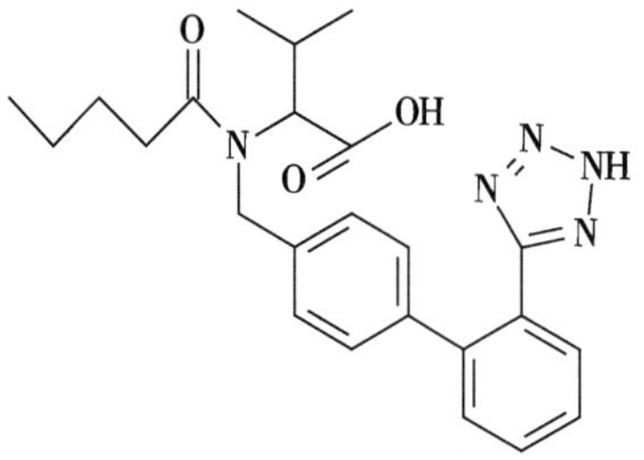	适应证:同上 不良反应:可有头痛、头晕、咳嗽、腹泻、疲劳、鼻炎、背痛、恶心、咽炎及关节痛等。过敏者禁用;妊娠和哺乳期妇女禁用
依普沙坦 eprosartan	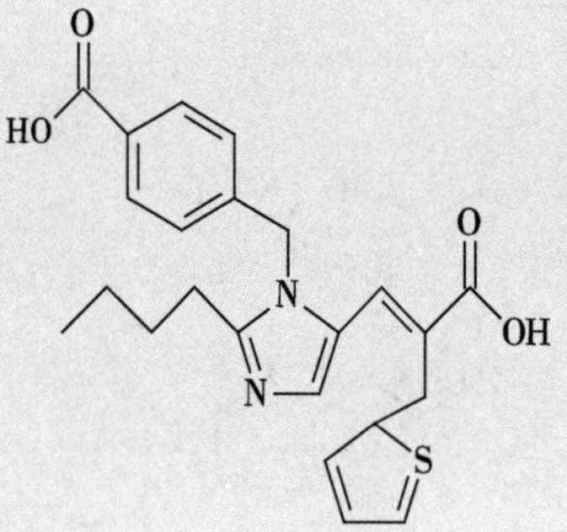	适应证:同上 不良反应:可有头痛、眩晕、低血压(包括直立性低血压)、过敏性皮肤反应、恶心、呕吐、腹泻等。过敏者禁用;妊娠和哺乳期妇女禁用
厄贝沙坦 irbesartan	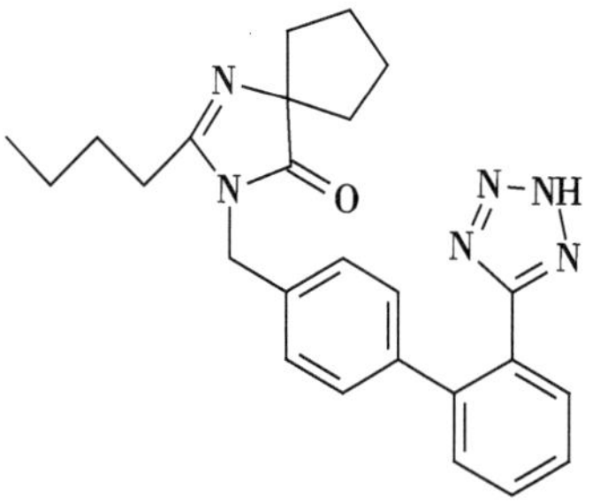	适应证:同上 不良反应:可有头痛、眩晕、心悸等,偶有咳嗽、腹痛、焦虑、胸痛、咽炎、恶心呕吐、皮疹、心动过速等。过敏者禁用;妊娠和哺乳期妇女禁用

难点释疑

　　如何正确理解 ACEI 和 ARB 在心脑血管疾病治疗中的重要作用:这两大类药物的作用特点是降压作用温和,对糖、脂代谢具有良好的作用,而且对心脏、肾保护作用更佳。因此除降压外还主要作为心力衰竭、心肌梗死后、糖尿病、慢性肾疾病治疗的首选药物。在治疗心力衰竭与心肌梗死中 ACEI、ARB 与 β 受体拮抗药合用能够纠正或改善心力衰竭、心肌梗死后神经生物学的异常,从根本上阻断心力衰竭与心肌梗死的发生与发展。ACEI 与 ARB 作为糖尿病高血压及糖尿病肾病的首选药物,可以延缓糖尿病肾病的发生,降低蛋白尿,改善肾功能。

四、钙通道阻滞药

　　钙通道阻滞药又称钙拮抗药,是一类选择性阻滞钙通道,抑制细胞外 Ca^{2+} 内流,降低细胞内 Ca^{2+} 浓度的药物。20 世纪 70 年代以来,该类药发展迅速,品种繁多,结构各异,已广泛用于治疗高血压、心绞痛、心律失常等心血管系统疾病。常用于抗高血压的药物有硝苯地平(nifedipine)、氨氯地平(amlodipine)、尼群地平(nitrendipine)、尼卡地平(nicardipine)等。钙通道阻滞药分类见表 4-4。

表 4-4 1992 年国际药理学联合会对钙通道阻滞药的分类

类别	代表药物
Ⅰ类 选择性作用于 L 型钙通道的药物	
Ⅰa类 二氢吡啶类	氨氯地平　尼群地平
Ⅰb类 地尔硫䓬类	地尔硫䓬
Ⅰc类 苯烷胺类	维拉帕米
Ⅱ类 选择性作用于其他电压依赖性钙通道的药物	（略）
Ⅲ类 非选择性钙通道调节药	普尼拉明　氟桂利嗪

（一）钙通道阻滞药的药理作用

1. 对心肌的作用　①负性肌力:钙通道阻滞药抑制外 Ca^{2+} 内流,降低心肌细胞内 Ca^{2+} 浓度,使心肌收缩力减弱。②负性频率:钙通道阻滞药抑制窦房结细胞 4 相 Ca^{2+} 内流,使其自动去极化速度减慢,自律性降低而减慢心率。③负性传导:钙通道阻滞药抑制房室结细胞 0 相 Ca^{2+} 内流,使 0 相去极速度、幅度降低,从而使房室结传导减慢。④保护缺血心肌细胞:心肌缺血时,细胞膜对 Ca^{2+} 通透性增加,外钙内流增多;钙泵功能抑制,使细胞内 Ca^{2+} 泵出减少,导致细胞内 Ca^{2+} 积聚。线粒体内 Ca^{2+} 超负荷,失去氧化磷酸化的能力,促使细胞死亡。钙通道阻滞药通过抑制外钙内流,降低细胞内 Ca^{2+} 浓度而保护心肌细胞。上述作用以维拉帕米和地尔硫草为最强,二氢吡啶类药物作用弱。

2. **对平滑肌的作用** 平滑肌收缩需要的 Ca^{2+} 主要来自细胞外。钙通道阻滞药抑制外钙内流,导致平滑肌舒张。①扩张血管:本类药主要扩张动脉,对痉挛性收缩的动脉血管扩张作用更强,对静脉影响小。钙通道阻滞药中以二氢吡啶类血管扩张作用最强,维拉帕米最弱。②舒张其他平滑肌:钙通道阻滞药对支气管平滑肌的舒张作用较为明显,较大剂量也能舒张胃肠道、输尿管及子宫平滑肌。

3. **改善组织血流作用** ①抑制血小板活化:Ca^{2+} 是血小板激活的重要介质。钙通道阻滞药可降低血小板内 Ca^{2+},抑制血小板激活反应。②稳定红细胞膜:红细胞膜稳定性与 Ca^{2+} 有关,胞内 Ca^{2+} 增加,则膜脆性增加,易发生溶血。钙通道阻滞药可降低红细胞内 Ca^{2+},有利于稳定红细胞膜从而增进其变形能力,降低血液黏滞性。

4. **改善心血管病理变化** ①抗动脉粥样硬化:钙参与动脉粥样硬化的病理过程,如平滑肌增生、脂质沉积和纤维化,钙通道阻滞药可干扰这些过程。②延缓和逆转心肌肥厚:临床观察发现,长期应用钙通道阻滞药可延缓和逆转高血压等原因引起的心室肥厚,并改善心肌供血供氧。这些作用有利于防治高血压的心脑血管并发症。

5. **肾保护作用** 二氢吡啶类钙通道阻滞药用于高血压时,能明显增加肾血流量,并具有排钠利尿作用,不引起水钠潴留。此作用对于伴有肾功能障碍或心功能不全的高血压患者有重要意义。

（二）钙通道阻滞药的临床应用

1. **抗高血压** 本类药扩张血管,降低外周阻力而降压。其降压作用的主要优点是:①不引起水钠潴留并增加肾血流量;②预防或逆转心血管等靶器官损害;③扩张脑血管并预防血栓形成;④对血脂、血糖等代谢无不良影响;⑤缓解支气管哮喘。以上作用适合于伴有肾功能障碍、冠心病、脑血管病、支气管哮喘等并发症的高血压患者。在治疗高血压方面常选用血管作用强的二氢吡啶类药物。

2. **抗心绞痛** 本类药抗心绞痛机制及药物选用详见本章第四节。

3. **心律失常** 维拉帕米是治疗阵发性室上性心律失常的首选药,也可用于心房颤动等室上性快速型心律失常以控制心室率。

4. **脑血管疾病** 尼莫地平、尼群地平以及氟桂利嗪等对脑血管有较显著的扩张作用,能改善脑循环,可用于防治脑血管痉挛、脑供血不足、脑血栓形成、脑栓塞等疾病。

5. **其他** 可用于外周血管痉挛性疾病、预防动脉粥样硬化、支气管哮喘及偏头痛等。

（三）钙通道阻滞药的常见不良反应

一般不良反应有面红、头痛、眩晕、恶心及便秘等。严重不良反应有低血压、心动过缓和房室传导阻滞以及心功能抑制等。

（四）常用的二氢吡啶类钙通道阻滞药

硝苯地平 Nifedipine

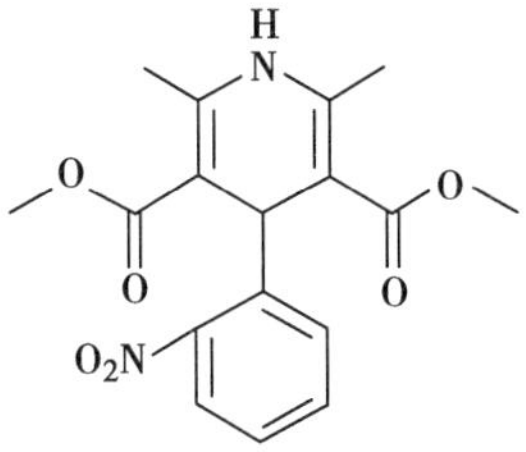

化学名　2,6-二甲基-4-(2-硝基苯基)-1,4-二氢吡啶-3,5-二甲酸二甲酯，又名硝苯啶、心痛定。

黄色结晶性粉末，无臭，无味，mp. 172~174℃，无吸湿性，极易溶于丙酮、氯仿，微溶于乙醇，几乎不溶于水。

【化学稳定性】本药在光照和氧化剂存在下分别生成两种降解氧化产物。其中在光照下分子内部发生光化学歧化反应，降解为硝基苯吡啶衍生物及亚硝基化合物，其中亚硝基化合物有毒，故本药生产、贮存及使用都应注意避光。

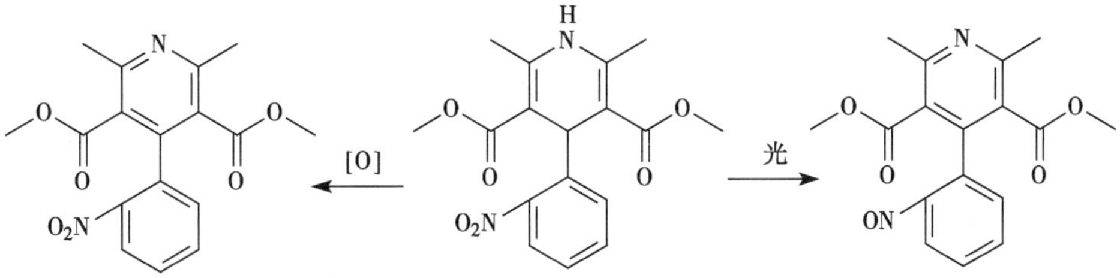

【药物鉴别】取本品少许，加丙酮溶解，加20%氢氧化钠溶液几滴，振摇，溶液显橙红色，可用于本品的定性鉴别。

【药理作用】本药降压显著，起效快，作用时间短，血压波动大，并可反射性加快心率，增高肾素活性，与β受体拮抗药合用可对抗之。现主张使用缓释片剂，以减轻血压波动对心、脑、肾等靶器官的不良影响。

【适应证】本药可用于各种程度的高血压，亦适合于伴有心绞痛、肾疾病等高血压患者。

【不良反应】有面红、头痛、眩晕、心悸、踝部水肿、低血压等。支气管哮喘患者慎用。心力衰竭患者慎用或禁用。低血压、传导阻滞及心源性休克患者禁用。

【注意事项】①与其他降压药同用可致血压过低。②与β受体拮抗药同用可导致血压过低、心功能抑制，心力衰竭。③突然停用β受体拮抗药治疗而启用本药，偶可发生心绞痛，须逐步递减前者用量。④与蛋白结合率高的药物如双香豆素、洋地黄、苯妥英钠、奎尼丁、奎宁、华法林等合用时，这些药的游离浓度常发生改变。⑤与硝酸酯类合用，治疗心绞痛作用可增强。⑥与西咪替丁等合用时本药的血药浓度峰值增高，须注意调节剂量。

【剂型及规格】 片剂：每片 5mg；10mg。控释片：每片 20mg。胶丸剂：每丸 5mg。胶囊剂：每粒 5mg；10mg。喷雾剂：100mg。

其他常见钙通道阻断药见表 4-5。

表 4-5 常见钙通道阻滞药

药物名称	药物结构	适应证、不良反应
氨氯地平 amlodipine		适应证：用于原发性高血压；慢性稳定型心绞痛及变异型心绞痛。降压作用缓慢、平稳、持久，每日只需服药一次。较少引起反射性交感神经活性增强 不良反应：可有水肿、头痛、眩晕、乏力等。一般较轻，能为患者耐受。对二氢吡啶类钙通道阻滞药过敏的患者禁用；孕妇和哺乳妇女慎用
尼群地平 nitrendipine		适应证：同上。血管舒张作用强于硝苯地平，作用温和持久，用于各型高血压 不良反应：可有头痛、面部潮红、头晕、恶心、低血压、足踝部水肿、心绞痛发作、一过性低血压等。对本药过敏及严重主动脉瓣狭窄的患者禁用；孕妇和哺乳妇女慎用
非洛地平 felodipine		适应证：用于轻、中度原发性高血压的治疗 不良反应：对于某些患者会导致面色潮红、头痛、头晕、心悸和疲劳，这些反应大部分具有剂量依赖性，而且是在剂量增加后开始的短时间内出现，是暂时的，应用时间延长后消失
尼莫地平 nimodipine		适应证：用于预防和治疗由于蛛网膜下腔出血后脑血管痉挛引起的缺血性神经损伤以及老年性脑功能损伤、偏头痛、突发性耳聋等 不良反应：偶见面红、头晕、皮肤瘙痒、口唇麻木、皮疹等症状，一般不需停药。严重肝功能损害的患者禁用；哺乳妇女禁用

钙通道阻滞药与 β 受体拮抗药合用，可增强对房室传导的抑制作用；与血管扩张药、血管紧张素转化酶抑制药、利尿药等抗高血压药合用时，降压作用叠加，应适当监测联合降压治疗的患者；与胺碘酮合用可能增加心脏毒性。其中维拉帕米与阿司匹林合用，出血时间较单独使用阿司匹林时延长；长期服用维拉帕米，使地高辛血药浓度增加 50%～75%。因此服用维拉帕米时，须减少地高辛和洋地黄的剂量。

▶ **课堂活动**

在学习了 β 受体拮抗药与钙通道阻滞药（CCB）这两大类药物后，从药物的作用机制，适应证，对脂肪组织、肌糖原的分解、胰岛素分泌、糖尿病肾病、对肾素血管紧张素系统及心力衰竭、心肌梗死的影响等方面，对两类药物进行对比。

五、血管扩张药

血管扩张药是一类不通过神经调节和体液调节系统而直接松弛血管平滑肌的药物,此类药物具有较强的降压作用,并且因为不影响交感神经的活性,一般不会造成直立性低血压。但是由于血压降低可引起反射性交感神经兴奋使心率加快、心输出量增加,也可造成肾素分泌增加,激活肾素-血管紧张素-醛固酮系统(RAAS)导致水钠潴留,从而部分对抗其降压作用。合用利尿药和β受体拮抗药可克服其缺点,并增强降压效果。

血管扩张药按作用机制可分为两大类:血管平滑肌松弛药和钾通道调节药。本节只讨论钾通道调节药。

钾通道调节药有苯并肽嗪类、米诺地尔、吡那地尔等。

苯并肽嗪类有肼屈嗪(hydralazine)、布屈嗪(budralazine)、地巴唑(bendazol)、二氮嗪(diazoxide)等。此类药物激活 ATP 敏感性钾通道,从而在血管平滑肌上产生直接松弛作用。代表药物为肼屈嗪,主要扩张小动脉,降压作用快而强,适用于中度高血压,常与其他降压药合用。常见不良反应有头痛、心悸、胃肠功能紊乱等。大剂量使用时可引起全身性红斑狼疮样综合征。心绞痛、心功能不全患者禁用。

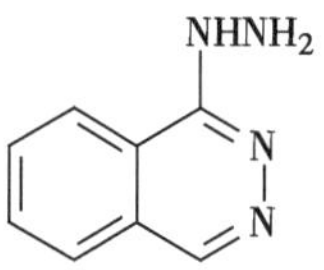

肼屈嗪 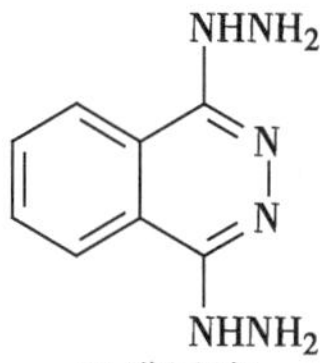　　　　双肼屈嗪 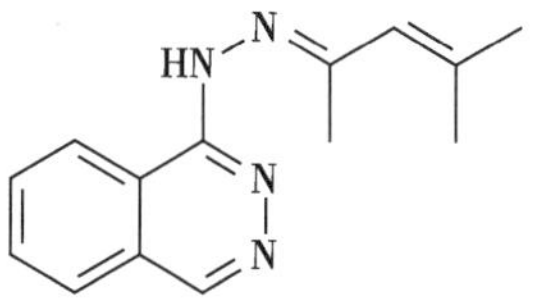　　　　布屈嗪

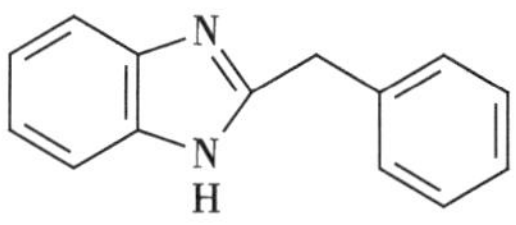

地巴唑 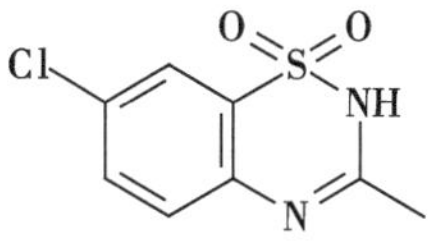　　　　二氮嗪

▶▶ **课堂活动**

"肼屈嗪在 2mol/L 的乙酸中和丙酮共热至 60℃生成红色化合物,可供鉴别。"试分析该鉴别反应是什么反应？ 生成物是什么？

米诺地尔、吡那地尔使血管平滑肌细胞上的 ATP 敏感性钾通道开放,使 K^+ 外流增多,细胞膜超极化,致钙通道难以激活,Ca^{2+} 内流减少,血管平滑肌舒张而降压。本类药物具有高效血管扩张作用。

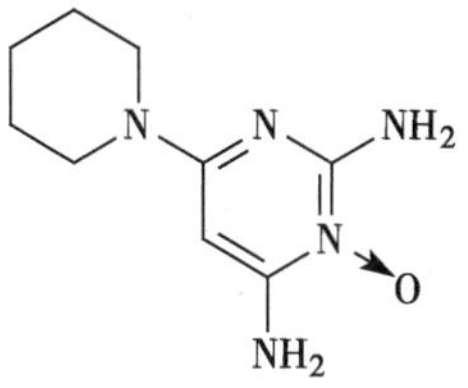

米诺地尔 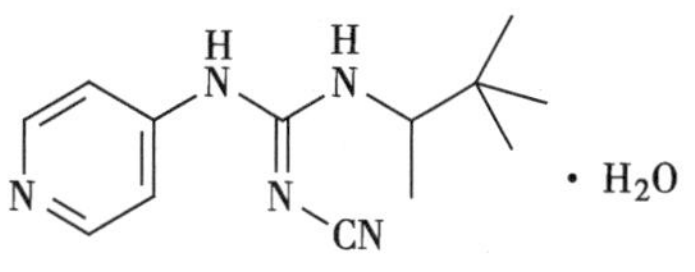　　　　　　　　吡那地尔

　　抗高血压药的选用应考虑患者的个体状况、药物的作用、代谢、不良反应和药物相互作用,并参考下列因素做出决定:①是否有心血管危险因素;②是否有靶器官损害、心血管疾病、肾病、糖尿病;③是否有受抗高血压药影响的其他疾病;④与治疗其他并存疾病的药物之间有无相互作用;⑤选用的药物是否有降低心血管病发病率和病死率的证据及其力度;⑥药物的价格及患者的经济能力。

　　(1)无并发症患者的抗高血压药选择:可以单独或者联合使用噻嗪类利尿药、β受体拮抗药、钙通道阻滞药、ACEI和ARB,治疗应从小剂量开始,逐步递增剂量。当足量的单药治疗不能使血压达标时,须加用另外一种降压药。现在认为,2级高血压(≥160/100mmHg)患者在开始时就可以采用两种抗高血压药联合治疗。联合治疗有利于血压在相对较短时期内达到目标值,也有利于减少不良反应。联合治疗应采取不同降压机制的药物,常用方案:利尿药与β受体拮抗药、利尿药与ACEI或ARB、钙通道阻滞药与利尿药或ACEI或ARB。三种抗高血压药联合的方案必须包含利尿药。

　　(2)有并发症患者的抗高血压药选择:①心力衰竭:心力衰竭表现为心室收缩或舒张功能不全,主要由收缩性高血压和缺血性心脏病引起。严格控制血压和胆固醇是高危心力衰竭患者的主要预防措施。心室功能不全却无症状的患者,推荐使用ACEI和β受体拮抗药。有症状的心功能不全患者或终末期心脏病患者推荐使用ACEI、β受体拮抗药、ARB以及醛固酮拮抗药并合用高效能利尿药。②糖尿病高血压:通常需要联合应用两种或两种以上药物以达到<130/80mmHg的目标血压。噻嗪类利尿药、β受体拮抗药、ACEI、ARB、CCB有利于降低糖尿病患者冠心病和脑卒中发生率。ACEI、ARB治疗能延缓糖尿病肾病的进展,减少蛋白尿,ARB还能延缓大量白蛋白尿的产生。③慢性肾脏疾病:应严格控制血压,且通常需用三种或更多的药物来达到血压<130/80mmHg的目标。已证实ACEI、ARB有利于控制糖尿病和非糖尿病性肾病的进展。使用ACEI或ARB仅可使血肌酐水平较基线值升高35%,但除非有高钾血症出现,否则不是停药的指征。伴有严重肾病时须增加高效能利尿药的剂量并联合应用其他类药物。④脑血管病:在急性脑卒中时,迅速降压的风险和益处尚不清楚。在患者情况稳定或好转前,应把血压控制在中间水平(大约160/100mmHg)。ACEI和噻嗪类利尿药联合应用可降低脑卒中复发率。⑤高血压伴左心室肥厚:最有效的药物为ACEI,其次为CCB和β受体拮抗药。⑥对胰岛素抵抗者,宜选用ACEI。⑦对伴有冠心病者,宜选用具有抗心绞痛作用的β受体拮抗药和CCB。

点滴积累 ∨

1. 抗高血压药可分为利尿药、交感神经抑制药、肾素-血管紧张素-醛固酮系统抑制药、钙通道阻滞药和血管扩张药五大类。

2. 噻嗪类中效利尿药除利尿减少血容量外,其降压作用机制主要为通过排钠降低细胞内Ca^{2+}浓度使血管平滑肌舒张。长期使用应注意防止电解质紊乱,通常与其他抗高血压药联合使用。

3. 中枢性降压药通过激动延髓α_2受体和I_1咪唑啉受体,抑制交感神经中枢的传出冲动使外周血管扩张而降压。该类药物不良反应较多,不作为一线药物。

4. 钙通道阻滞药主要有二氢吡啶类、地尔硫䓬类和苯烷胺类等。该类药物通过减少平滑肌及心肌细胞钙离子内流而发挥抗高血压、心绞痛、心律失常等作用。严重不良反应可有低血压、心动过缓和房室传导阻滞以及心功能抑制等。　二氢吡啶类药物要注意防止氧化失效。

5. ACEI 和 ARB 是心血管疾病治疗中的基石类药物，通过抑制肾素-血管紧张素-醛固酮系统不同环节而产生降低血压、逆转重构和器官保护等作用。 ACEI 类药物抑制了缓激肽、脑啡肽等生物活性物质的灭活，在产生降压作用的同时也会产生咳嗽、血管神经性水肿等副作用。

6. 血管扩张药包括血管平滑肌松弛药和钾通道开放药，共同特点是可引起反射性交感神经兴奋从而部分对抗其降压作用。 合用利尿药和 β 受体拮抗药可克服其缺点，并增强降压效果。

7. 抗高血压药的选用应考虑患者的个体状况、药物的作用、代谢、不良反应和药物相互作用等因素。

第二节　抗慢性心功能不全药

慢性心功能不全又称充血性心力衰竭(CHF)，是由于慢性心肌损害或长期心脏负荷过重引起的心脏收缩和(或)舒张功能障碍，使心输出量不能满足全身组织需要的病理状态。

影响心输出量的主要生理因素为心肌收缩性，心脏前、后负荷等。传统抗心力衰竭药通过加强心肌收缩性、减轻心脏负荷、增加心输出量等缓解心力衰竭症状。长期 CHF 时，交感神经系统、肾素-血管紧张素-醛固酮系统(RAAS)的活性明显增强，不仅导致心脏负荷加重，耗氧量增加，而且促进心肌肥大、硬化等病理过程。现代医学对 CHF 的治疗目标是在缓解 CHF 症状的同时，防止并逆转心脏的病理变化，提高患者生存质量，降低病死率。

目前治疗 CHF 的药物主要有:正性肌力药、减轻心脏负荷药、抑制 RAAS 药、β 受体拮抗药等。

一、正性肌力药

正性肌力药是一类能够选择性增强心肌收缩力的药物,包括强心苷类、β 受体激动药、磷酸二酯酶抑制药等。

(一) 强心苷类

强心苷类药物多数源于洋地黄类植物,故又称洋地黄类药物。临床最常用的是地高辛,其他还有毛花苷丙、毒毛花苷 K 和洋地黄毒苷。见表 4-6。

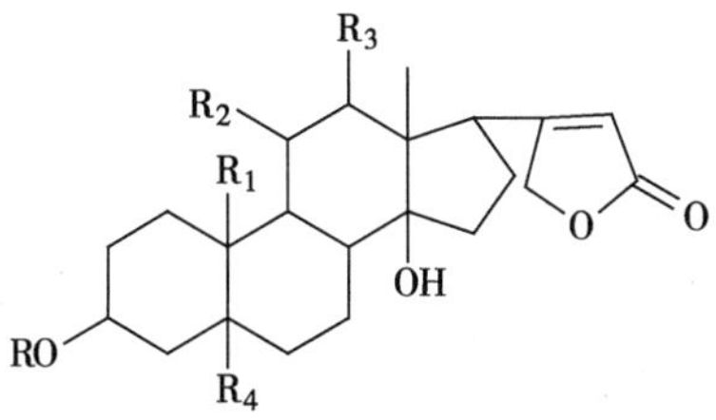

表 4-6 常用的强心苷类药物

名称	R	R_1	R_2	R_3	R_4
地高辛（digoxin）	（D-洋地黄毒糖）$_3$-	CH_3	H	OH	H
毛花苷丙（lanatoside C）	D-葡萄糖-β-乙酰基-	CH_3	H	OH	H
毒毛花苷 K（strophanthin K）	α-D-葡萄糖-β-D-葡萄糖-D-	CHO	H	H	OH
洋地黄毒苷（digitoxin）	（D-洋地黄毒糖）$_3$-	CH_3	H	H	H

强心苷与其他糖苷一样由苷元和糖基两部分组成,苷元具有甾体的基本骨架。结构上 C_3 位是与糖基成苷的羟基,构效关系表明 C_3 位的糖越少,其强心作用越强;C_{12},C_{14},C_{16} 位如有羟基存在对分配系数和药动性质都有影响。

强心苷水解成苷元后,水溶性减小,正性肌力作用明显减弱,苷元脂溶性增大易进入中枢神经系统,产生严重的中枢副作用。故强心苷类药物水解后不能药用。

强心苷类药能够抑制心肌细胞膜上的 Na^+-K^+-ATP 酶,导致细胞内 Na^+ 浓度增高,通过 Na^+-Ca^{2+} 交换机制,使细胞内 Ca^{2+} 浓度增加,从而使心肌收缩力增强,心输出量增加。在增强心肌收缩力的同时,加快心肌收缩速度,使收缩期缩短,舒张期相对延长,有利于静脉血向心脏回流,增加心输出量。由于排血量增加,反射性兴奋迷走神经,使心率减慢,房室传导减慢。心率减慢有助于增加静脉回心血量,进一步提高心输出量并可缓解衰竭心脏缺氧。

强心苷类药主要用于治疗慢性心功能不全。本类药兴奋迷走神经,减慢房室传导作用也可用于控制某些心律失常(心房颤动、心房扑动及阵发性室上性心动过速)导致的心室率过快。

知识链接

心房扑动和心房颤动

心房扑动简称房扑,指心房发生 250～350 次/分的规则异常冲动;心房颤动简称房颤,指心房发生 350～600 次/分的不规则异常冲动,引起不协调的心房肌颤动。 两者的共同危害是传入心室的冲动过多,导致心室率过快,严重者可诱发心绞痛、心力衰竭甚至晕厥。

阵发性室上性心动过速:是心室以上各部位(包括窦房结、房室结、心房)发生的阵发性快速型异常冲动的总称。 其中房室结性心动过速最为常见,表现为阵发性发作,突然中止,发作持续时间不等,短则数秒, 长则数天。 其危害同上。

强心苷类药物安全范围小,一般剂量已接近中毒剂量的 60%,而且生物利用度及患者对强心苷的敏感性个体差异大,容易发生不同程度的毒性反应。①心脏毒性:是强心苷最常见、最危险的毒性反应,发生率约 50%。心脏毒性表现为各种类型的心律失常。②胃肠道反应:是最常见的早期中毒症状。主要表现为厌食、恶心、呕吐及腹泻。③神经系统反应:主要表现有眩晕、头痛、失眠、疲倦等症状及色觉障碍,如黄视、绿视症。色觉异常是强心苷中毒的特征性表现。

强心苷与拟交感药、利血平、胍乙啶合用,可增加心律失常的发生率;与钙剂合用可导致迟后除极型心律失常。地高辛与维拉帕米、普罗帕酮、胺碘酮、奎尼丁合用时,地高辛血浓度增高,中毒的危险性增加,应减少地高辛的剂量。

（二）β₁受体激动药

该类药物主要激动心脏 β_1 受体,明显增强心肌收缩性,增加心输出量。详见第三章第四节:拟肾上腺素药。

（三）磷酸二酯酶抑制药

临床使用的磷酸二酯酶抑制药（PDEI）包括氨力农（amrinone）、米力农（milrinone）、维司力农（vesnarinone）等。这类药物通过抑制磷酸二酯酶Ⅲ（PDE Ⅲ）,减少 cAMP 降解,增加心肌细胞和血管平滑肌细胞内 cAMP 含量。cAMP 作为第二信使,通过信息转导使细胞内 Ca^{2+} 增多,产生正性肌力和血管扩张作用,使心输出量增加,心脏负荷减轻,缓解心力衰竭症状。主要用于强心苷、利尿药及血管扩张药治疗无效的 CHF 患者。对于本类药能否降低心力衰竭患者的病死率和延长寿命,尚有争论。

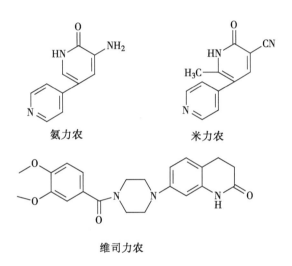

氨力农　　　　米力农

维司力农

（四）钙敏化剂

匹莫苯丹（pimobendan）是目前临床最常用的钙敏化剂,具有强心扩血管作用,其 L-异构体的活性大于 D-异构体。匹莫苯丹的甲氧基在体内发生脱甲基反应,这种代谢物的强心作用比匹莫苯丹更强。

本药除抑制 PDE Ⅲ外,还能提高心肌收缩成分对细胞内 Ca^{2+} 的敏感性,在不增加细胞内 Ca^{2+} 浓度的前提下,就能提高心肌收缩性,属于"钙增敏药"。该作用可避免因细胞内 Ca^{2+} 过多所引起的心律失常和细胞损伤,是开发正性肌力药物的新方向。

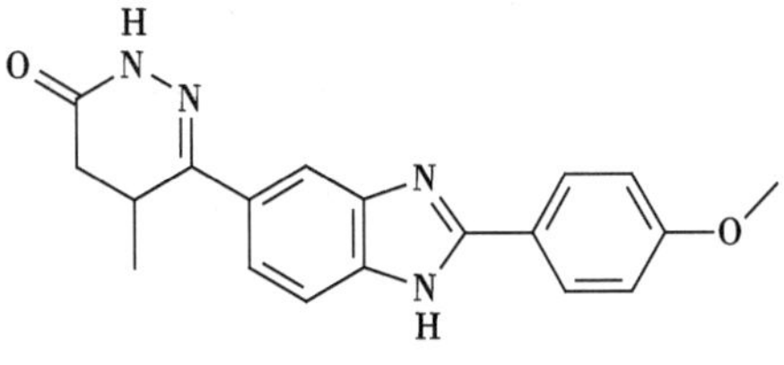

匹莫苯丹

▶▶ 课堂活动

通过正性肌力药物的学习,对药物如何通过增加心肌细胞内 cAMP、Ca^{2+} 量,从而产生正性肌力作用做出归纳,从中我们可以得出什么结论?

二、其他药物

(一) RAAS 抑制药

CHF 发病过程中,心肌在各种促生长因子的刺激下,发生心肌细胞肥大、细胞外基质增多,心肌组织纤维化等形态结构变化并伴有功能减退,称为心肌构形重建,简称心肌重构。心肌重构导致 CHF 恶化,严重影响患者预后。长期应用 ACEI 能防止和逆转心肌重构,降低心力衰竭患者的病死率,故本类药物已成为治疗心力衰竭的重要药物,广泛用于临床。

1. ACEI 和 Ang Ⅱ 受体抑制药　本类药能减少 Ang Ⅱ 产生、阻断 Ang Ⅱ 与受体结合发挥作用,从而增加心输出量,缓解 CHF 症状。此外还能防止和逆转心肌重构。本类药现已作为治疗 CHF 的基础药物广泛使用。

2. **醛固酮受体拮抗药**　常用药为螺内酯。CHF 时醛固酮水平可增高 20 倍,大量醛固酮除引起血容量增加外,还有明显的促生长、诱发冠状动脉痉挛和心律失常作用。螺内酯既可利尿消肿、减少血容量,改善临床症状,又可逆转心肌重构、降低心律失常发生率,与 ACEI 合用效果更佳。

> **难点释疑**
>
> β 受体拮抗药因抑制心肌收缩,过去一直禁用于 CHF。随着对 CHF 神经-体液变化的认识,β 受体拮抗药开始试用于临床治疗扩张性心肌病及冠心病等心力衰竭。经大量临床试验证明,β 受体拮抗药不仅能改善 CHF 症状,而且可延长患者生命,目前已被推荐作为治疗 CHF 的常规用药。β 受体拮抗药抗 CHF 作用与阻断儿茶酚胺的心脏毒性和抑制 RAAS 激活有关。使用时应注意剂量,并与强心苷、利尿药及 ACEI 合用,以提高疗效并对抗其负性肌力作用。同时还须注意适应证、排除禁忌证。

(二) 利尿药

利尿药促进 Na^+ 和水的排出,减少血容量,降低心脏负荷,能改善心脏功能并消除 CHF 的水肿症状。其分类及常用药见第五章第四节:利尿药与脱水药。

(三) 血管扩张药

血管扩张药治疗 CHF 的机制是:扩张静脉,使静脉回心血量减少,降低心脏前负荷,缓解肺循环淤血症状;扩张小动脉,降低外周血流阻力,使心脏后负荷减轻,增加心输出量,改善组织供血。按照药物对血管的选择性可分为:①主要扩张静脉药:如硝酸酯类(见本章抗心绞痛药),主要用于肺静脉淤血明显者。②主要扩张阻力血管药:如二氢吡啶类钙通道阻滞药、肼屈嗪、ACEI 等,主要用于外周阻力高,心输出量明显减少的患者。③扩张动静脉药:如硝普钠、哌唑嗪等,用于心输出量低、肺静脉淤血的患者。

针对各类用于治疗 CHF 的药物,如何针对具体病情合理选用,在此做一个简单的归纳:

(1)利尿药的选择:轻度心力衰竭首选噻嗪类利尿药,常可获满意疗效。中度一般多需加用保钾利尿药,无效时应用高效能利尿药;心力衰竭选用高效能利尿药与留钾利尿药合用,效果不佳时加用噻嗪类,或间断给予呋塞米肌内或静脉注射,或布美他尼口服;顽固性水肿可用大量呋塞米,或噻嗪类和 ACEI 联合应用。

(2)血管扩张药的选择:对于心力衰竭已不主张常规用肼屈嗪和硝酸异山梨酯,更不能用以替代 ACEI。而 ACEI 除了发挥扩血管作用改善心力衰竭时的血流动力学、减轻淤血症状外,更重要的是降低心力衰竭患者代偿性神经-体液的不利影响,限制心肌、小血管的重塑,以达到维护心肌功能、推迟心力衰竭的进展、降低远期病死率的目的。

(3)强心药的选择:①强心苷:速效类适用于慢性心力衰竭急性加重,常用去乙酰毛花苷及毒毛花苷 K。中效类和慢效类适用于中度心力衰竭或维持治疗,最常用地高辛。②非强心苷类正性肌力药氨力农主要用于其他药物治疗效果不佳的难治性心力衰竭。

(4)β 受体拮抗药可选用比索洛尔、酒石酸美托洛尔等。

点滴积累 ∨

1. CHF 的药物治疗主要解决两个问题:一是通过强心、减负改善心输出量,缓解患者动脉系统供血不足和静脉系统淤血的症状;二是防止或逆转长期 CHF 引起的心血管重构。

2. 治疗 CHF 的药物主要有正性肌力药(包括强心苷类、β 受体激动药、磷酸二酯酶抑制药以及钙敏化剂)、抑制 RAAS 药、利尿药、β 受体拮抗药及血管扩张药等。

3. 强心苷类药物通过增加细胞内 Na^+ 浓度,β 受体激动药、磷酸二酯酶抑制药通过增加细胞内 cAMP 的量,最终使细胞内 Ca^+ 浓度增加而产生作用。其中强心苷类药物毒性大,安全范围小,不良反应多,但仍为一线药物。

4. ACEI 和 Ang Ⅱ 受体抑制药通过减少 Ang Ⅱ 产生、阻断 Ang Ⅱ 与受体结合,从而增加心输出量,缓解 CHF 症状。此外还能防止和逆转心肌重构。本类药物是治疗 CHF 的基础药物。

第三节　抗心律失常药

心动频率和节律异常称为心律失常。其危害是影响心脏泵血功能,严重者可危及生命。心律失常可分为缓慢型和快速型,前者常用阿托品或异丙肾上腺素治疗。本章讨论的是治疗快速型心律失常的药物。

一、心律失常的电生理学基础

(一)正常心脏电生理

1. 心肌细胞膜电位　膜电位是指细胞膜两侧的电位差。心肌细胞在静息时,膜外带正电、膜内带负电,称极化状态。心肌细胞兴奋时,发生去极和复极过程,形成动作电位。动作电位分为5个时相。0相为去极期,是Na$^+$快速内流所致。1相为快速复极初期,由K$^+$短暂外流所致。2相为缓慢复极期,也称平台期,由Ca^{2+}及少量Na$^+$内流与K$^+$外流所致。3相为快速复极末期,由K$^+$外流所致。4相为静息期,自律细胞因Na$^+$内流发生自动去极,当达到阈电位时可重新激发动作电位,此称4相舒张期自动去极。快反应细胞(心房肌、心室肌和希-普细胞)的4相舒张期自动去极由Na$^+$内流引起;慢反应细胞(窦房结和房室结细胞等)的4相舒张期自动去极由Ca^{2+}内流所致。如图4-2。

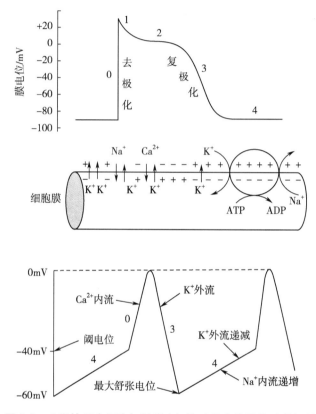

图 4-2　心肌快反应细胞与慢反应细胞动作电位及其形成机制

2. 动作电位时程与有效不应期　从0相开始至3相复极结束的时程合称为动作电位时程(APD)。从0相开始到复极至-60mV以前,因钠通道失活,快反应细胞对刺激不再发生动作电位,这段时期称有效不应期(ERP)。ERP反映钠通道复活所需的最短时间。

3. 膜反应性和传导速度　膜反应性是指膜电位水平与其所激发的0相上升最大速率之间的关系。膜电位大,0相上升快,振幅大,传导速度就快;反之,则传导减慢。

（二）快速型心律失常发生的机制

1. 自律性增高　窦房结自律性增高,引起窦性心动过速;异位起搏点自律性增高则产生异位节律。自律性的高低主要取决于4相舒张期自动去极速度、最大复极电位(复极3期完毕后进入4期时可达到的最大膜电位值,也称为最大舒张电位)与阈电位之间的距离。若4相舒张期自动去极速度加快(如儿茶酚胺释放增加)或最大复极电位上移(如心肌缺血缺氧),则自动去极达到阈电位的时间缩短,自律性增高,冲动形成增多。

2. 后除极 后除极是指在 0 相去极后所发生的去极,可引起异常冲动。发生在 2 相或 3 相的后除极称为早后除极,与 APD 延长有关;发生在 4 相的后除极称迟后除极,是细胞内 Ca^{2+} 过多诱发 Na^+ 内流所致。

3. 折返激动 指冲动在环形通路中反复运行的现象。折返激动是快速型心律失常的重要原因。其形成机制以浦肯野纤维与心室肌之间的传导为例:正常浦肯野纤维 AB 与 AC 两支同时传导冲动到达心室肌 BC,激发去极与收缩后冲动各自消失在对方的不应期中。在病理情况下,若 AC 支发生单向传导阻滞,冲动则沿 AB 支下传,经 BC 段逆行至 AC 支,再折回至 AB 支形成折返。这样,一个冲动就会反复多次激动心肌。折返发生在心房内,可表现为心房扑动或心房颤动;发生在房室交界处,可表现为阵发性室上性心动过速;发生在心室内,则表现为室性心动过速甚至心室颤动(图 4-3)。

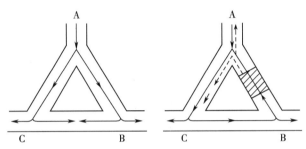

图 4-3 浦肯野纤维末梢正常冲动传导、单向阻滞和折返

二、抗心律失常药的基本电生理作用及分类

(一)抗心律失常药的基本电生理作用

抗心律失常药通过直接或间接作用于离子通道,影响细胞膜的离子转运过程而纠正异常的心肌电生理。

1. 降低自律性 抑制快反应细胞 4 相 Na^+ 内流、慢反应细胞 4 相 Ca^{2+} 内流,使 4 相去极速度减慢,或促进 3 相 K^+ 外流而增大最大复极电位,使其远离阈电位,均可降低自律性。如钠通道阻滞药、钙通道阻滞药等。

2. 减少后除极 缩短 APD 的药物可减少早后除极的发生,抑制 Ca^{2+} 或 Na^+ 内流的药可抑制迟后除极的发生。

3. 取消折返 ①改变传导性:阻滞 0 相 Na^+ 或 Ca^{2+} 内流,使 0 相上升的速度减慢、幅度减小,动作电位传导减慢,从而使折返通路中的单向传导阻滞变为双向传导阻滞,进而消除折返。②延长 ERP:ERP 延长可使折返冲动有更多机会落入 ERP 而消失。ERP 受 APD 和离子通道复活过程的影响。钾通道阻断药抑制 3 相 K^+ 外流,延长 APD,钠通道和钙通道阻滞药分别抑制相应通道的复活,均可延长 ERP。

(二)抗心律失常药的分类

抗心律失常药分类见表 4-7。

表 4-7 常用抗心律失常药的分类

类别		常用药物
Ⅰ类	钠通道阻滞药	
Ⅰa类	适度阻滞钠通道	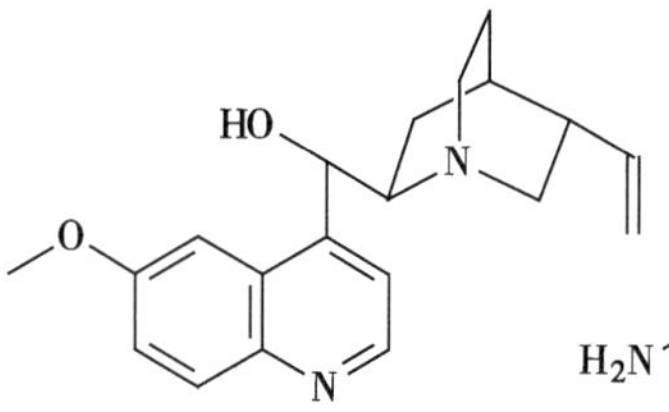 奎尼丁 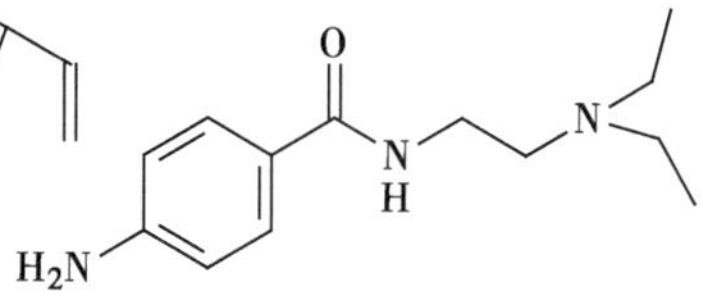 普鲁卡因胺
Ⅰb类	轻度阻滞钠通道	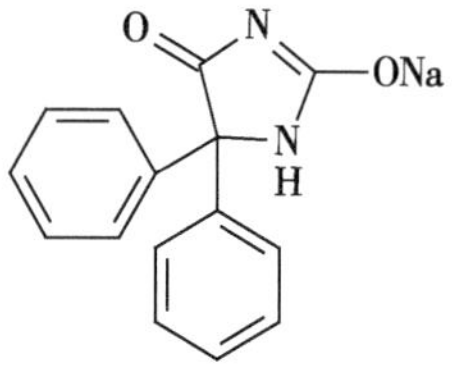 苯妥英钠 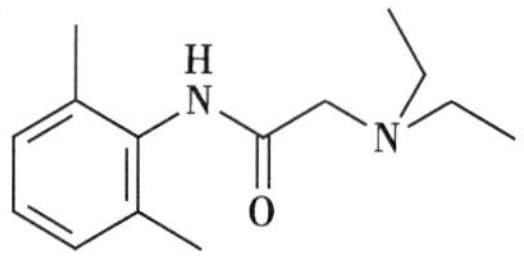 利多卡因
Ⅰc类	明显阻滞钠通道	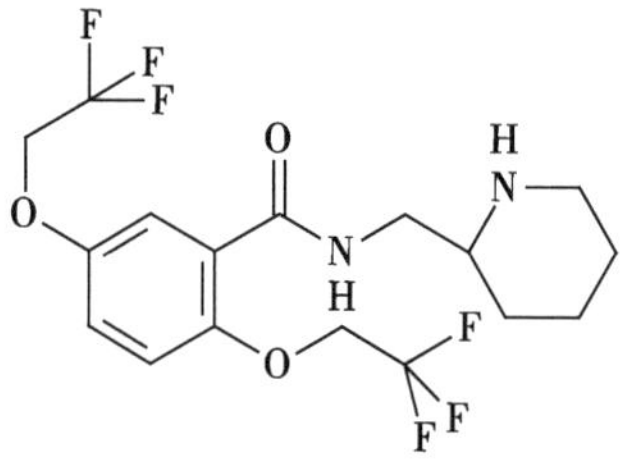 氟卡尼 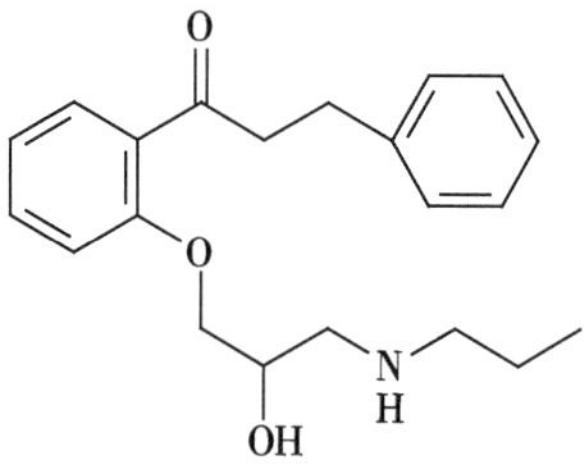 普罗帕酮
Ⅱ类	β 肾上腺素受体拮抗药	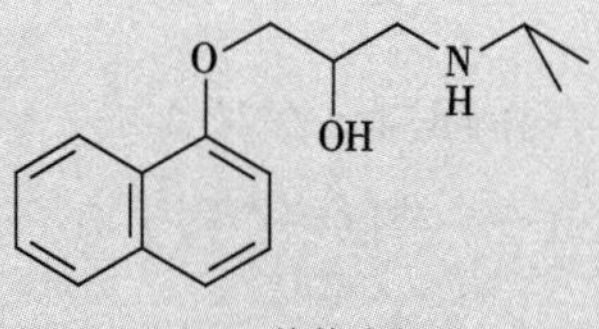 普萘洛尔 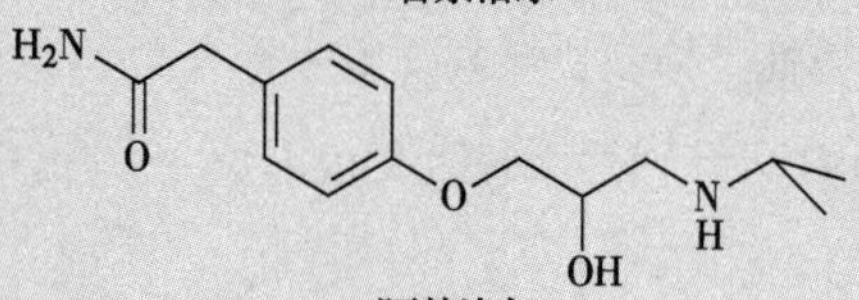 阿替洛尔
Ⅲ类	延长动作电位时程药	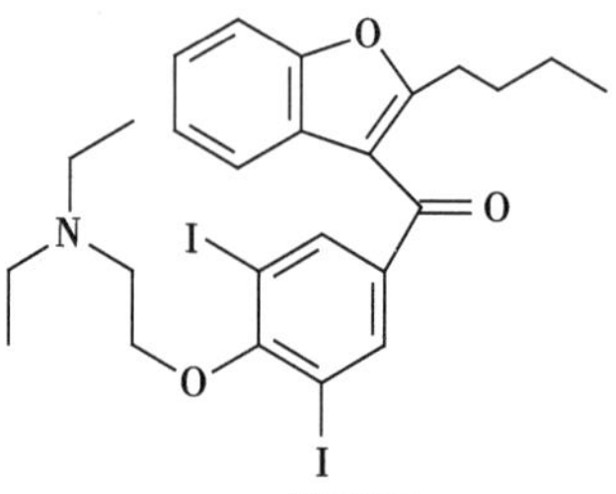 胺碘酮

续表

类别	常用药物
Ⅳ类　钙通道阻滞药	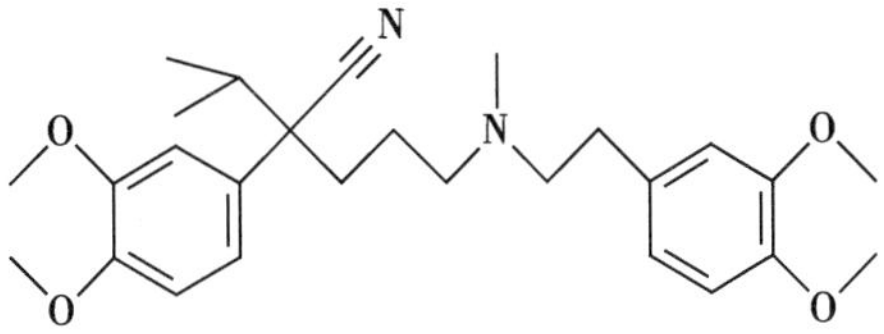 维拉帕米

三、常用的抗心律失常药

（一）Ⅰ类:钠通道阻滞药

典型钠通道阻滞药见表4-8。

表 4-8　典型钠通道阻滞药

药物名称	药物结构	类型	适应证
普鲁卡因胺	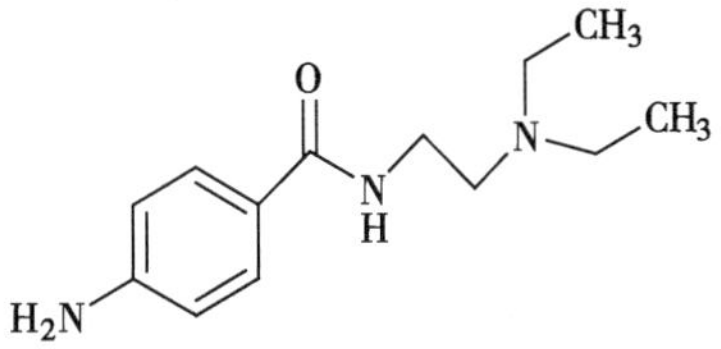	Ⅰa类	主要用于阵发性室性心动过速及频发性室性期前收缩,亦可用于室上性和室性心律失常。对奎尼丁不能耐受者可用本药。可口服亦可静脉注射
丙吡胺	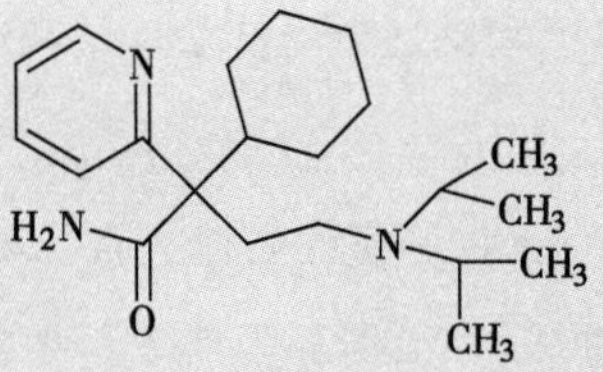	Ⅰa类	用于室性和室上性期前收缩、阵发性心动过速、预激综合征伴心房颤动、心房扑动和室上性心动过速,为奎尼丁和普鲁卡因胺的良好代用品
利多卡因	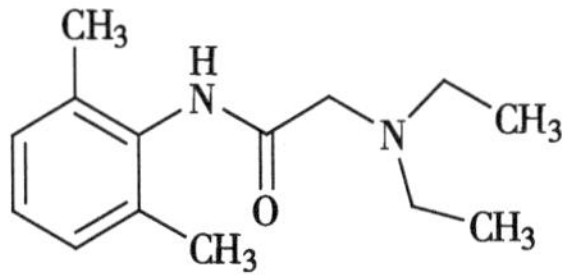	Ⅰb类	预防和治疗室性心律失常,对各种原因引起的室性期前收缩、阵发性室性心动过速及心室颤动等均有效,特别是对急性心肌梗死引起的室性心律失常为首选药。对室上性心律失常基本无效
苯妥英钠	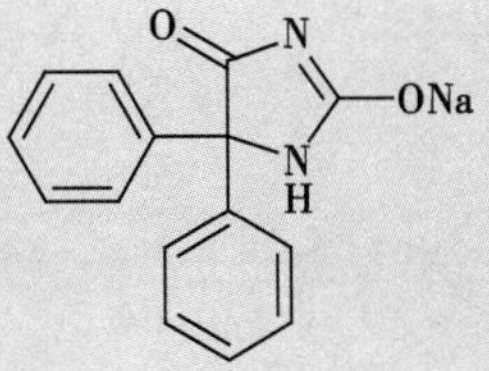	Ⅰb类	是治疗强心苷中毒引起快速型心律失常的首选药物之一。主要用于强心苷中毒引起的室性或室上性心律失常。对其他室性心律失常也有效,但利多卡因为首选
氟卡尼	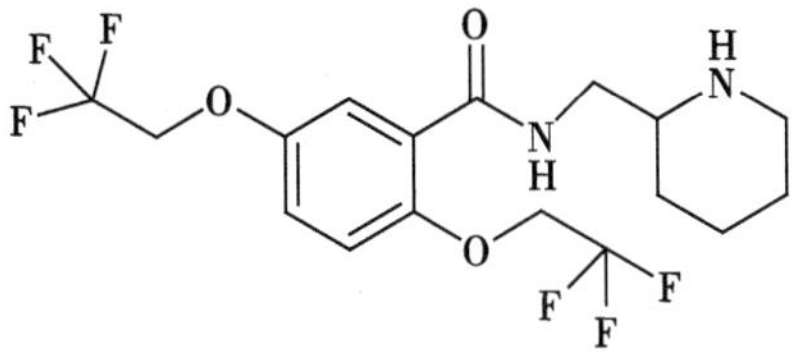	Ⅰc类	对室上性及室性心律失常均有效,为二线抗心律失常药

（二）Ⅱ类:β受体拮抗药

本类药物阻断 β 受体可降低窦房结、心房和浦肯野纤维自律性。在运动及情绪激动时作用明显。能抑制儿茶酚胺所致的迟后除极,减慢房室结传导,延长房室结 ERP。为儿茶酚胺释放增加引起的窦性心动过速首选,对心房扑动、心房颤动可减慢心室率。详见第三章第五节。

(三)Ⅲ类 钾离子通道阻断药

胺碘酮 Amiodarone

化学名 (2-丁基-3-苯并呋喃基)[4-[2-(二乙氨基)乙氧基]-3,5-二碘苯基]甲酮,又名安律酮。

临床常用其盐酸盐,为白色或淡黄色结晶性粉末;无臭、无味。易溶于氯仿、甲醇,溶于乙醇,微溶于丙酮、四氯化碳、乙醚,几乎不溶于水。mp. 156~158℃。熔融时分解。

【化学稳定性】 本药固态时在常温、避光密闭下贮存稳定。其水溶液(包括 pH4 的磷酸缓冲溶液)则可发生不同程度的降解,有机溶液(如甲醇、乙醇、氯仿等)的稳定性比水溶液好。

【药物鉴别】 结构中含有羰基,加乙醇溶解后,加2,4-二硝基苯肼的高氯酸溶液,反应生成黄色胺碘酮2,4-二硝基苯腙沉淀。

【药理作用】 本药对心脏多种离子通道均有抑制作用。阻滞钾通道,抑制3相复极过程,显著延长心房、心室肌和浦肯野纤维 APD 和 ERP;阻滞钙通道和钠通道降低窦房结和浦肯野纤维的自律性,延缓房室结和浦肯野纤维的传导。

【适应证】 本药为广谱抗心律失常药,可用于各种室上性和室性心律失常。

【不良反应】 常见心血管的不良反应有窦性心动过缓、房室传导阻滞等。少数患者发生甲状腺功能亢进或减退,以及肝坏死。对碘过敏、甲状腺功能异常、心动过缓、房室传导阻滞者禁用。

【剂型及规格】 片剂:每片 0.2g。胶囊剂:每粒 0.1g;0.2g。注射液:150mg(3ml)。

(四)Ⅳ类:钙通道阻滞药

维拉帕米 Verapamil

化学名 5-[(3,4-二甲氧基苯乙基)甲氨基]-2-(3,4-二甲氧基苯基)-2-异丙基-戊腈。

临床常用其盐酸盐,为白色无臭结晶粉末。维拉帕米易溶于酸性水中(pH<6.7)难溶于中性或碱性水中。其盐酸盐易溶于水、乙醇、甲醇、DMF、二氯甲烷、微溶于异丙醇、乙酸乙酯,难溶于己烷。mp. 140~144℃。

【化学稳定性】 本药的盐酸盐化学稳定性良好,无论在加热、光化学降解条件,还是酸、碱水溶液,均能保持稳定。然而本药的甲醇溶液,经紫外线照射2小时后,降解50%。本药有 $R(+)$ 和 $S(-)$ 两种对映异构体,其中 $R(+)$ 异构体使冠状动脉血流量增加,而产生的负性肌力作用极小。

【药物鉴别】 本品含叔胺基,水溶液加硫氰酸铬铵试液,即生成淡红色沉淀。

【药理作用】 本药选择性阻滞心脏钙通道,对钾通道也有阻滞作用,主要作用于慢反应细胞。本药可降低窦房结自律性,抑制后除极,减慢房室传导。阻滞钾通道及抑制钙通道复活作用可延长房室结 APD 和 ERP。上述作用能有效消除房室结折返,并减慢心室率。

【适应证】 维拉帕米是房室结折返所致阵发性室上性心动过速的首选药,对心房颤动或心房扑动可减慢心室率。

【不良反应】 可有眩晕、恶心、呕吐、便秘、心悸等不良反应。若与 β 受体拮抗药合用易引起低血压、心动过缓、传导阻滞,甚至停搏。支气管哮喘患者慎用。心力衰竭患者慎用或禁用。低血压、传导阻滞及心源性休克患者禁用。

【剂型及规格】 片剂:每片 40mg。注射液:5mg(2ml)。

其他用于抗心律失常的钙通道阻滞药还有:地尔硫䓬、苄普地尔等。

奎尼丁与其他抗心律失常药合用时可致作用相加,维拉帕米、胺碘酮可使奎尼丁血药浓度上升,故联合用药时应减少奎尼丁的剂量,以防中毒和心动过速;奎尼丁可使地高辛血药浓度增高以致达中毒水平,也可使洋地黄毒苷血药浓度升高,故应监测血药浓度及调整剂量,在洋地黄过量时本药可加重心律失常;与抗高血压药、扩血管药及 β 受体拮抗药合用,可加剧降压及扩血管作用;与 β 受体拮抗药合用时还可加重对窦房结及房室结的抑制作用。

胺碘酮可使普鲁卡因胺血药浓度升高,一般避免两药联合。胺碘酮与利多卡因、普萘洛尔、维拉帕米联合应用时易发生心律失常;可增加苯妥英钠的血药浓度,易发生中毒,故应减量。

地尔硫䓬可使普罗帕酮在肝的代谢受到抑制,两药联合也影响地尔硫䓬的体内吸收和处置。故应监测血药浓度,以免发生不良反应,普罗帕酮与奎尼丁合用可减慢代谢过程,使普罗帕酮血药浓度升高 2 倍,两药联用时普罗帕酮可减量 50%。

在选用抗心律失常药时,要注意这类药物本身也可能引起心律失常和其他不良反应,所以应该严格把握心律失常的药物治疗适应证。只有出现不能耐受的症状或可能存在危险的心律失常时,才给予适当的抗心律失常药治疗。(表 4-9)

表 4-9　常用抗心律失常药的临床选用

心律失常类别	钠通道阻滞药						β 受体拮抗药	延长 APD 药	钙通道阻滞药
	奎尼丁	普鲁卡因胺	利多卡因	苯妥英钠	普罗帕酮	普萘洛尔		胺碘酮	维拉帕米
室上性快速型心律失常									
房性期前收缩	3	3	0	1	0	3		2	2
房颤控率	0	0	0	0	0	2		0	3
房颤转律	2	2	0	0	0	1		2	1
房颤预防	3	3	0	0	0	2		0	2
阵发性室上性心动过速	2	2	0	1	1	3		2	4

续表

心律失常类别	钠通道阻滞药					β受体拮抗药	延长APD药	钙通道阻滞药
	奎尼丁	普鲁卡因胺	利多卡因	苯妥英钠	普罗帕酮	普萘洛尔	胺碘酮	维拉帕米
室性快速型心律失常								
室性期前收缩	3	3	4	2	2	1	2	2
室性心动过速	3	3	3	2	2	1	1	1
强心苷中毒所致各种心律失常	1	1	3	3	0	2	0	0

注:4代表首选;3代表常用;2代表较常用;1代表可用;0代表不用

点滴积累　∨

1. 抗心律失常药的主要作用机制包括降低自律性、减少后除极以及打断折返。

2. 抗心律失常的药物分为钠通道阻滞药、β肾上腺素受体拮抗药、延长动作电位时程药以及钙通道阻滞药。

3. 使用抗心律失常药要注意这类药物本身也可能引起心律失常和其他不良反应,要严格把握心律失常的药物治疗适应证。

第四节　抗心绞痛药

心绞痛是冠状动脉供血不足致心肌急性暂时性缺血、缺氧综合征。典型发作为胸骨后或心前区阵发性压榨性疼痛或闷痛并向左上肢放射。疼痛是由于心肌缺血、缺氧,导致局部代谢产物如乳酸、丙酮酸以及类似激肽样多肽等物质堆积,刺激心脏内传入神经末梢所致。且常传播到相同脊髓段的皮肤浅表神经,引起疼痛的放射。心绞痛常见于冠状动脉粥样硬化性心脏病(冠心病)。

知识链接

心绞痛类型

根据 WHO 的意见,将心绞痛分为三种类型:①劳力性心绞痛:特点是由体力活动、情绪激动等增加心肌需氧量的因素所诱发。 此类型又可分为稳定型、初发型和恶化型心绞痛。 ②自发性心绞痛:发作与心肌需氧量增加无明显关系,多发生在休息或睡眠时。 此类型包括卧位型(多在夜间发作)、变异型(冠脉痉挛所致)、中间综合征和梗死后心绞痛。 ③混合性心绞痛:特点是在心肌需氧量增加或无明显增加时均可发生。 临床常将初发型、恶化型及自发性心绞痛称为不稳定型心绞痛。

心肌供氧与耗氧严重失衡是引发心绞痛的病理基础,抗心绞痛药通过降低心肌耗氧和增加心肌供氧,恢复氧的供需平衡而发挥治疗作用。影响心肌耗氧量的主要因素是心肌收缩力、心率和心室壁张力,而心室壁张力又取决于心脏前后负荷。影响心肌供氧量的主要因素是冠状动脉阻力、侧支循环及心肌舒张时间。

常用于治疗心绞痛的药物包括 NO 供体药物、钙通道阻滞药和 β 受体拮抗药。

一、NO 供体药物

一氧化氮(NO)是 20 世纪 80 年代发现的一种重要的执行信使作用的分子,又称内皮舒张因子,存在于人体组织当中,是一种活性很强的物质。NO 供体药物首先和细胞中的巯基(—SH)形成不稳定的亚硝基化合物,进而分解成不稳定的 NO 分子激活鸟苷酸环化酶(GC),增加细胞内 cGMP 的含量,从而激活 cGMP 依赖性蛋白激酶,降低细胞内 Ca^{2+} 而松弛血管平滑肌。此外,释出的 NO 还能抑制血小板聚集和黏附,有利于冠心病的治疗。

NO 供体药物除有机硝酸酯和亚硝酸酯类如硝酸甘油、硝酸异山梨酯,单硝酸异山梨酯和戊四硝酯外,还有吗多明(molsidomine)和硝普钠(sodium nitroprusside)等。硝酸酯和亚硝酸酯类药物易经皮肤或黏膜吸收,口服吸收较好,但首过效应大,因此血药浓度低,其中硝酸甘油最常用。

硝酸甘油 Nitroglycerin

化学名　1,2,3-丙三醇三硝酸酯,又名三硝酸甘油酯。

浅黄色无臭带甜味的油状液体,bp. 145℃,在低温条件下可凝固成为固体。本药可溶于乙醇,混溶于热乙醇、丙酮、乙醚、苯、氯仿,略溶于水。本药具有挥发性,也能吸收水分子成塑胶状,所以应在避光、密封、凉暗处保存。

【化学稳定性】本药在中性和弱酸性条件相对稳定,但在碱性条件下水解迅速,并且由于其水解机制和途径不同,生成物也不一样,分别可生成醇、烯、醛等产物。

【药物鉴别】在本品中加入 KOH 或 NaOH 试液并加热,可水解生成甘油,加入硫酸氢钾,加热,生成具有恶臭的丙烯醛气体,此反应可用于本品的定性鉴别。

【药理作用】本药抗心绞痛的基础是松弛血管平滑肌。通过扩张静脉,使回心血量减少,心脏前负荷降低;较大剂量时扩张动脉,降低心脏后负荷。前后负荷均降低,使心室壁张力降低,心肌耗氧量减少。此外也增加缺血区血流量。

【适应证】临床用于缓解和预防各型心绞痛以及急性心肌梗死,也用于心功能不全。

【不良反应】常见搏动性头痛、面红、直立性低血压。剂量过大可使血压过度下降,反射性兴奋心脏而加重心绞痛。

【注意事项】与降压药或血管扩张药合用可增强本类药物的致直立性低血压作用。

【剂型及规格】片剂:每片 0.3mg;0.5mg;0.6mg。缓释硝酸甘油片(长效硝酸甘油片):每片 2.5mg。注射液:1mg(1ml);2mg(1ml);5mg(1ml);10mg(1ml)。硝酸甘油膜:每格 0.5mg。

常见的 NO 供体药物见表 4-10。

表 4-10 常见 NO 供体药

药物名称	药物结构	适应证、不良反应
吗多明 molsidomine		适应证:同硝酸甘油。舌下给药后 2~4 分钟即可起效,持续有效时间可达 6~7 小时。首过效应较低,比硝酸甘油作用优越 不良反应:可有头痛、面部潮红、眩晕等,停药后可自行消失。低血压、青光眼患者禁用
硝酸异山梨酯 isosorbide dinitrate		适应证:同硝酸甘油。舌下含化,2~3 分钟见效,作用维持 2~3 小时 不良反应:可有头痛反应,应由小剂量开始,以后逐渐增量。此外尚可见面部潮红、灼热感、恶心、眩晕、出汗甚至虚脱等反应。青光眼禁用
单硝酸异山梨酯 isosorbide mononitrate		适应证:为硝酸异山梨酯的主要生物活性代谢物。其缓释剂可维持药效 12 小时,可用于预防心绞痛 不良反应:与硝酸甘油相似

二、β 受体拮抗药

β 受体拮抗药通过降低心肌耗氧、改善缺血心肌供血、改善能量代谢起到抗心绞痛作用。适用于稳定型心绞痛,对伴有患高血压或心动过速者更为适宜。但不适用于变异型心绞痛,因冠状动脉 β 受体被阻断后,α 受体作用占优势,易致冠状动脉收缩。β 受体拮抗药与硝酸酯类合用可互相取长补短,如普萘洛尔可取消硝酸酯类引起的反射性心率加快和心肌收缩力增强;硝酸酯类可对抗普萘洛尔引起的心室容积增大(抑制心肌收缩所致)和冠状动脉收缩;两药合用又能协同降低心肌耗氧。详见第三章第五节。

三、钙通道阻滞药

钙通道阻滞药抗心绞痛机制主要包括:①降低心肌耗氧量,改善缺血心肌供血:钙通道阻滞药通过降低心肌和血管平滑肌细胞内 Ca^{2+} 浓度,使心肌收缩力减弱、心率减慢,外周动脉扩张,心脏后负荷减轻,从而使心肌耗氧量降低;解除冠状动脉痉挛,改善心肌供血。②保护缺血心肌:心肌缺血时,细胞膜 Ca^{2+} 转运异常,致细胞内 Ca^{2+} 过多而促使细胞死亡。本类药降低心肌细胞内 Ca^{2+} 浓度,可减轻细胞损伤和死亡。③抑制血栓形成:本类药降低血小板内 Ca^{2+} 浓度,抑制其聚集,从而抑制冠状动脉内血栓形成,有助于防止心肌梗死。

抗心绞痛常用的钙通道阻滞药有维拉帕米、硝苯地平、尼卡地平、非洛地平、氨氯地平、地尔硫革等。硝苯地平等二氢吡啶类药解除冠状动脉痉挛作用强,抑制心脏作用弱。变异型心绞痛是其最佳适应证,对伴高血压患者更为适用,对稳定型心绞痛也有效。硝苯地平引起反射性心率加快,有增加心肌缺血的危险,提倡使用缓释剂或与 β 受体拮抗药合用。维拉帕米(verapamil)扩张冠状动脉作用较弱,抑制心脏作用较强,适合于稳定型心绞痛。

地尔硫䓬 Diltiazem

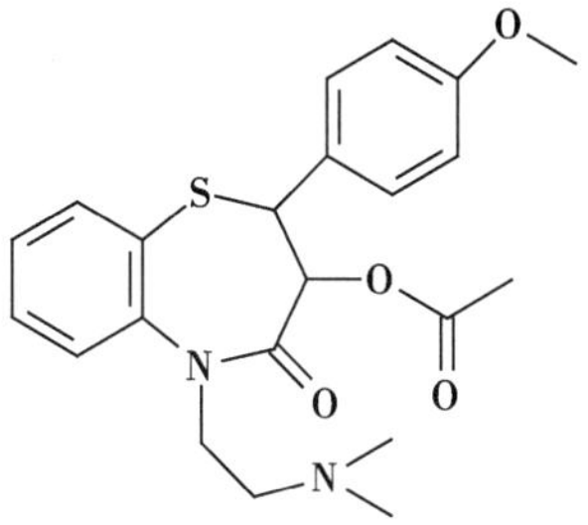

化学名　(2S-顺)-3-(乙酰氧基)-5-[2-(二甲氨基)乙基]-2,3-二氢-2-(4-甲氧基苯基)-1,5-苯并硫氮杂䓬-4-(5H)酮。

临床常用盐酸盐,为白色结晶或结晶性粉末。无臭。极易溶于水、甲醇、氯仿、难溶于无水乙醇,不溶于乙醚和苯。mp. 207~212℃,熔融时分解,有旋光性。

【化学稳定性】本药分子结构中含有 2 个手性碳,有四种立体异构体,临床仅用其顺式 D-异构体。

本药分子中含有酯键以及酰胺键,水溶液在一定条件下可发生水解反应,在制剂过程中应注意。

【药理作用】本药对心肌具有负性肌力及负性传导作用。维持或增加冠状动脉血流,扩张大的冠状动脉和侧支循环,增加冠状动脉血流量。对外周血管有明显的扩张作用,使外周阻力、平均动脉压下降,心脏氧耗量降低,此对冠心病患者也有利。

【适应证】临床用于治疗室上性心律失常、心绞痛、高血压、肥厚型心肌病等。

【不良反应】可出现头痛、头晕、疲劳感、心动过缓等症状,此时应减少剂量或停用。有时还会出现胃部不适、食欲缺乏、便秘或腹泻等。对有Ⅱ度以上房室传导阻滞或窦房传导阻滞患者以及孕妇禁用。

【注意事项】与其他药物有协同作用,同时使用对心脏收缩和(或)传导有影响的药物时应谨慎,并仔细调整所用剂量。

【剂型及规格】片剂:每片 30mg。缓释片剂:每片 30mg。

案例分析

案例:一冠心病患者,心绞痛偶有发生,故常备硝酸甘油片。因硝酸甘油片放置时间较长,不知是否失效,请你用最简单的方法帮助患者鉴别一下。

分析:硝酸甘油片舌下含服时应有麻刺烧灼感或含服后有头胀感,此为血管扩张所致,如无此感觉则说明药物已失效。该药化学性质较不稳定,容易分解,一般有效期为 6 个月。故应避光保存,放置于棕色小玻璃瓶中,每次使用后应塞紧瓶盖。长期备用要注意定时更换。

硝酸酯、亚硝酸酯类与普萘洛尔合用有协同作用,并互相抵消各自的缺点,但剂量不可过大;与抗高血压药或扩血管药合用时,加重直立性低血压。

β受体拮抗药与口服抗高血糖药同时服用时可增加降血糖作用,低血糖征象容易被β受体拮抗药掩盖;普萘洛尔与维拉帕米同时应用可导致心搏骤停;与噻嗪类利尿药合用可增强降压作用;与强心苷合用可发生房室传导阻滞、心动过缓。

钙通道阻滞药维拉帕米与阿司匹林合用,出血时间较单独使用阿司匹林时延长;与β受体拮抗药合用,可增强对房室传导的抑制作用;与血管扩张药、血管紧张素转化酶抑制药、利尿药等抗高血压药合用时,降压作用叠加,应适当监测联合降压治疗的患者;与胺碘酮合用可能增加心脏毒性。

心绞痛合理选药可参考以下原则:①心绞痛急性发作:选用硝酸甘油或硝酸异山梨酯舌下含服。②心绞痛预防:可选用硝酸异山梨酯缓释剂、硝酸甘油软膏或贴剂、β受体拮抗药及钙通道阻滞药等。③根据心绞痛类型选药:硝酸酯类药物、钙通道阻滞药对各型心绞痛均有效;β受体拮抗药适用于稳定型心绞痛,不适用于变异型心绞痛;二氢吡啶类钙通道阻滞药对变异型心绞痛效佳。④根据心绞痛合并症选药:心绞痛伴有高血压可选用作用持久的钙通道阻滞药或β受体拮抗药;伴支气管哮喘或血管痉挛性疾病或心动过缓者不宜选用β受体拮抗药,可选用二氢吡啶类钙通道阻滞药;伴心动过速者宜选β受体拮抗药。⑤联合用药:硝酸酯类药物+β受体拮抗药、二氢吡啶类钙通道阻滞药+β受体拮抗药,均能取长补短,提高疗效,但合用时剂量应适当减小,以防过度降压。⑥选择最佳给药时机:稳定型心绞痛易在上午发作,宜早晨用药,变异型心绞痛易在睡眠时发生,宜睡前用药。

点滴积累 \/

1. 心肌耗氧主要由心肌收缩力、心室壁张力以及心率决定;心肌供氧主要由冠状动脉阻力、侧支循环及心肌舒张时间决定。

2. 常用的抗心绞痛药物分为 NO 供体药物、β受体拮抗药和钙通道阻滞药三大类。

3. NO 供体药物包括有机硝酸酯和亚硝酸酯类以及吗多明和硝普钠等。该类药物在细胞内分解成不稳定的 NO 分子通过一系列生物活性反应降低细胞内 Ca^{2+} 而松弛血管平滑肌。

4. 在药物选用上应注意,NO 供体药物适用于各型心绞痛,尤其是其中速效类药物是心绞痛患者随身必备药物;β受体拮抗药适于稳定型心绞痛,不适用于变异型心绞痛;二氢吡啶类钙通道阻滞药对变异型心绞痛效佳。

5. 硝酸酯类药物+β受体拮抗药、二氢吡啶类钙通道阻滞药+β受体拮抗药的联合用药可提高疗效,减少不良反应的发生。

6. 硝酸酯、亚硝酸酯类 NO 供体药物易水解失效,二氢吡啶类钙通道阻滞药易氧化变质。

第五节 调血脂药

动脉粥样硬化是心脑血管病(如心肌梗死、脑梗死)的主要病理基础,防治动脉粥样硬化是防治心脑血管病的重要措施。抗动脉粥样硬化药包括调血脂药、扩血管药、抗血小板药、抗氧化药等多类药物。本节主要介绍调血脂药。

脂质代谢异常是动脉粥样硬化的主要危险因素。血脂是血浆中所含的脂类,包括胆固醇(Ch)、甘油三酯(TG)、磷脂(PL)等。胆固醇又分为胆固醇酯(CE)和游离胆固醇(FC),两者相加为总胆固醇(TC)。血脂以胆固醇酯和甘油三酯为核心,外包胆固醇和磷脂构成球形颗粒,再与载脂蛋白(Apo)结合形成脂蛋白。脂蛋白可分为乳糜微粒(CM)、极低密度脂蛋白(VLDL)、中间密度脂蛋白(IDL)、低密度脂蛋白(LDL)和高密度脂蛋白(HDL)等。血浆中 VLDL、IDL、LDL 及 Apo B 浓度高出正常值或 HDL、Apo A 浓度低于正常值,均可促进动脉粥样硬化的形成与发展。凡能使 LDL、VLDL、TC、TG、Apo B 降低,或使 HDL、Apo A 升高的药物都有抗动脉粥样硬化作用,统称为调血脂药。

一、主要降低 TC 和 LDL 的药物

(一)羟甲基戊二酰辅酶 A 还原酶抑制药

羟甲基戊二酰辅酶 A(HMG-CoA)还原酶是肝细胞合成胆固醇过程中的限速酶,催化 HMG-CoA 生成甲羟戊酸(MVA),MVA 是胆固醇合成的关键步骤,抑制 HMG-CoA 还原酶则减少肝胆固醇合成。HMG-CoA 还原酶抑制药有洛伐他汀(lovastatin)、普伐他汀(pravastatin)、辛伐他汀(simvastatin)、氟伐他汀(fluvastatin)等,统称为他汀类。

他汀类药抑制 HMG-CoA 还原酶,使肝内合成胆固醇减少,解除其对 LDL 受体基因的抑制,使 LDL 受体合成增加,通过受体介导的胞饮作用,使血浆中 LDL、IDL 大量被摄入肝,从而使血浆中的 LDL、IDL 降低。由于肝脏胆固醇减少,使 VLDL 合成减少。本类药能明显降低血浆 TC 和 LDL,对 TG 作用较弱,可轻度升高 HDL(与 VLDL 合成减少有关)。降 LDL 作用以洛伐他汀最强,普伐他汀最弱。

本类药物主要用于高胆固醇血症。不良反应少而轻。偶可出现肌病,极少数发展为横纹肌溶解症,有肌痛者应做相关检查,必要时停药。约有 1%~2% 的患者发生氨基转移酶升高,应定期检查肝功能。孕妇及有活动性肝病者禁用。

本类药物与贝特类药物、烟酸、环孢素、大环内酯类抗生素等合用,能提高肌病的发生率;与香豆素类抗凝血药合用可能使凝血酶原时间延长。

洛伐他汀 Lovastatin

化学名 (S)-2-甲基丁酸-(4R,6R)-6-[2-[(1S,2S,6S,8S,8αR)-1,2,6,7,8,8α-六氢-8-羟基-2,6-二甲基-1-萘基]乙基]四氢-4-羟基-2H-吡喃-2-酮-8-酯。

白色结晶性粉末,不溶于水,易溶于氯仿、DMF、丙酮,略溶于甲醇、乙醇、异丙醇、丁醇等。mp. 174.5℃。

【化学稳定性】 本药分子结构中不稳定部分是其六元内酯环上的羟基和酯键。固体状态羟基可被空气氧化,生成吡喃衍生物。本药水溶液,特别是在酸、碱催化下,其内酯环能迅速水解。以上均与本药的稳定性有关,故本药的贮存应注意防潮、密闭。

【药理作用】 本药为内酯类降胆固醇药。本身并无降酯活性,其在体内水解产生的代谢产物 β-

羟基酸,为羟甲基戊二酰辅酶 A 结构类似物,羟甲基戊二酰辅酶 A 还原酶不能有效地辨别 β 羟基酸与羟甲基戊二酰辅酶 A,致使羟基酸占据还原酶的活性中心,而使还原酶失去对羟甲基戊二酰辅酶 A 还原反应的催化作用,胆固醇生物合成的过程由此受到限制。

【适应证】临床上主要用于原发性高胆固醇血症,是伴有胆固醇升高的 Ⅱ、Ⅲ 型高脂血症的首选药物。

【不良反应】不良反应较轻、少、短暂,如头痛、倦怠、胃肠道反应(腹胀、便秘、腹泻、腹痛、恶心、消化不良等)、皮疹等。偶有白细胞、血小板减少,肝功能异常等。孕妇及哺乳期妇女禁用,对本药过敏者及持续肝功能异常者禁用。

【剂型及规格】片剂:每片 10mg;20mg;40mg。

其他常用的他汀类药物见表 4-11。

表 4-11　其他常用的他汀类药物:

药物名称	药物结构	适应证、不良反应
辛伐他汀 simvastatin	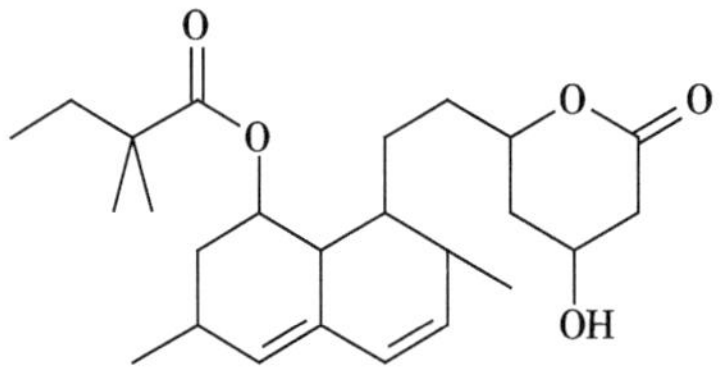	适应证:临床应用同洛伐他汀 不良反应:同洛伐他汀
普伐他汀 pravastatin	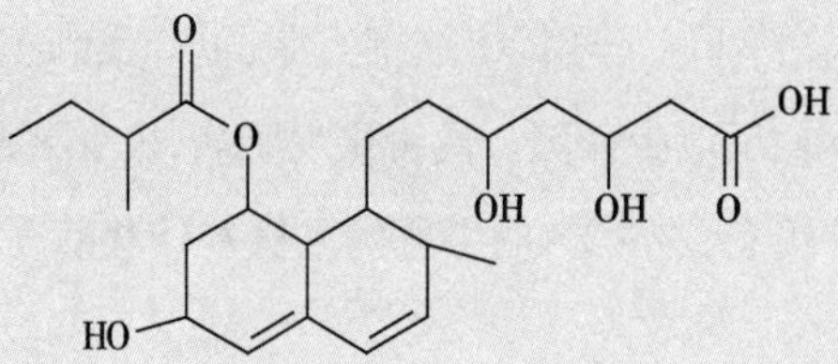	适应证:临床应用同洛伐他汀 不良反应:不良反应轻,注意事项同洛伐他汀
氟伐他汀 fluvastatin	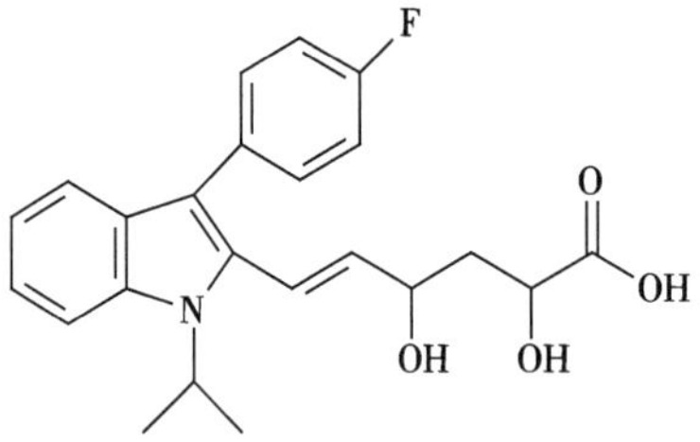	适应证:临床应用同洛伐他汀 不良反应:同洛伐他汀

构效关系研究表明,药物结构中的 3-羟基环己内酯环或其水解得到的 3,5-二羟基羧酸是产生酶抑制活性的必需结构。如果是 3-羟基环己内酯环须经水解才能起效,可以看成是前体药物。

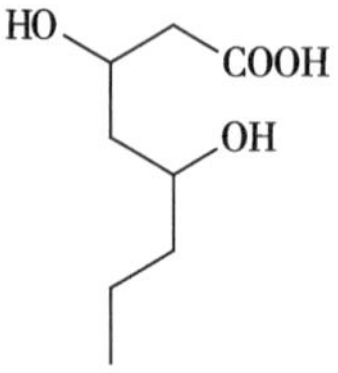

3,5-二羟基羧酸 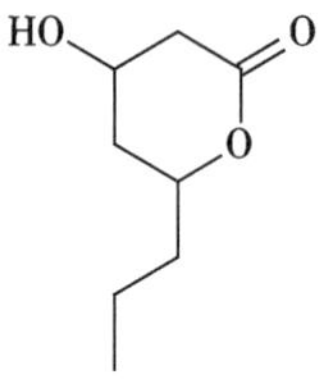　　　3-羟基环己内酯

(二)胆汁酸结合树脂

本类药物包括考来烯胺(cholestyramine)、考来替泊(colestipol)等,口服后在肠腔内与胆汁酸形

成络合物随粪便排出,阻断胆汁酸的肝肠循环,从而大量消耗胆固醇。肝中胆固醇含量下降,促使肝细胞从血浆中更多地摄取 LDL,导致血浆 LDL 和 TC 浓度明显降低。本药对 TG、VLDL 影响小,对 HDL 几无影响。本类药与他汀类合用有协同作用。临床应用与他汀类相同。

二、主要降低 TG 和 VLDL 的药物

(一)苯氧乙酸类

最早应用的苯氧乙酸类药物氯贝丁酯因不良反应多而严重,且不降低冠心病病死率,现已少用。新型药物疗效高,毒性低,常用药有吉非罗齐(gemfibrozil),苯扎贝特(bezafibrate)、非诺贝特(fenofibrate)、环丙贝特(ciprofibrate)等。

本类药口服后,能明显降低血浆 TG、VLDL,升高 HDL。主要作用机制是增强脂蛋白酯酶活性,促进 TG 代谢,加速 VLDL 分解;同时,减少肝合成 TG 和 VLDL,故可降低血浆 TG、VLDL 水平。此外,本类药可促进 HDL 合成并减慢其清除,从而升高 HDL。本类药还具有抗凝血等作用,与调血脂作用共同发挥抗动脉粥样硬化的效应。

本类药物主要用于以 TG、VLDL 升高为主的高脂蛋白血症。对 HDL 下降的轻度高胆固醇血症也有较好疗效。

一般耐受良好,常见不良反应有轻度腹痛、腹泻、恶心等胃肠道反应。偶有皮疹、脱发、肌痛、疲倦、头痛、阳痿、肝肾功能及血象异常等。本类药可增强口服抗凝血药的作用。肝肾功能障碍、孕妇、哺乳期妇女应禁用。

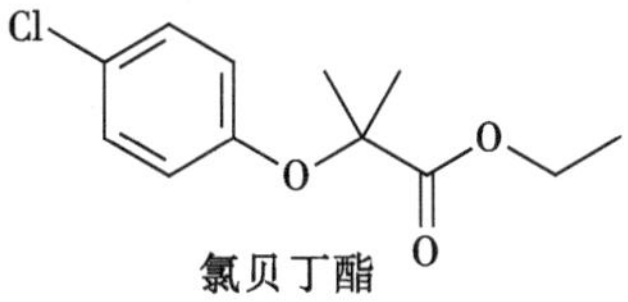

氯贝丁酯

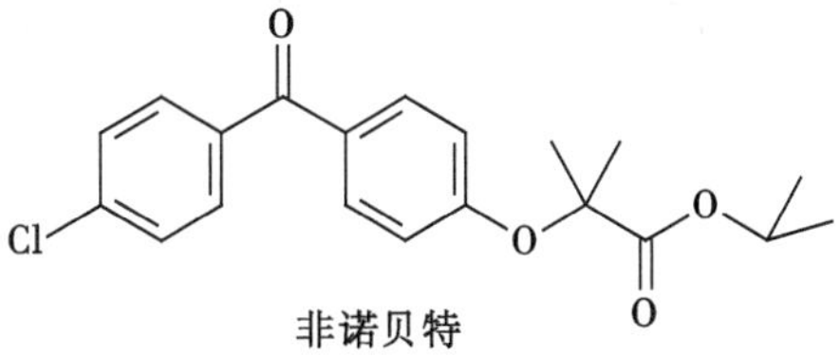

非诺贝特

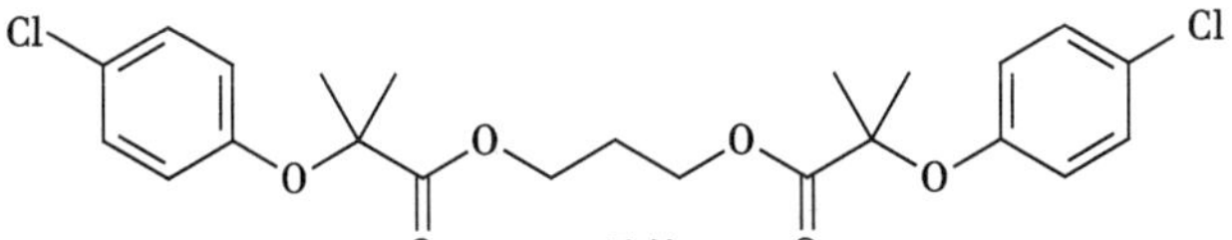

双贝特

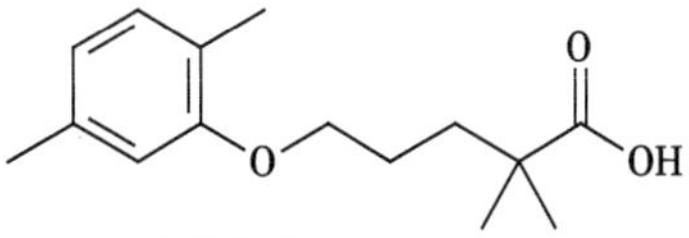

吉非罗齐

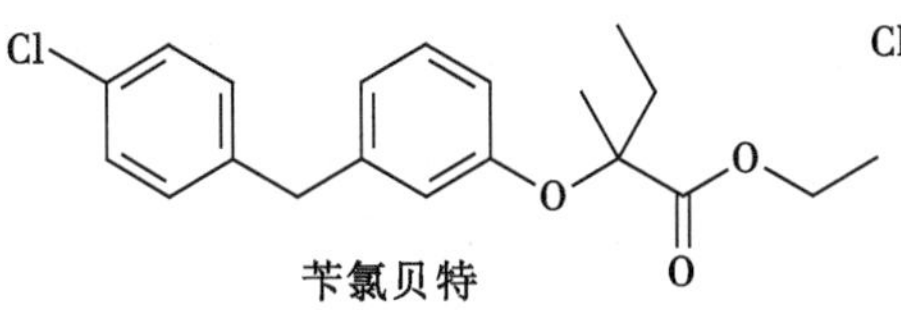

苄氯贝特

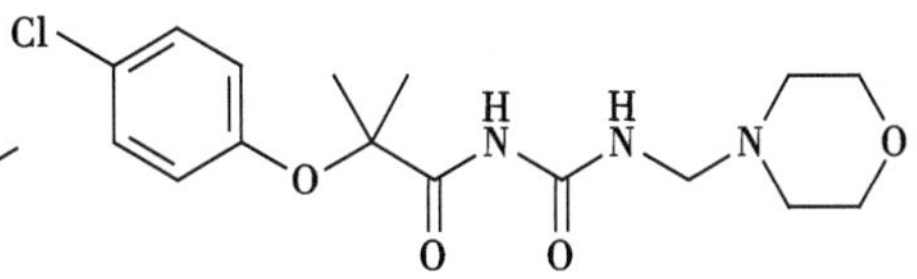

普拉贝脲

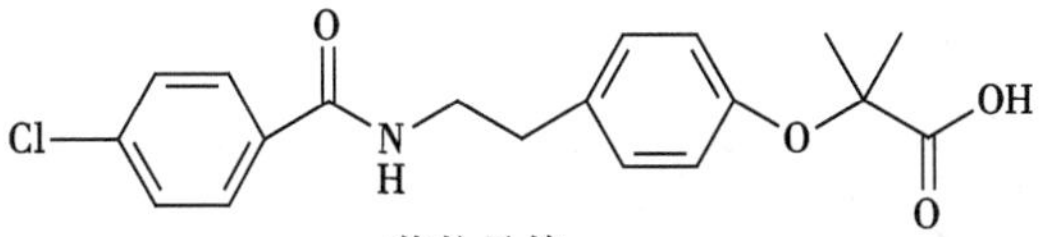

苯扎贝特

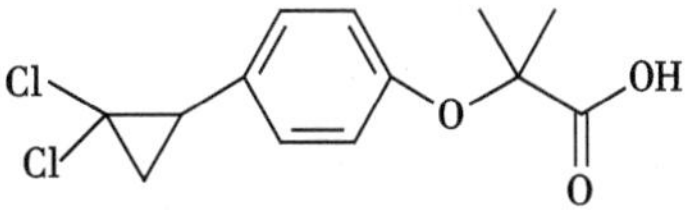

环丙贝特

吉非罗齐 Gemfibrozil

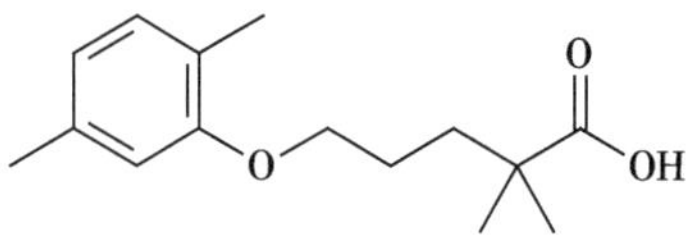

化学名　2,2-甲基-5-(2,5-二甲苯基氧基)-戊酸,又名吉非贝齐。

白色结晶性粉末,无臭,无味。本药在氯仿中极易溶解,在甲醇、乙醇、丙酮中易溶,在水中不溶;在氢氧化钠试液中易溶。mp. 58~61℃。

【化学稳定性】本药室温稳定。具有羧基,有酸性,能与碱成盐。

【药物鉴别】本品的乙醇溶液,加2%的碘化钾溶液与4%的碘酸钾溶液,置水浴上加热1分钟,冷却,加淀粉指示液,即显蓝色。

【药理作用】本药能明显降低富含甘油三酯的 VLDL,轻度升高高密度脂蛋白-胆固醇(HDL-C),也可抑制肝分泌脂蛋白(尤其是极低密度脂蛋白)而抑制 TG 的合成。

【适应证】临床用于高脂蛋白血症。

【不良反应】较轻,主要为胃肠道反应和乏力。少数人可出现一过性的氨基转移酶升高,停药后可恢复。

【剂型及规格】片剂:每片600mg。胶囊剂:每粒300mg。

常见其他苯氧乙酸类调血脂药见表4-12。

表 4-12　常见其他苯氧乙酸类调血脂药

药物名称	药物结构	适应证、不良反应
氯贝丁酯 clofibrate	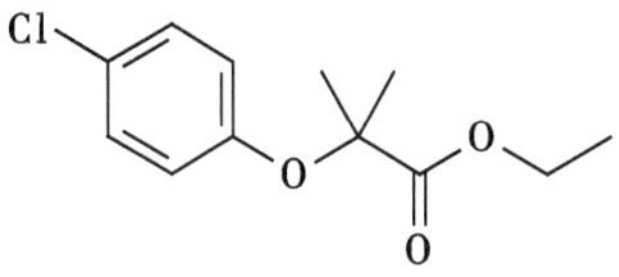	适应证:本药仅降低血甘油三酯而很少降低血胆固醇。由于本药的不良反应较多已少用。本药亦被用于治疗尿崩症 不良反应:有恶心、呕吐、食欲缺乏等症状。肝肾功能不全者慎用。孕妇忌用
苯扎贝特 bezafibrate	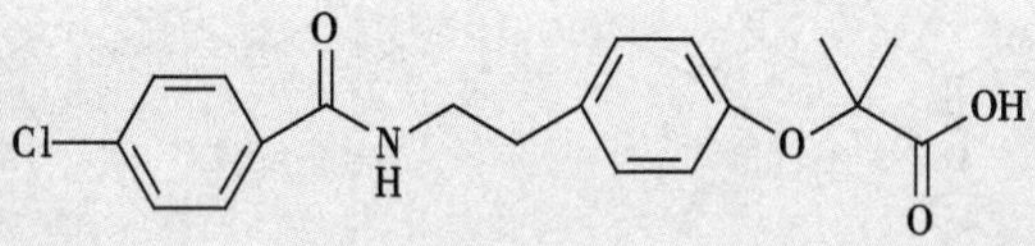	适应证:适用于治疗高甘油三酯血症和高胆固醇血症。也可用于糖尿病、痛风等疾病引起的继发性甘油三酯过高 不良反应:可有食欲缺乏,恶心,呕吐。偶可出现瘙痒和荨麻疹
非诺贝特 fenofibrate	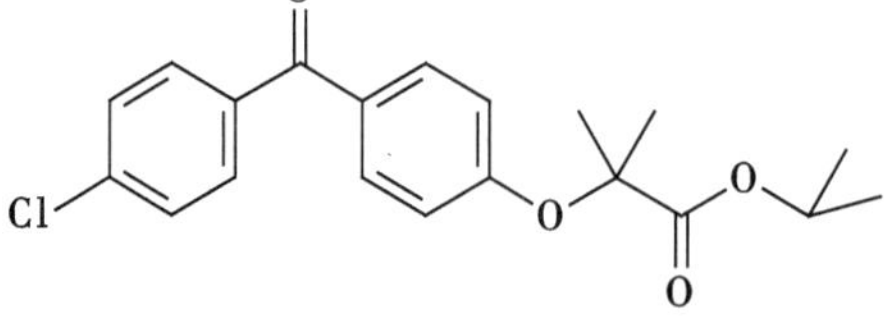	适应证:适用于治疗高甘油三酯血症和高胆固醇血症 不良反应:类似苯扎贝特
环丙贝特 ciprofibrate	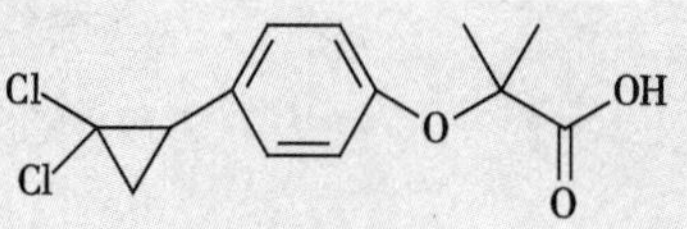	适应证:适用于治疗高甘油三酯血症和高胆固醇血症 不良反应:一般为头痛、恶心、乏力等

构效关系研究表明,异丁酸结构是这类药物产生活性的重要基团,异丁酸的羧基可以是游离的形式存在,也可以酯的形式存在。一般认为,异丁酸的羧基能与羟甲基戊二酰辅酶 A 还原酶和乙酰辅酶 A 羧化酶相互作用,也与甲状腺素及脂肪酸和蛋白质的结合部位发生作用。

(二) 烟酸及其衍生物

烟酸能降低血浆 TG、VLDL、LDL,升高血浆 HDL。与他汀类或胆汁酸结合树脂合用于混合型高脂血症。常见不良反应有皮肤潮红、瘙痒;胃黏膜刺激症状如恶心、呕吐等,饭后给药可减轻。阿昔莫司(acipimox)为烟酸衍生物。其药理作用与烟酸相似,但作用较强而持久,不良反应少而轻。

阿昔莫司　　　　　烟酸　　　　　5-氟烟酸

他汀类与胆汁酸螯合剂合用,可产生良好的协同作用而提高降血脂疗效;与免疫抑制药如环孢素、咪唑类抗真菌药、大环内酯类抗生素如红霉素或克拉霉素、调血脂药如贝特类或烟酸类合用较易出现肌痛、肌乏力、横纹肌溶解症,因此不宜与上述各类药物合用;与抗凝血药香豆素类合用可使凝血酶原时间延长,甚至引起出血,应注意检测凝血酶原时间,及时调整抗凝血药用量。

贝特类调血脂药由于在体内水解生成相应的游离酸,对血浆蛋白的结合力强,能将香豆素类抗凝血药、甲苯磺丁脲、苯妥英钠、呋塞米等药物从蛋白结合部位置换下来,提高游离型药物的血药浓度,从而增强这些药物的作用及毒性,合用时上述药物应适当减量。

高脂血症的治疗可参考以下治疗原则:①单纯性高胆固醇血症可选用胆汁酸螯合剂、HMG-CoA 还原酶抑制药等。其中以 HMG-CoA 还原酶抑制药为最佳选择。②单纯性高甘油三酯血症轻度不必进行药物治疗,中度以上可选用鱼油制剂和苯氧芳酸类调脂药物,如吉非罗齐、非诺贝特、苯扎贝特等。③混合型高脂血症若以胆固醇升高为主,则首选 HMG-CoA 还原酶抑制药;如果以甘油三酯升高为主,可先试用苯氧芳酸类。烟酸类对于这种类型血脂异常也较为适合。④严重的高脂血症单用一种调血脂药可能难以达到理想的调脂效果,这时可考虑采用联合用药。简单说来,只要不是同一类调脂药物,均可考虑联合用药。例如对于严重高胆固醇血症可采用 HMG-CoA 还原酶抑制药+胆汁酸螯合剂或+烟酸或+苯氧芳酸类;对于重度高甘油三酯血症者可采用鱼油+苯氧芳酸类。

点滴积累 ∨

1. 高脂血症包括单纯性高胆固醇血症、单纯性高甘油三酯血症、混合型高脂血症等。 应根据高脂血症的具体情况选择和使用药物。 主要降低 TC 和 LDL 的药物有 HMG-CoA 抑制药及胆汁酸结合树脂;主要降低 TG 和 VLDL 的药物有苯氧乙酸类及烟酸及其衍生物。

2. HMG-CoA 还原酶抑制药的化学结构中多含有酯和共轭双键,故应防止水解和氧化。

目标检测

一、选择题

（一）单项选择题

1. 根据临床应用,一线抗高血压药可分为哪几类( )

   A. 利尿药、交感神经抑制药、肾素-血管紧张素-醛固酮系统抑制药、钙通道阻滞药、血管扩张药

   B. 中枢性降压药、神经节阻断药、去甲肾上腺素能神经末梢阻断药、肾上腺素受体拮抗药

   C. 血管平滑肌松弛药、钾通道开放药

   D. 血管平滑肌松弛药、钾通道开放药、去甲肾上腺素能神经末梢阻断药

2. 盐酸普萘洛尔成品中的主要杂质 α-萘酚,常用( )检查

   A. 三氯化铁   B. 硝酸银

   C. 甲醛硫酸   D. 对重氮苯磺酸盐

3. 经水解后,可发生重氮化偶合反应的药物是( )

   A. 可待因   B. 氢氯噻嗪   C. 布洛芬   D. 咖啡因

4. 氯贝丁酯水解后的一个产物,可与次碘酸钠作用,产生黄色碘仿结晶,是因为氯贝丁酯具有下列结构( )

   A. 含氯原子   B. 含醚的结构   C. 含两个甲基   D. 含乙酯

5. 伴支气管哮喘的高血压患者,应禁用( )

   A. 可乐定   B. 安普乐定

   C. 普萘洛尔   D. 硝苯地平

6. 伴肾功能不全的高血压患者应选用( )

   A. 利血平   B. 氢氯噻嗪   C. 硝苯地平   D. 肼屈嗪

7. 伴心绞痛、心动过速的高血压患者应选用( )

   A. 可乐定   B. 肼屈嗪   C. 硝苯地平   D. 普萘洛尔

8. 易引起刺激性咳嗽的降压药是( )

   A. 普萘洛尔   B. 卡托普利   C. 氯沙坦   D. 肼屈嗪

9. 血管扩张药改善心肌泵血功能是通过( )

   A. 改善冠状动脉血流   B. 增加心肌供氧量

   C. 降低血压   D. 减轻心脏的前、后负荷

10. 急性心肌梗死所致室性心律失常的首选药物是( )

    A. 奎尼丁   B. 普萘洛尔   C. 利多卡因   D. 胺碘酮

11. 氨苯蝶啶属于哪一类利尿药( )

    A. 磺酰胺类   B. 多羟基类   C. 有机汞类   D. 含氮杂环类

12. 已知有效的抗心绞痛药物,主要是通过( )起作用

A. 降低心肌收缩力 　　　　　　　　B. 减慢心率

C. 降低心肌需氧量 　　　　　　　　D. 降低交感神经兴奋的效应

13. 属于结构特异性的抗心律失常药是(　　　)

A. 奎尼丁　　　　　B. 氯贝丁酯　　　　C. 盐酸维拉帕米　　　D. 利多卡因

14. 属于 HMG-CoA 还原酶抑制剂的药物是(　　　)

A. 烟酸　　　　　　B. 考来烯胺　　　　C. 洛伐他汀　　　　D. 非诺贝特

15. 属于磷酸二酯酶抑制药的是(　　　)

A. 多巴酚丁胺　　　B. 维司力农　　　　C. 螺内酯　　　　　D. 氯沙坦

(二) 多项选择题

1. 硝酸甘油与普萘洛尔合用可产生下列哪些作用(　　　)

A. 协同降低耗氧　　　　　B. 消除反射性心率加快　　　C. 缩小增大的心室容积

D. 协同降压　　　　　　　E. 对抗冠状动脉收缩

2. 常用的抗心绞痛药物类型有(　　　)

A. 硝酸酯　　　　　　　　B. 钙通道阻滞药　　　　　　C. α 受体拮抗药

D. α 受体激动剂　　　　　E. β 受体拮抗药

3. 硝苯地平可引起(　　　)

A. 心率加快　　　　　　　B. 心肌收缩力降低　　　　　C. 面红、头痛

D. 房室传导阻滞　　　　　E. 血管收缩

4. 硝酸甘油的不良反应包括(　　　)

A. 直立性低血压　　　　　B. 心率加快　　　　　　　　C. 支气管哮喘

D. 耐受性　　　　　　　　E. 搏动性头痛

5. 关于 ACEI 类药正确的叙述是(　　　)

A. 治疗高血压　　　　　　B. 治疗慢性心功能不全　　　C. 防止并逆转心血管重构

D. 增加体内醛固酮水平　　E. 降低体内缓激肽水平

二、简答题

1. 抗高血压药分哪几类? 每类各举一代表药。其中一线抗高血压药包括哪几类?

2. 抗心律失常药分为哪几类? 简要说明各类药物的主要应用。

3. 能降低血浆总胆固醇的药物有哪些? 主要降低血浆甘油三酯的药物有哪些?

三、实例分析

1. 在抗心绞痛用药中,硝苯地平等二氢吡啶类药物一般常用于变异型心绞痛的治疗,并且常与 β 受体拮抗药合用。试分析其原因。

2.《中国药典》中硝苯地平含量测定方法如下:"取本药约 0.4g,精密称定,加无水乙醇 50ml,微热使溶解,加高氯酸溶液(取 70% 高氯酸 8.5ml,加水至 100ml)50ml、邻二氮菲指示液 3 滴,立即用硫酸铈滴定液(0.1mol/L)滴定,至近终点时,在水浴中加热至 50℃ 左右,继续缓缓滴定至橙红色消失,

并将滴定的结果用空白试验校正。每 1ml 硫酸铈滴定液（0.1mol/L）相当于 17.32mg 的 $C_{17}H_{18}N_2O_6$"。试分析其测定原理。

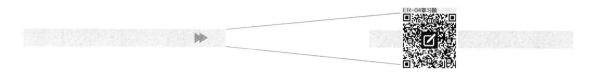

（马菁菁）

第五章

作用于消化系统、呼吸系统、血液系统及泌尿系统的药物

导学情景 ∨

情景描述：

患者，男性，43岁。反复上腹部疼痛，疼痛常在进食1小时后发生。胃镜检查提示"胃体溃疡"，幽门螺杆菌（HP）阳性。确诊为胃溃疡。采用雷贝拉唑钠肠溶片、铝碳酸镁及枸橼酸铋钾联合治疗。

学前导语：

消化系统疾病、上呼吸道感染、过敏性疾病及血液系统疾病属常见病。上述疾病的治疗药物被临床广泛应用。因此，学习和掌握本章药物的基本知识，无论是对后续课程，还是对药学服务能力的养成，都具有非常重要的意义。

第一节　消化系统药物

消化系统药物包括抗消化性溃疡药、助消化药、促胃肠动力药、泻药与止泻药等。本类药物主要通过影响消化液的分泌和调节胃肠功能而发挥疗效。本节重点介绍抗溃疡药。

一、抗消化性溃疡药

消化性溃疡是指胃肠道黏膜被胃酸和胃蛋白酶等自身消化而发生的溃疡，好发于胃、十二指肠。目前认为其病因主要是由于胃及十二指肠黏膜的损伤因子与保护因子失衡。损伤因子如胃酸、胃蛋白酶活性增强，加重对黏膜的侵袭。另外，幽门螺杆菌感染也是消化性溃疡形成的主要病因之一。长期服用非甾体抗炎药也可诱发消化性溃疡。保护因子如黏液、碳酸氢盐屏障、黏膜屏障、黏膜血流、上皮的再生能力以及前列腺素等的功能减弱为溃疡的形成创造了条件。其他如胃肠道功能异常、应激、精神心理因素以及疾病因素均可通过影响黏膜保护因子与损伤因子之间的平衡而致溃疡的发生。此外，吸烟、饮酒、食物、药物、遗传因素也参与消化性溃疡的发生与发展。

上腹部疼痛是消化性溃疡的常见症状，可伴上腹饱胀、嗳气、发酸、恶心、呕吐、食欲缺乏等。也有以出血、穿孔为首发症状的病例。消化性溃疡反复发作，有周期性和节律性。胃镜检查是确诊的可靠方法，幽门螺杆菌检查、X射线钡餐等也是诊断溃疡的常用方法。

抗消化性溃疡药主要通过中和或减少胃酸分泌、增强胃黏膜的屏障功能以及对抗幽门螺杆菌而发挥作用。治疗药物包括抗酸药、抑制胃酸分泌药、胃黏膜保护药和抗幽门螺杆菌药。

（一）抗酸药

本类药物均为弱碱性物质，口服后能直接中和胃酸，减轻胃酸对溃疡面的刺激和腐蚀，并能降低胃蛋白酶的活性，还有缓解疼痛和有利于溃疡面愈合的作用，其作用特点见表5-1。

表5-1 常用抗酸药作用特点比较

药物	作用特点比较
氢氧化铝	抗酸作用起效慢，作用较强而持久。且有收敛、止血和溃疡面保护作用。但易引起便秘，与三硅酸镁合用可减轻
三硅酸镁	抗酸作用起效慢，作用弱而持久。在胃液中可形成凝胶，对胃溃疡表有起保护作用。可有轻度导泻作用，与氢氧化铝合用可减轻
碳酸氢钠	抗酸作用强、快而短，并产生大量CO_2，可引起腹胀、嗳气，严重者可引起胃肠穿孔。常与其他药物配伍使用。本药可碱化尿液和体液，用于代谢性酸中毒

知识链接

复方氢氧化铝片（胃舒平）

复方氢氧化铝片也称胃舒平，是由抗酸药氢氧化铝、三硅酸镁与解痉药颠茄流浸膏组成的复方制剂。 本品为抗酸与胃黏膜保护类非处方药，具有中和胃酸、保护溃疡面及解除胃肠平滑肌痉挛的作用，且能避免轻度腹泻和便秘的不良反应。 于饭前半小时或胃痛发作时嚼碎后口服，用于缓解胃酸过多引起的胃痛、胃灼热感（烧心）、反酸，也可用于慢性胃炎。

（二）抑制胃酸分泌药

胃壁细胞上分布有M_1受体、胃泌素受体和组胺H_2受体，当被相应递质乙酰胆碱、胃泌素、组胺激动时，通过第二信使（cAMP、Ca^{2+}）传导，激活胃壁细胞上的H^+-K^+-ATP酶（又称质子泵，H^+泵），通过H^+-K^+交换，将H^+从胃壁细胞转运到胃腔，并与Cl^-结合形成胃酸。抑制胃酸分泌药通过阻断这些受体和抑制质子泵使胃酸分泌减少，产生治疗消化性溃疡的作用。此类药物主要包括：H^+-K^+-ATP酶抑制药（质子泵抑制药）如奥美拉唑、兰索拉唑、雷贝拉唑、泮托拉唑、埃索美拉唑等；H_2受体拮抗药如西咪替丁、雷尼替丁、法莫替丁等；M_1受体拮抗药如哌仑西平等；胃泌素受体拮抗药如丙谷胺等。

其中，在临床上最常用的是质子泵抑制药和H_2受体拮抗药。抑制胃酸分泌药物作用部位见图5-1。

1. 质子泵抑制药（proton pump inhibitors，PPIs） 又称H^+-K^+-ATP酶抑制药。通过与H^+-K^+-ATP酶结合，抑制质子泵功能，使H^+不能从胃壁细胞泵入胃腔，抑制基础胃酸分泌和组胺、五肽胃泌素、M受体激动药等刺激引起的胃酸分泌，疗效确切，不良反应小，应用广泛。

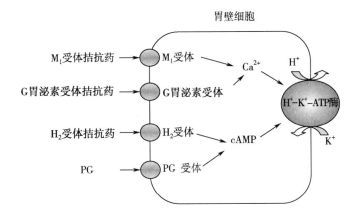

图 5-1　胃的分泌功能及药物作用部位

奥美拉唑 Omeprazole

化学名　5-甲氧基-2-[[(4-甲氧基-3,5-二甲基-2-吡啶基)甲基]亚硫酰基]-1H-苯并咪唑。

白色或类白色结晶性粉末，无臭。易溶于二氯甲烷，略溶于甲醇或乙醇，不溶于水，在 0.1mol/L 氢氧化钠溶液中溶解。mp. 156℃。

【化学稳定性】 本药不稳定，遇光易变色，需避光保存。因亚磺酰基上的硫原子有手性，具光学活性，药用品为其外消旋体。本品在强酸性水溶液中很快分解，故制剂为肠溶胶囊。

【药物鉴别】 奥美拉唑分子结构中含有吡啶环，故有叔胺的特征性反应，与生物碱沉淀剂生成沉淀。鉴别时可取本品约 3mg，加 0.1mol/L 氢氧化钠 3ml 溶解后，加硅钨酸试液 1ml，摇匀，滴加稀盐酸数滴，即产生白色絮状沉淀。

【药理作用】 为第一代质子泵抑制药。通过抑制胃壁细胞膜上的质子泵，抑制各种原因引起的胃酸分泌，抑酸作用强而持久，一次用药后大部分胃酸分泌被抑制 24 小时以上；抑酸的同时，能减少胃蛋白酶的分泌,还有抗幽门螺杆菌作用。

【适应证】临床用于胃溃疡及十二指肠溃疡、反流性食管炎、佐林格-埃利森综合征等。对溃疡面的愈合快、治愈率高。

【不良反应】有头痛、头晕、口干、恶心、腹胀等。偶有皮疹,外周神经炎,血清氨基转移酶升高或胆红素增高等。长期应用可致胃内细菌滋长。

【制剂及规格】肠溶片:每片 10mg;20mg。肠溶胶囊:每粒 10mg;20mg。

此类药物还有兰索拉唑、泮托拉唑、雷贝拉唑以及埃索美拉唑,常用质子泵抑制药比较见表 5-2。

表 5-2　常用质子泵抑制药

分代	药物名称	药物结构	作用特点、不良反应
第一代	奥美拉唑 omeprazole	略	作用特点:略 不良反应:略
	兰索拉唑 lansoprazole		作用特点:抑制胃酸分泌作用比奥美拉唑强 2~10 倍,起效更快,生物利用度高 不良反应:与奥美拉唑相似
	泮托拉唑 pantoprazole		作用特点:对质子泵有更高的选择性,老年人及肾功能不良患者服用后药动学与正常人无明显改变,几乎不影响其他药物代谢 不良反应:恶心、腹泻、腹胀、头痛、头晕等,但较轻微
第二代	雷贝拉唑 rabeprazole	略	作用特点:抑酸作用更快更持久,临床疗效优于其他质子泵抑制剂 不良反应:与泮托拉唑相似
	埃索美拉唑 esomeprazole	略	作用特点:奥美拉唑 S 异构体,比奥美拉唑活性更强,生物利用度更高 不良反应:更小

本类药物常与阿莫西林、克拉霉素、四环素、甲硝唑和铋盐三联或四联,用于根治幽门螺杆菌感染导致的溃疡病,并降低溃疡的复发率。

知识链接

幽门螺杆菌与消化性溃疡

幽门螺杆菌为革兰阴性厌氧菌,存在于胃十二指肠黏液层及黏膜细胞间生长;可产生多种酶及细胞毒素,损伤黏膜。1983 年,澳大利亚学者巴里·马歇(Barry Marshall)和罗宾·沃伦(Robin Warren)从慢性活动性胃炎患者胃黏膜活检标本中分离出幽门螺杆菌(*Helicobacter pylori*,Hp),证明其感染与消化性溃疡之间的关系。现在已经清楚它是许多慢性胃病(慢性胃炎、消化性溃疡、胃癌等)发生发展中一个重要致病因子。Hp 的发现可以说对胃、十二指肠病学的发展产生了一个划时代的影响,也为消化性溃疡的药物治疗开辟了崭新的途径。2005 年 10 月诺贝尔奖评审委员会将诺贝尔生理学或医学奖授予了这两名澳大利亚科学家。

2. H₂ 受体拮抗药

西咪替丁 Cimetidine

化学名　1-甲基-2-氰基-3-[2-[[(5-甲基咪挫-4-基)甲基]硫代]乙基]胍。

白色或类白色结晶性粉末,几乎无臭。本药在甲醇中易溶,在乙醇中溶解,在异丙醇中略溶,在水中微溶,在稀盐酸中易溶。mp. 140~146℃。

【化学稳定性】因西咪替丁化学结构中含有咪唑基及胍基,呈弱碱性。化学稳定性良好,室温密闭条件下保存 5 年或加热至100℃,48 小时未见分解。但在过量的酸中,氰基水解生成氨甲酰胍,加热进一步水解成胍类化合物。

【药物鉴别】水溶液加氨水少许和硫酸铜试液可生成蓝灰色沉淀,再加过量氨水沉淀即溶解,可与一般胍类化合物相区别。西咪替丁盐酸盐加冰醋酸溶解,加醋酸汞可生成白色沉淀。

西咪替丁分子结构中有硫原子,经灼烧后加入醋酸铅,生成黑色硫化铅,作为含硫化合物的鉴别反应。

【药理作用】西咪替丁通过阻断胃壁细胞上的 H₂ 受体,抑制基础胃酸和夜间胃酸分泌,能降低分泌的量和胃内酸度。对胃蛋白酶分泌也有抑制作用。本药还有轻度抗雄激素作用。

【适应证】临床主要用于消化道溃疡,对十二指肠溃疡疗效佳。也用于上消化道出血,反流性食管炎、佐林格-埃利森综合征。

【不良反应】消化系统反应有恶心、呕吐、腹胀、腹泻和便秘;中枢神经系统反应有头痛、头晕、乏力、嗜睡、焦虑、幻觉等。肾功能不良的老年人使用较大剂量可出现精神紊乱。对骨髓有一定的抑制作用,少数人用后有中性粒细胞减少和再生障碍性贫血;男性长期服用可引起乳腺发育、性功能减退和阳痿。孕妇、哺乳期妇女禁用。

【制剂及规格】片剂:每片 0.1g;0.2g;0.4g;0.8g。胶囊:每粒 0.2g。西咪替丁氯化钠注射液:50ml 含西咪替丁 0.2g、氯化钠 0.45g;100ml 含西咪替丁 0.2g 或 0.4g,氯化钠 0.9g。

知识链接

H₂ 受体拮抗药的研发历程

H₂ 受体拮抗药的问世早于质子泵抑制药,为抗溃疡药物研究开辟了新领域。 H₂ 受体拮抗药的研制从改造组胺结构开始,通过用不同基团取代组胺结构中的咪唑环、氨基、脂烃侧链等,获得了大量化合物。 经过合理筛选、优化组合,第一个 H₂ 受体拮抗药西咪替丁于1976 年成功上市。 在此基础上,保留组胺结构中的咪唑环,引入取代基,同时根据电子等排原理,在侧链上设计不同含氮结构的咪唑类侧链,得到抑酸作用比西咪替丁强 10 倍的呋喃类 H_2 受体拮抗药雷尼替丁;再用噻唑环置换西咪替丁中的咪唑环、雷尼替丁的呋喃环,得到稳定性更好、强效、长效的噻唑类 H_2 受体拮抗药法莫替丁。

雷尼替丁 Ranitidine

化学名 N'-甲基-N-[2-[[[5-[(二甲氨基)甲基]-2-呋喃基]甲基]硫基]乙基]-2-硝基-1,1-乙烯二胺。

雷尼替丁盐酸盐为类白色至淡黄色结晶粉末,易从异丙醇中结晶;极易潮解,吸潮后颜色变深。mp. 137~143℃。

【化学稳定性】本药稳定性受温度影响较大,在室温、干燥条件下保存 3 年含量不下降。

【药物鉴别】本品具硫醚结构,取本品少许,用小火缓缓加热,产生的 H_2S 气体能使湿润的醋酸铅试纸显黑色。

【药理作用】口服易吸收,抑酸作用是西咪替丁的 4~10 倍,一次用药后,有效血药浓度可维持 8~12 小时,具有速效、长效、高效等特点。

【适应证】主要用于消化性溃疡、佐林格-埃利森综合征、反流性食管炎及上消化道出血。远期疗效优于西咪替丁,且复发率低。对西咪替丁无效者仍有效。

【不良反应】常见的有恶心、呕吐、腹痛、腹泻、便秘。中枢神经系统反应有头痛、头晕、乏力、幻觉,对中枢神经系统及性腺不良反应轻。静脉注射可出现心动过缓。偶见白细胞、血小板减少、男性乳腺发育、血氨基转移酶升高等,停药后可恢复。孕妇、哺乳期妇女及 8 岁以下儿童禁用。

【制剂及规格】片剂:每片 75mg;150mg。胶囊:每粒 75mg;100mg;150mg。注射液:每支 50mg（2ml）;50mg（5ml）。

其他 H_2 受体拮抗药见表 5-3。

表 5-3 常用 H_2 受体拮抗药

分代	药物名称	药物结构	作用特点、不良反应
第一代	西咪替丁 cimetidine	略	作用特点:略 不良反应:略
第二代	雷尼替丁 ranitidine	略	作用特点:略 不良反应:略

分代	药物名称	药物结构	作用特点、不良反应
第三代	法莫替丁 famotidine		作用特点:抑酸作用是雷尼替丁7~10倍,并有促进溃疡愈合作用 不良反应:较少、较轻,有头痛、头晕、失眠、口干、便秘、腹泻等,偶有白细胞减少、氨基转移酶升高等
	尼扎替丁 nizatidine		作用特点:类似于雷尼替丁和法莫替丁,但生物利用度远大于两者 不良反应:与法莫替丁相似,发生率较低

难点释疑

为什么 H_2 受体拮抗药治疗无效的患者可用质子泵抑制药替代治疗?

这是由两类药物的药理作用和作用机制决定的。 H_2 受体拮抗药通过与组胺竞争胃壁细胞基底侧膜上 H_2 受体发挥作用,主要抑制基础胃酸的分泌;质子泵抑制药通过抑制胃酸产生的最后一个环节 H^+-K^+-ATP 酶发挥作用,既可抑制基础胃酸的分泌,也可抑制刺激后胃酸的分泌,抑酸作用全面、效果好。

因此,质子泵抑制药可作为治疗消化性溃疡合并出血等并发症患者首选药;与促胃肠动力药联用治疗消化性溃疡合并十二指肠胃反流或腹胀症状明显患者;也是必须长期服用非甾体抗炎药(NSAID)的消化性溃疡患者维持治疗,以及与抗菌药物联用根治 Hp 感染的首选药。

3. M_1 受体拮抗药 见第三章第三节:抗胆碱药。

4. 胃泌素受体拮抗药 丙谷胺(proglumide)化学结构与胃泌素相似,能竞争性阻断胃泌素受体,从而减少胃酸分泌,对胃黏膜有保护作用和促进溃疡愈合作用。其疗效较 H_2 受体拮抗药差,较少单独使用。

丙谷胺

(三)胃黏膜保护药

胃黏膜保护药是指能增强胃、十二指肠黏膜防御功能的药物。

米索前列醇(misoprostol)为前列腺素 E_1 的衍生物,能抑制各种刺激引起的胃酸和胃蛋白酶的分泌。增加胃黏液和 HCO_3^- 的分泌,保护胃黏膜。促进胃黏膜上皮细胞再生。主要用于胃、十二指肠溃疡及急性胃炎引起的消化道出血,对非甾体抗炎药引起的胃黏膜损伤尤为适合。

枸橼酸铋钾(bismuth potassium citrate)在胃中可形成氧化铋胶体沉着于溃疡面和基底肉芽组织,形成一层坚固的保护膜从而隔绝胃酸、胃蛋白酶等对溃疡面的刺激和腐蚀,保护溃疡面并促进其愈合。还能促进胃黏膜分泌前列腺素和黏液,促进溃疡的愈合。还对幽门螺杆菌有杀灭作用。用于消化性溃疡、慢性胃炎和十二指肠炎。

硫糖铝(sucralfate)在胃酸性条件下能聚合成胶状物,与溃疡面上的黏蛋白结合成保护膜,保护胃黏膜免受胃酸、胃蛋白酶的刺激和腐蚀作用。能刺激胃黏膜合成前列腺素,发挥保护胃黏膜作用。使表皮生长因子浓集于溃疡部位,促进慢性溃疡的愈合。还有抗幽门螺杆菌作用。用于胃和十二指肠溃疡、慢性糜烂性胃炎、反流性食管炎等。

(四) 抗幽门螺杆菌药

幽门螺杆菌感染与慢性胃炎、消化性溃疡复发有密切关系,十二指肠溃疡患者的幽门螺杆菌感染阳性率占93%~97%,胃溃疡患者的阳性率为70%。在抗酸治疗的同时,必须根除幽门螺杆菌感染才能真正达到临床治愈消化性溃疡的目的。

目前,临床应用的抗幽门螺杆菌药有两类:

1. 抗生素及化学合成抗菌药　体外药物敏感试验表明幽门螺杆菌对青霉素最为敏感;对氨基糖苷类、四环素类、头孢菌素类、氧氟沙星、环丙沙星、红霉素、利福平等高度敏感;对大环内酯类、呋喃类、氯霉素等中度敏感。

2. 抗溃疡药　含铋制剂、质子泵抑制剂和硫糖铝。

用药方案一般分为两种,一是以质子泵抑制剂为基础,加上克拉霉素、阿莫西林、甲硝唑中的两种;二是以铋剂为基础,加上述抗生素中的两种。这被称为抗幽门螺杆菌三联疗法,疗程一般七天。

二、助消化药

助消化药多为消化液中的成分,或是促进消化液分泌,阻止肠道过度发酵的药物,主要用于消化不良或食欲缺乏。

稀盐酸:增加胃液酸度和胃蛋白活性。用于胃酸缺乏症如慢性萎缩性胃炎,常与胃蛋白酶合用。胃酸过多者禁用。

胃蛋白酶:分解蛋白质及多肽。用于胃蛋白酶缺乏症及消化不良,常与稀盐酸合用。

胰酶:含胰脂肪酶、蛋白酶及淀粉酶。用于消化不良、胰液分泌不足、消化障碍。

乳酶生:抑制腐败菌的繁殖,减少发酵和肠产气。用于肠内异常发酵引起的消化不良、腹胀及小儿消化不良性腹泻。不宜与抑菌药或吸附剂合用。

干酵母:麦酒酵母的干燥菌体,富含维生素 B。用于消化不良和维生素 B 缺乏症,宜嚼碎服用。

三、促胃肠动力药

案例分析

案例:患者,男性,16岁。主诉:近日腹胀、早饱、嗳气有腐败鸡蛋味,食欲缺乏,粪便带绿色。经检查排除引起上述症状的器质性病变,确诊为功能性消化不良。给予助消化药和促胃动力药治疗。

> 分析：功能性消化不良是由胃动力障碍引起的一种常见胃肠疾病，以嗳气、早饱、腹胀为主要症状，伴有恶心、呕吐、食欲缺乏、便秘等，有或无腹痛。症状可持续或反复发作，可单独或以一组症状出现。有的患者伴有失眠、焦虑、抑郁、注意力不集中等精神症状。在治疗上以促进消化液分泌，促进食物的消化和增强胃动力，促进胃肠蠕动，促进胃排空为主。

胃肠运动受神经、体液和胃肠神经丛的综合调节，有高度的节律性和协调性。如调控失常，可出现胃肠运动功能低下或亢进，导致多种消化道症状，临床常采用对症治疗。常用的促胃肠动力药见表 5-4。

表 5-4　常用的促胃肠动力药

药物名称	药物结构	作用特点、不良反应
甲氧氯普胺 metoclopramide	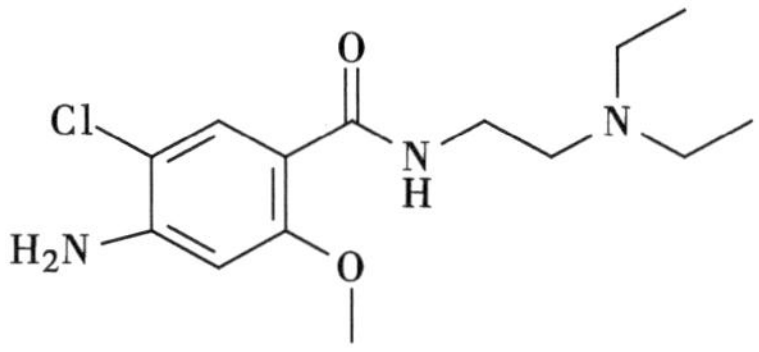	作用特点：本药通过阻断胃肠多巴胺（DA）受体，并刺激胃肠肌间神经丛释放乙酰胆碱（ACh），增强食管下括约肌张力和收缩幅度，加速胃和食管蠕动，防止胃内容物反流，促进胃排空。还通过阻断延髓催吐化学感受区 DA 受体，产生强大的中枢镇吐作用。主要用于胃肠运动功能低下引起的功能性消化不良、顽固性胃肠胀气、反流性食管炎和多种原因引起的呕吐 不良反应：嗜睡、乏力、头晕等。长期大剂量应用可致锥体外系反应，注射给药可致直立性低血压
多潘立酮 domperidone	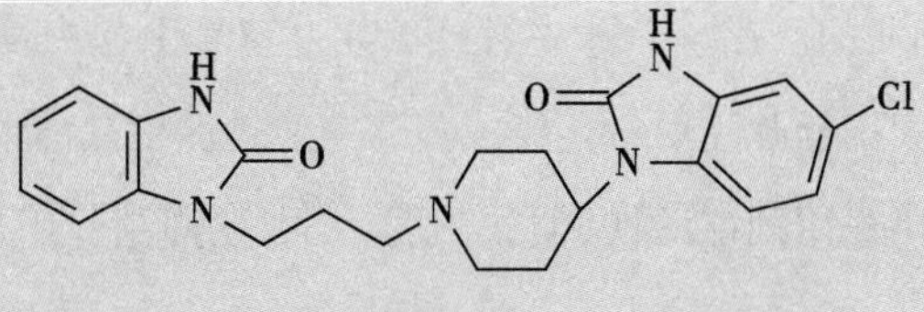	作用特点：能选择性阻断外周多巴胺 D_2 受体，可促进食管蠕动和增加食管下部括约肌的张力，促进胃排空，增强胃和肠道上部蠕动，协调胃及十二指肠运动，阻止食物反流。主要用于胃排空缓慢引起的功能性消化不良、反流性食管炎；对多种因素引起的恶心、呕吐有效；也可作为食管镜、胃镜检查时恶心、呕吐的预防药物 不良反应：较少，偶见轻度腹痛、腹泻、皮疹、乏力等

药物名称	药物结构	作用特点、不良反应
西沙必利 cisapride	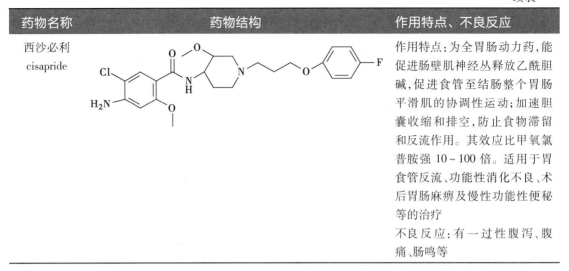	作用特点:为全胃肠动力药,能促进肠壁肌神经丛释放乙酰胆碱,促进食管至结肠整个胃肠平滑肌的协调性运动;加速胆囊收缩和排空,防止食物滞留和反流作用。其效应比甲氧氯普胺强 10~100 倍。适用于胃食管反流、功能性消化不良、术后胃肠麻痹及慢性功能性便秘等的治疗 不良反应:有一过性腹泻、腹痛、肠鸣等

四、泻药与止泻药

(一)泻药

泻药是一类能促进排便反射或使粪便易于排出的药物,临床主要用于功能性便秘,也用于加速肠内毒物和肠虫的排出以及术前清洁肠道。按作用方式分为:容积性泻药、接触性泻药、润滑性泻药、渗透性泻药和膨胀性泻药。

1. 容积性泻药

(1)硫酸镁(magnesium sulfate):口服给药具有导泻与利胆作用。口服后,在肠腔内解离成难吸收的 Mg^{2+} 和 SO_4^{2-},使肠内渗透压升高,阻止肠内水分吸收,使肠腔容积增大,反射性刺激肠壁蠕动而排便。临床上主要用于急性便秘、药物中毒和服用驱肠虫药后排除虫体。本药导泻作用剧烈,可刺激肠壁,引起盆腔充血和失水。故月经期、妊娠期妇女、急腹症、肠道失血者禁用。本药偶尔使用效果好,应防止滥用。硫酸镁注射给药可产生降压、中枢抑制和抗惊厥作用,主要用于子痫、破伤风等引起的惊厥和高血压危象、高血压脑病的治疗。静脉注射过量或过速易引起中毒,表现为血压急剧下降,腱反射消失,呼吸抑制等。应立即静脉注射氯化钙或葡萄糖酸钙注射液解救。

(2)硫酸钠(sodium sulfate):导泻作用同硫酸镁,但作用弱,无中枢抑制作用。适用于口服中枢抑制药中毒时的导泻。

2. 接触性泻药(刺激性泻药) 酚酞(phenolphthalein):口服后酚酞在碱性肠液中形成可溶性的钠盐,与结肠黏膜接触,刺激结肠肠壁蠕动,同时抑制肠内水分的吸收,产生导泻作用。作用温和,口服后 6~8 小时排出软便。本药主要从尿排出,部分可随胆汁排出,有肝肠循环。适用于慢性便秘。充血性心力衰竭、高血压粪块阻塞者、婴儿及哺乳期妇女禁用。

同类药还有比沙可啶、番泻叶、蓖麻油等。

3. 润滑性泻药 通过润滑肠壁、软化粪便而发挥泻下作用。常用药物有液状石蜡(liquid paraffin)、甘油(glycerin)等。用于慢性便秘及术后排便困难。糖尿病患者、颅内活动性出血者、头痛、呕吐者、完全无尿者、急性肺水肿、严重心力衰竭及严重脱水者禁用甘油。

开塞露是将硫酸镁、甘油或山梨醇的高渗溶液密封于特制塑料容器内供直肠给药的制剂。泻下作用迅速,使用方便、安全。适用于急性便秘、老年人及儿童便秘。

4. 渗透性泻药 通过将身体的水分吸到肠道或防止粪便中水分被吸收来增加肠道水分而起泻下作用的药物。乳果糖是人工合成的具有不吸收性的双糖,可使水和电解质保留在肠腔,从而产生高渗效果而泻下。对肠道无刺激性,如配合饮水可减少其使人体脱水的不良反应,用于治疗功能性慢性便秘。禁用于阑尾炎、胃肠道梗阻、不明原因腹痛、乳酸血症、尿毒症和糖尿病酸中毒者。妊娠3个月内妇女慎用。因能降低本药疗效,不宜与抗酸药合用。

5. 膨胀性泻药 在肠道内吸收水分后膨胀成胶体,使肠内容物变软,肠溶积增大,反射性增加肠蠕动而引起排便。聚乙二醇4000、羧甲基纤维素属于此类药物。未确诊的腹痛、溃疡性结肠炎、肠梗阻、肠穿孔、消化道出血、中毒性肠炎者禁用。

（二）止泻药

腹泻是许多疾病伴有的症状,以对因治疗为主。但剧烈而持久的腹泻,可引起脱水、电解质紊乱和营养吸收障碍,在对因治疗的同时,应适当给予止泻药。止泻药通过抑制肠蠕动或保护肠道免受刺激等发挥止泻作用。

1. 双八面体蒙脱石（smectite） 是具有双八面体层纹结构的微粒,具有防止各种因素对消化道黏膜的侵害,维护消化道正常生理功能的作用;还能促进消化道黏膜上皮的再生,修复消化道黏膜屏障功能;吸附消化道气体中各种攻击因子,防止其受损伤;平衡消化道菌群,提高消化道免疫功能;并具有消化道局部止血作用以及清除多种病原体及毒素的作用。主要用于成年人及儿童的急、慢性腹泻。极少数患者有轻微便秘、减量后可继续使用。

2. 药用碳（medicinal activated charcoal） 能吸附肠内细菌及气体,防止毒物吸收,减轻对肠黏膜的刺激而止泻。用于腹泻、胃肠胀气和食物中毒。

3. 地芬诺酯（diphenoxylate） 为人工合成的阿片生物碱类化合物。有较弱的阿片样作用,无镇痛作用。长期大量服用有产生依赖性倾向,与阿托品合用,可减少其依赖性倾向。止泻作用与吗啡相似。能抑制肠黏膜感受器,减弱肠蠕动;还能使肠内容物通过延迟,从而促进肠内水分的吸收,用于急、慢性功能性腹泻及慢性肠炎。

同类药还有洛哌丁胺等。

另外,还有微生态制剂,双歧杆菌（bifidobacteria）可补充生理性肠道细菌,纠正菌群失调,维持正常肠蠕动。用于急慢性肠炎、腹泻、便秘所致肠道菌群失调疾病。嗜酸乳杆菌（lactobacillus acidophilus）能抑制肠道致病菌生长,促进正常菌群生长。用于细菌及病毒性腹泻、便秘、肠易激综合征。

点滴积累 ∨

1. 抗溃疡药常用的有质子泵抑制药和 H_2 受体拮抗药。 质子泵抑制药的基本化学结构是由吡啶环、亚磺酰基、苯并咪唑环三部分组成, 尽管有不同的取代基, 但此类药物的药理学特性都很相似。 质子泵抑制药是目前最常用的抗消化性溃疡药物。 H_2 受体拮抗药是通过对组胺结构进行改造, 用不同基团取代组胺结构中的咪唑环、氨基、脂烃侧链等获得的化合物。因此，H_2 受体拮抗药表现出与组胺竞争其受体的作用，有明显的抑酸效果。质子泵抑制药和 H_2 受体拮抗药虽然都有很强的抑酸作用，但它们的理化性质和抑制胃酸分泌的机制是不同的。

2. 助消化药多为消化液中的成分，能促进消化液分泌，主要用于消化不良或食欲缺乏。

3. 促胃肠动力药主要用于胃肠运动功能低下导致的各种消化道症状。

4. 泻药是一类能促进排便反射或使粪便易于排出的药物，临床主要用于功能性便秘、加速肠内毒物和肠虫的排出以及术前清洁肠道。按作用方式分为容积性泻药、接触性泻药、润滑性泻药、渗透性泻药和膨胀性泻药。中枢抑制药中毒宜选用硫酸钠，老年人及儿童便秘宜选用开塞露。

5. 止泻药通过抑制肠蠕动或保护肠道免受刺激等发挥止泻作用，用于急、慢性功能性腹泻。微生态制剂含有的细菌可寄生于肠道内，成为肠道内正常生理性菌群，来调整、重建肠道菌群的微生态平衡，治疗肠道菌群失调性疾病。

第二节　呼吸系统药物

咳、痰、喘是呼吸系统疾病的常见症状，炎症和变态反应是疾病的起因，因此临床治疗呼吸系统疾病药物分两类：一类为对因治疗药，如抗感染药、抗过敏药等；另一类为对症治疗药，如镇咳药、祛痰药和平喘药，可减轻患者的临床症状，缓解痛苦，有利于疾病的康复。

一、平喘药

案例分析

　　案例：患者男，14 岁。以喘息、气促、胸闷 1 年，再发 1 周入院。1 年前，患者无明显诱因出现喘息、气促、胸闷，呈阵发性发作，进行性加重，伴咳嗽、咳痰、心悸、呼吸困难不适。经解除支气管平滑肌痉挛等治疗后症状可改善。病情反复发作，频率增加，程度加重，双肺呼吸音粗，未闻及干湿啰音。病程后期使用"沙美特罗替卡松"可完全缓解。

　　分析：经检查排除过敏性疾病、支气管炎、肺结核及慢性阻塞性肺疾病。确诊为支气管哮喘，予以雾化吸入沙美特罗替卡松粉吸入剂治疗。

支气管哮喘简称哮喘，是由于气管受免疫和非免疫性因素刺激，引起肥大细胞脱颗粒释放组胺、白三烯、前列腺素等炎性介质，导致支气管黏膜水肿，血管通透性增加，气道分泌物增多等变态反应性炎症性疾病，同时伴有支气管平滑肌痉挛，气道狭窄，气道阻力增高，气道重塑。主要临床表现为反复发作性咳嗽、胸闷、喘息和呼吸困难等，常常在夜间或清晨发作、加剧。其基本病理表现为炎性细胞浸润、腺体分泌增加、毛细血管通透性增加、黏膜水肿等。抗炎和扩张支气管是哮喘治疗的根本。

平喘药是指能作用于哮喘发作的不同环节，以缓解或预防哮喘发作的药物。常用的平喘药分为以下三类:①支气管扩张药;②抗炎平喘药;③抗过敏平喘药。平喘药作用机制见图5-2。

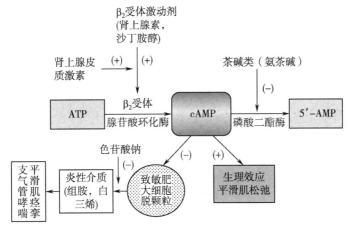

图 5-2　平喘药作用机制

(一)支气管扩张药

支气管扩张药包括β$_2$肾上腺素受体激动药、M胆碱受体拮抗药、磷酸二酯酶抑制药。

1. β$_2$肾上腺素受体激动药　本类药物通过激动支气管平滑肌上的β$_2$受体,激活腺苷酸环化酶,使支气管平滑肌细胞膜上 cAMP 合成增加,通过细胞内信号转导,细胞内游离 Ca^{2+}减少,而导致支气管平滑肌松弛。同时也能抑制肥大细胞及中性粒细胞释放炎性介质,减少液体渗出而减轻黏膜水肿。非选择性β受体激动药肾上腺素、异丙肾上腺素,虽平喘作用强大,但因对β$_1$、β$_2$受体选择性低,易发生心悸等心血管系统不良反应,维持时间短暂,不能口服,临床除紧急时应用外已少用。目前临床常用的为选择性β$_2$受体激动药。

选择性β$_2$肾上腺素受体激动剂可分为短效类和长效类。短效类包括沙丁胺醇、特布他林,通常在数分钟内起效,是缓解轻、中度急性哮喘症状的首选药。长效类包括福莫特罗、沙美特罗和丙卡特罗,用于需要长期用药的患者,须与吸入性糖皮质激素联合应用,一般不单独使用。常用药物可见第三章第四节:拟肾上腺素药。

2. M胆碱受体拮抗药　各种刺激引起的内源性乙酰胆碱的释放在诱发哮喘中起重要作用。乙酰胆碱可通过激动 M 受体使支气管平滑肌收缩;呼吸道腺体分泌增加;黏膜下血管扩张,渗出增多,黏膜水肿;导致气道广泛狭窄诱发哮喘。本类药物通过阻断支气管平滑肌 M 受体,抑制鸟苷酸环化酶活性,减少细胞内 cGMP 生成,使 cAMP 含量相对增加,松弛支气管平滑肌而平喘。阿托品等阻断药缺乏对 M 受体的选择性,不良反应较大,目前临床多用阿托品衍生物,如异丙托溴铵,有较高的 M$_3$受体选择性阻断作用。参见第三章第三节:抗胆碱药。

3. 磷酸二酯酶抑制药　磷酸二酯酶抑制药(PDES)主要通过抑制磷酸二酯酶,减少支气管平滑肌细胞内 cAMP 降解,使 cAMP 含量增加而舒张支气管。还能阻断腺苷受体,拮抗腺苷诱发的支气管平滑肌痉挛;也抑制过敏性介质释放和降低细胞内 Ca^{2+}浓度,可解除呼吸道平滑肌痉挛。

氨茶碱（Aminophylline）

化学名　1,3-二甲基-3,7-二氢-1H-嘌呤-2,6-二酮-1,2-乙二胺盐二水合物或无水物。

白色至微黄色的颗粒或粉末,易结块;微有氨臭;水溶液显碱性反应。本药在水中溶解,在乙醇中微溶,在乙醚中几乎不溶。

【化学稳定性】 本药不稳定,在空气中吸收 CO_2,并分解成茶碱。茶碱具酰脲结构与碱共热水解开环。

【药理作用】 本药是茶碱和乙二胺的复合物,乙二胺可增加茶碱的水溶性、生物利用度和作用强度。

1. **平喘作用**　平喘作用强度约为异丙肾上腺素的 1/3,平喘作用机制是:①抑制磷酸二酯酶,减少 cAMP 的降解,增加细胞内 cAMP 的水平,使支气管平滑肌舒张;②阻断腺苷受体,拮抗腺苷诱发的支气管平滑肌痉挛;③促进内源性肾上腺素及去甲肾上腺素的释放,激动 β_2 受体,使支气管平滑肌舒张;④降低细胞内 Ca^{2+} 浓度,使支气管平滑肌舒张;⑤抗炎及免疫调节作用。

2. **强心、利尿作用**　氨茶碱可加强心肌收缩力,增加心输出量;增加肾血流量,提高肾小球滤过率,并抑制肾小管对 Na^+、Cl^- 的重吸收,产生利尿作用。

3. **松弛胆道平滑肌**　解除胆管痉挛。

【适应证】 用于支气管哮喘、喘息型支气管炎及慢性阻塞性肺疾病。对重症哮喘或哮喘持续状态可缓慢静脉给药。静脉注射治疗心源性哮喘、心性水肿和肾性水肿的辅助治疗。还可用于缓解胆绞痛。

【不良反应】 本药安全范围小,选择性低,被列为需要做血药浓度监测的药物。

1. **局部刺激**　口服可引起恶心、呕吐等,需饭后服用。

2. **心脏毒性**　静脉注射过快会出现心悸、心律失常、血压骤降、兴奋不安、惊厥,甚至猝死。故须稀释后缓慢静脉注射,并严格掌握用药剂量。有条件的应进行血药浓度监测,及时调整剂量。心肌梗死、低血压者禁用。

3. **中枢兴奋**　可致烦躁不安、失眠等。必要时同服镇静催眠药纠正。儿童对本药敏感性高,易致抽搐,须慎用。

4. 本药遇酸性药物可产生沉淀,不宜与哌替啶、洛贝林、维生素 C 等酸性药物配伍。

【制剂及规格】 片剂:每片 20mg;30mg;0.1g;0.2g。注射液:每支 0.125g(2ml);0.25g(2ml);0.5g(2ml);0.25g(10ml)。缓释片:每片 0.1g;0.2g。

（二）抗炎平喘药

1. **白三烯受体拮抗药**　白三烯受体拮抗药通过拮抗半胱氨酸白三烯或多肽白三烯靶组织上的

受体,缓解支气管的应激性和慢性炎症病变,有效防治哮喘,用于轻度、持续哮喘的治疗和预防。代表药有孟鲁司特和扎鲁司特。

孟鲁司特用于哮喘患者的预防和长期治疗,急性哮喘不宜使用。本药不宜单独使用,12岁以下儿童、妊娠及哺乳期妇女宜慎用。本药与吸入性糖皮质激素合用,可提高疗效,并可减少吸入性糖皮质激素用量。也可用来减轻季节性过敏性鼻炎的症状。不良反应有嗜酸性粒细胞增多、血管炎性皮疹、心肺系统异常和末梢神经异常。用药期间可出现腹痛、头痛、过敏反应、氨基转移酶升高等,一般较轻微,无须停药。

2. 吸入性糖皮质激素 哮喘的病理基础是慢性非特异性炎症,糖皮质激素类药物具有强大的抗炎、抗免疫作用,平喘效果好,是预防哮喘的基本药物,也是抢救重症哮喘或哮喘持续状态的重要药物。尤其是吸入性糖皮质激素具有用量小、局部作用强、全身不良反应少的特点,已成为哮喘长期综合治疗的主要药物。吸入性糖皮质激素的代表药物有丙酸倍氯米松、丙酸氟替卡松、布地奈德等。

本类药物的平喘机制包括:①抑制参与炎症反应的免疫细胞、巨噬细胞、嗜酸性粒细胞的活性和数量;②干扰花生四烯酸代谢,减少白三烯和前列腺素的合成;③抑制炎性细胞因子如白细胞介素、肿瘤坏死因子及干扰素的生成;④稳定溶酶体膜,减少细胞黏附分子、趋化因子等炎性介质的合成与释放;⑤增强机体对儿茶酚胺的反应性,降低血管通透性,减少血管渗出。

与口服剂型相比,本类药物的全身不良反应少。可见:①口腔和咽喉部白念珠菌感染、声音嘶哑、咽喉部不适。②长期大剂量吸入可出现皮肤瘀斑、骨密度降低、肾上腺皮质功能抑制,增加青光眼和白内障的风险。对儿童可影响生长发育与性格。③可能引起反常性的支气管异常痉挛伴哮喘加重。④哮喘急性发作期禁用。

本类药物与长效 β_2 受体激动药、茶碱缓释或控释制剂、白三烯受体拮抗药合用,可减少吸入性糖皮质激素的剂量,并减轻糖皮质激素不良反应。与排钾利尿药合用(氢氯噻嗪、呋塞米等),可出现低血钾。与非甾体抗炎药合用,增加消化道出血和溃疡发生率。

常见药物参见第十章第二节:肾上腺皮质激素类药物。

(三)抗过敏平喘药

本类药物主要抑制变态反应时炎症介质的释放,并抑制异性刺激引起的支气管痉挛;有的药物还能拮抗组胺受体,拮抗组按受体兴奋引起的支气管平滑肌收缩,临床用于预防或治疗哮喘。

色甘酸钠(sodium cromoglicate):该药既无松弛支气管平滑肌作用,也无拮抗组胺或白三烯等过敏介质和抗炎作用,主要通过稳定肥大细胞膜,阻止肥大细胞脱颗粒释放过敏介质;对多种炎性细胞如巨噬细胞、嗜酸性粒细胞及单核细胞活性有抑制作用。此外,还可阻断引起支气管痉挛的神经反射,降低哮喘患者的气道高反应性。用于支气管哮喘的预防性治疗。

酮替芬(Ketotifen):本品为强效抗组胺和过敏介质阻释药。适用于各种类型的哮喘,对外源性哮喘疗效尤为显著,对儿童哮喘的疗效优于成人。

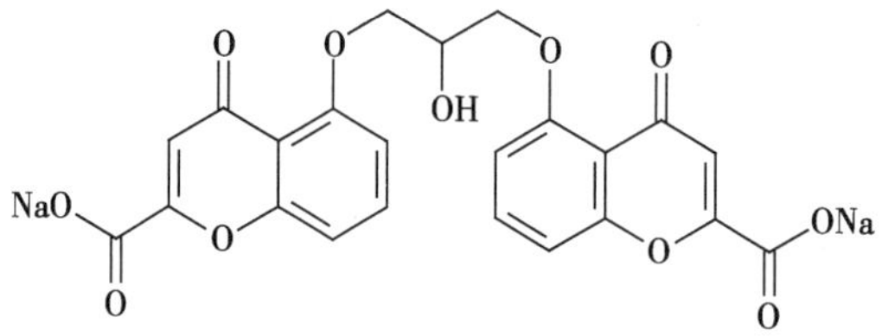

色甘酸钠 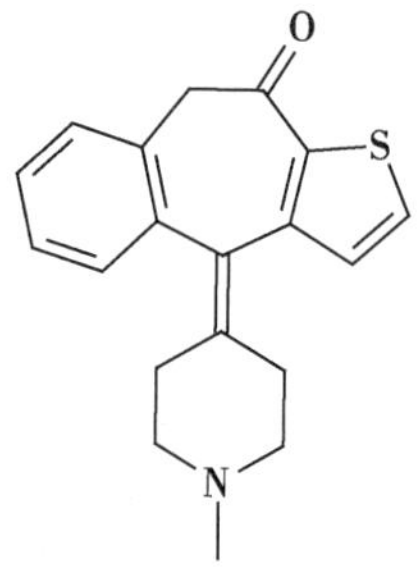　　　　　　　　　　　　酮替芬

（四）支气管哮喘的合理用药

根据患者疾病分期和严重程度，以及患者个体情况、药物代谢、相互作用、不良反应等做出选择：

1. 急性期哮喘或哮喘持续状态药物选择　以短效选择性β₂受体激动药沙丁胺醇为首选，也可选用任何类型的气雾剂；必要时氨茶碱或糖皮质激素常规用药，但应严格掌握适应证、剂量和疗程，密切监测不良反应。对于不明原因的支气管哮喘可首选氨茶碱。

2. 重度哮喘药物选择　在合理补液、吸氧以纠正酸碱、水、电解质紊乱前提下，可选用适量糖皮质激素、氨茶碱静脉注射或静脉滴注以及β₂受体激动药雾化吸入治疗；选用氨茶碱要注意监测和调整血浆浓度。

3. 哮喘缓解期药物选择　可选用吸入性糖皮质激素和色甘酸钠雾化吸入或酮替芬口服预防性治疗。必要时给予抗菌药物抗感染，以及镇咳祛痰药解除诱因。

二、祛痰药

痰液是呼吸道炎症的产物，可刺激呼吸道黏膜引起咳嗽，并可加重感染。祛痰药可通过增加呼吸道液体分泌，或分解痰液中的黏性成分使痰液变稀或黏稠度下降而易于咳出，还可间接起到镇咳、平喘作用。

祛痰药按其作用方式可分为四类：

（一）黏痰溶解药

该类药物可分解痰液中的黏性成分黏多糖和黏蛋白，使痰液黏滞度降低易于咳出。常用的有溴己新（bromhexine）、乙酰半胱氨酸（acetylcysteine）、氨溴索（ambroxol）等。

溴己新（bromhexine）：通过减少和断裂痰液中黏多糖纤维，使痰液黏滞度降低，痰液变稀，易于咳出。临床用于慢性支气管炎、哮喘、支气管扩张、硅沉着病等有白色黏痰不易咳出的患者。脓性痰患者需要加用抗生素控制感染。不良反应轻微，有头痛、头晕、恶心、呕吐、胃部不适、腹痛、腹泻等，严重的不良反应有皮疹和遗尿。

乙酰半胱氨酸（acetylcysteine）：可使黏痰中的二硫键断裂从而降低痰的黏滞度，使痰易于咳出。用于手术后、急性和慢性支气管炎、支气管扩张、肺结核、肺炎、肺气肿等引起的黏稠分泌物过多所致的咳痰困难。本药雾化吸入和气管注入给药用于黏痰阻塞的非急救情况；气管滴入用于黏痰阻塞的急救情况。也可口服给药。本药有异味，可刺激呼吸道引起恶心、呕吐、呛咳甚至支气管痉挛，合并异丙肾上腺素可提高疗效，减少不良反应的发生。支气管哮喘者禁用。

氨溴索(ambroxol):本药为溴己新在体内的活性代谢产物,祛痰作用强于溴己新,口服吸收迅速,不良反应较少。

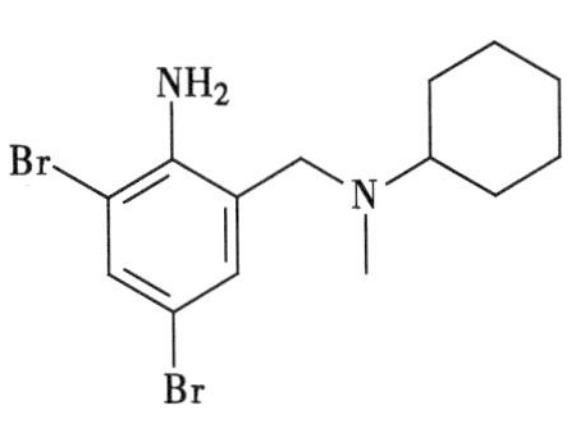

溴己新 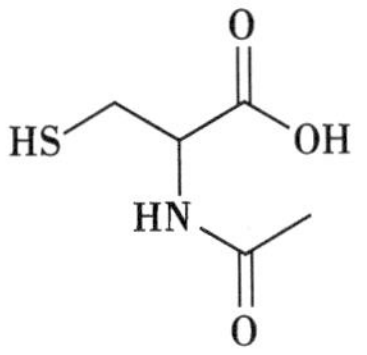　　　　乙酰半胱氨酸 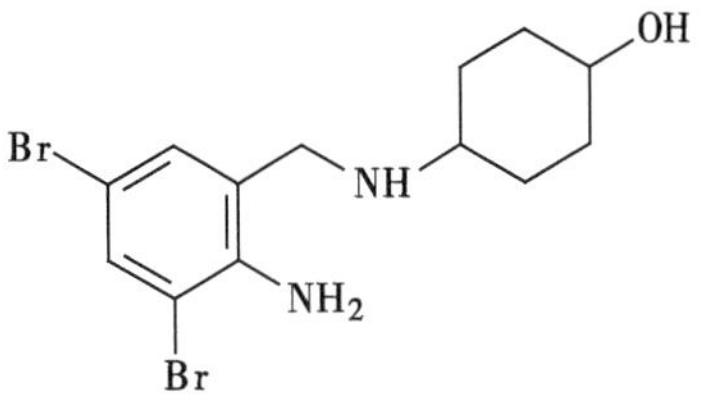　　　　氨溴索

（二）痰液稀释药

该类药物口服后可刺激胃黏膜,引起轻微的恶心,反射性促进呼吸道腺体分泌增加,使痰液稀释,易于咳出,常用的如氯化铵(ammonium chloride)、愈创甘油醚(guaifenesin)等。

（三）黏液调节剂

本类药物可使黏液中黏蛋白的双硫链断裂,从而使痰液黏滞度降低,有利于痰液排出,常用的有羧甲司坦(carbocisteine)、厄多司坦(erdosteine)。

羧甲司坦(carbocisteine):通过影响支气管腺体分泌使痰液的黏滞度降低,使痰易于排出。起效快,用于呼吸道炎症痰液黏稠不易咳出,也可用于防治手术后咳痰困难和肺炎合并症。偶有轻度头痛、头晕,偶见上腹部隐痛、腹泻、胃肠出血和皮疹等不良反应。有消化性溃疡史的患者慎用。

厄多司坦(erdosteine):口服后经代谢产生三个含有游离巯基的代谢产物而发挥药理作用。用于急性阻塞性支气管炎、慢性阻塞性支气管炎,支气管哮喘等疾病引起痰液黏稠、咳痰困难等症。在正常剂量下未见明显的不良反应,口服后胃肠道反应轻微。可见恶心、呕吐、味觉丧失和痔疮。

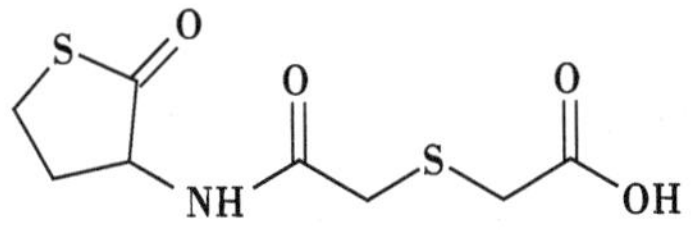

厄多司坦 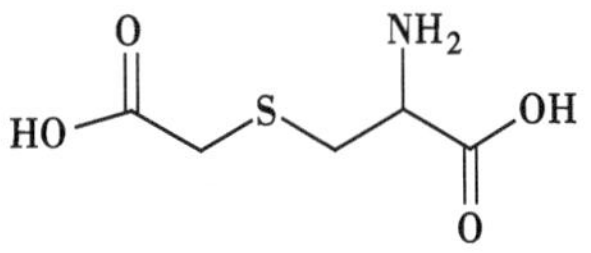　　　　　　　羧甲司坦

三、镇咳药

咳嗽是呼吸道受刺激时产生的一种保护性反射活动,其反射弧包括感受器、传入神经、咳嗽中枢、传出神经和效应器。咳嗽能排出呼吸道内积痰和异物,保持呼吸道的清洁和通畅。轻度咳嗽不必使用镇咳药,但剧烈频繁的咳嗽不仅影响患者休息,消耗体力,增加患者痛苦,而且可加重病情或引起并发症。因此,在对因治疗的同时,应及时给予镇咳药对症治疗。

镇咳药是一类能作用于咳嗽反射弧的不同环节,缓解或消除咳嗽的药物。根据作用部位不同可分为中枢性镇咳药和外周性镇咳药两类。有些药物兼有中枢和外周双重镇咳作用。

（一）中枢性镇咳药

中枢性镇咳药是一类能选择性抑制延髓咳嗽中枢的药物,镇咳作用强大。目前临床上应用的有成瘾性和非成瘾性两大类,成瘾性的镇咳药主要是阿片类生物碱及其衍生物,如可待因(codeine)。

非成瘾性的中枢性镇咳药有右美沙芬(dextromethorphan)和喷托维林(pentoxyverine)等。

右美沙芬为人工合成的吗啡衍生物。属于非成瘾性中枢性镇咳药。通过抑制延髓咳嗽中枢而发挥中枢性镇咳作用,其镇咳强度与可待因相等或略强,但无镇痛作用,长期应用未见耐受性和成瘾性,治疗剂量不引起呼吸抑制。适用于上呼吸道感染、急性或慢性支气管炎、支气管哮喘、支气管扩张症、肺炎、肺结核等引起的干咳,也可用于胸膜腔穿刺术、支气管造影术以及支气管镜检查时引起的咳嗽。本药是目前临床上应用最广的镇咳药,除单独应用外,常用于多种复方制剂治疗感冒咳嗽。不良反应常见幻想,偶有眩晕、轻度嗜睡、恶心、腹胀、便秘等症状,过量可引起中枢抑制。2岁以下儿童不宜使用;用药期间不宜饮酒;过敏体质者、肝肾功能不全者、哮喘、痰多者慎用。氟西汀、帕罗西汀可加重本品不良反应;胺碘酮可提高本药血药浓度;与单胺氧化酶抑制药合用,可出现痉挛、反射亢进、异常发热、昏睡等症状。

可待因(codeine):属阿片生物碱类,口服易吸收。能选择性抑制延髓咳嗽中枢,其作用是吗啡的1/4,镇咳作用强大而迅速。但呼吸抑制、便秘、耐受性及成瘾性等均比吗啡弱。可抑制支气管腺体的分泌,使痰液黏稠不易咳出,对痰多、痰液黏稠的患者不宜使用。此外,本药尚有中枢性镇痛、镇静作用。用于各种原因引起的剧烈干咳和刺激性咳嗽,尤其适用胸膜炎伴有胸痛的患者,也用于中度程度的疼痛患者。不良反应较吗啡轻,常见恶心、呕吐、便秘等副作用。为防治该药的滥用,2015年原国家食品药品监管总局下发了食药监药化监〔2015〕46号文件《食品药品监管总局、国家卫生计生委关于加强含可待因复方口服液体制剂管理的通知》,对可待因的生产、经营和使用等环节进行了严格的规定。

喷托维林(pentoxyverine):为人工合成的非成瘾性中枢性镇咳药,能选择性抑制咳嗽中枢,并有微弱的阿托品样作用和局麻样作用,其镇咳作用强度为可待因的1/3。适用于上呼吸道感染引起的无痰干咳。偶有恶心、呕吐、便秘等。痰多、青光眼、心力衰竭、呼吸功能不全者禁用。与奋乃静、丁螺环酮、水合氯醛、丁丙诺啡、溴苯那敏、阿伐斯汀、阿吡坦等药合用,增强中枢神经系统和呼吸系统抑制作用。

右美沙芬　　　　　　可待因　　　　　　喷托维林

（二）外周性镇咳药

外周性镇咳药又称末梢镇咳药,通过抑制咳嗽反射弧中的任一环节而发挥镇咳作用。常用的有苯佐那酯(benzonatate)和苯丙哌林(benproperine)。

苯佐那酯:为局麻药丁卡因的衍生物,化学结构与丁卡因类似,故有较强的局部麻醉作用。吸收后分布于呼吸道,通过抑制肺牵张感受器及感觉神经末梢,减少咳嗽冲动的传导而镇咳。镇咳作用略低于可待因,但不引起呼吸抑制,主要用于各种刺激性干咳、阵咳和支气管镜等检查前预防咳嗽。

不良反应有嗜睡、眩晕、口干、胸闷、鼻塞等。由于有麻醉作用,服用时切勿嚼碎,以免引起口腔麻木;多痰患者禁用。

苯丙哌林:属非成瘾性镇咳药,兼有中枢和外周双重镇咳作用,除能抑制咳嗽中枢,还可抑制肺-胸膜的牵张感受器并有松弛支气管平滑肌作用。该药镇咳作用强大,比可待因强 2~4 倍,但不抑制呼吸,无成瘾性和耐受性,可用于各种原因(如感染、吸烟、刺激物、过敏)引起的刺激性干咳。不良反应偶见有口干、口渴、发困、乏力、头晕,胃部烧灼感、食欲缺乏、腹部不适、药疹等反应。

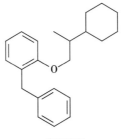

苯丙哌林

点滴积累 ∨

1. 平喘药包括支气管扩张药、抗炎平喘药和抗过敏平喘药。 短效类 β_2 肾上腺素受体激动剂沙丁胺醇、特布他林是缓解轻、中度急性哮喘症状的首选药。 长效类包括福莫特罗、沙美特罗和丙卡特罗用于需要长期用药的患者,须与吸入性糖皮质激素联合应用,一般不单独使用。 吸入性糖皮质激素的代表药物有丙酸倍氯米松、丙酸氟替卡松和布地奈德,具有强大的抗炎、抗免疫作用,平喘效果好,是预防哮喘的基本药物,也是抢救重症哮喘或哮喘持续状态的重要药物。

2. 祛痰药有:①黏痰溶解药如溴己新、乙酰半胱氨酸、氨溴索等;②痰液稀释药如氯化铵、愈创甘油醚等;③含有分解脱氧核糖核酸的酶类如糜蛋白酶、脱氧核糖核酸酶;④黏液调节剂:羧甲司坦、厄多司坦。

3. 镇咳药包括中枢性成瘾性镇咳药(如可待因)和中枢性非成瘾性镇咳药(如右美沙芬、喷托维林)以及外周性镇咳药(如苯佐那酯)等,主要用于各种原因引起的干咳。 右美沙芬是治疗感冒咳嗽的复方制剂中的常用药物。

第三节 血液系统药物

正常生理状态下,血液中存在着凝血与抗凝血系统,两者保持动态平衡,从而使血液在血管内循环流动。一旦平衡被破坏,便可出现凝血功能障碍等出血性疾病或血管内凝血等血栓栓塞性疾病。本节主要介绍血液系统常用药物抗血栓药、止血药和抗贫血药。

血液凝固过程是由一系列酶催化的连锁反应,包括内源性和外源性两条途径,需要多种凝血因子、Ca^{2+} 等的参与,以促进纤维蛋白的生成,最终纤维蛋白交织成网,聚集血小板和血细胞而产生凝血。血液凝固和纤溶过程见图 5-3。

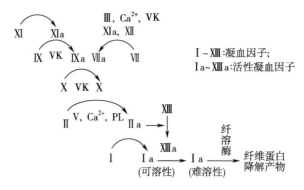

图5-3　血液凝固和纤溶过程

一、抗血栓药

抗血栓药是指通过抑制凝血过程的某些环节,通过抑制血小板聚集和黏附功能以及促进纤维蛋白溶解等过程而阻止血液凝固的药物。包括抗凝血药、抗血小板药和促纤维蛋白溶解药。

> **案例分析**
>
> 　案例:患者,男性,53岁。某天早晨突发偏瘫、失语,随即经家人叫救护车送往医院。经医院检查、确诊为脑栓塞。经患者家属签署知情同意书后,采用静脉滴注低分子右旋糖酐和溶栓治疗,配合胃黏膜保护剂防止胃出血。
>
> 　分析:缺血性脑血管病包括短暂性脑缺血发作、脑血栓形成和脑栓塞。发病时常常伴有语言障碍、偏瘫、意识丧失、昏迷等。脑栓塞起病年龄不一,起病急骤,无先兆。急性缺血性脑血管病根据发病时间分为超早期(发病1~6小时以内)、急性期(发病48小时以内)和恢复期。在治疗上,重视超早期和急性期的处理,早期溶栓治疗,恢复血氧供应是治疗的首选。还要注意整体综合治疗。加强监护和护理,预防和治疗并发症,预防再发,稳定病情,阻止脑梗进一步发展,尽可能减轻神经功能的缺失,预防并发症。恢复期开展康复治疗,促进功能恢复。

（一）抗凝血药

1. 肝素与低分子量肝素　肝素(heparin)化学结构为 D-葡萄糖胺、L-艾杜糖醛酸、*N*-乙酰葡萄糖胺、D-葡萄糖醛酸交替组成的黏多糖硫酸酯。带负电荷,呈强酸性,分子量为 5000~30000。药用肝素多从牛肺及猪小肠黏膜提取。

其原料药为白色或类白色粉末;极具引湿性,在水中易溶。

【药理作用】注射给药在体内、外均有迅速而强大的抗凝血作用。通过增强抗凝血酶Ⅲ的活性,对凝血过程多个环节产生抑制作用。

【适应证】用于防治血栓栓塞性疾病;体内、外抗凝;弥散性血管内凝血(DIC)的早期治疗。

【主要不良反应】过量可引起自发性出血,特殊对抗剂为鱼精蛋白。偶见发热、荨麻疹、鼻炎、哮喘、心前区不适及血管痉挛等过敏反应。

【制剂及规格】注射液:每支 2ml(1000U);2ml(5000U);2ml(12500U)。乳膏:20g(5000U);20g(7000U);25g(8750U)。

2. 维生素 K(vitamin K)拮抗药(香豆素类)　香豆素类是一类含有 4-羟基香豆素基本结构的口服抗凝血药,包括华法林(warfarin,又名苄丙酮香豆素)、双香豆素(dicoumarol)、醋硝香豆素(acenocoumarol)等。其作用、用途相似,仅剂量、时间不同。

华法林 Warfarin

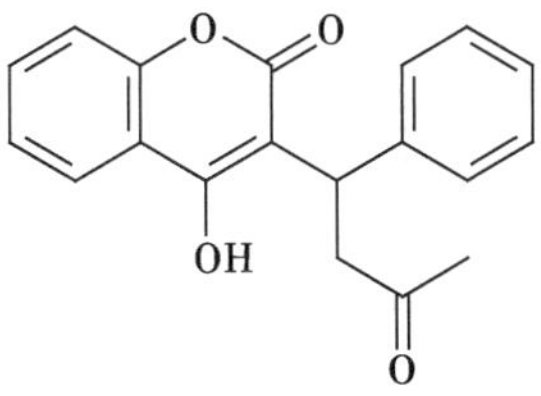

化学名　3-(α-丙酮基苄基)-4-羟基香豆素。

白色结晶性粉末;无臭,味微苦。在水中极易溶解,在乙醇中也易溶,在氯仿或乙醚中几乎不溶。

【化学稳定性】本药含有烯醇羟基,易被氧化;并且因为共轭羰基的影响,有明显的酸性。

本药含有内酯的结构,在碱性下容易水解开环,失去活性。

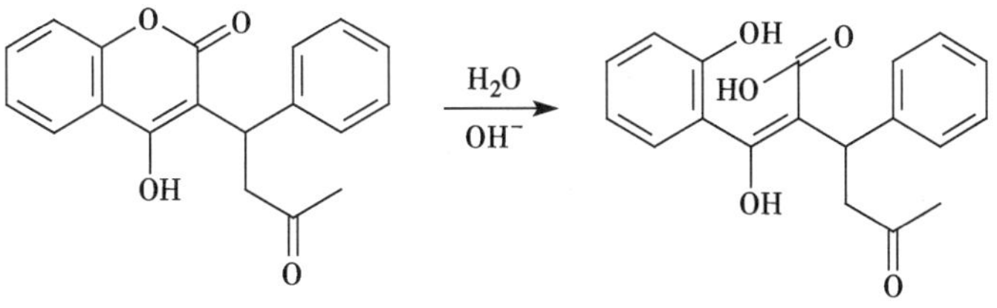

【药物鉴别】本品结构中有烯醇羟基,易被氧化。取本品 1g,加水 10ml 溶解,加硝酸 5ml,过滤,取滤液,再加重铬酸钾试液 3 滴,振摇数分钟后,溶液显淡绿蓝色。

【药理作用】为口服抗凝血药,仅在体内有抗凝作用。维生素 K 是肝合成凝血因子Ⅱ、Ⅶ、Ⅸ、Ⅹ必需的辅酶,华法林与维生素 K 化学结构相似,可竞争性抑制维生素 K 的循环利用,使凝血因子处于无活性的前体阶段,抑制肝内凝血因子Ⅱ(凝血酶原)、Ⅶ、Ⅸ、Ⅹ的合成,产生抗凝作用。作用缓慢而持久,对已形成的凝血因子无效,需待原有凝血因子耗竭后方可显效。华法林和醋硝香豆素的作用较双香豆素强而快。

【适应证】用于防治血栓栓塞性疾病。因其不能对抗已合成的凝血因子,故体外无抗凝活性,仅适用于体内抗凝。临床主要用于心房颤动和心脏瓣膜病所致血栓栓塞和预防肺栓塞、深静脉血栓形成治疗后复发。

【不良反应】最常见的是自发性出血,如牙龈出血、伤口渗血、紫癜、鼻出血及内脏出血等。轻者停药即可,较重者可用维生素 K 对抗,必要时输血以补充凝血因子;孕期妇女禁用。

【药物相互作用】苯巴比妥、苯妥英钠等肝药酶诱导剂能降低其抗凝作用。能置换其与血浆蛋白结合的药物如保泰松、吲哚美辛、阿司匹林以及抑制肠道维生素 K 合成的药物如广谱抗生素能增强其抗凝作用。

【制剂及规格】 片剂:每片 2.5mg;5mg。

3. **直接凝血酶抑制剂** 包括来匹芦定、达比加群酯。主要抑制凝血因子Ⅱa、Ⅹa。达比加群酯用于全膝关节置换术、预防静脉血栓和抗凝治疗、预防心房颤动者脑卒中发作等。来匹芦定(lepirudin)是基因重组技术制成的直接凝血酶抑制药。抗血栓作用强大、持久,临床疗效高于肝素。口服不吸收,静脉注射给药。主要用于不稳定型心绞痛和急性心肌梗死的辅助治疗以及防治冠状动脉成形术后再狭窄。

> **知识链接**
>
> 基因重组技术
>
> 　　基因重组技术即重组 DNA,是将目的基因导入病毒、质粒或其他载体分子上,构成遗传物质的新组合,使之参与到原先没有这些基因的宿主细胞中而持续稳定地繁殖,通过工程化为人类提供产品和服务的技术。

4. **凝血因子Ⅹ抑制剂** 包括磺达肝素钠、依达肝素、阿哌沙班、利伐沙班。可直接或间接抑制凝血因子Ⅹa,并与抗凝血酶Ⅲ结合,改变其构象,增强其抗凝血因子Ⅹ活性,阻碍凝血酶(凝血因子Ⅱa)产生。用于预防骨科术后深静脉血栓形成。

（二）抗血小板药

血小板的释放、黏附、聚集是血栓形成的重要因素之一。抗血小板药可通过影响血栓素 A_2（TXA_2）和抑制腺苷二磷酸（ADP）的形成,抑制血小板的黏附、聚集和释放功能,产生抗凝作用。常用抗血小板药有阿司匹林、双嘧达莫、噻氯匹定、前列环素等,常用抗血小板药物见表5-5。

表 5-5　常用抗血小板药物

药物名称	药物结构	适应证、不良反应
阿司匹林 aspirin	详见第六章	详见第六章
双嘧达莫 dipyridamole		适应证:抑制磷酸二酯酶,减少 cAMP 降解;激活腺苷酸环化酶,增加 cAMP 含量,产生抗血小板聚集作用;直接刺激血管内皮细胞生成 PGI_2,抑制 TXA_2 产生,防止血小板黏附、聚集引起血栓形成。用于血栓栓塞性疾病,防止血小板血栓形成。与阿司匹林合用效果更好 不良反应:常见的有头晕、头痛、呕吐、腹泻、脸红、皮疹和瘙痒

续表

药物名称	药物结构	适应证、不良反应
前列环素 prostacyclin	略	适应证:强大的内源性血小板聚集抑制剂。可激活腺苷酸环化酶增加 cAMP 含量,抑制血小板聚集与释放,防止血栓形成和扩张血管作用。临床用于治疗急性心肌梗死、外周闭塞性血管疾病等。也可用于体外循环以防止血小板减少及微血栓形成 不良反应:低血压、心率加速、面部潮红、头痛等常见,也可有胃痉挛、恶心、呕吐、胃部不适、血糖升高、嗜睡、胸痛等
噻氯匹定 ticlopidine		适应证:血小板活化抑制药,比阿司匹林特异性更高。临床上主要用于减少脑血管病和心肌梗死等血栓性疾病病死率。口服给药吸收良好 不良反应:较常见是腹泻,较严重的是中性粒细胞减少

（三）纤维蛋白溶解药

纤维蛋白溶解药又称溶栓药,可激活纤溶酶,促使纤维蛋白降解而产生溶栓作用,主要用于急性血栓栓塞性疾病。常用纤维蛋白溶解药见表 5-6。

表 5-6　常用纤维蛋白溶解药

分代	药物名称	适应证、不良反应
第一代	链激酶 streptokinase,SK	适应证:为 β 溶血性链球菌培养液中提取的一种蛋白激酶,又名溶栓酶。主要用于急性血栓栓塞性疾病,在血栓形成 6 小时内用药疗效最好。由于新一代溶栓药的广泛应用,本品在临床上已很少应用 不良反应:主要为出血。本药具有抗原性,可引起发热、皮疹、寒战,甚至过敏性休克,用药半小时前给予肾上腺皮质激素可预防。出血性疾病、严重高血压、消化道溃疡、产后、手术后及近期使用抗凝血药者禁用
	尿激酶 urokinase,UK	适应证:是一种从尿中提取的活性糖蛋白,无抗原性,无过敏反应。可直接激活纤溶酶原转变为纤溶酶而发挥溶栓作用,用途、用法与链激酶相似,是目前应用较广的溶栓药。但价格昂贵 不良反应:出血、消化道反应等
第二代	阿尼普酶 anistreplase	适应证:利用 DNA 重组技术合成的选择性纤维蛋白溶栓药,溶栓效果好,出血少。临床主要用于心肌梗死和其他血栓栓塞性疾病 不良反应:有过敏反应等

续表

分代	药物名称	适应证、不良反应
第三代	瑞替普酶 reteplase	适应证:通过基因重组技术改良天然溶栓药的结构制成,选择性溶栓效果好,临床疗效高 不良反应:出血等

二、止血药

止血药是一类能加速血液凝固、抑制纤维蛋白降解或降低毛细血管通透性而止血的药物。临床用于治疗凝血障碍而导致的出血性疾病。常用止血药分类及比较见表 5-7。

表 5-7　常用止血药

分类	药物名称	药物结构	适应证、不良反应
1. 促凝血因子合成药	维生素 K Vitamin K	略	适应证:维生素 K 缺乏导致的出血:如因胆汁分泌不足而使维生素 K 吸收障碍的阻塞性黄疸、胆瘘、慢性腹泻;肠道维生素 K 合成不足的早产儿及新生儿;长期使用广谱抗生素,肠内菌群抑制而致维生素 K 缺乏;长期大量使用抗凝血药和水杨酸类所致出血 不良反应:可有脸红、红疹、肠胃不适、皮肤瘙痒等过敏症状,应立即停用
2. 促凝血因子活性药	酚磺乙胺 etamsylate	（化学结构式略）	适应证:血小板减少性紫癜,消化道、脑、泌尿道、眼底和鼻出血等各种血小板因素所致的出血,也可防治手术前后出血 不良反应:偶有恶心、头痛、皮疹等不良反应
	凝血酶原复合物 prothrombin complex	略	适应证:主要用于先天性凝血因子Ⅸ缺乏的乙型血友病、香豆素类抗凝血药过量、严重肝疾病、维生素 K 依赖性凝血因子Ⅱ、Ⅶ、Ⅸ、Ⅹ缺乏性出血 不良反应:可见发热、头痛等不良反应
3. 抗纤维蛋白溶解药	氨甲环酸 aminomethylbenzoic acid	（化学结构式略）	适应证:目前临床最常用止血药之一,主要用于纤溶亢进所致出血,如子宫、卵巢、前列腺、肺、肝、甲状腺等含大量纤溶酶原激活物组织损伤或术后纤溶亢进性出血;溶栓药链激酶等过量引起的出血 不良反应:过量诱发血栓形成、心肌梗死,有血栓形成倾向、蛛网膜下腔出血或栓塞史者禁用

分类	药物名称	药物结构	适应证、不良反应
4. 作用于血管的止血药	垂体后叶素 pituitrin（加压素＋催产素）	略	适应证：加压素用于咯血及门脉高压引起的上消化道出血，也增加肾小管对水的重吸收而减少尿量，用于尿崩症；催产素小剂量用于催产和引产，大剂量用于产后止血 不良反应：高血压及冠心病患者禁用
5. 影响血管通透性药	肾上腺色腙 carbazochrome	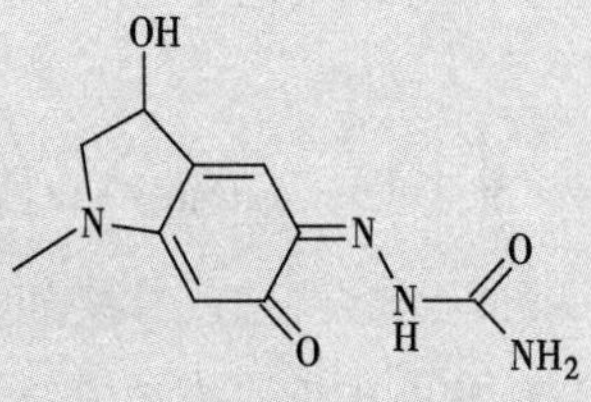	适应证：用于毛细血管病变或受损性出血，如过敏性紫癜、消化道出血、视网膜出血、鼻出血、子宫出血、尿血及痔疮出血等 不良反应：因成分含有水杨酸，长期反复使用时可发生水杨酸反应，需及时停药；有精神病史或癫痫病史者慎用
6. 其他	血凝酶 hemocoagulase	略	适应证：具有类凝血酶样作用，能促进血小板聚集，并释放一系列凝血因子及血小板因子Ⅲ，促进出血部位血栓形成和止血。用于出血和出血性疾病；预防手术部位及手术后出血 不良反应：不良反应发生率极低，偶见过敏样反应
	鱼精蛋白 protamine	略	适应证：可特异性拮抗肝素的抗凝血作用，有效对抗肝素、低分子量肝素过量引起的出血。用于肝素过量引起的出血和心脏术后出血 不良反应：快速静脉注射可引起低血压、心动过缓、肺动脉高压、呼吸困难、短暂面部潮红及温热感

难点释疑

如何正确理解和记忆抗凝血药与促凝血药

抗凝血药与促凝血药作用的关键，在于是否有利于纤维蛋白的形成。凡促进凝血因子产生，加快纤维蛋白形成或抑制纤维蛋白溶解的药物都有促进凝血作用，如维生素K、酚磺乙胺等；凡抑制凝血因子产生，不利于纤维蛋白形成或加快纤维蛋白溶解的药物都有抗凝血作用，如肝素、香豆素类、钙剂、尿激酶等。

三、抗贫血药

贫血指血液中红细胞数和血红蛋白含量低于正常值。临床上较为常见的有缺铁性贫血、巨幼细胞贫血和再生障碍性贫血。

（一）缺铁性贫血

铁为合成血红蛋白的必需物质。当失血过多、铁摄入量不足或吸收障碍等原因导致体内铁缺乏时，可致缺铁性贫血，又称小细胞低色素性贫血。

硫酸亚铁（ferrous sulfate）主要用于防治多种因素导致的缺铁性贫血。如需铁量增加的妊娠、儿童生长期；失血量过多的消化道出血、痔疮出血、月经过多等；铁吸收障碍的萎缩性胃炎、慢性腹泻、胃癌等；红细胞大量破坏的溶血、寄生虫感染等缺铁性贫血。本品口服肠道刺激明显，饭后服用可减轻。

常用的铁制剂还有枸橼酸铁铵（ferric ammonium citrate）和右旋糖酐铁（iron dextran）等。

铁剂不宜与抗酸药、磷酸盐、鞣酸蛋白以及含鞣酸的食物如浓茶、菠菜等同服，以免影响吸收。铁剂与考来烯胺、考来替泊等阴离子交换树脂合用也会发生络合反应。铁剂与氯霉素合用时，因氯霉素抑制骨髓造血功能，干扰红细胞成熟，影响铁剂疗效。铁剂与西咪替丁、胰酶、去铁胺等同用，可影响铁的吸收。铁剂可影响四环素类、氟喹诺酮类、青霉胺及锌制剂的吸收。铁剂与维生素C同服，虽可增加吸收，但也易致胃肠道反应。

知识链接

药源性再生障碍性贫血

再生障碍性贫血（简称再障）是因药物（氯霉素）或放疗等因素引起骨髓抑制，导致红细胞、粒细胞及血小板减少的骨髓造血功能障碍性疾病，较难治疗。引起再障的药物有抗肿瘤药、苯妥英钠、吩噻嗪类、抗微生物药（氯霉素、磺胺药、异烟肼、两性霉素B等）、解热镇痛药（吲哚美辛、保泰松、阿司匹林等）、抗甲状腺药（甲巯咪唑、卡比马唑等）、降血糖药（氯磺丙脲、甲苯磺丁脲等）。

（二）巨幼细胞贫血

叶酸（folic acid）或维生素 B_{12}（vitamin B_{12}）缺乏可使红细胞分裂增殖和成熟受影响，红细胞呈大细胞高色素性。其中叶酸缺乏所致为营养不良性贫血；维生素 B_{12} 缺乏所致为恶性贫血。

叶酸在体内转变成的四氢叶酸，是传递一碳单位的辅酶，参与嘌呤与嘧啶核苷酸的合成及某些氨基酸互变。叶酸缺乏时，一些增殖迅速的组织如骨髓、消化道黏膜上皮细胞首先受损。细胞DNA合成受阻，细胞核有丝分裂障碍，细胞生长停滞，导致巨幼细胞贫血、胃炎、口腔炎、腹泻等。本品临床上用于叶酸需求增加或食物中缺乏叶酸所致妊娠期及婴幼儿期巨幼细胞贫血。对维生素 B_{12} 缺乏所致"恶性贫血"，叶酸有助于纠正血象，但不能改善其神经系统症状。

维生素 B_{12} 主要参与体内下列代谢过程：①帮助四氢叶酸类辅酶循环利用：维生素缺乏时，活化型四氢叶酸转化与利用受阻，表现出叶酸缺乏症状。②促使脂肪酸中间产物甲基丙二酸变成琥珀酸，参与三羧酸循环，这与神经髓鞘脂质合成有关。维生素 B_{12} 缺乏症的神经损害与此有关。临床用于治疗恶性贫血、巨幼细胞贫血及神经炎、神经病、肝炎、肝硬化及造血系统疾病的辅助治疗。

点滴积累 V

1. 血液系统药物分类比较复杂，包括抗血栓药、止血药和抗贫血药。

2. 抗血栓药包括抗凝血药、抗血小板药和纤维蛋白溶解药。口服抗凝血药香豆素类又称维生素 K 拮抗药，此类药物包括华法林、双香豆素、醋硝香豆素等，均含有 4-羟基香豆素基本化学结构，因与维生素 K 化学结构相似，可竞争性抑制维生素 K 的循环利用，使凝血因子不能被激活而产生抗凝作用。纤维蛋白溶解药（溶栓药）目前已发展到第三代。第一代包括链激酶（SK）、尿激酶（UK）；第二代包括阿尼普酶、阿替普酶；第三代瑞替普酶。新一代溶栓药是通过基因重组技术研制而成，溶栓效果好，不良反应少。

3. 止血药重点掌握促凝血药。促凝血药与抗凝血药作用区别的关键在于是否有利于纤维蛋白的形成。

4. 抗贫血药包括缺铁性贫血、巨幼细胞贫血和再生障碍性贫血的药物。缺铁性贫血的治疗用铁剂，巨幼细胞贫血用叶酸、维生素 B_{12} 治疗。恶性贫血以维生素 B_{12} 为主，叶酸为辅。叶酸只能纠正血象异常，不能改善神经症状。

第四节 利尿药与脱水药

一、利尿药

利尿药是一类作用于肾，通过增加体内水和电解质的排出，使尿量增加的药物。临床主要用于消除各种原因引起的水肿、慢性心功能不全、高血压以及加速毒物排出等。

尿的生成包括肾小球滤过、肾小管与集合管的重吸收和再分泌三个过程。利尿药因作用于不同部位而发挥强弱不同的利尿作用，利尿药作用部位及肾单位见图 5-4。

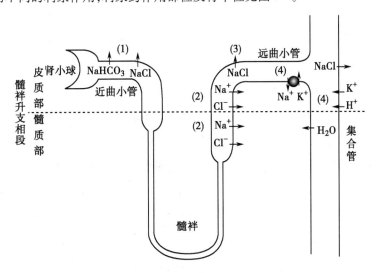

图 5-4 利尿药作用部位及肾单位示意图
（1）碳酸酐酶抑制剂；（2）强效利尿药；（3）中效利尿药；（4）弱效利尿药

根据利尿药的效能及作用部位可分为三类:

1. **强效利尿药**　作用于髓袢升支粗段髓质部和皮质部,如呋塞米、布美他尼、依他尼酸等。

2. **中效利尿药**　作用于髓袢升支粗段皮质部及远曲小管近端,如噻嗪类利尿药及氯噻酮等。

3. **弱效利尿药**　作用于远曲小管和集合管,如螺内酯、氨苯蝶啶等留钾利尿药,以及碳酸酐酶抑制药乙酰唑胺等。

（一）强效利尿药

呋塞米 Furosemide

化学名　2-[(2-呋喃甲基)氨基]-5-(氨磺酰基)-4-氯苯甲酸。

白色或类白色结晶性粉末;无臭,几乎无味。在水中不溶,在乙醇中略溶,在丙酮中溶解。mp. 206~210℃,熔融时同时分解。

【**药物鉴别**】本品的钠盐水溶液,加硫酸铜试液即生成绿色沉淀;其乙醚溶液,沿管壁加对二甲氨基苯甲醛试液即显绿色,渐变深红色。

【**药理作用**】①利尿作用:作用于髓袢升支粗段的皮质部和髓质部,抑制 Na^+-K^+-$2Cl^-$ 同向转运系统,减少氯化钠的重吸收,降低了肾对尿的稀释功能和浓缩功能,产生迅速而强大的利尿作用,排出大量的等渗尿液。②扩血管作用:扩张肾血管,增加肾血流量;扩张小静脉,减轻心脏负荷,降低左室充盈压,减轻肺水肿。

【**适应证**】①严重水肿:对心、肝、肾性水肿均有效。②急性肺水肿和脑水肿:通过扩血管作用降低外周血管阻力,减轻心脏负荷,消除因左心衰竭引起的急性肺水肿。对脑水肿有一定的降颅内压作用。③预防急性肾衰竭:能增加肾血流量并通过其强大的利尿作用,冲洗肾小管,预防肾小管的萎缩和坏死。用于急性肾衰早期的防治,也用于甘露醇无效的少尿患者,但禁用于无尿的肾衰竭患者。④急性药物及毒物中毒:对经肾排泄的化合物有效,配合输液可促进药物从尿中排出。主要用于苯巴比妥、水杨酸类、溴化物等的急性中毒的解毒。⑤其他:高血压危象、高钾血症、高钙血症、稀释性低钠血症及抗利尿激素分泌过多症。

【**不良反应**】①水与电解质紊乱:可引起低血容量、低血钾、低血钠、低血镁、低氯性碱血症及低血压等。应用药期间应定期监护体液和电解质平衡,注意及时补充钾盐或加服留钾利尿药。②耳毒性:常发生于快速静脉注射时,口服给药发生率低。表现为眩晕、耳鸣、听力减退或暂时性耳聋,应避免与氨基糖苷类或第一、二代头孢菌素类抗生素合用。③高尿酸血症:呋塞米可与尿酸竞争近曲小管主动分泌排泄,使尿酸排泄减慢而诱发痛风。严重肝肾功能不全、痛风、糖尿病患者及小儿慎用。也可引起氮质血症。④其他:常见恶心、呕吐,重者可引起胃肠出血。偶致皮疹、骨髓抑制。对磺胺类药物过敏者,对本品也可发生过敏,应用前应询问药物过敏史。

【**药物相互作用**】呋塞米与卡托普利合用时,呋塞米的作用明显受到抑制。先用利尿药再加用钙通道阻滞药,降压效应增强。

【制剂及规格】 片剂:每片 20mg;注射液:每支 20mg(2ml)。

作用于髓袢升支粗段髓质部和皮质部的强效利尿药还有布美他尼(bumetanide),依他尼酸(etacrynic acid)等。

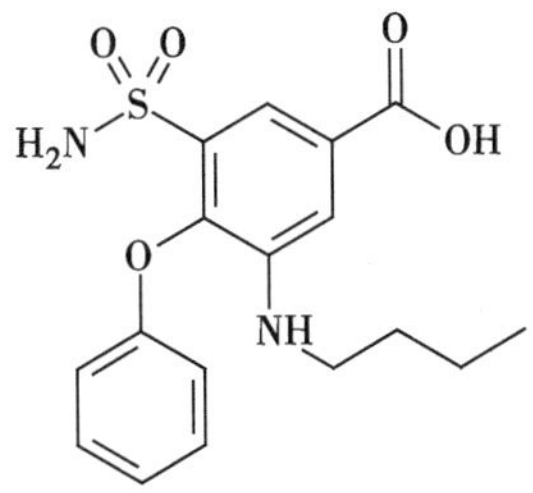

布美他尼 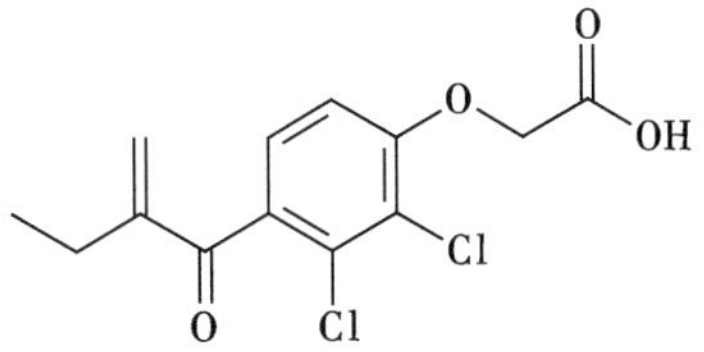　　　　　　　　依他尼酸

(二) 中效利尿药

噻嗪类药物基本结构相似,是临床上最常用的中效利尿药,见表5-8。

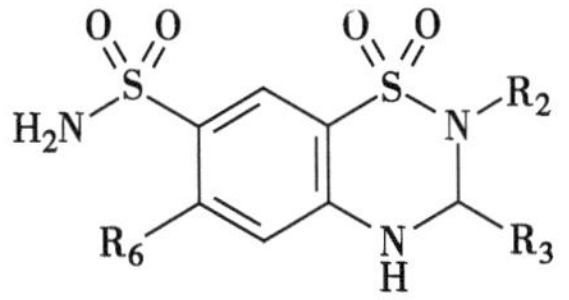

表 5-8　常用中效利尿药

名称	R_6	R_3	R_2	口服排钠相对强度[*]	作用时间（h）
氢氯噻嗪 hydrochlorothiazide	Cl	H	H	1.4	8~12
氢氟噻嗪 hydroflumethiazide	CF_3	H	H	1.3	18~24
苄氟噻嗪 bendroflumethiazide	CF_3	—$CH_2C_6H_5$	H	1.8	18~24
三氯噻嗪 trichlormethiazide	Cl	—$CHCl_2$	H	1.7	24~36

[*] 口服排钠相对强度以氯噻嗪作为参照药物。

氢氯噻嗪 Hydrochlorothiazide

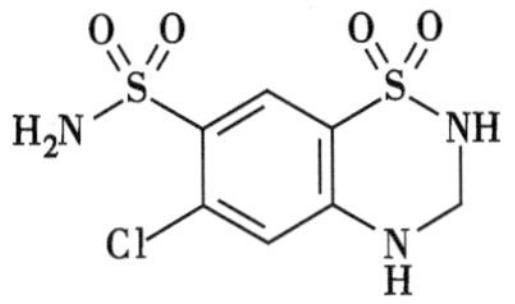

化学名　6-氯-3,4-二氢-2*H*-1,2,4-苯并噻二嗪-7-磺酰胺-1,1-二氧化物。

白色结晶性粉末;无臭,味微苦;在丙酮中溶解,在乙醇中略溶,在水、氯仿中不溶;在氢氧化钠试液中溶解。mp. 265~273℃(分解)。

【药物鉴别】 本品在碱性溶液中易水解为4-氯-6-氨基间苯二磺酰胺和甲醛,4-氯-6-氨基间苯二磺酰胺因含有芳伯氨基,经重氮化后与变色酸偶合,生成红色偶氮化合物。甲醛用浓硫酸酸化,再加变色酸少许,微热,溶液变成蓝紫色。

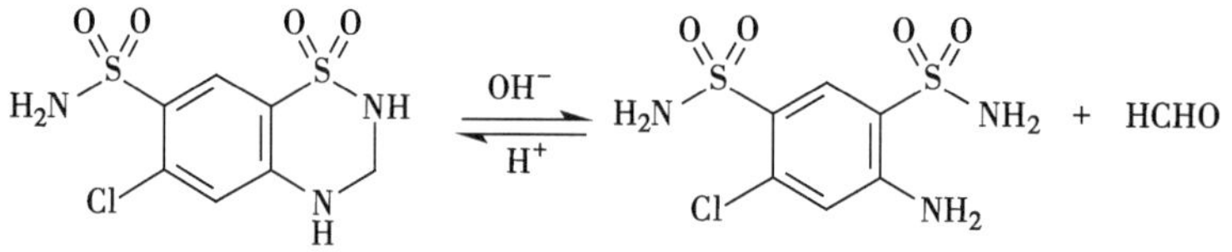

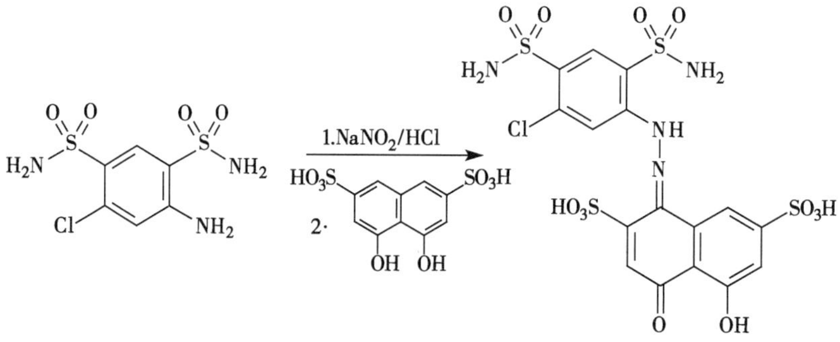

红色偶氮化合物

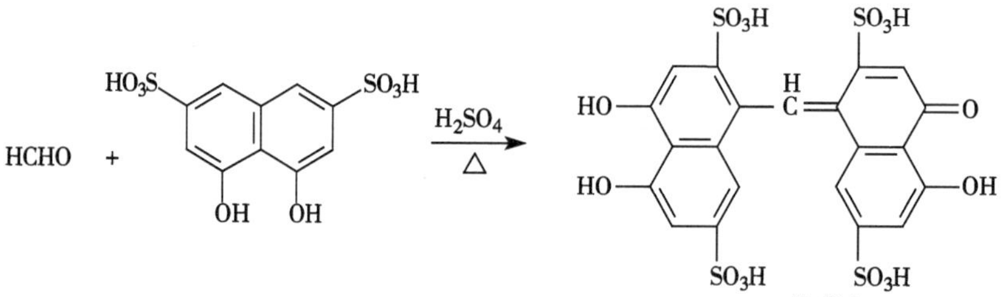

蓝紫色

【药理作用】 ①利尿作用:通过作用于髓袢升支粗段的皮质部和远曲小管近端,干扰Na^+-Cl^-同向转运系统,减少氯化钠和水的重吸收而利尿。有轻度抑制碳酸酐酶作用,抑制H^+-Na^+交换。还可减少尿酸排泄,促进Ca^{2+}重吸收及促进Mg^{2+}排出。②降压作用:为基础降压药。降压作用缓慢、温和、持久。降压作用机制与排钠利尿有关。③抗尿崩症作用:噻嗪类能明显减轻尿崩症患者烦渴、多饮、多尿症状,确切机制尚不清楚。

【适应证】 轻中度心性水肿、高血压、中枢性或肾性尿崩症,肾石症。

【不良反应】 长期用药可引起电解质紊乱:低血钾、低血钠、低氯碱血症等;应注意及时补钾或加服留钾利尿药。还可引起高血糖、高脂血症、高尿酸血症、肾功能减退患者血中尿素氮升高等。糖尿病、痛风及肾功能不全患者慎用。与磺胺类药、呋塞米、布美他尼、碳酸酐酶抑制药有交叉过敏反应。粒细胞减少、血小板减少等。

【药物相互作用】 利尿药与ACEI合用,降压疗效增强,并减少噻嗪类利尿药引起的低血钾;噻嗪类利尿药引起肾素活性增高和血管紧张素Ⅱ生成增加,而ACEI可减少血管紧张素Ⅱ生成,尤其适用于高肾素型高血压,两药合用时,ACEI用量应减少。

【制剂及规格】 片剂:每片10mg;25mg;50mg。

案例分析

案例：某患者患急性肾炎，给予呋塞米 40mg 静脉注射，每日 2 次。患者尿量增加、水肿减轻，但 5 天后出现低血钾并伴有低血钠、低血氯。

分析：该患者出现电解质紊乱主要原因是由于较长时间使用呋塞米引起的。急性肾炎常有少尿、水肿等表现，可给予利尿药呋塞米或氢氯噻嗪等治疗，但长期应用呋塞米可导致低血钾、低血钠、低血氯等，药效也会降低。因此，应用呋塞米期间应注意监测血电解质，特别是血钾，最好间歇用药，停用数天后再用效果更好。严重水肿伴肾功能不全，可给予呋塞米治疗；若肾功能正常，水肿轻，一般给予氢氯噻嗪治疗。

（三）弱效利尿药

1. 醛固酮受体拮抗药

螺内酯（Spironolactone，安体舒通）

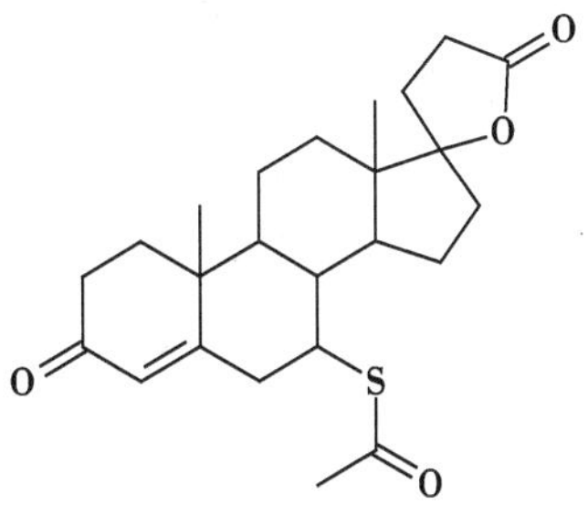

化学名 17-β-羟基-3-氧-7α-（乙酰硫基）-17α-孕甾-4-烯-2-羧酸-γ-内酯。

白色或类白色细微结晶性粉末；有轻微硫醇臭；在氯仿中极易溶解，在乙醇中溶解，在水中不溶。mp. 203～209℃，熔融时同时分解。

【化学稳定性】本药在空气中稳定，室温下久置可发生降解产生坎利酮。

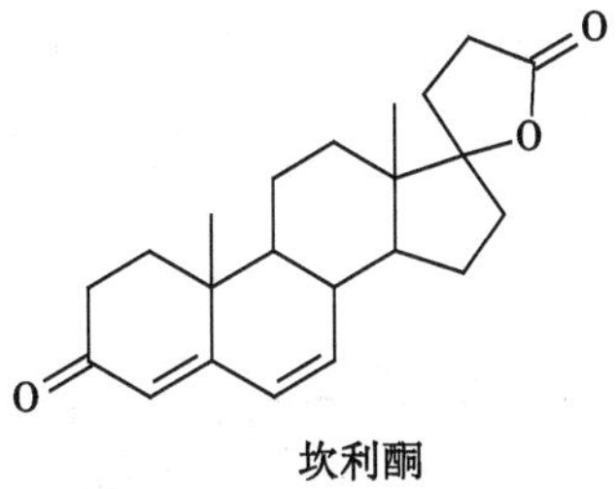

坎利酮

【药物鉴别】取本品约 10mg，加硫酸 2ml，摇匀，溶液显橙黄色，有强烈黄绿色荧光，缓缓加热，溶液即变为深红色，并有硫化氢气体产生，遇湿润的醋酸铅试纸显暗黑色；颜色的产生与浓硫酸对甾环氧化，形成大的共轭系统有关。将此溶液倾入约 10ml 的水中，成为黄绿色的乳状液。

【药理作用】本身无明显药理活性，需经肝代谢为有活性的坎利酮后发挥作用，故起效缓慢；其代谢产物坎利酮与醛固酮结构相似，可竞争性与醛固酮受体结合，拮抗醛固酮的保钠排钾作用，产生排钠保钾作用。利尿作用与体内醛固酮的水平有关。

【适应证】临床主要用于伴有醛固酮增高的顽固性水肿,如肝硬化腹水、充血性心力衰竭和肾病综合征水肿。也作为治疗高血压的辅助药物;原发性醛固酮增多症的诊断和治疗;与噻嗪类利尿药合用,增强利尿效应并预防低钾血症。因螺内酯利尿作用弱,常与其他中效、强效利尿药合用以提高疗效。

【不良反应】久用易致高血钾,还有嗜睡、头痛、女性面部多毛、男性乳腺发育等,停药后可恢复。可致消化功能紊乱,甚至出血,溃疡患者禁用。

【制剂及规格】片剂:每片 20mg。胶囊:每粒 20mg。

2. **肾小管上皮细胞钠通道抑制剂** 氨苯蝶啶(triamterene)和阿米洛利(amiloride)虽然化学结构与螺内酯不同,但药理作用相似,均作用于远曲小管和集合管,直接抑制 Na^+ 的重吸收及促进 K^+ 的分泌,产生排钠保钾的利尿作用,为保钾利尿药中作用最强的药物。用于治疗水肿性疾病,亦可用于难治性低钾血症的辅助治疗。氨苯蝶啶的半衰期短于阿米洛利,需多次给药。用于慢性心力衰竭、肝硬化腹水、肾病综合征、糖皮质激素治疗过程中发生的水钠潴留,特发性水肿,亦可用于对氢氯噻嗪或螺内酯无效者。常见不良反应为高钾血症,以心律失常为首发表现,用药期间应密切随访血钾和心电图,少见低钠血症。长期应用可致男性乳房发育、阳痿、性功能减退。可致女性乳房胀痛、月经失调、声音粗哑、毛发增多、性功能下降。长期或大剂量应用可致行走不协调、头痛、嗜睡、昏睡、精神错乱。

氨苯蝶啶 阿米洛利

二、脱水药

脱水药又称渗透性利尿药,为低分子量非盐类物质。静脉注射,在体内不被代谢,迅速提高血浆渗透压,促进组织中水分进入血液,使组织脱水;经肾小球滤过而不被肾小管重吸收,产生渗透性利尿作用。主要用于治疗脑水肿、青光眼及预防急性肾衰竭。甘露醇、山梨醇、葡萄糖等都是这类性质的药物,见表 5-9。

表 5-9 常用渗透性利尿药

药物名称	药物结构	适应证
甘露醇 mannitol		对脑、眼有屏障功能的组织脱水作用明显,是降低颅内压安全有效的首选药;用于青光眼可降低眼压及减少房水量。本品还可用于急性肾衰竭早期,可扩张肾血管,增加肾血流量,提高肾小球滤过率,以维持足够的尿流量,防止肾小管萎缩、坏死

续表

药物名称	药物结构	适应证
山梨醇 sorbitol		是甘露醇的同分异构体,其作用、用途与甘露醇相似,因进入体内后部分在肝内转化为果糖,故作用减弱
50%的高渗葡萄糖 glucose		静脉注射有脱水及利尿作用。但因葡萄糖部分在体内转运到组织中被代谢,故作用弱,维持时间短。一般与甘露醇合用治疗脑水肿

点滴积累 ∨

1. 利尿药的利尿作用强度与作用部位有关系,根据其利尿效能和作用部位将利尿药分为三类,强效利尿药(代表性药物:呋塞米),中效利尿药(代表性药物:氢氯噻嗪)、弱效利尿药(代表性药物:螺内酯)。

2. 呋塞米在临床上主要用于治疗急性肺水肿和脑水肿;不良反应有水电解质紊乱、耳毒性、诱发痛风。 氢氯噻嗪主要用于治疗心性水肿、肾性水肿和高血压;不良反应有电解质紊乱、高血氨、高尿酸血症、高血糖。 螺内酯主要用于伴有醛固酮增高的顽固性水肿,如肝硬化腹水、充血性心力衰竭和肾病综合征水肿;不良反应有高血钾、消化道功能紊乱、性激素样副作用。

3. 脱水药产生渗透性利尿作用,主要用于治疗脑水肿、青光眼及预防急性肾衰竭。 常用药物有甘露醇、山梨醇、葡萄糖等。

目标检测

一、选择题

（一）单项选择题

1. 属于 H_2 受体拮抗药的是（   ）

   A. 奥美拉唑   B. 西咪替丁   C. 枸橼酸铋钾   D. 哌仑西平

2. 奥美拉唑属于（   ）

   A. H_2 受体拮抗药   B. 黏膜保护药

   C. 质子泵抑制药   D. 胃泌素受体拮抗药

3. 具有呋喃结构的药物是（   ）

   A. 盐酸西咪替丁   B. 法莫替丁   C. 奥美拉唑   D. 雷尼替丁

4. 能使高锰酸钾溶液褪色的药物是（   ）

   A. 马来酸氯苯那敏   B. 西咪替丁   C. 雷尼替丁   D. 苯海拉明

5. 沙丁胺醇防治支气管哮喘是由于（   ）

   A. 激动 β_2 受体   B. 阻断 β_2 受体   C. 激动 M 受体   D. 阻断 M 受体

6. 氨茶碱平喘机制是（   ）

A. 选择性激动 β_2 受体,增加细胞内 cAMP 含量

B. 抑制磷酸二酯酶,减少细胞内 cAMP 降解

C. 阻断支气管平滑肌上 M 受体

D. 抗炎、抗过敏

7. 胸膜炎伴有胸痛的无痰干咳宜选用(　　)

    A. 右美沙芬　　　　　　B. 喷托维林　　　　　C. 可待因　　　　　D. 苯佐那酯

8. 肝素过量引起自发性出血的特效解救药是(　　)

    A. 维生素 K　　　　　　B. 鱼精蛋白　　　　　C. 钙剂　　　　　　D. 氨甲苯酸

9. 属于体内抗凝剂的是(　　)

    A. 肝素　　　　　　　　B. 枸橼酸钠　　　　　C. 华法林　　　　　D. 来匹芦定

10. 色甘酸钠用于支气管哮喘的机制是(　　)

    A. 选择性激动 β_2 受体

    B. 抑制磷酸二酯酶,减少细胞内 cAMP 降解

    C. 稳定肥大细胞膜

    D. 增强支气管平滑肌 β_2 受体反应性

11. 呋塞米的利尿作用部位是(　　)

    A. 近曲小管　　　　　　　　　　　　B. 远曲小管

    C. 髓袢升支粗段的髓质部和皮质部　　D. 集合管

12. 不宜与呋塞米合用的药物是(　　)

    A. 青霉素类　　　　　　B. 氨基糖苷类　　　　C. 螺内酯　　　　　D. 甘露醇

(二)多项选择题

1. 口服 $MgSO_4$ 可产生(　　)

    A. 抗惊厥作用　　　　　B. 利胆作用　　　　　C. 导泻作用

    D. 降压作用　　　　　　E. 镇痛作用

2. 平喘药主要包括以下哪几类药(　　)

    A. 肾上腺素受体激动药　B. 茶碱类药　　　　　C. 肾上腺皮质激素类药

    D. 肥大细胞膜稳定药　　E. M 受体拮抗药

3. 祛痰药包括以下哪几种(　　)

    A. 恶心性祛痰药　　　　B. 黏痰溶解药　　　　C. M 受体拮抗药

    D. 肥大细胞膜稳定药　　E. 肾上腺皮质激素类药

4. 维生素 K 参与凝血因子(　　)的合成

    A. Ⅱ　　　　　　　　　B. Ⅶ　　　　　　　　C. Ⅸ

    D. Ⅹ　　　　　　　　　E. Ⅻ

5. 临床常用的 H_1 受体拮抗药有(　　)

    A. 苯海拉明　　　　　　B. 异丙嗪　　　　　　C. 氯苯那敏

D. 阿司咪唑　　　　　　　　　E. 格列齐特

6. 有利于铁剂吸收的因素有（　　）

　　A. 胃酸、维生素 C　　　　　B. 茶叶　　　　　　　C. 多钙、多磷酸饮食

　　D. 果糖、半胱氨酸　　　　　E. 四环素

7. 临床常用的口服降血糖药有（　　）

　　A. 胰岛素　　　　　　　　　B. α-葡糖苷酶抑制药　　C. 氯磺丙脲

　　D. 双胍类　　　　　　　　　E. 格列齐特

8. 下列哪几种属于中枢性镇咳药（　　）

　　A. 氨茶碱　　　　　　　　　B. 可待因　　　　　　　C. 喷托维林

　　D. 苯佐那酯　　　　　　　　E. 溴己新

二、简答题

1. 抗消化性溃疡药分几类？请写出每类的代表药物。

2. β₂ 肾上腺素受体激动药与磷酸二酯酶抑制药平喘作用机制有何异同？

3. 抗凝血药肝素、香豆素类、枸橼酸钠三者的临床应用有何不同？

4. 呋塞米用于急性肺水肿的药理学基础是什么？

5. 简述吸入性糖皮质激素在平喘中的作用。

三、实例分析

1. 请分析利尿药的作用强度与作用部位之间的关系。

2. 请分析各类平喘药的作用与 cAMP 之间的关系。

ER-05章习题

（张　何）

第六章

ER-06章PPT

解热镇痛抗炎药

导学情景 ∨

情景描述：

患者，女性，55岁。数月前双手三、四掌指关节在早晨起床时感到发紧、僵硬、活动不灵，但并不感到疼痛。数周后出现关节肿胀、疼痛。后经医院确诊为类风湿关节炎，现服用布洛芬治疗。

学前导语：

布洛芬属于非甾体抗炎药。这类药物广泛应用于抗炎、抗风湿、退热和止痛，是当今世界各国用量最大的一类以OTC为主的药物，加之目前人口老龄化日显突出，其用量正在逐年增加。因此，学习和掌握本类药物的基本知识，无论是对后续课程，还是对药学服务能力的养成，都具有非常重要的意义。

第一节 概述

一、解热镇痛抗炎药的作用机制

解热镇痛抗炎药（NSAIDs），亦称为非甾体抗炎药。是一类兼有解热、镇痛及抗炎作用，主要用于退热、缓解慢性疼痛和抗炎抗风湿的药物。其中有些药物更多地用于退热和止痛，故称为解热镇痛药。

知识链接

相 关 概 念

发热：发热是指病理性体温升高。一般而言，当腋下、口腔或直肠内温度分别超过37℃、37.3℃和37.6℃，一昼夜体温波动在1℃以上，称为发热。发热是由于各种原因导致机体产热过多或散热过少，以及体温中枢功能障碍所致。发热绝大多数源于病原体感染，亦有少数属于非感染性发热，例如风湿性疾病、过敏、血液病、恶性肿瘤、中暑、药物热、心肌梗死等。

炎症：炎症是机体对于刺激的一种防御反应，表现为红、肿、热、痛和功能障碍。炎症可以是感染引起的感染性炎症，也可以不是由于感染引起的非感染性炎症。任何能够引起组织损伤的因素都可成为炎症的原因，即致炎因子。这些因素包括：生物性因子、物理性因子、化学性因子、异物、坏死组织及变态反应等。

风湿热：风湿热是一种具有反复发作倾向的全身结缔组织病，其发病与 A 组乙型溶血性链球菌感染引起的变态反应密切相关。主要累及心脏、关节和皮肤而产生相应的临床表现。如治疗不彻底可形成慢性风湿性心瓣膜病。

类风湿关节炎：类风湿关节炎是一种病因尚未明了的慢性全身性炎症性疾病，以慢性、对称性、多滑膜关节炎和关节外病变为主要临床表现，属于自身免疫炎性疾病。该病好发于手、腕、足等小关节，反复发作，呈对称分布。早期有关节红肿热痛和功能障碍，晚期关节可出现不同程度的僵硬畸形，并伴有骨和骨骼肌的萎缩，极易致残。类风湿关节炎的全身性表现除关节病变外，还有发热、疲乏无力、心包炎、皮下结节、胸膜炎、动脉炎、周围神经病变等。

炎症机制的研究发现，多种机制产生的"致炎物质"中，一种机制与花生四烯酸（AA）的代谢过程有关。AA 经细胞膜磷脂转化生成后，代谢途径之一是在环氧化酶（COX）催化下氧化代谢成前列腺素（PG）和血栓素（TX）两大类物质。前列腺素存在于体内各组织中，生物活性广泛而复杂，可分为 PGA、PGB、PGC、PGD、PGE、PGF、PGG、PGH 和 PGI 九种。其中 PGE_2、PGI_2 和 PGD_2 能扩张血管增加通透性，并能增强其他炎症介质的致炎作用，促进炎症发展；PGE_2 还是目前已知的最强的致热物质之一，引起体温升高。AA 的代谢途径之二是在 5-脂氧酶（LOX）催化下生成 5-氢过氧化二十碳四烯酸（5-HPETE），再经一系列代谢过程生成白三烯类物质（LTs）。其中 LTC_4、LTD_4 和 LTE_4 是过敏性慢反应物质的主要成分，能增加血管的通透性，促进血浆渗出而导致水肿；LTB4 会引起炎症部位白细胞的聚集，加重炎症症状。花生四烯酸在体内的代谢过程如图 6-1 所示。

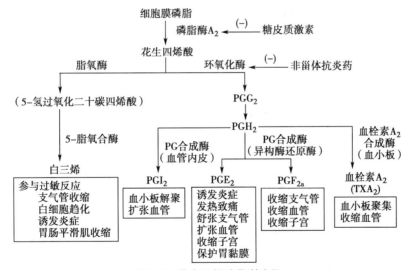

图 6-1 花生四烯酸代谢途径

解热镇痛抗炎药的作用机制是通过抑制环氧化酶，阻断前列腺素的生物合成，进而达到解热、镇痛、抗炎抗风湿作用。①解热作用：发热通常是由于病原体感染或其他因素，造成中性粒细胞或其他细胞产生并释放内热源，后者进入中枢神经系统作用于体温调节中枢，使该处前列腺素的合成和释放增多，导致体温调节点上移造成体温升高。本类药物通过抑制环氧化酶减少前列腺素的合成，使异常升高的调节点恢复至正常水平。因此本类药物只能降低发热患者的体温，而对正常体温几乎没有影响。②镇痛作用：一般认为本类药物的镇痛作用部位主要在外周神经系统。当组织受损或发生炎症时，局部产生或释放缓激肽、前列腺素和组胺等致痛化学物质，致痛化学物质作用于神经末梢导致疼痛。其中前列腺素除有致痛作用外，还能提高痛觉感受器对致痛物质的敏感性，对炎性疼痛起到放大作用。本类药物抑制炎症部位的前列腺素的合成，对慢性钝痛有较好的止痛效果。③抗炎和抗风湿作用：前列腺素是参与炎症反应的重要生物活性物质，且能增强缓激肽等的致炎作用，尤其在炎症组织中发现有大量前列腺素的存在。除苯胺类外，本类药物通过抑制炎症反应时的前列腺素合成，能减轻炎症的红、肿、热、痛等反应，故可明显的缓解炎症的症状。

二、药物常见的不良反应

1. **胃肠道损伤**　是解热镇痛抗炎药最常见的不良反应。例如阿司匹林、吲哚美辛、保泰松、甲芬那酸、吡罗昔康等都可以引起恶心、呕吐、黏膜糜烂、胃及十二指肠溃疡出血，严重者可致穿孔。不能耐受解热镇痛抗炎药或大剂量使用者、年老、有胃肠出血史、溃疡史，或同时使用糖皮质激素、抗凝血药均是造成胃肠道损害的危险因素。

2. **肾损害**　主要有三种类型：急性肾功能不全、急性间质性肾炎、慢性间质性肾炎和肾乳头坏死。目前，NSAIDs 的肾损害机制还未完全阐明，可能与以下因素有关：①抑制前列腺素合成，肾局部血管舒张因子减少，继而导致肾血管收缩，肾血流量减少；②抑制肾小管细胞酶活性，产生直接肾小管毒性作用；③髓质小血管硬化，导致肾乳头坏死；④少数病例与药物所致的过敏反应相关，如布洛芬、萘普生可致肾病综合征，酮洛芬可致膜性肾病，吲哚美辛可致肾衰竭和水肿。引起肾损伤的高危因素有肾疾病、肾低灌溉状态（充血性心力衰竭、使用利尿药、肝硬化）、高龄、糖尿病、高血压、动脉硬化等。

3. **肝损伤**　解热镇痛抗炎药可引起肝毒性、肝坏死等。如大剂量使用保泰松可引起黄疸、肝炎；长期或大剂量使用对乙酰氨基酚，可导致严重肝毒性，以肝坏死常见。

4. **心脑血管损害**　选择性 COX-2 抑制药如塞来昔布等，在临床使用中都表现出可能增加使用者心血管疾病发生率的倾向，尤其是对于有缺血性心脏病、脑卒中的患者发生率更高。

5. **其他不良反应**　多数解热镇痛抗炎药可抑制血小板聚集，使出血时间延长；也可引起皮疹、荨麻疹、剥脱性皮炎、哮喘等。也有引起头痛、头晕、耳鸣、视神经炎等中枢神经系统不良反应的报道。

解热镇痛抗炎药不良反应的预防：①尽可能避免大剂量长期应用。②发现药物致消化性溃疡或出血、肾损害等应及时停药，并积极治疗并发症。③尽量避免和减少各种危险因素对用药的影响。如既往有溃疡病、血压高等疾病或同时使用利尿药、糖皮质激素、氨基糖苷类抗生素等。④老年人一般应从小剂量开始。⑤合理选用不良反应小的品种和剂型。如肠溶阿司匹林或肠溶萘普生对胃肠道的损伤比常规制剂小。⑥加用米索前列醇等胃黏膜保护药以减少药物对胃肠道的损害。

点滴积累 ∨

1. 解热镇痛抗炎药的作用机制都是抑制 COX。所有该类药物除对乙酰氨基酚外，都具有解热、镇痛和抗炎三方面的作用。

2. 所有该类药物均有可能出现胃肠道损害，肝、肾损害等不良反应。其中选择性 COX-2 抑制药具有心血管损害的不良反应。

第二节 常用的解热镇痛抗炎药

根据药物的化学结构类型不同,通常将解热镇痛药分为水杨酸类及苯胺类;将非甾体抗炎药分为吡唑酮类、邻氨基苯甲酸类、芳基烷酸类、1,2-苯并噻嗪类以及选择性 COX-2 抑制药等(表 6-1)。

表 6-1 解热镇痛抗炎药的分类

类别	典型药物
水杨酸类	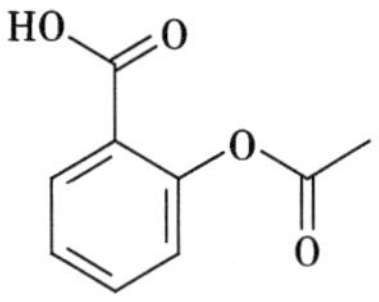 阿司匹林 aspirin
苯胺类	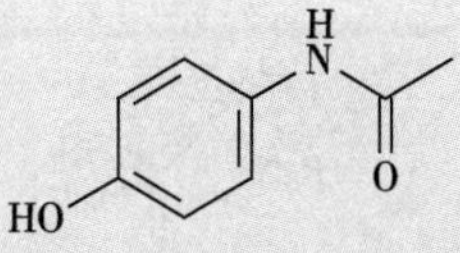 对乙酰氨基酚 paracetamol
吡唑酮类	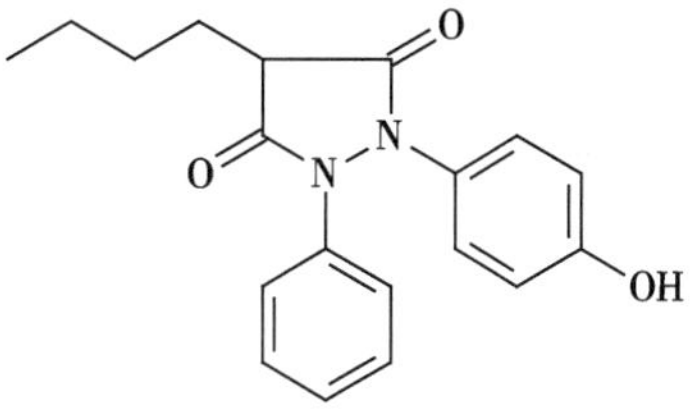 羟布宗 oxyphenbutazone
邻氨基苯甲酸类	甲芬那酸 mefenamic acid　　甲氯芬那酸 meclofenamic acid 布洛芬 ibuprofen　　萘普生 naproxen

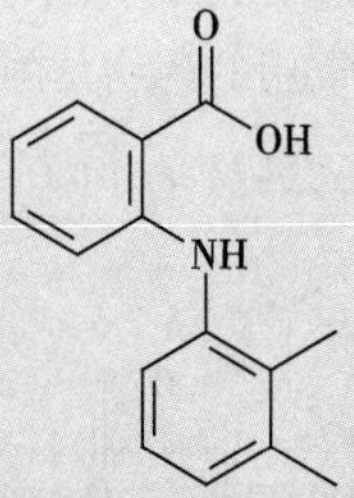

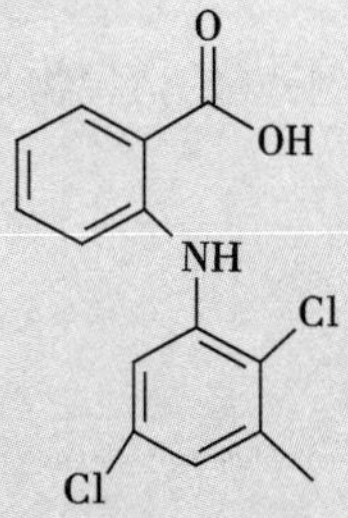

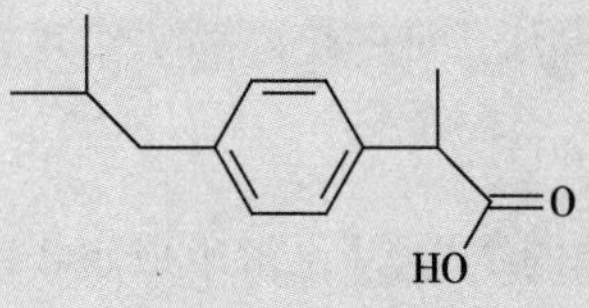

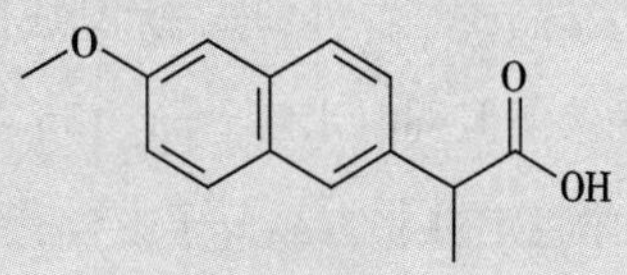

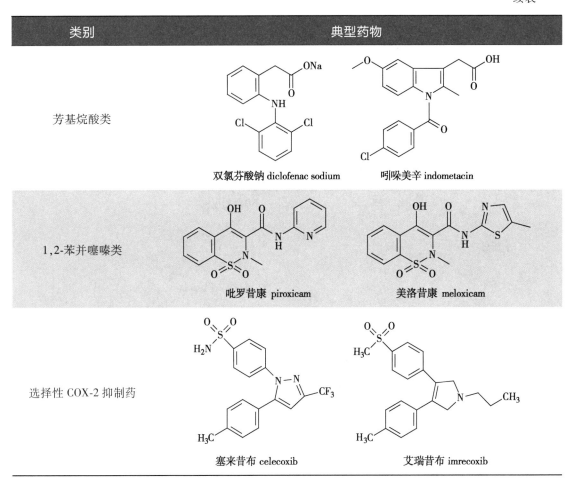

类别	典型药物
芳基烷酸类	双氯芬酸钠 diclofenac sodium　　吲哚美辛 indometacin
1,2-苯并噻嗪类	吡罗昔康 piroxicam　　美洛昔康 meloxicam
选择性 COX-2 抑制药	塞来昔布 celecoxib　　艾瑞昔布 imrecoxib

一、水杨酸类

本类药物均为水杨酸的衍生物,其中最常用的药物是阿司匹林。

阿司匹林 Aspirin

化学名　2-(乙酰氧基)苯甲酸。

白色结晶或结晶性粉末;无臭或微带醋酸臭,味微酸。在乙醇中易溶,在氯仿或乙醚中微溶,在碱溶液中溶解但同时水解。mp. 135~140℃。

【化学稳定性】本品分子中含有酯的结构,易水解生成水杨酸和醋酸。水杨酸的酚羟基易为空气氧化成醌型有色物质使药物颜色变深。碱性、光照、温度及微量铜、铁等离子可促进氧化反应进行。因此要注意成品的贮存温度、湿度,以及制剂工艺条件的控制。

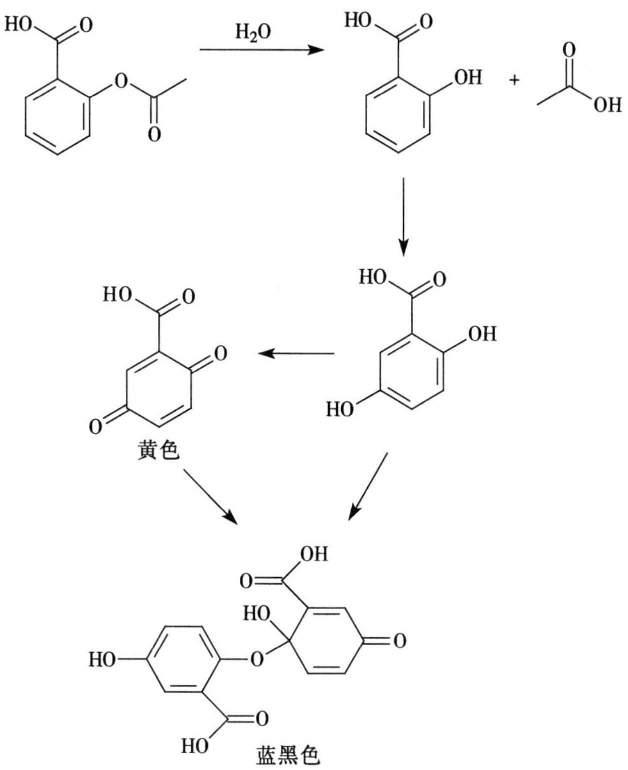

黄色

蓝黑色

案例分析

案例：某厂阿司匹林片剂生产班组在制粒工序中，由于温控器失灵导致颗粒干燥温度超过工艺规程温度，干燥后出现较明显的醋酸气味。

分析：这是由于阿司匹林含有酯的结构，在干燥过程中由于温度过高发生了水解，从而造成整批颗粒料全部报废。

在生产中，本品成品中可能残留未反应的水杨酸，可采用与铁盐（如三氯化铁试液）产生紫堇色物质，可用于检查其存在。本反应也可以作为中间体质量控制的方法。

【药物鉴别】本品的碳酸钠溶液加热放冷后，与稀硫酸反应，析出白色沉淀，并发出醋酸臭气。本品的水溶液加热放冷后，与三氯化铁溶液反应，呈紫堇色。

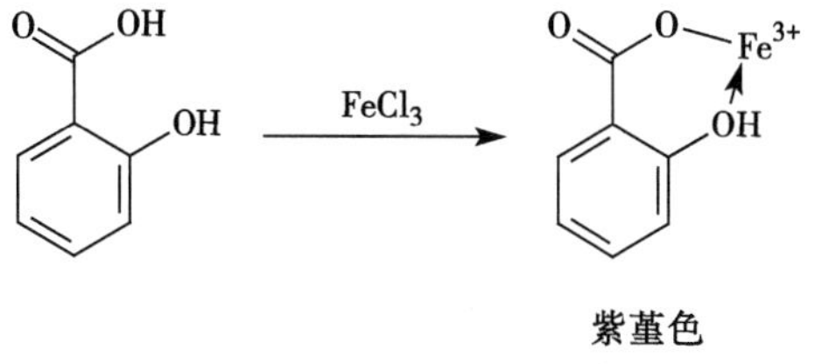

紫堇色

本品结构中含有游离羧基，可采用直接中和滴定测定含量。操作过程为防止水解，温度不要超过 $10℃$。

【药理作用】本品有优良的解热、镇痛、抗炎抗风湿作用。此外，阿司匹林小剂量即可抑制血小板的 COX,从而抑制血小板中血栓素 $A_2(TXA_2)$ 的合成,具有抗血小板聚集和抗血栓形成的作用。

【适应证】①镇痛、解热:可缓解轻度或中度的疼痛,如头痛、牙痛、神经痛、肌肉痛及月经痛,也用于感冒和流感等退热。②抗炎、抗风湿:是治疗风湿热的常用药物。③抗血栓:小剂量用于预防一过性脑缺血发作、心肌梗死、心房颤动、人工心脏瓣膜、动静脉瘘或其他手术后的血栓形成。④儿科用于小儿皮肤黏膜淋巴结综合征(川崎病)的治疗。

【不良反应】较常见的有恶心、呕吐、上腹部不适或疼痛、胃肠道出血或溃疡等胃肠道反应。其他还有水杨酸反应、过敏反应、阿司匹林哮喘;肝、肾功能损害,瑞夷综合征等。

【用药注意事项】胃溃疡、有出血倾向者、哮喘、慢性荨麻疹、血友病患者、妊娠期妇女禁用,青少年儿童病毒感染时慎用。本品与某些碱性药物如碳酸氢钠同时服用以减低其酸性,可降低胃肠道的不良反应。

【制剂及规格】片剂:每片 0.05g;0.1g;0.2g;0.3g;0.5g。肠溶片:每片 40mg;0.15g;0.3g;0.5g。肠溶胶囊:每粒 40mg;0.15g;0.3g;0.5g。泡腾片:每片 0.3g;0.5g。栓剂:每枚 0.1g;0.3g;0.45g;0.5g。散剂:每袋 0.1g;0.5g。

由于分子中游离羧基的存在,阿司匹林在大量长期用药可能引起较严重的消化道反应。为了减少消化道刺激,将分子中的羧基成盐或成酯得到阿司匹林的结构修饰物,如赖氨匹林(aspirin-DL-lysine)、精氨酸阿司匹林(aspirin arginine)、贝诺酯(benorilate)等。药物活性均低于阿司匹林(表 6-2)。

表 6-2　阿司匹林结构修饰物

药物名称	药物结构	适应证及不良反应
赖氨匹林 aspirin-DL-lysine		适应证:多种原因引起的发热和疼痛,如上呼吸道感染引起的发热、手术后痛、癌性疼痛、风湿痛、关节痛及神经痛 不良反应:偶有轻微胃肠反应(如胃部不适、恶心呕吐)及出汗等
卡巴比林钙 carbasalate calcium		适应证:同上 不良反应:可能引起胃痛,此时应停服;久用亦可引起胃肠道出血。孕妇、哺乳妇女禁服
贝诺酯 benorilate		适应证:为对乙酰氨基酚与阿司匹林的酯化产物。主要用于类风湿关节炎、急慢性风湿性关节炎、风湿痛、感冒发热、头痛、神经痛及术后疼痛等 不良反应:可引起呕吐、胃灼热、便秘、嗜睡及头晕等。用量过大可致耳鸣、耳聋。肝、肾功能不全、阿司匹林过敏者禁用

▶ **课堂活动**

结合阿司匹林水解变质反应，请同学们思考以下两个问题：

1. 如何用最简单的方法判断阿司匹林是否发生潮解变质。
2. 服用潮解变质的阿司匹林（例如水解生成水杨酸）对治疗有何具体后果。

二、苯胺类

对乙酰氨基酚是目前唯一广泛用于发热、疼痛的苯胺类解热镇痛药。

对乙酰氨基酚 Paracetamol

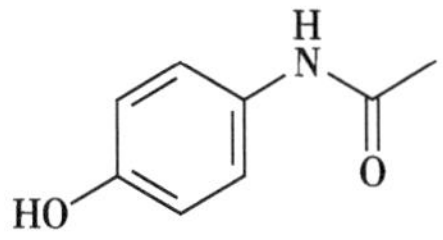

化学名 *N*-(4-羟基苯基)乙酰胺，又名扑热息痛。

白色结晶或结晶性粉末。无臭，味微苦。在热水或乙醇中易溶，在丙酮中溶解，在水中略溶。mp. 168~172℃。

【化学稳定性】 本品为芳伯胺的醋酰胺化合物，干品稳定，遇湿气或水即缓缓水解生成水杨酸和乙酸。遇酸、碱、加热和微量金属离子加速水解。水溶液在 pH 6 时最为稳定。因此，在本品的制剂及储存过程中，要注意防止水解。

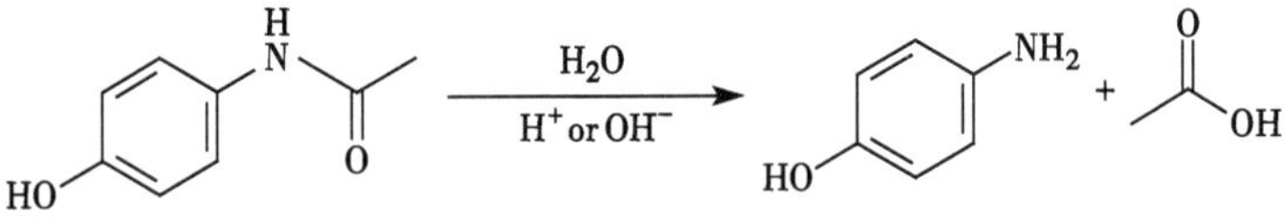

【药物鉴别】 水解生成的对氨基苯酚可与稀盐酸和亚硝酸钠发生重氮化反应生成重氮盐，再与碱性 β-萘酚偶合，生成红色偶氮化合物。为《中国药典》本品的鉴别方法。

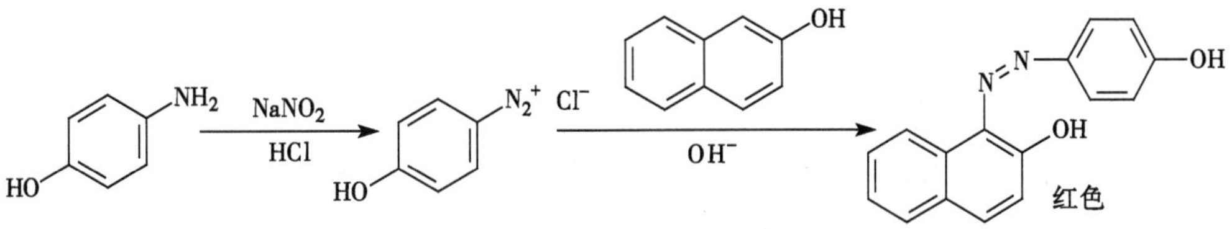

本品含有游离的羟基，可与三氯化铁试液反应显蓝紫色，为《中国药典》本品的鉴别方法。

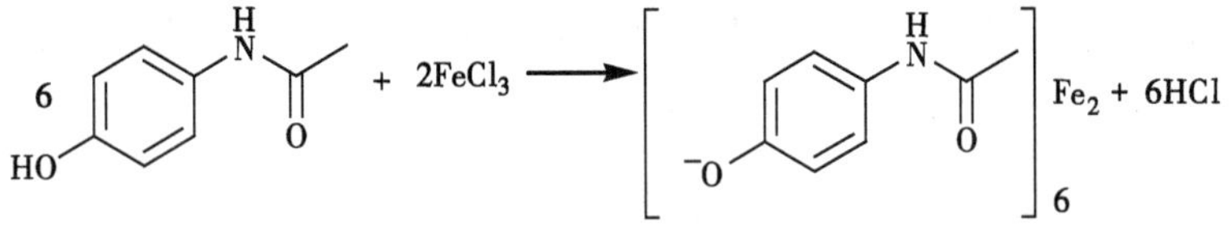

【药理作用】 本品的解热镇痛作用缓和持久，解热镇痛作用与阿司匹林相当或稍低，但无抗炎作用。

【适应证】 主要用于发热、头痛、关节痛、风湿痛、神经痛、痛经及对阿司匹林不能耐受或过敏的患者。

【不良反应】 治疗量时不良反应较少见,偶见皮疹、厌食、恶心、呕吐或高铁血红蛋白血症、粒细胞减少等。过量使用可见肾毒性、肝损害,甚至急性肝坏死及肾乳头坏死、肾衰竭等。

知识链接

对乙酰氨基酚肝、肾毒性产生的原因

部分对乙酰氨基酚在肝细胞经细胞色素 P450 代谢产生一种高毒性的中间代谢产物 N-乙酰对苯醌亚胺(NAPQI)。正常剂量下,所产生的 NAPQI 能与还原型谷胱甘肽结合成无毒性物质排出体外。但大剂量服用时,谷胱甘肽耗竭,多余的 NAPQI 能与肝、肾细胞蛋白结合抑制其活性而表现出肝、肾损伤。

【制剂及规格】 片剂:每片 0.1g;0.3g;0.5g。胶囊:每粒 0.3g。口服液:每支 0.25g(10ml)。栓剂:每粒 0.15g;0.3g;0.6g。

▶▶ **课堂活动**

患者因感冒发热,需用退热药,但其有胃溃疡病史,请问应该选用阿司匹林还是对乙酰氨基酚?为什么?

1. 比较阿司匹林与对乙酰氨基酚在作用、应用及不良反应上有何明显差别,在应用上有何不同及禁忌证。

2. 如何区别阿司匹林与对乙酰氨基酚?

▶▶ **边学边练**

完成"实验 4 阿司匹林的化学合成"和"实验 5 对乙酰氨基酚的化学合成"的操作和训练,学会重结晶、熔点测定、抽滤等基本实验操作技术,熟练掌握酯化反应和酰胺生成反应的实验方法。

三、吡唑酮类

吡唑酮类药物是 5-吡唑酮和 3,5-吡唑二酮的衍生物,具有明显的解热、镇痛和一定的抗炎作用。具有 5-吡唑酮结构的氨基比林和安替比林作为解热镇痛抗炎药曾经广泛用于临床,但因可引起白细胞减少及粒细胞缺乏等而相继被淘汰。在安替比林 4 位引入水溶性基团亚甲基磺酸钠得到安乃近(metamizole sodium),其解热镇痛作用迅速强大并且可以制成注射剂使用,但因仍有粒细胞减少等不良反应而使其应用受到限制。

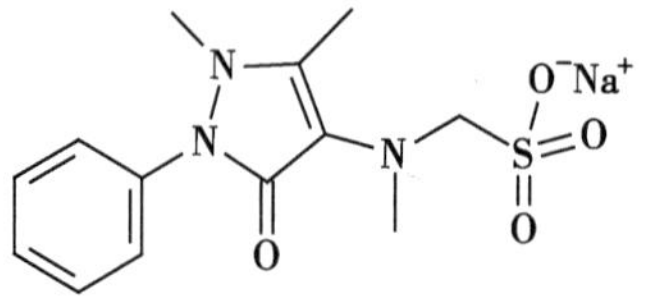

安乃近

为了提高吡唑酮类药物的镇痛效果,瑞士科学家在 1946 年合成出具有 3,5-吡唑二酮结构的保泰松,其作用类似氨基比林并且有促进尿酸排泄的作用,临床上用于类风湿关节炎、痛风等的治疗。但该药毒性及副作用较多,尤其对肝和血象有不良影响。对其代谢物的研究中发现羟布宗(oxyphenbutazone),同样具有抗炎抗风湿作用,且毒性低,不良反应小。而后又开发出磺吡酮(sulfinpyrazone)和 γ-酮保泰松(γ-ketophenylbutazone),抗炎抗风湿作用比保泰松弱,但具有较强的排尿酸作用,用于治疗痛风和风湿性关节炎。

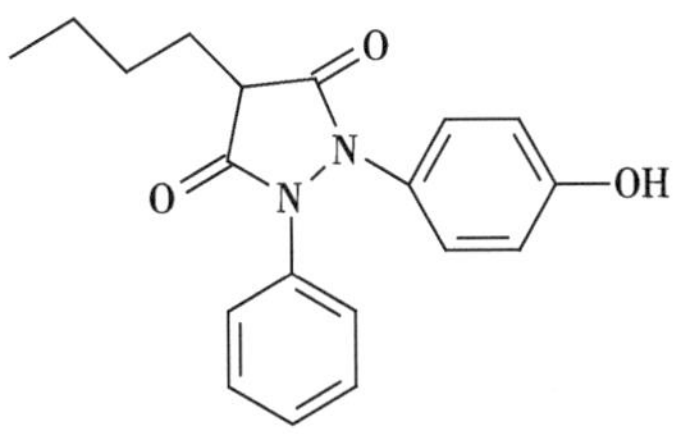

羟布宗 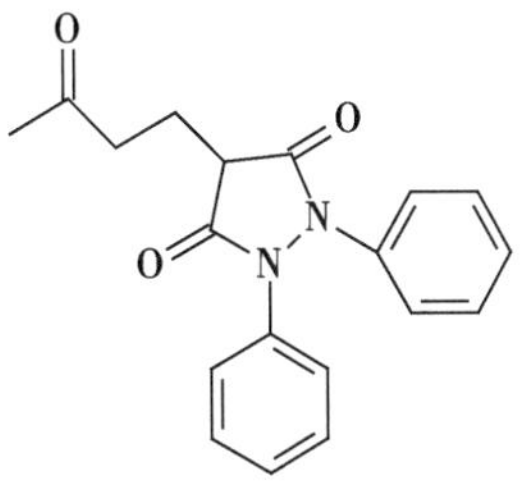 γ-酮保泰松

四、芳基烷酸类

(一) 吲哚乙酸类

本类药物为吲哚衍生物或利用电子等排原理,将吲哚环上的—N—换成—CH—得到茚类衍生物。

吲哚美辛 Indometacin

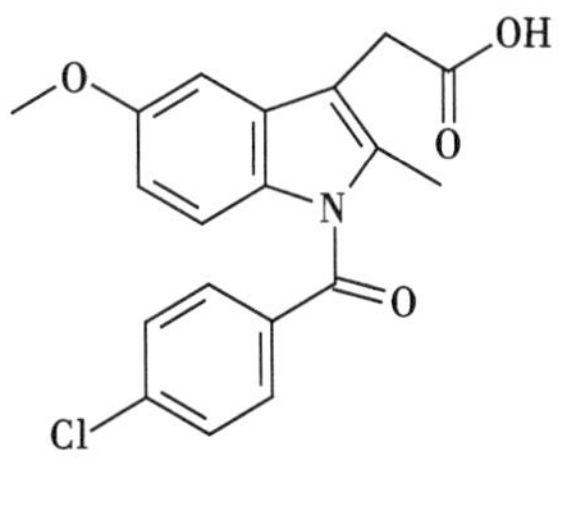

化学名 1-(4-氯苯甲酰基)-5-甲氧基-2-甲基-1H-吲哚-3-乙酸。

类白色或微黄色结晶性粉末,几乎无臭,无味;溶于丙酮,略溶于乙醚、乙醇、氯仿及甲醇,微溶于苯,极微溶于甲苯,几不溶于水,可溶于氢氧化钠溶液。mp. 158~162℃。

【化学稳定性】本品固体在室温下空气中稳定,但对光敏感,应注意避光贮存。水溶液在 pH 2~8 时较稳定。

分子中有芳酰胺结构,可被强酸或强碱水解,生成对氯苯甲酸和 5-甲氧基-2-甲基吲哚-3-乙酸,后者脱羧生成 5-甲氧基-2,3 二甲基吲哚,吲哚类的分解物还可进一步被氧化成有色物质。

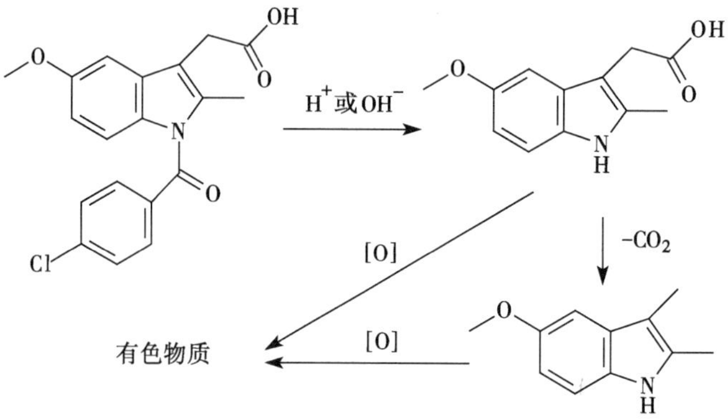

【药物鉴别】 本品的氢氧化钠溶液与重铬酸钾溶液和硫酸反应,呈紫色;吲哚环可与新鲜的香草醛盐酸盐共热,呈玫瑰紫色。

本品含游离羧基,可用中和滴定法测定其含量。

【药理作用】 本品是最强的 COX 抑制药之一,抗炎及镇痛作用强于阿司匹林。对急性风湿性关节炎、类风湿关节炎有消炎镇痛作用。对痛风性关节炎及骨关节炎疗效更佳。

【适应证】 主要用于水杨酸类疗效不明显或不易耐受的风湿性关节炎、骨关节炎、强直性脊柱炎、癌症发热以及胆绞痛、尿路结石引起的绞痛等。但其不良反应较多,尤其是血液系统的不良反应较严重,临床应用受到限制。

【不良反应】 胃肠反应可有食欲减退、恶心、腹痛;上消化道溃疡,偶可穿孔、出血;还可引起急性胰腺炎。中枢神经系统反应可有前额头痛、眩晕,偶有精神失常。造血系统反应可有粒细胞减少、血小板减少、再生障碍性贫血等。过敏反应常见为皮疹,严重者哮喘。"阿司匹林哮喘"者禁用本药。

【制剂及规格】 肠溶片剂:每片 25mg。胶囊剂:每胶囊 25mg。胶丸:每丸 25mg。栓剂:每粒 25mg;50mg;100mg。控释胶囊:每胶囊 25mg;75mg。乳膏剂:每支 100mg(10g)。

利用电子等排原理,将吲哚环上的—N—换成—CH—得到茚类衍生物舒林酸(sulindac),是具有亚砜结构的前体药物,本身几乎无药理活性,在体内转化为硫化代谢产物后,抑制 COX 而具有较强的解热、镇痛、抗炎作用。与吲哚美辛比较,强度不及后者的一半,但作用较持久,胃肠道不良反应比吲哚美辛小,为目前临床广泛使用的长效抗炎镇痛药。

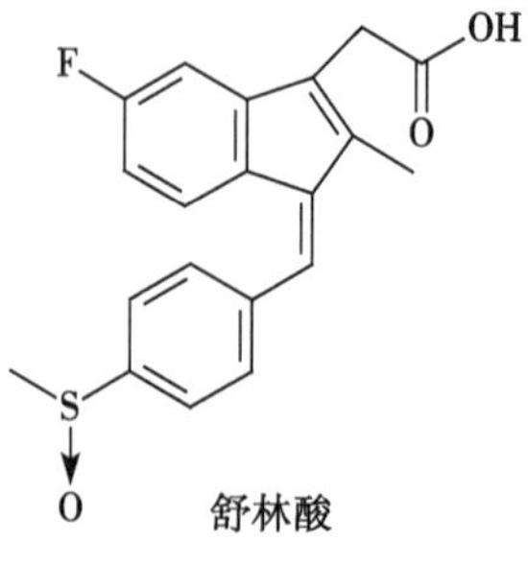

舒林酸

（二）芳基乙酸类

本类药物大多具有芳基(芳杂基)乙酸的基本结构,其中最常用的药物是双氯酚酸。

双氯芬酸钠 Diclofenac Sodium

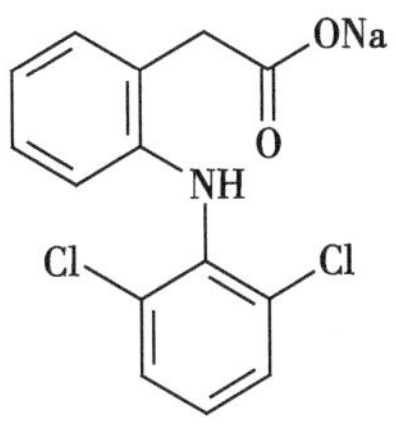

化学名 2-[(2,6-二氯苯基)氨基]苯乙酸钠。

白色或类白色结晶性粉末,无臭,稍溶于水,易溶于甲醇或乙醇,不溶于乙醚或甲苯。有吸湿性,注意防潮贮存。

【化学稳定性】 干品及水溶液化学性质较稳定。1%水溶液 pH 6.5~7.5。

【药理作用】 双氯芬酸的作用机制较为特殊,除抑制环氧化酶外,还可抑制脂氧酶从而减少白三烯的生成。这种双重的抑制作用可以避免由于单纯抑制环氧化酶,导致脂氧酶活性增加造成 LTs 生成增加的不良反应。此外,本品还能抑制花生四烯酸的释放并刺激花生四烯酸的再摄取,是一种新型的强效解热镇痛抗炎药。其镇痛活性为吲哚美辛的 6 倍,阿司匹林的 40 倍。解热作用为吲哚美辛的 2 倍,阿司匹林的 350 倍。本品剂量小,个体差异小,口服吸收迅速,排泄快,长期应用无蓄积作用。

【适应证】 用于类风湿关节炎、神经炎,红斑狼疮及癌症、手术后疼痛,以及各种原因引起的发热。

【不良反应】 可引起腹痛、腹泻、恶心等胃肠道反应。偶见头痛、头晕、氨基转移酶升高。少见的有肾功能下降等。

【制剂及规格】 片剂:每片 25mg。栓剂:每粒 50mg。注射液:每支 75mg(2ml)。乳胶剂:1%。

依托度酸(etodolac)具有三环的结构,镇痛抗炎作用与阿司匹林相似。它可以在炎症部位选择性的抑制前列腺素的生物合成而对胃和肾的前列腺素的生成没有影响,其不良反应发生率较低,适用于类风湿关节炎以及抑制轻度至中度的疼痛。

芬布芬(fenbufen)具有 γ-酮酸结构,在体内代谢生成联苯乙酸而发挥作用。其抗炎作用介于吲哚美辛和阿司匹林之间,具有长效、不良反应小等特点。

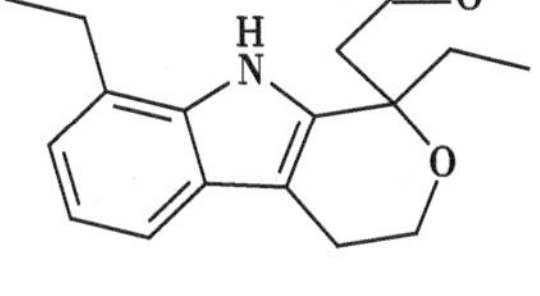

依托度酸 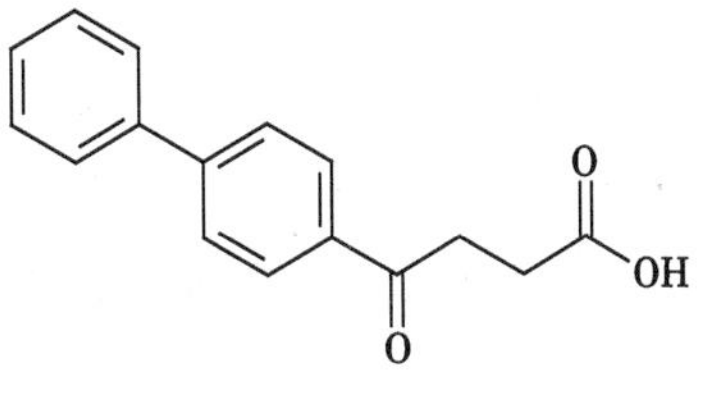   芬布芬

(三) 芳基丙酸类

本类药物大多具有 α-甲基苯(萘)乙酸的基本结构,是一类优良的解热镇痛抗炎药。直到目前仍不断有新的药物问世。

布洛芬 Ibuprofen

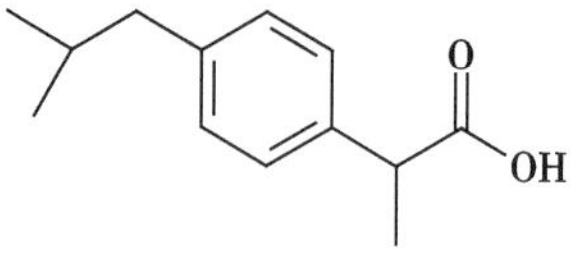

化学名　2-(4-异丁基苯基)丙酸。

白色结晶性粉末,有臭,无味,易溶于乙醇、乙醚、氯仿及丙酮,几乎不溶于水,易溶于氢氧化钠及碳酸钠溶液中。mp. 74.5~77.5℃。

【化学稳定性】　本品干品或水溶液化学性质均较稳定。本品具有光学活性,临床使用外消旋体。

【药物鉴别】　异羟肟酸铁显色反应:本品与氯化亚砜、乙醇成酯,进而与盐酸羟胺作用生成异羟肟酸,再与三氯化铁作用生成紫红色的异羟肟酸铁。

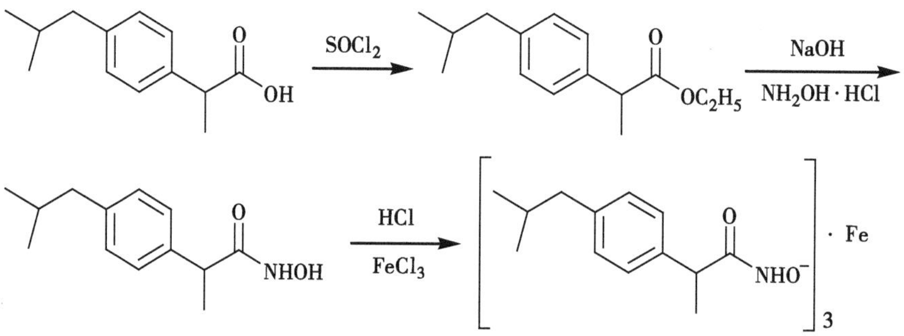

分子中含有游离羧基,用中和滴定法可测定其含量。

【药理作用】　本品主要作用特点与阿司匹林相似,而不良反应发生率明显低于阿司匹林、吲哚美辛。解热、镇痛、抗炎作用强而副作用小。

【适应证】　适用于风湿及类风湿关节炎、骨关节炎、强直性脊柱炎,也可用于一般性解热镇痛。代谢快,不易蓄积,更适合老年人。

【不良反应】　不良反应较轻,偶见轻度消化不良、皮疹、胃肠道溃疡及出血、氨基转移酶升高、血小板减少和视物模糊。胃与十二指肠溃疡患者慎用。

【制剂及规格】　片剂(胶囊):每片(胶囊)0.1g;0.2g;0.3g。缓释胶囊:每胶囊 0.3g。颗粒剂:每袋 0.1g;0.2g。干混悬剂:每瓶 1.2g(34g)。糖浆剂:每支 0.2g(10ml)。口服液:每支 0.1g(10ml)。混悬剂:每瓶 2.0g(100ml)。搽剂:每瓶 2.5g(50ml)。栓剂:每粒 50mg;100mg。

自从发现布洛芬的镇痛抗炎作用后,又相继开发了许多优良的品种如氟比洛芬(flurbiprofen)、萘普生(naproxen)、非诺洛芬(fenoprofen)、酮洛芬(ketoprofen)等,而且新的药物还在不断的问世。

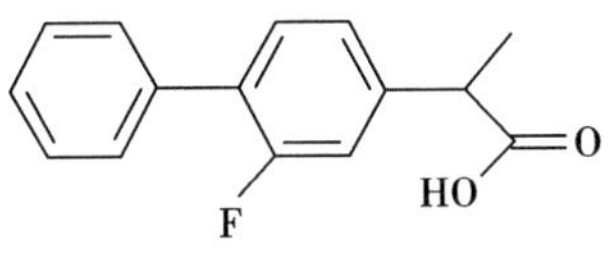

氟比洛芬

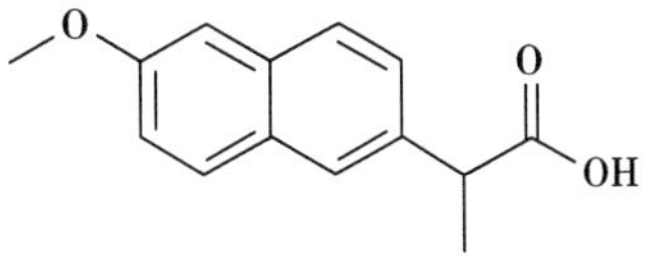

萘普生

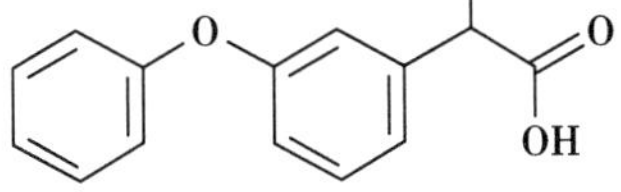

非诺洛芬

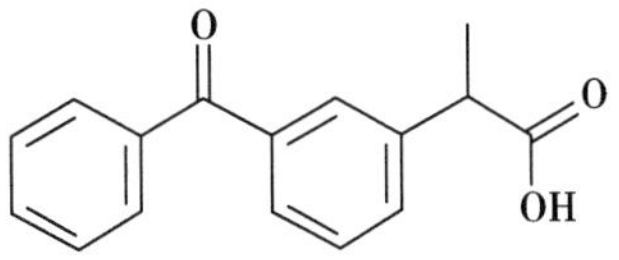

酮洛芬

▶ **课堂活动**

根据异羟肟酸铁显色反应的鉴别原理，请同学们思考以下两个问题：

1. 具备哪些结构类型的药物可以利用该显色反应鉴别？

2. 学过哪些可以用该显色反应进行鉴别的典型药物？

五、邻氨基苯甲酸类

邻氨基苯甲酸类药物是一类邻氨基苯甲酸的衍生物，也称为灭酸类药物，是 20 世纪 60 年代发展起来的一类非甾体抗炎药。这类药物有较强的抗炎镇痛作用，临床用于治疗风湿性及类风湿关节炎。邻氨基苯甲酸类药物和水杨酸类药物比较并无明显的优点，且不良反应较多，除胃肠道刺激外，还会引起粒细胞减少、血小板减少性紫癜，以及神经系统症状等。目前临床应用已经大大减少。这类药物包括甲芬那酸（mefenamic acid）、氟芬那酸（flufenamic acid）、甲氯芬那酸（meclofenamic acid）以及氯芬那酸（chlofenamic acid）等。

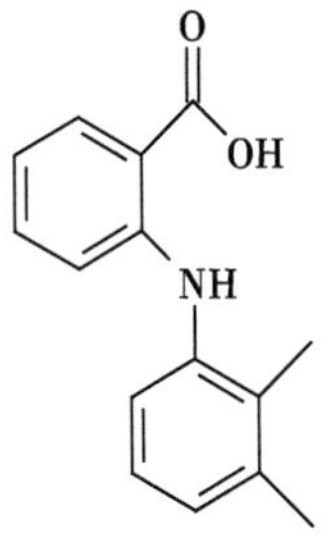

甲芬那酸 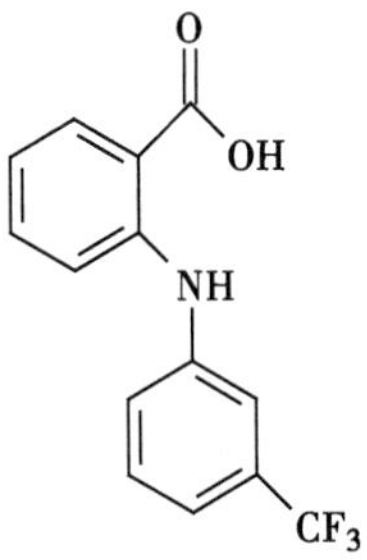　　氟芬那酸 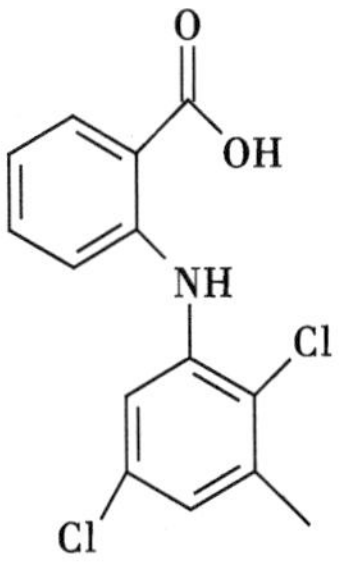　　甲氯芬那酸 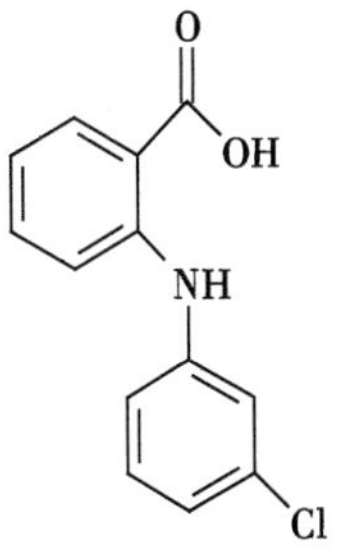　　氯芬那酸

六、1，2 苯并噻嗪类

本类药物多具有 1,2 苯并噻嗪环的基本母核及烯醇酰胺的化学结构。也称为昔康（oxicams）类药物。

美洛昔康 Meloxicam

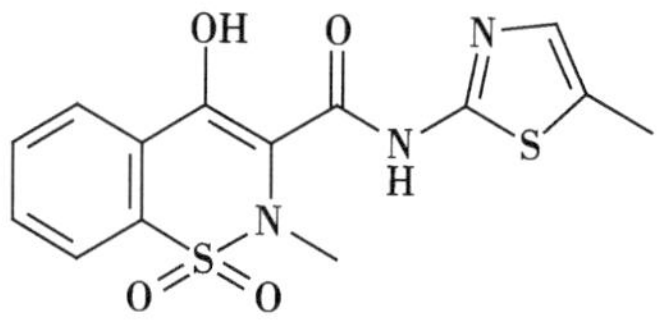

化学名 2-甲基-4-羟基-N-(5-甲基-2-噻唑基)-2H-1,2-苯并噻嗪-3-甲酰胺-1,1-二氧化物。

微黄色至淡黄色或微黄绿色至淡黄绿色的结晶性粉末;无臭,无味。在二甲基甲酰胺中溶解,在丙酮中微溶,在甲醇或乙醇中极微溶解,在水中几乎不溶。

【化学稳定性】 本品分子中因含有酰胺结构,碱性条件下受热可发生水解反应。分子中含有烯醇羟基可被氧化。

【药物鉴别】 分子中含有烯醇羟基,其氯仿溶液与三氯化铁反应显淡紫红色。本品分子亦可显硫元素的鉴别反应。

【药理作用】 为1,2苯并噻嗪类非甾体抗炎药,具有抗炎、镇痛和解热作用。特点是可选择性地抑制COX-2而对COX-1的抑制作用较轻,因此在起镇痛抗炎作用的同时,减少了非甾体抗炎药普遍引起的胃肠黏膜损害和肾损害。

【适应证】 用于治疗类风湿关节炎、疼痛性骨关节炎(关节病、退行性骨关节病)及强直性脊柱炎。

【不良反应】 消化不良、腹痛、恶心、腹泻等最为常见。亦可见肝肾损伤但停药后可消失。可出现头晕、头痛、眩晕、耳鸣、嗜睡等神经系统反应以及水肿、血压升高、心悸、潮红等心血管系统反应。对本品过敏患者、活动性消化性溃疡患者、严重肝功能不全者、孕妇及哺乳妇女以及未透析的严重肾衰竭、出血性疾病和直肠炎患者禁用。

【制剂及规格】 片剂:每片7.5mg;15mg。栓剂:每粒15mg。胶囊剂:每粒7.5mg。

此类药物还有吡罗昔康(piroxicam)、舒多昔康(sudoxicam)、伊索昔康(isoxicam)和氯诺昔康(lornoxicam)等,均具有良好的抗炎镇痛作用,但对COX-2的选择性均不如美洛昔康。其中氯诺昔康除了抑制环氧化酶(COX)活性产生抗炎镇痛作用外,还可通过激活阿片神经肽系统发挥中枢型镇痛作用,镇痛作用强于哌替啶。

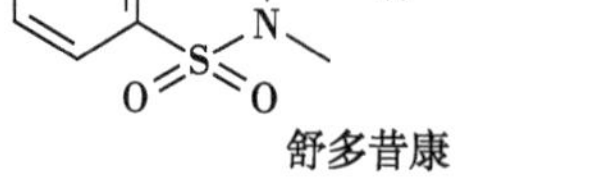

舒多昔康

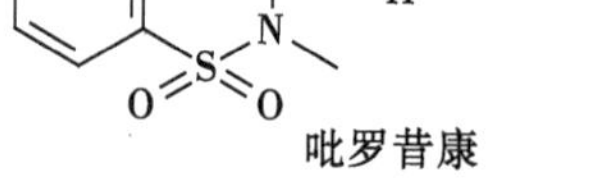

吡罗昔康

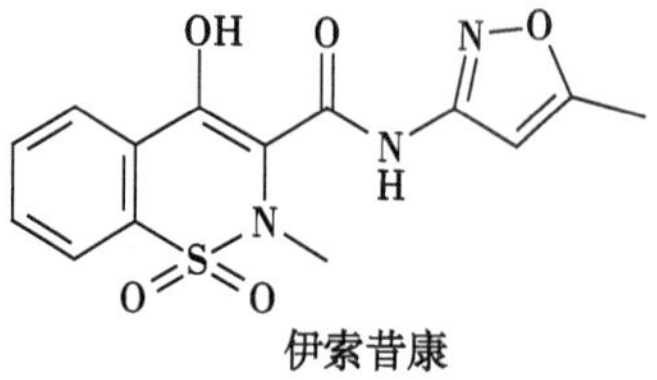

伊索昔康

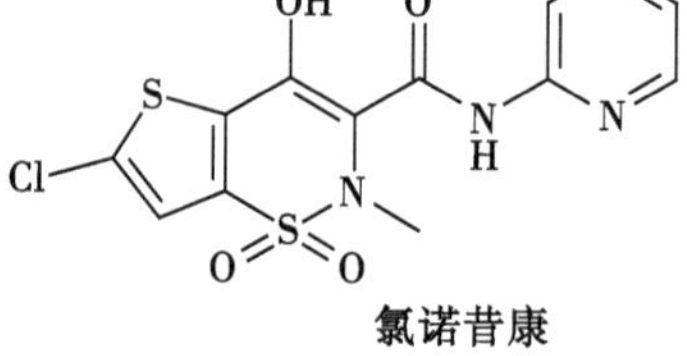

氯诺昔康

七、选择性 COX-2 抑制药

环氧化酶有两种同工酶 COX-1 和 COX-2,这两种酶的生理性质有很大区别。COX-1 是一种结构酶,存在于胃肠道、肾等大多数组织中,通过促进 PG 及血栓素 A_2 的合成,保护胃肠道黏膜、调节肾血流和促进血小板聚集等内环境稳定。因此对 COX-1 的抑制会导致胃肠道的不良反应。而 COX-2 是诱导酶,主要在炎症组织由炎性介质诱导生产活性,通过对 PG 合成的促进作用,介导疼痛、发热和炎症等反应。因此,选择性 COX-2 抑制药能避免药物对胃肠道的不良反应。

塞来昔布 Celecoxib

化学名　4-[5-(4-甲基苯基)-3-三氟甲基-1H-吡唑-1-基]苯磺酰胺。

白色或近白色结晶性粉末,无臭,味苦。不溶于水,溶于甲醇、乙醇、二甲亚砜、丙酮等有机溶剂。mp. 158~163℃。

【化学稳定性】塞来昔布分子中磺酰胺氮原子上的氢具酸性。吡唑环 2、3 位的烯胺结构可发生水解反应,尤其在碱性条件下更易水解。在原料药和制剂生产中应加以注意。

【药理作用】塞来昔布是 COX-2 选择性的抑制药,对 COX-2 的选择性比 COX-1 强 375 倍。具有口服吸收快而完全、生物利用度高、半衰期较长服用方便以及不抑制血小板聚集、不延长出血时间等优点。

【适应证】用于急、慢性骨关节炎和类风湿关节炎。

【不良反应】常见的不良反应为上腹疼痛、腹泻和消化不良。偶见肝、肾功能损害和视力障碍。研究表明、每日服用塞来昔布 400~800mg 的患者发生致死性或非致死性心血管事件的危险约为安慰剂对照组的 2.5 倍,因此心脑血管疾病患者慎用。缺血性心脏病、脑卒中、对阿司匹林或磺胺类药物过敏、18 岁以下患者、孕妇及哺乳妇禁用。

【制剂及规格】胶囊剂:每粒 100mg。

除塞来昔布外,目前国内常用的选择性 COX-2 抑制药还有帕瑞昔布(parecoxib)、艾瑞昔布(imrecoxib)等。帕瑞昔布是第一个注射用选择性 COX-2 抑制药。其本身为前体药物,经肝转化为有活性的伐地昔布,可显著缓解手术后疼痛,减少吗啡用量,适用于手术后疼痛的短期治疗。艾瑞昔布的体外实验显示其对 COX-2 的选择性略强于美洛昔康,但低于塞来昔布。用于缓解骨关节炎的疼痛症状。围生期大鼠经口给予艾瑞昔布可见死胎率升高,仔鼠的发育成熟时间延迟等,故有生育要求的妇女禁用。

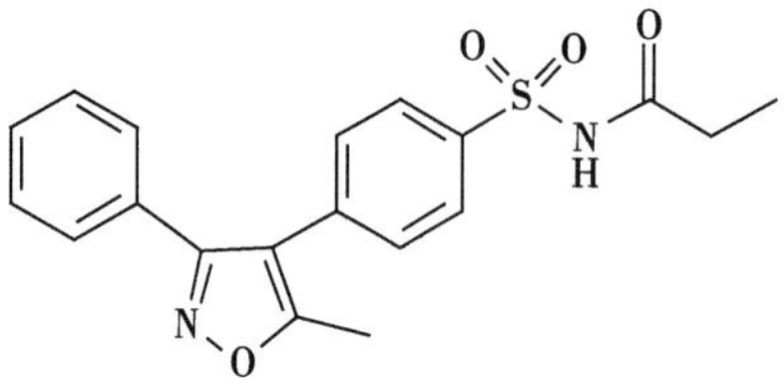

帕瑞昔布 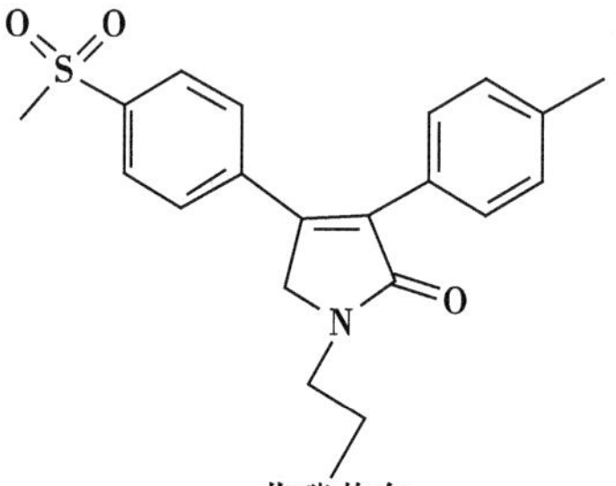　　　　　　　　　　　　　艾瑞昔布

难点释疑

合理选用非甾体抗炎药

　　选择应用非甾体抗炎药应全面评估患者发生心血管疾病的风险以及胃肠道安全性。对胃肠道和心血管不良事件风险低危的人群，建议可以选择非选择性非甾体抗炎药；对单纯性胃肠道不良事件高危的人群，可以应用选择性 COX-2 抑制药，或者非选择性非甾体抗炎药联合质子泵抑制剂或米索前列醇治疗；对心血管不良事件高危人群以及肾功能减退者，使用非甾体抗炎药时需谨慎，应避免使用 COX-2 选择性抑制药，并且也应避免大剂量和长时间用药。

　　解热镇痛抗炎药在使用中应注意：①与其他同类药物合用疗效不加强，而胃肠道不良反应增加，引起出血危险的概率增加，引起肝、肾损害的可能加大；②与抗凝血药、溶栓药合用，增加出血危险；③与糖皮质激素合用，增加胃肠溃疡和出血的危险；④吲哚美辛、布洛芬等药与强心苷合用时，可使后者的血药浓度升高而增加毒性；扎鲁司特、氟康唑、他汀类药物可使塞来昔布血药浓度升高，应注意调整剂量；⑤与呋塞米合用，本类药物抑制前列腺素的合成，减少肾血流量，能降低呋塞米的利尿作用，加重肾损害。

点滴积累 ∨

1. 解热镇痛药分为水杨酸类及苯胺类；非甾体抗炎药分为吡唑酮类、邻氨基苯甲酸类、芳基烷酸类、1，2-苯并噻嗪类及选择性 COX-2 抑制药等。

2. 本节所涉及的影响药物化学稳定性的结构包括酯、酰胺、烯胺等，均可发生水解反应；酚羟基、芳胺、吲哚环均可发生氧化反应。

3. 异羟肟酸铁显色反应可用于鉴别羧酸及羧酸衍生物。

目标检测

一、选择题

（一）单项选择题

1. 在下列药物中，哪一个不是芳基烷酸类非甾体抗炎药（　　）

A. 双氯酚酸钠　　　　B. 美洛昔康　　　　C. 吲哚美辛　　　　D. 萘普生

2. 有一抗炎药,含酚羟基,与冰醋酸及盐酸共热,放冷后加 $NaNO_2$ 显黄色,再加碱性 β-萘酚,生成橙色沉淀,该药物极可能是(　　)

    A. 羟布宗　　　　　　B. 扑热息痛　　　　　　C. 安乃近　　　　　　D. 贝诺酯

3. 将水杨酸分子中的羟基乙酰化,其作用是(　　)

    A. 增大溶解度　　　　B. 增加稳定性　　　　　C. 降低刺激性　　　　D. 防止水解氧化

4. 阿司匹林在(　　)溶液中较稳定。

    A. 强酸　　　　　　　B. 偏酸　　　　　　　　C. 中性　　　　　　　D. 碱性

5. 羟布宗分子中 4-位的氢原子,因受(　　)的影响而显酸性

    A. 丁基　　　　　　　B. 1,2 位氮-氮键　　　　C. 两个羰基　　　　　D. 酮基

6. 以下药物中,(　　)是阿司匹林与扑热息痛所形成的酯。

    A. 吲哚美辛　　　　　B. 贝诺酯　　　　　　　C. 吡罗昔康　　　　　D. 布洛芬

7. 非甾体抗炎药可分为(　　)

    A. 水杨酸类、吲哚乙酸类、芳基烷酸类、其他类

    B. 吲哚乙酸类、芳基烷酸类、吡唑酮类

    C. 吡唑酮类、邻氨基苯甲酸类、芳基烷酸类、1,2-苯并噻嗪类、选择性 COX-2 抑制药

    D. 吡唑酮类、邻氨基苯甲酸类、芳基烷酸类

8. 阿司匹林放置后变色,原因是(　　)

    A. 吸潮水解　　　　　　　　　　　　　B. 直接被空气氧化

    C. 吸潮水解后被空气氧化　　　　　　　D. 对光敏感

9. 结构为　　　　　　　　　　　的药物与下列哪个药物的作用相似(　　)

    A. 咖啡因　　　　　　B. 苯巴比妥　　　　　　C. 阿托品　　　　　　D. 阿司匹林

10. 非甾体抗炎药是(　　)

    A. β-内酰胺酶抑制剂　　　　　　　　　B. 花生四烯酸环氧化酶抑制剂

    C. 二氢叶酸还原酶抑制剂　　　　　　　D. 磷酸二酯酶抑制药

(二) 多项选择题

1. 分子中含有羧基,临床上可用于解热、镇痛、抗炎的药物是(　　)

    A. 阿司匹林　　　　　B. 双氯酚酸　　　　　　C. 对乙酰氨基酚

    D. 布洛芬　　　　　　E. 吡罗昔康

2. 下列叙述,与对乙酰氨基酚不相符的是(　　)

    A. 具有抗炎、抗风湿作用　　　　　　　B. 易溶于水

    C. 为水杨酸类衍生物　　　　　　　　　D. 刺激性较阿司匹林低

    E. 具有解热作用

3. 可与 $FeCl_3$ 发生显色反应的有(　　)

  A. 阿司匹林   B. 羟布宗   C. 可待因

  D. 扑热息痛   E. 贝诺酯

4. 为了检查扑热息痛中是否有对氨基苯酚,可选用(   )试剂

  A. 三氯化铁   B. 亚硝酸钠/盐酸、碱性 β-萘酚

  C. 硝酸   D. 亚硝基铁氰化钠

  E. 苦味酸

5. 以下哪些性质与吲哚美辛的特性相符(   )

  A. 对光敏感

  B. 对强酸不稳定,可发生水解,水解后更易发生氧化

  C. 对强碱稳定

  D. 可用中和法测定含量

  E. 不具有抗炎作用

二、简答题

1. 简述非甾体抗炎药的不良反应及预防措施。

2. 简述常见非甾体抗炎药的主要临床应用。

3. 对选择性 COX-2 抑制药的发展及应用情况作一简要文献综述。

三、实例分析

  某患者因感冒发热、头痛就医。医师处方中有贝诺酯这一药物。贝诺酯是一个由阿司匹林与对乙酰氨基酚脱水生成的酯类药物,在目前临床上使用非常广泛。作为前药,贝诺酯在体外无任何活性。试分析:

  1. 该药在体内会发生何种变化。为什么医师处方中会有贝诺酯这一药物?

  2. 根据药物的化学结构,在药物制剂过程中应特别注意防止药物的哪类化学变化以保证其稳定性?

  3. 贝诺酯在克服阿司匹林不良反应方面有何益处?

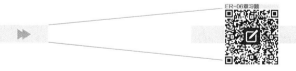

ER-06章习题

（丁　丰）

实验 4　阿司匹林的化学合成

【实验目的】

1. 通过本实验掌握阿司匹林的性状、结构和化学性质。

2. 掌握和熟悉酯化反应的原理和方法。

3. 进一步巩固和熟悉重结晶、熔点测定、抽滤等基本操作。

4. 了解阿司匹林中杂质的来源和鉴别。

【实验内容】　阿司匹林的化学合成、精制及定性鉴别。

【实验原理】

可能存在于最终产物中的杂质是水杨酸本身，这是由于乙酰化反应不完全或由于产物在分离步骤中发生分解造成的。它可以在各步纯化过程和产物的重结晶过程中被除去。与大多数酚类化合物一样，水杨酸可与三氯化铁形成深色络合物，阿司匹林因酚羟基已被酰化，不再与三氯化铁发生颜色反应，据此可将杂质检出。

【实验步骤】

1. **仪器**　成套有机合成玻璃仪器、恒温水浴箱、锥形瓶、温度计、pH 试纸、蒸汽浴、制冰机、铁架台及其附件、玻璃棒、吸滤瓶（布氏漏斗）、漏斗、滤纸、烧杯、天平及砝码、量筒。

2. **药品**　水杨酸、醋酐、浓硫酸、乙酸乙酯、饱和碳酸氢钠、1%三氯化铁溶液、浓盐酸。

3. **操作步骤**

(1)酯化:在 100ml 的锥形瓶中,加入水杨酸 10.0g,醋酐 14.0ml;然后用滴管加入 5 滴浓硫酸,缓缓地旋摇锥形瓶,使水杨酸溶解。将锥形瓶放在水浴上慢慢加热至70℃,维持温度30分钟。然后将锥形瓶从热源上取下,使其慢慢冷却至室温。在冷却过程中,阿司匹林渐渐从溶液中析出。在冷到室温,结晶形成后,加入水 150ml;并将该溶液放入冰浴中冷却。待充分冷却后,大量固体析出,抽滤得到固体,冰水洗涤,并尽量压紧抽干,得到阿司匹林粗品。空气中风干,称重。

(2)初步精制:将阿司匹林粗品放在 150ml 烧杯中,加入饱和的碳酸氢钠水溶液 125ml。搅拌到没有二氧化碳放出为止(无气泡放出,嘶嘶声停止)。有不溶的固体存在,真空抽滤,除去不溶物并用少量水(5~10ml)洗涤。另取 150ml 烧杯一只,放入浓盐酸 17.5ml 和水 50ml,将得到的滤液慢慢地分多次倒入烧杯中,边倒边搅拌。阿司匹林从溶液中析出。将烧杯放入冰浴中冷却,抽滤固体。并用冷水洗涤,抽紧压干固体,转入表面皿上,干燥。mp. 133~135℃。取几粒结晶加入有 5ml 水的小烧杯中,加入 1~2 滴 1%三氯化铁溶液,观察有无颜色反应。

(3)精制:将所得的阿司匹林放入 25ml 锥形瓶中,加入少量的热的乙酸乙酯(约 15ml),在水浴上缓缓地不断地加热直至固体溶解,如不溶,则热滤。滤液冷却至室温,或用冰浴冷却,阿司匹林渐渐析出,抽滤得到阿司匹林精品。称重、测熔点。mp. 135~136℃。

(4)鉴别:①取本品 0.1g,加水 10ml,煮沸,放冷,加三氯化铁一滴,即呈紫色。②取本品0.5g,加碳酸钠试液 10ml,煮沸 2 分钟后,放冷,加过量的稀硫酸,即析出白色沉淀,并发生醋酸臭气。

【实验提示】

1. 为了检验产品中是否还有水杨酸,利用水杨酸属酚类物质可与三氯化铁发生颜色反应的特点,用几粒结晶加入盛有 3ml 水的试管中,加入 1~2 滴 1% $FeCl_3$ 溶液,观察有无颜色反应(紫色)。

2. 仪器要全部干燥,药品也要实现经干燥处理,醋酐要使用新蒸馏的,收集 139~140℃ 的馏分。

3. 本实验的几次结晶都比较困难,要有耐心。在冰水冷却下,用玻棒充分摩擦器皿壁,才能结晶出来。

4. 由于产品微溶于水,所以水洗时,要用少量冷水洗涤,用水不能太多。

5. 有机化学实验中温度高反应速度快,但温度不宜过高,否则副反应增多。

【实验思考】

1. 向反应液中加入少量浓硫酸的目的是什么?是否可以不加?为什么?

2. 本反应可能发生哪些副反应?产生哪些副产物?

【实验报告】

阿司匹林的化学合成

实验过程及计算	试剂及反应条件	实验现象	结果分析
酰化			
抽滤			
重结晶			
测熔点			
鉴别			
产率计算			

【实验测试】

实验技能考核表

	考核项目	分值	考核得分
实验前准备	1. 实验预习	5	
	2. 实验仪器准备、玻璃仪器洗涤	5	
	3. 溶液配制	5	
实验过程	4. 药品、试剂取用准确规范	15	
	5. 按规程操作	20	
	6. 观察现象并记录	20	
实验后整理	7. 按要求拆卸实验装置	5	
	8. 仪器清洗并归位、卫生整洁	5	
	9. 实验报告、结论	10	
	10. 实验总结与体会	10	

实验5　对乙酰氨基酚的化学合成

【实验目的】

1. 掌握对乙酰氨基酚合成的原理和方法。

2. 学习热水重结晶提纯对乙酰氨基酚的操作方法。

3. 学习有机药物熔点的测定方法。

【实验内容】对乙酰氨基酚的化学合成。

【实验原理】

用计算量的醋酐与对氨基酚在水中反应,可迅速完成 N-乙酰化而保留酚羟基。

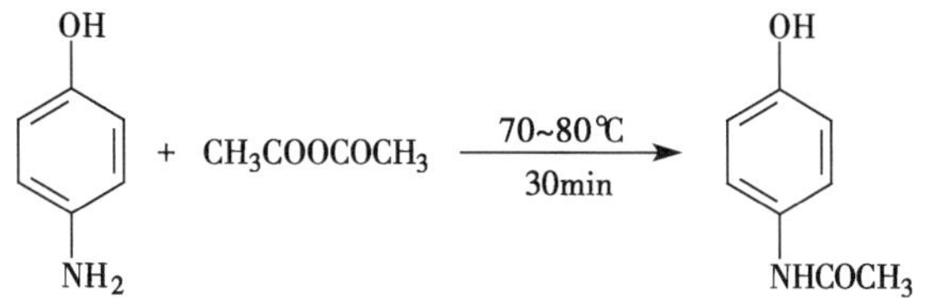

【实验步骤】

1. **仪器**　磁力搅拌器、回流装置、真空冷冻干燥仪、熔点测定装置、有机合成成套玻璃仪器。

2. **药品**　对氨基酚、醋酐、活性炭、亚硫酸氢钠。

3. 操作步骤

(1)对乙酰氨基酚的制备:于 100ml 锥形瓶中加入对氨基苯酚 10.6g,按顺序先加入水 30ml,让对氨基苯酚在水中混合均匀;再加醋酐 12ml,使其更全面地与醋酐反应。混合溶液轻轻振摇成均相,于80℃水浴中加热 30 分钟,自然放冷,析晶,过滤,滤饼以 10ml 冷水洗 2 次,抽干,干燥,得对乙酰氨基酚粗品,称重。

流程:对氨基酚、水、醋酐→反应 30 分钟→放冷→析晶→过滤→洗涤→抽干→干燥→粗品

(2)精制:于 100ml 锥形瓶中加入对乙酰氨基酚粗品,每克用水 5ml,加热使溶,稍冷后加入活性碳 1g 脱色,煮沸 5 分钟,在抽滤瓶中先加入亚硫酸氢钠 0.5g 防止对乙酰氨基酚氧化,趁热过滤,滤液放冷析晶,过滤,滤饼以 0.5%亚硫酸氢钠溶液 5ml 分 2 次洗涤,抽干,干燥,得白色的对乙酰氨基酚纯品,称重,计算产率。

流程:粗品→水溶→活性炭,煮沸→亚硫酸氢钠→趁热过滤→析晶→过滤→亚硫酸氢钠溶液分 2 次洗涤→抽干→干燥→纯品

(3)测定熔点:将产品研细后测定熔点(对氨基酚为 184℃;对乙酰氨基酚为 168℃)

【实验提示】

1. 用作原料的对氨基酚应为白色或淡黄色颗粒状结晶;

2. 酰化反应中加水 30ml,有水存在,醋酐可选择性地酰化氨基而不与羟基反应,若以醋酸代替,则难以控制,反应时间长且产品质量差;

207

3. 亚硫酸氢钠为抗氧剂,但浓度不宜太高;

4. 对氨基酚是对乙酰氨基酚合成中乙酰化反应不完全而引入的,也可能是因贮存不当使产品部分水解而产生的,是对乙酰氨基酚中的特殊杂质。

5. 实验时间较长,并使用多种有机试剂,使用时务必核对清楚,并注意安全操作。

【实验思考】

1. 亚硫酸氢钠的作用是什么?

2. 影响熔点测定的因素有哪些?

【实验报告】

对乙酰氨基酚的化学合成

实验过程及计算	试剂及反应条件	实验现象	结果分析
对乙酰氨基酚粗品合成			
对乙酰氨基酚精制			
测熔点			
产率计算			

【实验测试】

实验技能考核表

	考核项目	分值	考核得分
实验前准备	1. 实验预习	5	
	2. 实验仪器准备、玻璃仪器洗涤	5	
	3. 溶液配制	5	
实验过程	4. 药品、试剂取用准确规范	15	
	5. 按规程操作	20	
	6. 观察现象并记录	20	
实验后整理	7. 按要求拆卸实验装置	5	
	8. 仪器清洗并归位、卫生整洁	5	
	9. 实验报告、结论	10	
	10. 实验总结与体会	10	

(丁 丰)

第七章

ER-07章PPT

抗生素

导学情景 ∨

情景描述：

　　央视"每周质量报告"于2006年4月10日报道，我国7岁以下儿童因为不合理使用抗生素造成耳聋的数量多达30万，占总体聋哑儿童的比例高达30%～40%，而一些发达国家只有0.9%的比例。

学前导语：

　　青霉素、红霉素、庆大霉素、四环素以及广为人们所熟识的头孢菌素均为抗生素类药物。此类药物在临床上用于治疗各种感染性疾病，为人类的健康立下汗马功劳。但其也是一把双刃剑，一旦被滥用，会给人体带来严重的伤害。因此，学习和掌握本类药物的基本知识，对药学服务能力的养成具有非常重要的意义。

第一节　概述

　　抗生素是微生物（细菌、真菌、放线菌属）的次级代谢产物或合成的类似物，在小剂量下就能抑制或杀灭各种病原微生物。临床上抗生素主要用于治疗各种感染性疾病，另外，某些抗生素还具有抗肿瘤、免疫抑制和刺激植物生长等作用，因此，抗生素被广泛用于医疗、农业、畜牧业和食品工业等方面。

知识链接

<table>
<tr><td colspan="2" align="center">常见的细菌感染性疾病</td></tr>
<tr><th>致病细菌（分类）</th><th>感染性疾病</th></tr>
<tr><td>金黄色葡萄球菌（G^+）</td><td>化脓性炎症，如疖、痈、毛囊炎、脓疱疮、伤口化脓等皮肤软组织感染及气管炎、肺炎、脑膜炎等内脏器官感染</td></tr>
<tr><td>溶血性链球菌（G^+）</td><td>急性化脓性炎症，如经皮肤伤口感染可引起丹毒、蜂窝织炎、痈等；经呼吸道感染引起咽喉炎、扁桃体炎、鼻窦炎等；猩红热及超敏反应性疾病</td></tr>
<tr><td>肺炎链球菌（G^+）</td><td>大叶性肺炎、中耳炎、鼻窦炎、脑膜炎和败血症等</td></tr>
<tr><td>脑膜炎奈瑟菌（G^-）</td><td>流行性脑脊髓膜炎（流脑）</td></tr>
</table>

续表

致病细菌（分类）	感染性疾病
淋病奈瑟球菌（G⁻）	淋病
大肠埃希菌属（G⁻）	泌尿系统感染如尿道炎、肾盂肾炎；胆囊炎、腹膜炎、阑尾炎、肺炎和术后创口感染
沙门菌属（G⁻）	伤寒与副伤寒、食物中毒、婴幼儿腹泻
志贺菌属（G⁻）	细菌性痢疾
肺炎克雷伯菌（G⁺）	支气管炎、肺炎、泌尿道和创伤感染及脑膜炎、败血症等
军团菌属（G⁺）	军团菌肺炎（军团病）
铜绿假单胞菌（G⁻）	皮肤及皮下组织感染、中耳炎、脑膜炎、呼吸道感染、尿路感染等

抗生素从起源上分为三类：①天然抗生素，是通过微生物发酵，从培养液中提取获得；②半合成抗生素，是通过对天然抗生素的基本化学结构进行改造所得到的产品；③全合成抗生素，少数结构较为简单的抗生素可以由化学合成制得。

抗生素按化学结构可分为以下几类：①β-内酰胺类；②大环内酯类；③氨基糖苷类；④四环素类；⑤氯霉素类及其他类。

根据抗生素对细菌结构及功能的干扰或阻断环节不同，将其抗菌作用机制分为以下几类：

1. 抑制细菌细胞壁的合成　通过影响细菌细胞壁主要成分黏肽合成的不同环节而抑制细菌细胞壁的合成，致使细胞壁缺损，菌体膨胀、破裂、溶解而死亡。如：β-内酰胺类、万古霉素、杆菌肽和磷霉素等。

2. 抑制细菌蛋白质合成　通过干扰蛋白质的合成，使细菌存活所必需的酶不能被合成。如：利福霉素类、氨基糖苷类、四环素类和氯霉素类等。

3. 抑制细菌细胞膜功能　通过与细菌的细胞膜相互作用而影响膜的渗透性，抑制或杀灭细菌。如：短杆菌素和多黏菌素等。

4. 抑制核酸的转录和复制　通过抑制核酸的功能从而阻止细胞分裂和（或）所需酶的合成。如：多柔比星等。

广泛使用抗生素后，微生物会以多种方式对抗药物的作用，使细菌产生耐药性。细菌耐药性，又称抗药性，是指细菌与药物多次接触后，对药物的敏感性下降甚至消失的现象，从而使药物对耐药菌的疗效降低或无效。

> **知识链接**
>
> ### 耐 药 性
>
> 耐药性根据其发生原因可分为固有耐药性和获得耐药性。 前者是由染色体介导的代代相传的天然耐药性,如肠道革兰阴性杆菌对青霉素耐药。 后者多由质粒介导,也可由染色体介导。 当细菌与药物接触后,细菌通过改变自身的代谢途径,对药物的敏感性下降甚至消失。 获得耐药性是最多见也是最主要的,长期应用抗生素,大多数的敏感菌株不断被杀灭,而耐药菌株大量繁殖代替敏感菌株,使细菌对该种药物的耐药能力不断升高。 为了保持抗生素的有效性,应重视其合理使用。

细菌对药物产生耐药性的机制有以下几种:

1. **产生灭活酶** 灭活酶主要有两种:一是水解酶,如 β-内酰胺酶可水解青霉素类和头孢菌素类的 β-内酰胺环;另一是钝化酶,又称合成酶,如乙酰转移酶、磷酸转移酶和核苷转移酶等,可催化某些基团结合到抗生素,如氨基糖苷类的羟基或氨基基团上,使抗生素失活。

2. **降低细菌细胞膜的通透性** G^-菌细胞膜发生改变,膜孔蛋白数量减少或孔径减小、关闭,导致细菌对药物的通透性降低。如铜绿假单胞菌的细胞壁外膜小孔很少,青霉素等药物不易进入,故此细菌对该类药物耐药。

3. **药物主动外排系统活性增强** 细菌产生药泵,将进入细胞的药物泵出细胞,使药物的排出速度大于药物的内流速度,降低药物在菌体内的浓度。如大肠埃希菌、金黄色葡萄球菌和铜绿假单胞菌等可经此系统对四环素类、大环内酯类和氯霉素等抗生素产生耐药性。

4. **改变靶位结构** 细菌体内药物受体和靶酶蛋白质构型发生变化,不利于药物结合。如 β-内酰胺类抗生素的作用靶位是青霉素结合蛋白(PBPs),当细菌体内 PBPs 的质和量发生改变时,导致与药物结合能力下降,即对 β-内酰胺类抗生素产生耐药。

5. **改变代谢途径** 细菌对磺胺类药物产生耐药性,可能与细菌改变叶酸的代谢途径有关,可产生较多的对药物具有抵抗作用的底物对氨基苯甲酸(PABA)或二氢叶酸合成酶或直接利用外源性叶酸。

点滴积累 ⎷

1. 抗生素按化学结构可分为: β-内酰胺类、大环内酯类、氨基糖苷类、四环素类、氯霉素类及其他类。
2. 抗生素的作用机制 抑制细菌细胞壁的合成、抑制细菌蛋白质合成、抑制细菌细胞膜功能及抑制核酸的转录和复制。
3. 细菌耐药性产生的机制 产生灭活酶、降低细菌细胞膜的通透性、药物主动外排系统活性增强、改变靶位结构及改变代谢途径。

第二节 β-内酰胺类抗生素

β-内酰胺类抗生素是一类分子结构中具有四元 β-内酰胺环的抗生素。β-内酰胺环是该类抗生素发挥生物活性的必需基团。主要包括:青霉素类、头孢菌素类、非典型 β-内酰胺类等,此外还有 β-内酰胺酶抑制剂。见表 7-1。

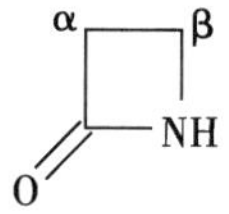

β-内酰胺环结构

表 7-1 β-内酰胺类抗生素的基本结构及典型药物

类别	基本结构	典型药物
青霉素类	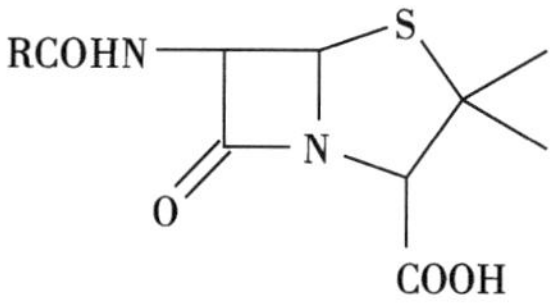	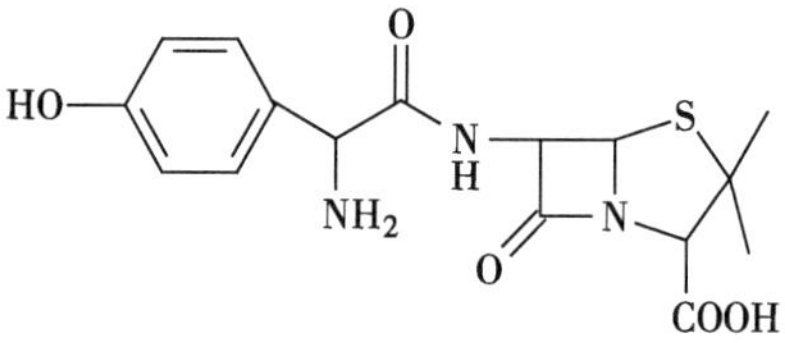 阿莫西林 amoxicillin
头孢菌素类	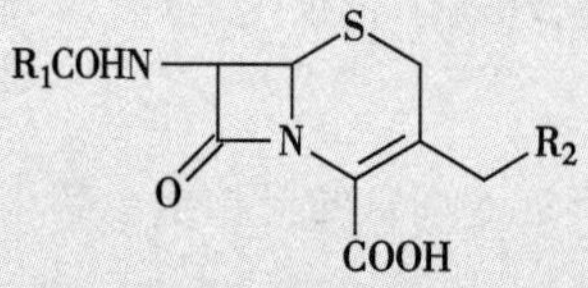	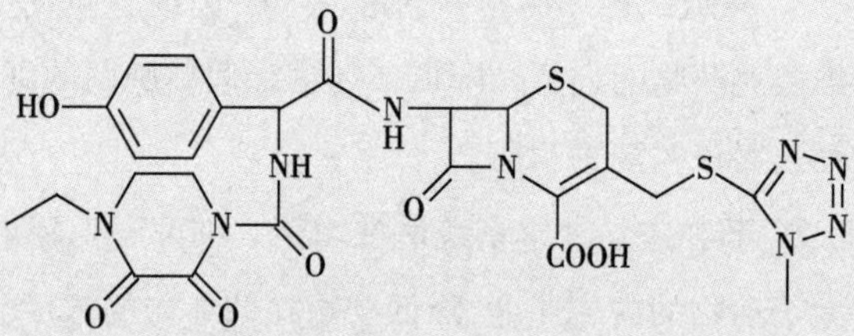 头孢哌酮 cefoperazone
非典型 β-内酰胺类 碳青霉烯	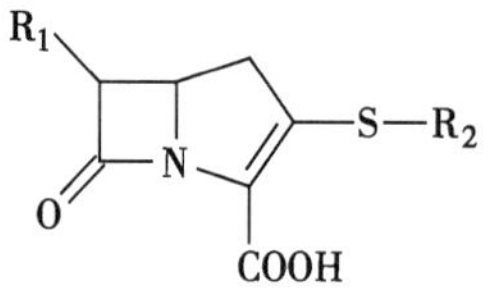	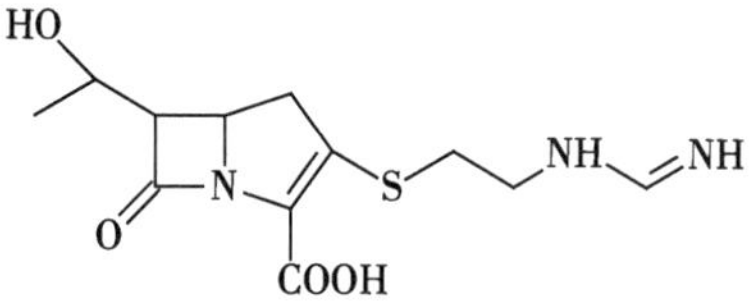 亚胺培南 imipenem
青霉烯	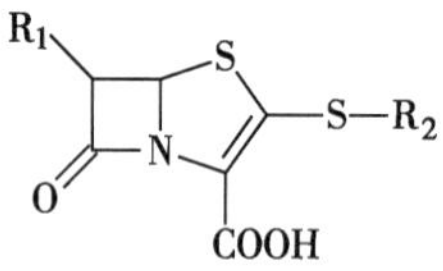	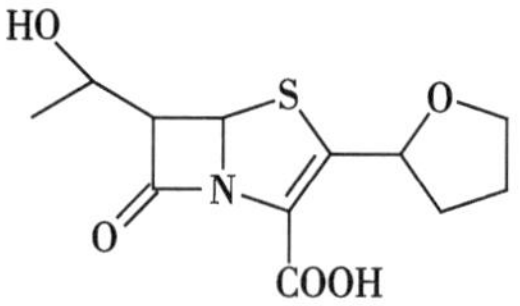 法罗培南 faropenem
氧青霉烷	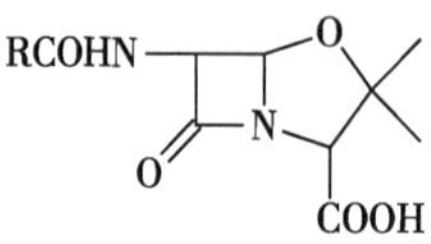	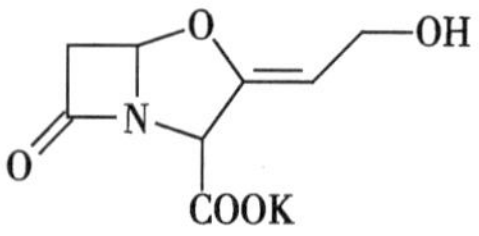 克拉维酸钾 clavulanate potassium

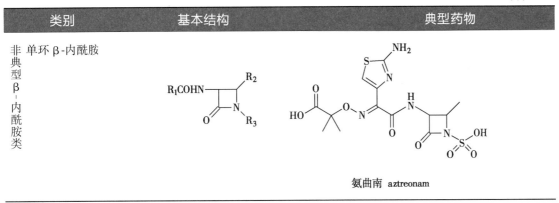

类别	基本结构	典型药物

非典型β-内酰胺类　单环β-内酰胺

氨曲南 aztreonam

β-内酰胺类抗生素的结构特征有:都有一个四元的β-内酰胺环,除单环β-内酰胺类外,其余类型均通过氮原子和邻近的第三碳原子与另一五元杂环或六元杂环稠合。如青霉素类为β-内酰胺环与五元的氢化噻唑环稠合,头孢菌素类则为β-内酰胺环与六元的部分氢化噻嗪环稠合。

β-内酰胺环是平面结构,但与稠合环不共平面,两环沿稠合边折叠。除单环β-内酰胺类外,其共有的结构特征是:①与N相邻的碳原子连有一个羧基;②青霉素类、头孢菌素类和单环β-内酰胺环类的β-内酰胺环的α位连接一个酰胺侧链。

青霉素类的基本结构为6-氨基青霉烷酸(6-APA),其中有3个手性碳原子,而头孢菌素类的基本母核为7-氨基头孢烷酸(7-ACA),有2个手性碳原子。β-内酰胺类抗生素抗菌活性与旋光性密切相关,青霉素类和头孢菌素类的绝对构型分别为2S、5R、6R和6R、7R。

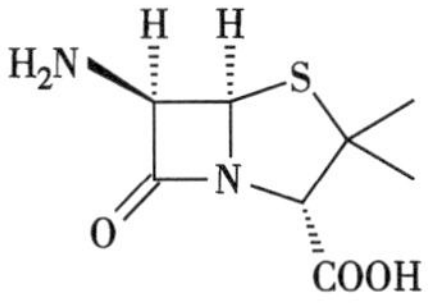

$$6\text{-}APA \qquad\qquad 7\text{-}ACA$$

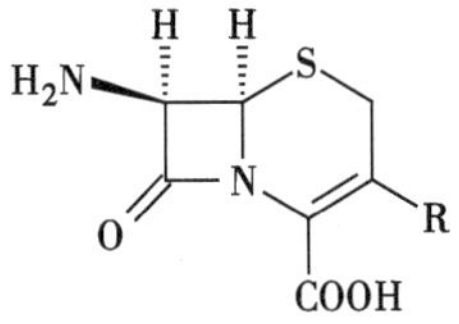

一、青霉素及半合成青霉素类

青霉素类药物自20世纪40年代投入使用以来,一直被临床公认为疗效高、毒性小的抗生素而广泛应用。天然青霉素是从菌种发酵制得,半合成青霉素是对6-APA进行结构改造,在6位连接不同酰基侧链,获得的稳定性更好或抗菌谱更广、耐酸及耐酶的青霉素。

(一) 天然青霉素

天然青霉素是从霉菌属的青霉菌培养液中提取得到的,共有7种,包括青霉素G、F、X、K等。其中以青霉素G的作用最强且产量最高,具有临床应用价值。

目前青霉素G虽然可以全合成,但成本高,所以还是以粮食发酵生产为主。

知识链接

青霉素的发现

1928 年 9 月的一天，英国微生物学家弗莱明度假回来后发现在一个葡萄球菌培养皿上附有青霉菌的菌落，而菌落周围没有葡萄球菌的生长，但弗莱明没有把这个受到污染的培养皿丢掉，反而思考这种现象并推论污染培养皿的霉菌会产生一种能杀死葡萄球菌的物质。他称这种物质为盘尼西林（Penicillin），即青霉素，后来证明这种物质能够杀死许多种病原菌。1940 年青霉素应用于临床，成为人类使用的第一个抗生素。1945 年弗莱明因此杰出贡献获得诺贝尔奖医学或生理学奖。

青霉素钠 Benzylpenicillin Sodium

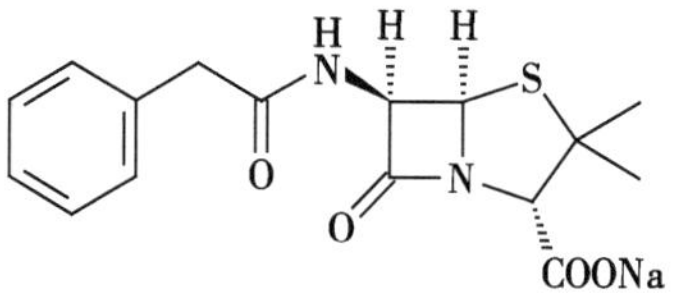

化学名　（2S,5R,6R)-3,3-二甲基-6-(2-苯乙酰氨基)-7-氧代-4-硫杂-1-氮杂双环[3.2.0]庚烷-2-甲酸钠盐，又名苄青霉素钠、青霉素 G 钠。

白色结晶性粉末；无臭或微有特异性臭；有引湿性；遇酸、碱或氧化剂等迅速失效，水溶液在室温放置易失效。在水中极易溶解，在乙醇中溶解，在脂肪油或液状石蜡中不溶。

【化学稳定性】 本药结构中的 β-内酰胺环为该化合物结构中最不稳定的部分，在酸、碱或 β-内酰胺酶存在条件下，均易发生水解开环而失去抗菌活性。金属离子、温度和氧化剂均可催化上述分解反应。

1. 酸性条件下水解　本药在酸性条件下发生水解反应的同时，进行分子重排。在 pH 为 4 时，分解为青霉二酸，可进一步分解生成青霉胺和青霉醛；在 pH 为 2 时，分解为青霉酸和青霉醛酸。因此青霉素不能口服，临床上通常使用青霉素钠的粉针剂。

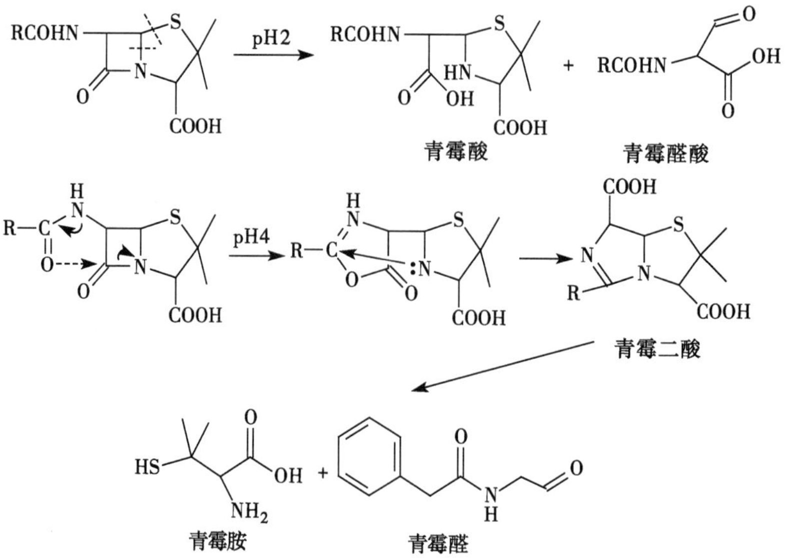

2. 碱性或酶条件下水解　本药在碱性条件或 β-内酰胺酶作用下水解产生青霉噻唑酸,可进一步裂解为青霉胺和青霉醛。青霉素在 β-内酰胺酶作用下,使 β-内酰胺环开环,失去抗菌活性,亦是细菌易对青霉素耐药的原因。

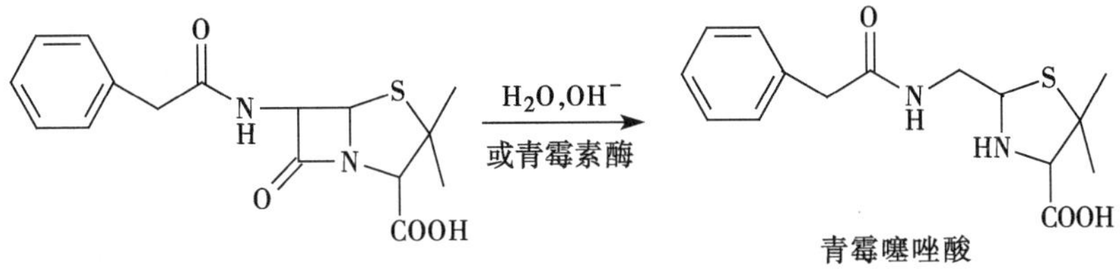

青霉噻唑酸

▶ 课堂活动

　　由于青霉素的 β-内酰胺环不稳定,试讨论在制剂生产中能否将其制备成水针剂供药用。

【药物鉴别】　本品水溶液加稀盐酸则析出游离青霉素白色沉淀,此沉淀在乙醇、氯仿、乙醚或过量盐酸中溶解。另外,本品显钠盐鉴别反应。

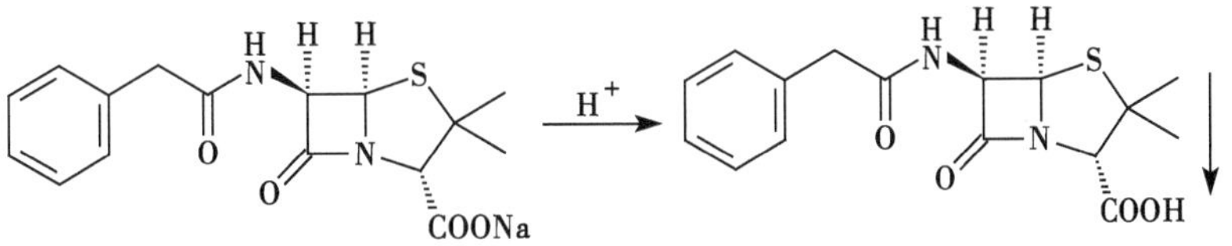

青霉素钠　　　　　　　　　　青霉素(白色)

【药理作用】　本药主要对 G^+ 细菌和少数 G^- 细菌有效,如 G^+ 球菌中的溶血性链球菌、肺炎球菌和草绿色链球菌等, G^+ 杆菌中的炭疽杆菌、白喉杆菌和破伤风杆菌等, G^- 球菌中脑膜炎球菌和淋球菌。本药为 G^+ 细菌感染的首选药,特别是繁殖旺盛的细菌。此外,对放线菌、螺旋体也有很强的作用。

【适应证】　主要用于敏感菌引起的各种急性感染,如肺炎、流行性脑膜炎、心内膜炎、败血症、蜂窝织炎、乳腺炎、淋病、钩端螺旋体病、回归热、白喉及中耳炎等。

【不良反应】　①过敏反应:是青霉素类最常见的不良反应。以皮疹、皮炎、药热、关节肿痛、血清病样反应较多见,停药后可消失。最严重的是过敏性休克,其发生率为 5~10 人/10 万人。②神经毒性:青霉素全身用药剂量过大和(或)静脉注射速度过快时可引起反射性肌肉痉挛、抽搐、昏迷等神经系统症状,也称青霉素脑病,是对大脑皮层产生直接刺激引起,一般于用药后 24~72 小时内出现,早可仅 8 小时或迟至 9 天发生,此种不良反应多见于婴儿、老年人及肾功能不全患者。③赫氏反应:应用青霉素 G 治疗梅毒、钩端螺旋体病或炭疽等疾病时,可有症状加剧现象。表现为全身不适、寒战、发热、咽痛、肌痛、心跳加快等症状,此不良反应可能是大量病原体被杀死后释放的异体物质所引起排斥反应,一般于开始治疗后 6~8 小时出现,于 12~24 小时消失。④局部刺激:肌内注射可出现局部红肿、疼痛、硬结,甚至引起周围神经炎,钾盐尤甚。注意:临床出现青霉素过敏性休克时,治疗的首选药物为肾上腺素。

知识链接

β-内酰胺类抗生素产生过敏的原因

β-内酰胺类抗生素的过敏原，一是在生物合成阶段残留的蛋白质多肽类杂质——外源性过敏原；二是在生产阶段残留的以及在贮存和使用过程中 β-内酰胺环开环经自身聚合生成的高分子聚合物——内源性过敏原。另外，β-内酰胺类抗生素在临床使用中常发生交叉过敏反应，青霉素中主要的抗原决定簇是青霉噻唑基，由于不同侧链的青霉素能形成相同结构的抗原决定簇——青霉噻唑基，因此青霉素类抗生素之间能发生强烈的交叉过敏反应。而头孢菌素类过敏反应发生率低，且彼此不发生交叉过敏反应。因为 β-内酰胺环开裂后不能形成稳定的头孢噻嗪基，而是生成以侧链为主的各异的抗原簇，所以头孢菌素和青霉素之间，只要侧链不同，就不可能发生交叉过敏反应。

【**注意事项**】 对本药过敏者禁用，故用药前要进行皮肤过敏试验。重度肾功能损害者应调整剂量或延长给药间隔。不宜鞘内给药。青霉素钠盐水溶液不稳定，应现配现用，必须保存时，应置冰箱中，以在当天用完为宜。

【**制剂及规格**】 注射用青霉素钠：每支（瓶）0.24g（40万单位）；0.48g（80万单位）或0.6g（100万单位）。

案例分析

案例：患者李某某49岁，男性。患呼吸道感染。开具如下处方：青霉素 G 钠注射液，静脉滴注，320万单位；5%葡萄糖注射液，静脉滴注，250ml。1次/日，用时3日。问该处方是否为合理用药？为什么？

分析：不合理，青霉素 G 钠在近中性（pH 6~7）水溶液中较稳定，若 pH<5或 pH>8极易分解而失去活性，而5%葡萄糖注射液的 pH 为3.2~5.5，且葡萄糖是一种具有还原性的糖，能使青霉素 G 钠分解。

（二）半合成青霉素

青霉素虽具有杀菌力强、毒性小、价格低廉等优点，但因抗菌谱窄、不耐酸、不耐酶、易引起过敏反应等缺点，在临床应用上受到一定限制。通过对青霉素的母核6-APA进行化学结构改造，得到了上百种"半合成青霉素"，有许多已用于临床。其抗菌机制、不良反应与青霉素相同。根据其作用特点可分为：耐酸青霉素、耐酶青霉素及广谱青霉素。但均与青霉素有交叉过敏反应，用药前需要用青霉素或同种制剂做皮试，口服制剂同样需做皮试。

1. **耐酸青霉素** 在青霉素酰胺侧链的 α-碳原子上引入吸电子基团，降低侧链羰基氧的电子云密度，阻碍其作为亲核试剂进攻 β-内酰胺环，所以对酸稳定。如非奈西林等。

2. **耐酶青霉素** 在青霉素酰胺侧链的 α-碳原子上引入空间位阻大的基团，可保护 β-内酰胺环,增强对 β-内酰胺酶的稳定性。如萘夫西林等。其中具有异噁唑基团取代的该类药物不仅耐酸而且耐酶,如苯唑西林和氟氯西林等。

3. **广谱青霉素** 在青霉素酰胺侧链的 α-碳原子上引入极性、亲水性基团,使药物更容易穿透多种革兰阴性菌细胞膜,扩大了抗菌谱。本类药物有氨苄西林、阿莫西林、羧苄西林及磺苄西林等。

常见半合成青霉素见表 7-2。

表 7-2 常见半合成青霉素

结构通式	药物	R	作用特点
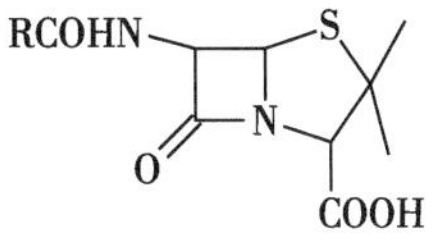	非奈西林 phenethicillin	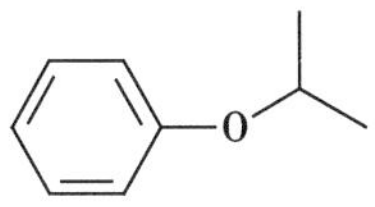	耐酸,口服吸收好,主要用于 G⁺球菌引起的轻度感染
	苯唑西林 oxacillin	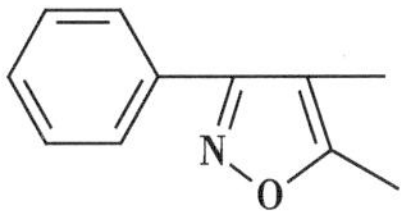	耐酸耐酶,主要用于耐青霉素的金黄色葡萄球菌感染
	氟氯西林 flucloxacillin	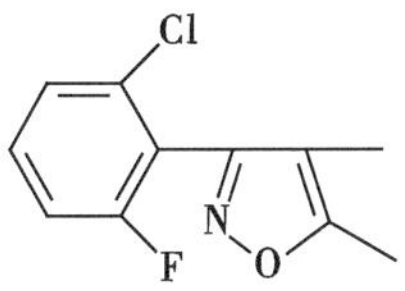	耐酸耐酶,主要用于耐青霉素的金黄色葡萄球菌感染
	阿莫西林 amoxicillin	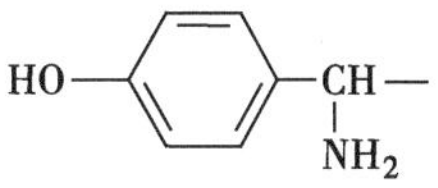	广谱,可口服,主要用于敏感菌所致的呼吸道、尿路、胆道等感染及伤寒治疗

苯唑西林钠 Oxacillin Sodium

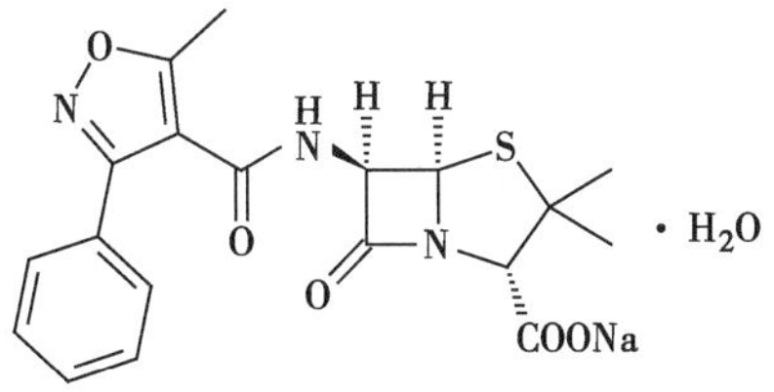

化学名 (2S,5R,6R)-3,3-二甲基-6-(5-甲基-3-苯基-4-异噁唑甲酰氨基)-7-氧代-4-硫杂-1-氮杂双环[3.2.0]庚烷-2-甲酸钠盐一水合物。

白色粉末或结晶性粉末。在水中易溶,丙酮或丁醇中极微溶解,乙酸乙酯或石油醚中几乎不溶。

【化学稳定性】本药在弱酸、微量铜离子催化条件下,可发生分子重排,生成苯唑青霉烯酸,在339nm 波长处有最大吸收峰。

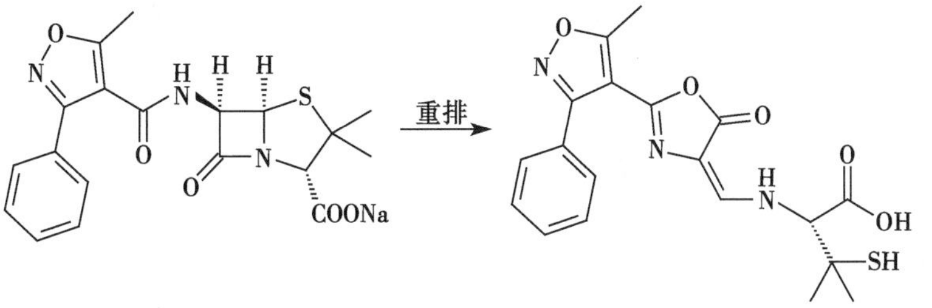

【药理作用】 本药不仅耐酶,还能耐酸,抗菌作用较强。本药不被胃酸破坏且易吸收,故口服和注射均有效。

【适应证】 主要用于耐青霉素的葡萄球菌所致的多种感染,如呼吸道感染、心内膜炎、烧伤、骨髓炎、脑膜炎、败血症等。

【不良反应】 本药除易致过敏反应外,还可引起胃肠道反应,如恶心、呕吐、腹泻、食欲减退等。

【注意事项】 对本药过敏者禁用,新生儿、肝肾功能严重损害者、有过敏性疾病史者慎用。用药前要进行皮肤过敏试验,严重肾功能不全者应减少给药剂量。

【制剂及规格】 注射用苯唑西林钠:每瓶 0.5g;1g。

氨苄西林钠 Ampicillin Sodium

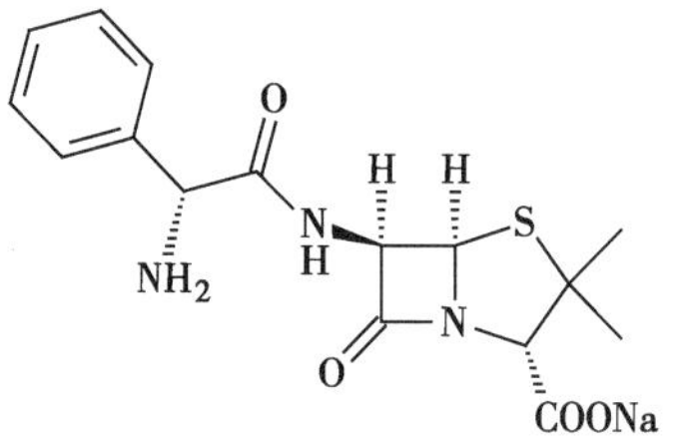

化学名 (2S,5R,6R)-3,3-二甲基-6-[(R)-2-氨基-2-苯乙酰氨基]-7-氧代-4-硫杂-1-氮杂双环[3.2.0]庚烷-2-甲酸钠盐,又名氨苄青霉素钠。

白色或类白色的粉末或结晶性粉末;无臭或微臭;有引湿性。在水中易溶,乙醇中略溶,乙醚中不溶。

【化学稳定性】 本药的水溶液稳定性较差,一方面会发生青霉素的各种分解反应,另一方面在室温放置 24 小时可生成无抗菌活性的聚合物。其主要原因是侧链中游离的氨基酸具有亲核性,可以直接进攻 β-内酰胺环的羰基,使 β-内酰胺开环发生水解和聚合反应。

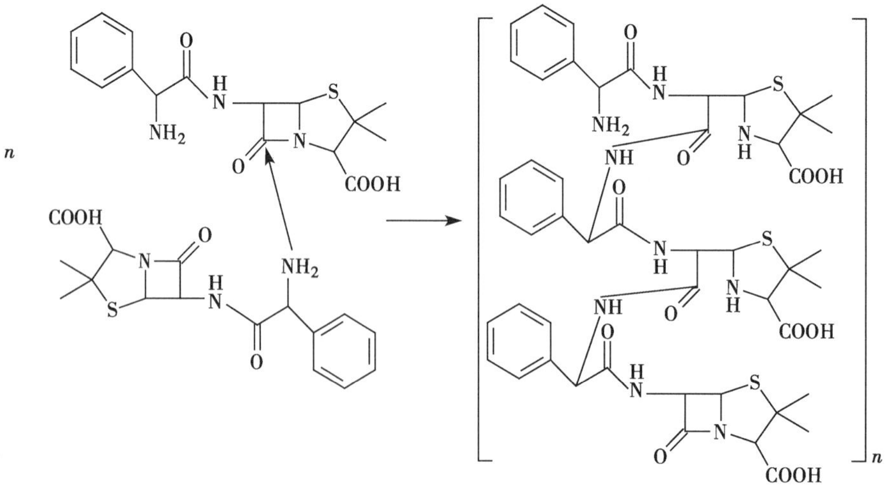

【药理作用】 本药为广谱半合成青霉素,对 G^+、G^- 都有作用,为临床上第一个可口服且是广谱的青霉素类抗生素。

【适应证】 临床上主要用于泌尿系统、呼吸系统、胆道等的感染。口服吸收不好,常用粉针剂。

【不良反应】 本药不良反应与青霉素相似,但偶见粒细胞和血小板减少症状。

【制剂及规格】 注射用氨苄西林钠:每瓶 0.5g;1.0g。胶囊剂:每胶囊 0.25g。

二、头孢菌素类

天然的头孢菌素 C 的抗菌活性不够强,且口服不吸收,因此对其进行结构改造得到了目前临床使用的半合成头孢菌素类药物。半合成头孢菌素是以头孢菌素 C 水解得到的 7-ACA 或以青霉素 G 扩环得到 7-ADCA(7-氨基去乙酰氧基头孢烷酸三氯乙酯)为中间体,在 7 位或 3 位接上不同取代基得到。

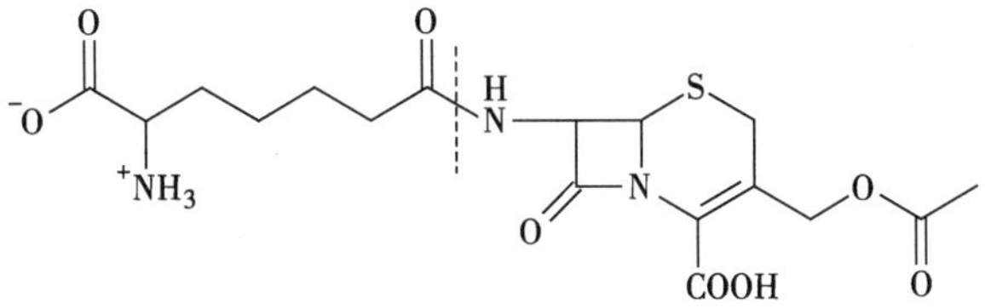

D-α-氨基己二酸   7-ACA

头孢菌素 C

头孢菌素类比青霉素类结构稳定。氢化噻嗪环中的双键与 β-内酰胺环中的氮原子孤对电子形成共轭,使 β-内酰胺环趋于稳定;头孢菌素是四元-六元环稠合系统,比青霉素是四元-五元环稠合系统稳定。

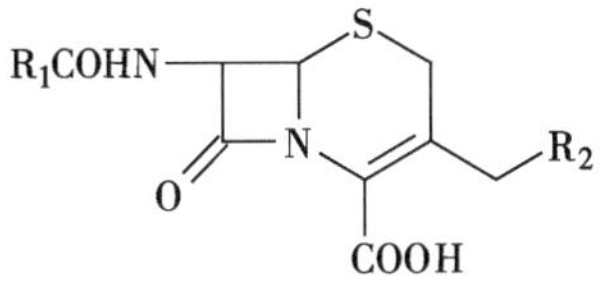

头孢菌素类 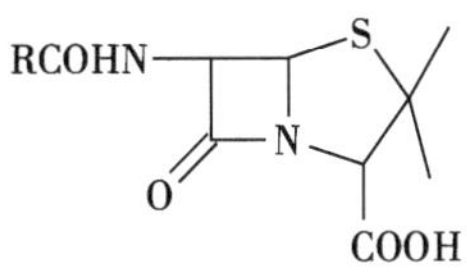   青霉素类

头孢菌素类药物具有抗菌谱广、杀菌力强、耐酸、耐酶、过敏反应少(与青霉素仅有部分交叉过敏现象)等优点,日益受到临床重视。根据其抗菌谱、抗菌强度、对 β-内酰胺酶的稳定性及对肾毒性大小、临床应用先后的不同,可分为四代。见表 7-3。

表 7-3 临床常用的头孢菌素药物

分代	药物名称	药物结构	作用特点及用途
第一代	头孢噻吩 cefalothin	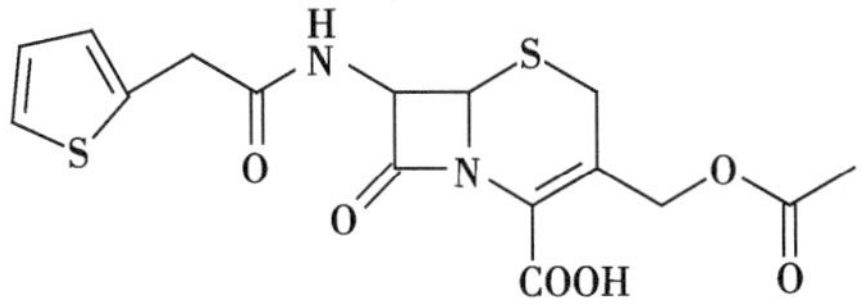	作用特点:①抗菌谱较窄,对 G+ 菌抗菌活性高,强于第二代和第三代头孢菌素;对 G- 菌抗菌活性差,不如第二代和第三代头孢菌素;对铜绿假单胞菌、耐药肠杆菌和厌氧菌无效。②对金黄色葡萄球菌产生的β-内酰胺酶稳
	头孢匹林 cefapirin	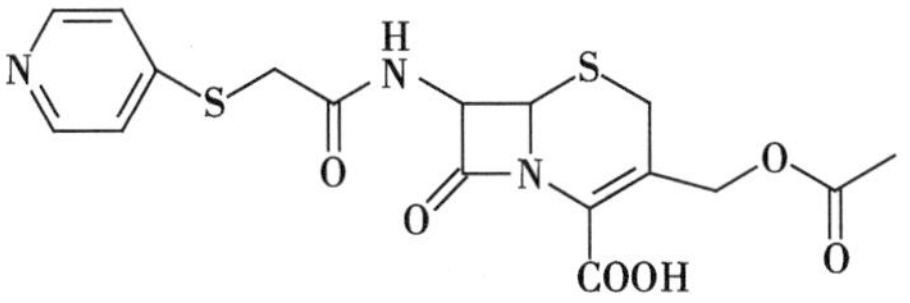	

续表

分代	药物名称	药物结构	作用特点及用途
第一代	头孢唑啉 cefazolin	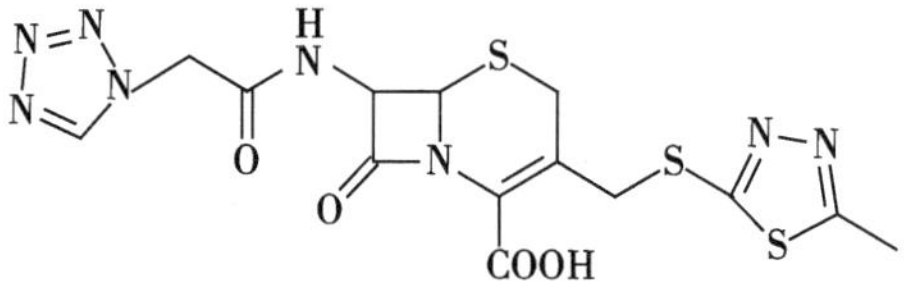	定性高,但仍可被 G⁻ 菌的 β-内酰胺酶所破坏。③对肾脏有一定的毒性。 用途:主要用于耐青霉素金黄色葡萄球菌及其他敏感菌所致的轻、中度呼吸道、软组织、尿路感染等
第二代	头孢呋辛 cefuroxime	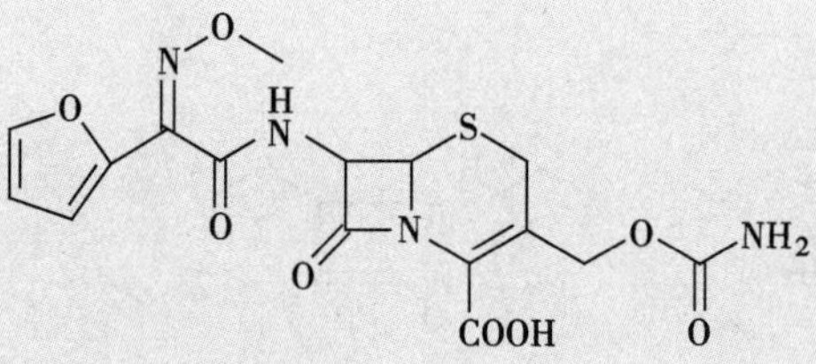	作用特点:①抗菌谱较广,对 G⁺ 菌的抗菌活性与第一代相似或较低,但比第三代强;对 G⁻ 杆菌的抗菌活性增强;对厌氧菌有一定作用,对铜绿假单胞菌无效。②对各种 β-内酰胺水解酶都比较稳定。③肾脏毒性小。 用途:主要用于一般产酶耐药 G⁻ 杆菌和其他敏感菌引起的胆道感染、肺炎、菌血症、尿路感染等,可作为一般 G⁻ 杆菌感染的首选药物
	头孢孟多 cefamandole	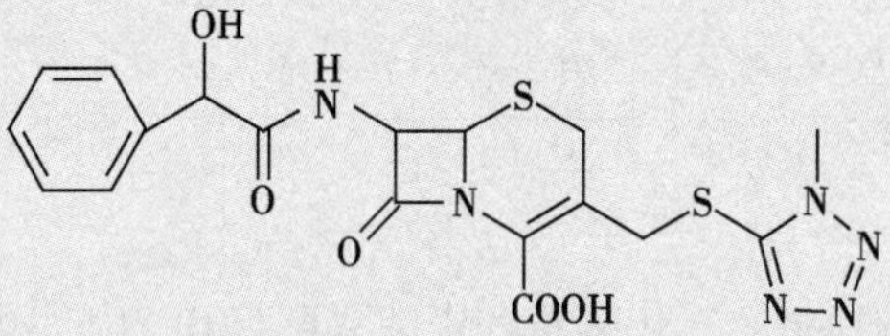	
	头孢替安 cefotiam	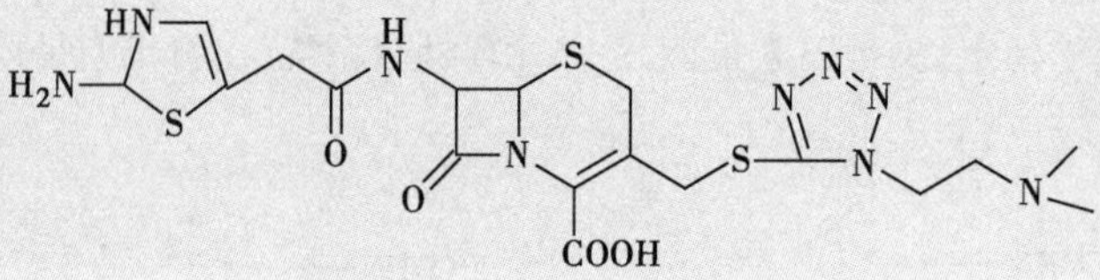	
第三代	头孢他啶 ceftazidime	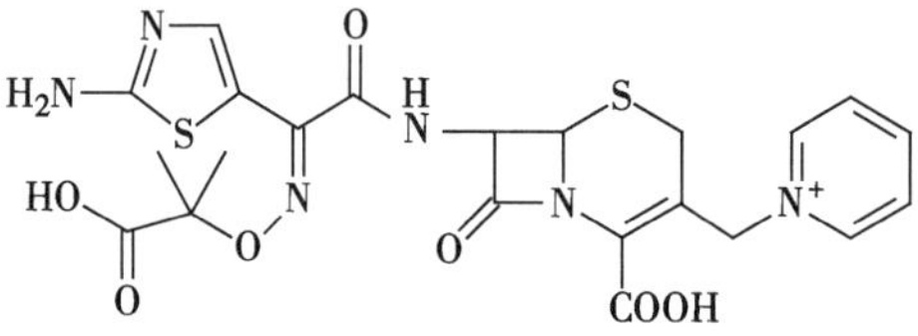	作用特点:①抗菌谱广,对 G⁺ 菌的抗菌活性大多低于第一代和第二代;对 G⁻ 杆菌的抗菌活性明显优于第二代和第一代;部分品种对铜绿假单胞菌和厌氧菌也有抗菌作用,如头孢他啶为目前抗铜绿假单胞菌作用最强抗生素。②对各种 β-内酰胺酶具有高度稳定性。③对肾脏基本无毒性。 用途:主要用于治疗尿路感染以及危及生命的脑膜炎、败血症、肺炎等严重感染。新生儿脑膜炎和肠杆菌科细菌所致的成人脑膜炎须选用头孢拉定、头孢曲松。头孢曲松、头孢哌酮也可作为治疗伤寒的首选药物
	头孢克肟 cefixime	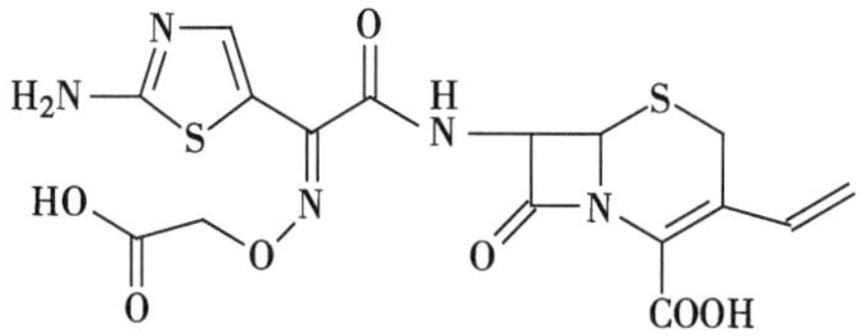	
	头孢曲松 ceftriaxone	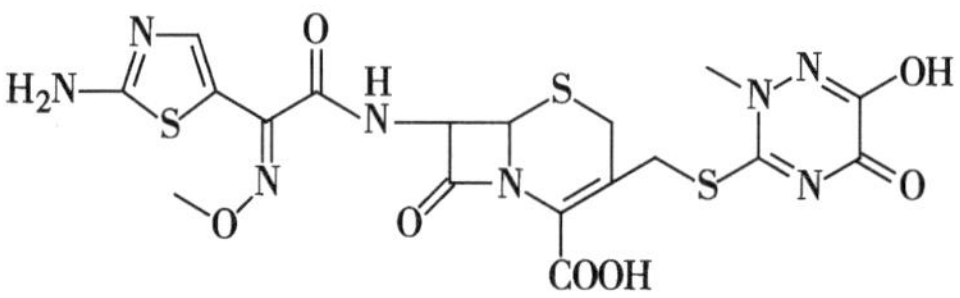	

分代	药物名称	药物结构	作用特点及用途
第四代	头孢吡肟 cefepime	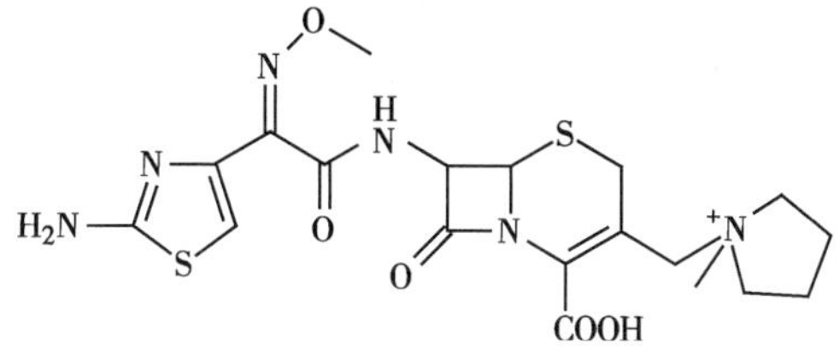	作用特点:与第三代品种相比,增强了抗 G^+ 菌活性,特别对链球菌、肺炎链球菌等有很强的活性。头孢匹罗、头孢唑兰对一般头孢菌素不敏感的粪链球菌亦有较强的作用。第四代头孢菌素对产 β-内酰胺酶的 G^- 杆菌作用强。
	头孢匹罗 cefpirome	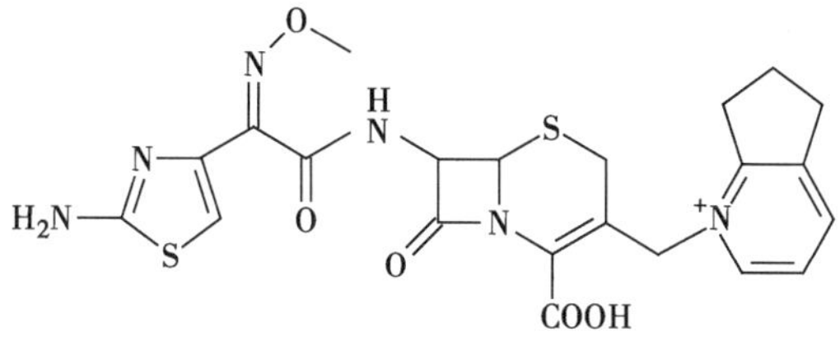	用途:可用于对第三代头孢菌素耐药的 G^- 杆菌引起的重症感染。由于穿透力强,脑脊液浓度高,对细菌性脑膜炎效果更佳

头孢菌素类的不良反应常见为过敏反应,偶可见过敏性休克,与青霉素类有交叉过敏或部分交叉过敏现象。第一代头孢菌素大剂量使用可损害近曲小管细胞,出现肾毒性,应注意给药剂量和给药间隔,要定期检测尿蛋白、血尿素氮,观察尿量、尿色。不宜与有肾毒性的氨基糖苷类抗生素、强效利尿药合用。肾功能不良患者禁用。口服给药可发生胃肠反应,静脉给药可发生静脉炎。第三代头孢菌素偶见二重感染或肠球菌、铜绿假单胞菌和念珠菌的增殖现象。头孢孟多、头孢哌酮高剂量可出现凝血酶原缺乏症。

头孢克洛 Cefaclor

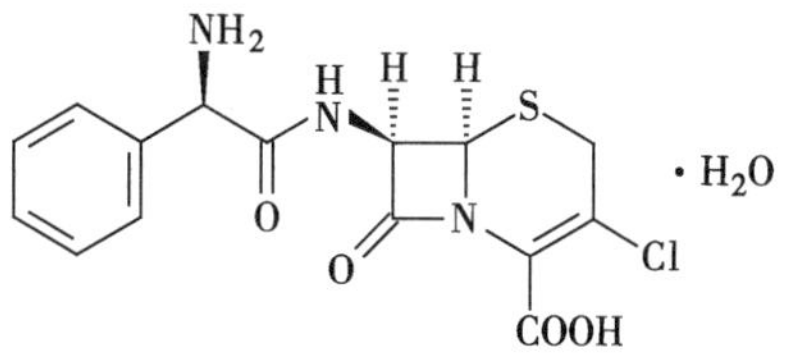

化学名 $(6R,7R)$-7-[(R)-2-氨基-2-苯乙酰氨基]-3-氯-8-氧代-5-硫杂-1-氮杂双环[4.2.0]辛-2-烯-2-甲酸一水合物。

白色至微黄色粉末或结晶性粉末;微臭。在水中微溶,在甲醇、乙醇或二氯甲烷中几乎不溶。

【化学稳定性】 本药为 3 位氯原子取代的头孢菌素,并将氨苄西林的侧链引入其分子中得到口服的药物。3 位氯原子的引入,使其对碱和亲核试剂变得稳定。

【药理作用】 本药是半合成可口服第二代头孢菌素,对葡萄球菌、化脓性链球菌、肺炎链球菌、大肠杆菌等具有良好的抗菌作用。

【适应证】 用于敏感菌所致的呼吸道、泌尿道、皮肤和软组织感染以及中耳炎等。

【不良反应】 本药多见胃肠道反应,血清病样反应较其他抗生素多见,可有过敏反应等。

【制剂及规格】 胶囊剂(片剂):每粒(片)0.125g;0.25g。干混悬剂:0.125g;1.5g。

头孢哌酮 Cefoperazone

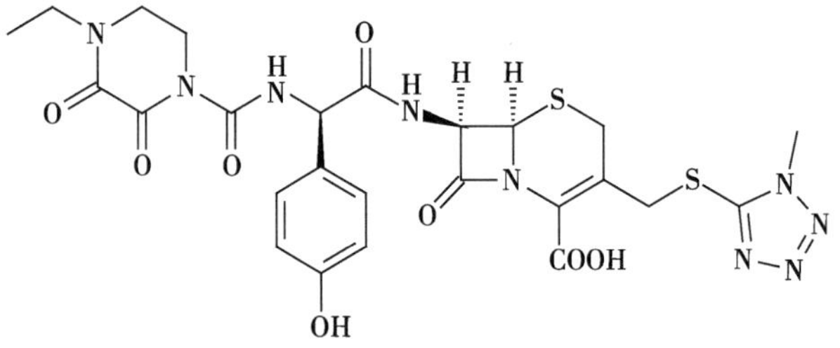

化学名 (6*R*,7*R*)-3-[[(1-甲基-1*H*-四唑-5-基)硫]甲基]-7-[(*R*)-2-(4-乙基-2,3-二氧代-1-哌嗪碳酰氨基)-2-对羟基苯基-乙酰氨基]-8-氧代-5-硫杂-1-氮杂双环[4.2.0]辛-2-烯-2-甲酸,又称头孢氧哌唑、先锋必。

白色或类白色结晶性粉末;无臭;有引湿性。在丙酮或二甲基亚砜中溶解,在甲醇或乙醇中微溶,在水或乙酸乙酯中极微溶解。

【药理作用】 本药属半合成第三代头孢菌素,对 G$^+$ 的作用较弱,仅溶血性链球菌和肺炎链球菌对其较为敏感,对铜绿假单胞菌的作用较强。

【适应证】 用于各种敏感菌引起的呼吸道、泌尿道、腹膜等部位感染,还可用于败血症和脑膜炎等,为严重感染与病因不明的危急患者首选药品。

【不良反应】 本药以皮疹、荨麻疹、斑丘疹、红斑、药物热较为多见;罕见过敏性休克症状。长期使用本药可导致二重感染,还可能引起维生素 K、维生素 B 缺乏。应用头孢哌酮期间饮酒或接受含酒精药物者可出现双硫仑样反应。

【制剂及规格】 注射用头孢哌酮钠:每瓶 0.5g;1.0g;2.0g。

▶▶ 边学边练

完成"实验6 注射用头孢呋辛钠的稳定性实验"的操作和训练,学会测定药物稳定性的实验技术,熟练掌握温度、光照及不同注射液等影响因素对药物作用的实验方法。

知识链接

双硫仑样反应

双硫仑为一种用于解除酒精依赖的药物,服用该药的人喝少量的酒就会出现严重不适,使好酒者对酒产生厌恶而达到戒酒目的。 其作用机制是抑制肝中的乙醛脱氢酶,从而抑制乙醇的中间代谢产物乙醛的进一步代谢,乙醛在体内蓄积引起一系列中毒反应,双硫仑样反应由此得名。

应用某些抗感染药物后若饮酒,同样会导致此反应。 这些药物包括:①头孢菌素类药物中的头孢哌酮、头孢美唑、头孢孟多、头孢曲松、头孢氨苄、头孢唑林等,其中头孢哌酮致此反应最多、最敏感,如患者用该药后吃酒心巧克力、服用藿香正气水,甚至仅用酒精处理皮肤也会发生。 ②其他抗菌药如甲硝唑、替硝唑、氯霉素等。 ③抗真菌药如灰黄霉素等。

三、非典型 β-内酰胺类抗生素及 β-内酰胺酶抑制剂

非典型 β-内酰胺类抗生素是将青霉素类和头孢菌素类结构中的 S 原子利用生物电子等排体—O—,—CH₂—替代所得到的药物。主要包括以亚胺培南为代表的碳青霉烯类、法罗培南为代表的青霉烯类和氨曲南为代表的单环 β-内酰胺类。

碳青霉烯类已用于临床的代表药有亚胺培南(imipenem)、帕尼培南(panipenem)、美罗培南(meropenem)等。本类药物抗菌谱广、作用强、对 β-内酰胺酶高度稳定。对 G⁻ 菌有一定抗菌后效应(PAE),与第三代头孢菌素无交叉耐药性。亚胺培南在体内易被肾脱氢肽酶水解而灭活失效,故需与抑制肾脱氢肽酶的西司他丁按 1∶1(泰能 Tienam,供静脉滴注)联合应用才能发挥作用。帕尼培南和美罗培南对肾脱氢肽酶稳定,不需与肾脱氢肽酶抑制剂联合应用。该类药物主要用于多重耐药菌引起的严重感染、医院内感染、严重需氧菌和厌氧菌混合感染。大剂量应用可引起惊厥、抽搐、头痛等中枢神经系统不良反应。

青霉烯类的抗菌谱比青霉素及头孢菌素更广,对 β-内酰胺酶稳定,对静态细菌有杀菌作用。第一个用于临床的青霉烯药物为法罗培南(faropenem),能同时与 G⁺ 和 G⁻ 的 PBPs 结合,故抗菌谱更广,同时对 β-内酰胺酶高度稳定,不易产生耐药性。

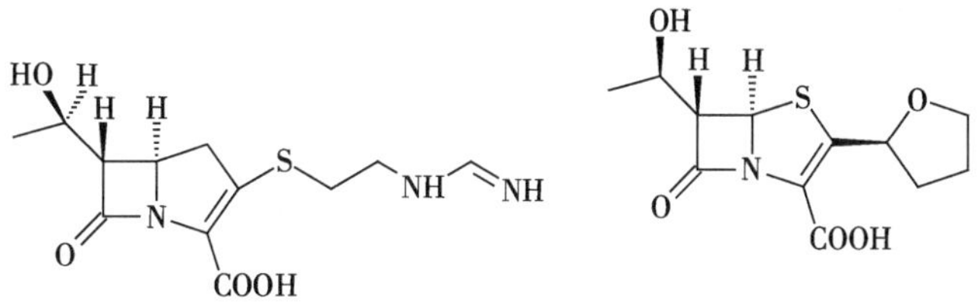

亚胺培南   法罗培南

单环 β-内酰胺类抗生素是由土壤中多种寄生细菌产生,但不能用于临床,对化学结构进行修饰得到第一个应用于临床的药物氨曲南(aztreonam)。同类药物还有替吉莫南(tigemonam)和卡芦莫南(carumonam),他们具有广谱抗菌活性,组织穿透性好。口服吸收得到改善。

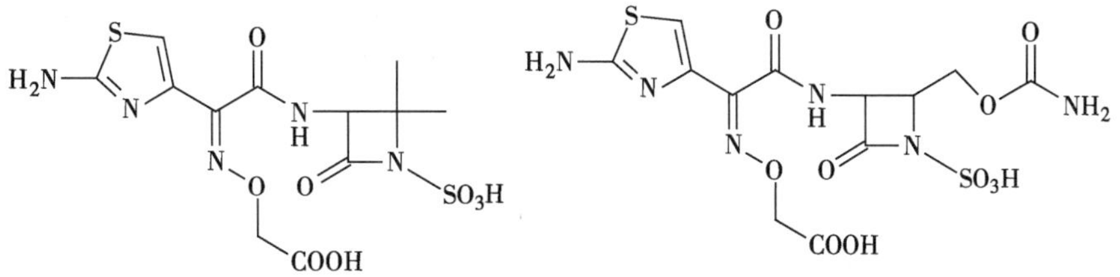

替吉莫南   卡芦莫南

氨曲南 Aztreonam

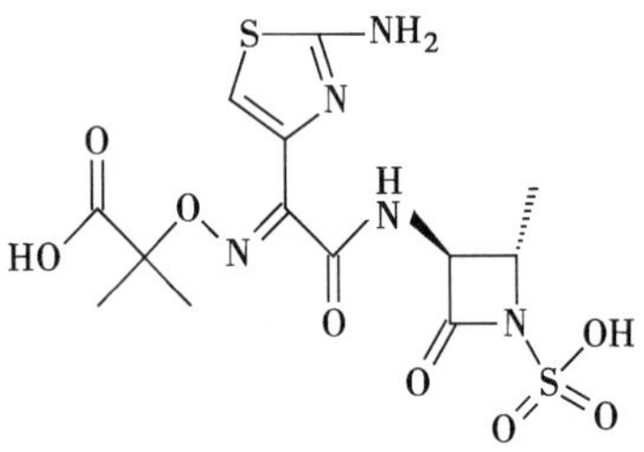

化学名 ［2S-［2α,3β(Z)］］-2-［［［1-(2-氨基-4-噻唑基)-2-［(2-甲基-4-氧代-1-磺基-3-氮杂环丁烷基)氨基］-2-氧代亚乙基］氨基］氧］-2-甲基丙酸。

白色至淡黄色结晶性粉末;无臭;有引湿性。在 DMF 或 DMSO 中溶解,在水或甲醇中微溶,在乙醇中极微溶解,在乙酸乙酯中几乎不溶。

【化学稳定性】 本药显酸碱两性。对酸、碱都比较稳定,但一定条件下可发生酰胺键的水解。

【药理作用】 本药对大多数需氧 G⁻ 菌包括铜绿假单胞菌具有高度的抗菌活性,对某些除铜绿假单胞菌以外的假单胞菌属和不动杆菌属的抗菌作用较差,对葡萄球菌属、链球菌属等需氧 G⁺ 菌以及厌氧菌无抗菌活性。

【适应证】 临床主要用于敏感的 G⁻ 菌所致呼吸道、肺部感染、尿路感染、腹腔感染、骨和关节感染、皮肤和软组织炎症及妇科感染及淋病等。

【不良反应】 本药常见的不良反应有消化道症状如腹泻、恶心、呕吐、味觉改变、血清氨基转移酶升高等;有皮肤症状如皮疹、瘙痒、紫癜等。

【制剂及规格】 注射用氨曲南:每瓶 1g(效价)。内含精氨酸 0.78g(稳定、助溶用)。

β-内酰胺酶是细菌产生的保护性酶,使某些 β-内酰胺类抗生素在未到达细菌作用部位之前将其水解失活,这是细菌对 β-内酰胺类抗生素产生耐药性的主要机制。β-内酰胺酶抑制剂是针对细菌的耐药机制的产生进行研究发现的一类药物。按化学结构分为氧青霉素类和青霉烷砜类。克拉维酸是第一个被用于临床的 β-内酰胺酶抑制剂,属氧青霉素类。本身抗菌作用弱,但与 β-内酰胺类抗生素合用,能大大增强后者的抗菌效力和减少后者的用量。舒巴坦属青霉烷砜类,是一种广谱的酶抑制剂,它的抑酶活性比克拉维酸稍差,化学稳定性比克拉维酸强。

克拉维酸钾 Clavulante Potassium

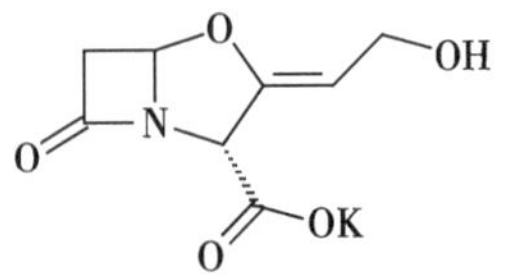

化学名 (Z)-(2S,5R)-3-(2-羟亚乙基)-7-氧代-4-氧杂-1-氮杂双环［3.2.0］庚烷-2-羧酸钾,又名棒酸钾。

白色至微黄色结晶性粉末;微臭;极易引湿。在水中极易溶解,在甲醇中易溶,在乙醇中微溶,在乙醚中不溶。

【化学稳定性】本药不稳定,一般不单独储存,而是与其他药物混合,以提高其稳定性。在碱性条件下极易降解,其降解速度比青霉素快 5 倍。遇亲核试剂进攻 β-内酰胺环时,可导致其开环,形成亚胺结构,再经互变异构成克拉维酸的异构体。

【药物鉴别】本品的水溶液显钾盐的鉴别反应,遇四苯硼钠溶液与醋酸生成白色沉淀。

【药理作用】本药为广谱 β-内酰胺酶抑制剂,可与大多数的 β-内酰胺酶牢固结合,生成不可逆的结合物,从而使不耐酶的青霉素类或头孢菌素类抗生素免遭酶的破坏,增强抗菌活性并扩展抗菌谱。例如可使阿莫西林增效 130 倍,使头孢菌素类增效 2~8 倍。与青霉素类及头孢菌素类药物合用,可大大减少这些药物的剂量,常和头孢菌素类药物配制成复合制剂而供临床使用,对葡萄球菌及多数 G⁻ 所产生的的酶均有作用。

【不良反应】本药可致过敏反应,应做青霉素皮试。

【制剂及规格】注射用阿莫西林钠克拉维酸钾:1.2g(5∶1)。阿莫西林钠克拉维酸钾片:每片 0.375g(2∶1);0.625g(4∶1);0.3125g(4∶1);0.457g(7∶1);1.0(7∶1)g。

舒巴坦(sulbactam)也是一种 β-内酰胺酶抑制剂,对金黄色葡萄球菌和多数 G⁻ 杆菌产生的 β-内酰胺酶有很强和不可逆的抑制作用。用于治疗对氨苄西林耐药的金黄色葡萄球菌、脆弱拟杆菌、肺炎杆菌、普通变形杆菌引起的感染。为改变其口服吸收能力,将氨苄西林与舒巴坦以 1∶1 的形式按拼合原理以次甲基相连形成双酯结构的前体药物,称为舒他西林(sultamicillin),口服后可迅速吸收。在舒巴坦的结构基础上取代 3 位甲基可得到活性更强的化合物,如他唑巴坦(tazobactam)已上市,其抑酶活性和抑酶谱均优于克拉维酸及舒巴坦。

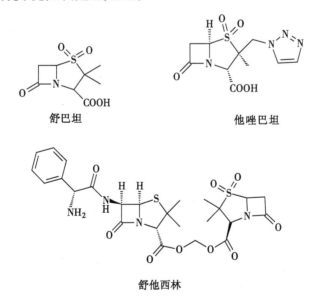

舒巴坦　　　　　　　　　他唑巴坦

舒他西林

点滴积累 ▽

1. β-内酰胺类抗生素均含有 β-内酰胺环,临床最为常用的是青霉素类和头孢菌素类。

2. 青霉素为 β-内酰胺环骈合氢化噻唑环构成,在酸碱及 β-内酰胺酶条件下均易水解,进行结构中酰胺侧链改造得到耐酸(引入吸电子基团)、耐酶(引入空间位阻大的基团)及广谱青霉素(引入极性、亲水性基团);常见不良反应为过敏反应,使用前必须进行皮试。

3. 头孢菌素类为 β-内酰胺环骈合氢化噻嗪环构成，现已在临床发展了四代头孢菌素类抗生素。

4. 非典型 β-内酰胺类抗生素包括碳青霉烯类、青霉烯类、氧青霉烷类、单环 β-内酰胺类。β-内酰胺酶抑制剂克拉维酸钾及舒巴坦常与青霉素类及头孢类联合使用，以增强疗效。

第三节　大环内酯类抗生素

大环内酯类抗生素是链霉菌产生的一类弱碱性抗生素，因分子中含有十四元或十六元环的内酯结构而得名，通过内酯环上的羟基和去氧氨基糖或 6-去氧糖缩合形成碱性苷。属于十四元大环的有红霉素（erythromycin）、克拉霉素（clarithromycin）、罗红霉素（roxithromycin）等；属于十六元大环的有麦迪霉素（midecamycin）、螺旋霉素（spiramycin）、乙酰螺旋霉素（acetyl spiramycin）等。其中红霉素、麦迪霉素、螺旋霉素等为天然抗生素；克拉霉素、罗红霉素等为半合成抗生素，而阿奇霉素（azithromycin）为半合成 N 杂十五元大环内酯类抗生素。

本类药物具有相似的结构，故具有相似的理化性质。氨基显弱碱性，可与酸成盐，盐易溶于水；苷键酸性条件下易水解，而内酯环遇碱易水解，在体内也易被酯酶所分解，降低或丧失抗菌活性。

天然大环内酯类抗生素易被胃酸破坏，口服吸收少。在碱性环境中抗菌活性增强。新型半合成大环内酯类不易被胃酸破坏，生物利用度提高。食物可影响红霉素和阿奇霉素的吸收，但可增加克拉霉素的吸收。大环内酯类抗生素可广泛分布到除脑脊液以外的各种体液和组织如肺、皮下组织、胆汁、前列腺等组织中。部分药物有肝肠循环，克拉霉素经肾脏排泄，肾功能不良者应适当调整剂量。

大环内酯类抗生素的抗菌机制主要为抑制细菌蛋白质的合成，通常为快速抑菌剂，高浓度时为杀菌剂。

细菌可通过改变核糖体上的结合靶位、产生灭活酶、改变细胞壁的渗透性或通过主动外排机制产生耐药性。本类抗生素之间存在不完全交叉耐药。

大环内酯类抗生素主要用于治疗 G^+ 菌感染，可代替青霉素用于对青霉素过敏患者。还可治疗衣原体感染，特别是阿奇霉素可代替多西环素治疗尿道、直肠、附睾和子宫内感染。

知识链接

大环内酯类抗生素于非感染性疾病的临床应用

以红霉素及其衍生物克拉霉素、罗红霉素、阿奇霉素等为代表的大环内酯类抗生素是迄今发现的抗菌药物中唯一一类具有诸多非抗菌活性的品种，在许多非感染性疾病的治疗中发挥卓越疗效。主要表现为：防治心血管疾病，如冠心病、高血压、动脉粥样硬化等；治疗呼吸系统疾病，如支气管哮喘、肺间质纤维化、支气管扩张等；治疗消化系统疾病，如口腔溃疡、胃轻瘫、非溃疡性消化不良、胆囊疾病等；治疗某些皮肤病，如特发性慢性荨麻疹、痤疮、酒渣鼻、寻常性银屑病；免疫系统疾病的治疗，如类风湿关节炎、干燥综合征、自身免疫性血小板减少性紫癜；抗肿瘤，如克拉霉素有可能成为治疗胃淋巴瘤的药物之一。

大环内酯类抗生素毒性低,一般很少引起严重的不良反应。常见的不良反应主要是胃肠道反应,半合成品胃肠道反应发生率低,有一定的肝损害。静脉滴注过快可有心脏毒性,临床表现为晕厥或猝死。

红霉素是由红色链丝菌产生的天然大环内酯类抗生素,包括红霉素 A、B、C 三种。其中红霉素 A 为抗菌的主要成分,C 的活性较弱,B 不仅活性低且毒性大。通常所说的红霉素即指红霉素 A,其他两个成分被视为杂质。见表 7-4。

表 7-4　红霉素结构

红霉素基本结构	取代基		名称
	R_1	R_2	
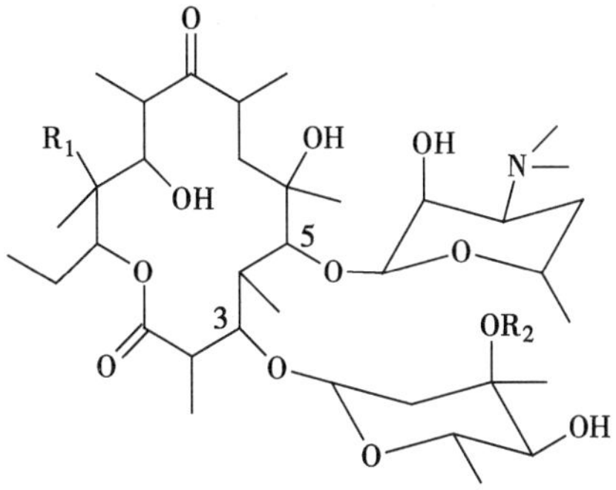	−OH	−CH_3	红霉素 A
	−H	−CH_3	红霉素 B
	−OH	−H	红霉素 C

红霉素是由十四元环的红霉内酯环在 C-3、C-5 上分别与克拉定糖(cladinose,红霉糖)和碱性的脱氧氨基糖(desosamine)缩合成苷。但其在酸、碱条件下均不稳定,除前述的水解和内酯环的破裂外,还易发生脱水环合反应,红霉素在酸性条件下主要先发生 C-6 位羟基和 C-9 位羰基脱水环合,导致进一步反应而失活。

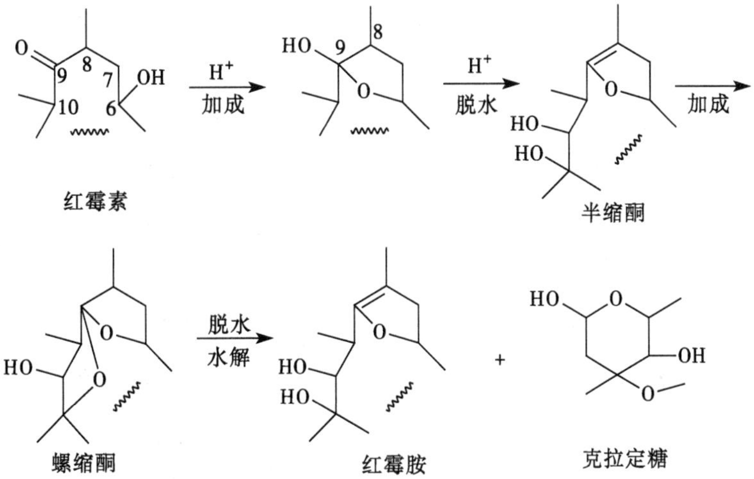

为了增加红霉素的稳定性,将 C-5 位的脱氧氨基糖 2″羟基形成各种酯的衍生物,造成对 C-6 位羟基的空间位阻,降低与 C-9 位羰基的反应。见表 7-5。

表 7-5　红霉素衍生物

药物	R	A	特点
琥乙红霉素 erythromycin ethylsuccinate	$C_2H_5OCO(CH_2)CO-$		在胃中稳定,且无苦味
红霉素碳酸乙酯 erythromycin ethylcarbonate	C_2H_5OCO-		无苦味,可配成混悬液供儿童服用
红霉素硬脂酸酯 erythromycin stearate	$CH_3(CH_2)_{16}CO-$		对胃酸较稳定
依托红霉素 erythromycin estolate	C_2H_5CO-	$C_{12}H_{25}SO_3H$	又称无味红霉素,无苦味,较红霉素稳定
醋硬酯红霉素 erythromycin acistrate	C_2H_5CO-	$CH_3(CH_2)_{16}COOH$	无苦味,毒性低,作用时间长

由于红霉素水溶性较小只能口服,但又易被胃酸破坏分解失活,生物利用度差。20 世纪 90 年代后从红霉素的结构改造中得到了数个新型大环类酯类药物。例如将 C-9 位酮基转变成肟得到罗红霉素,对酸稳定,口服吸收迅速,具有更佳的治疗指数,副作用小,多用于儿科。将 C-6 位羟基转为甲氧基得克拉霉素,可耐酸,活性比红霉素强 2~4 倍,毒性只有红霉素的 1/24~1/2;用氟取代 C-8 位氢,得到氟红霉素,对酸稳定,对肝脏毒性很低。另一种结构改造成功的方法是经重排得到阿奇霉素,为十五元大环内酯,比十四元环具有更为广泛的抗菌谱。这些大环类酯类新品种不仅具有红霉素相同的作用特点,而且增强了抗菌活性,口服易吸收,对酸稳定,延长 $t_{1/2}$,减少了不良反应,同时还具有良好的 PAE,现已成治疗呼吸道感染的主要药物。新大环内酯抗生素的特征可归纳为:①抗菌谱扩大,抗菌活性增强,对一些"难对付"的病原体(分枝杆菌、包柔螺旋体等)有效;②组织、细胞内药物浓度高,血药浓度也有所提高,体内分布广,半衰期延长,体内抗菌作用强大;③具有良好的免疫调节作用;④对酸的稳定性好,不需肠衣保护,口服吸收好,给药剂量及给药次数减少;⑤副作用轻。

新型大环类酯类药物见表 7-6。

表 7-6 新型大环类酯类药物

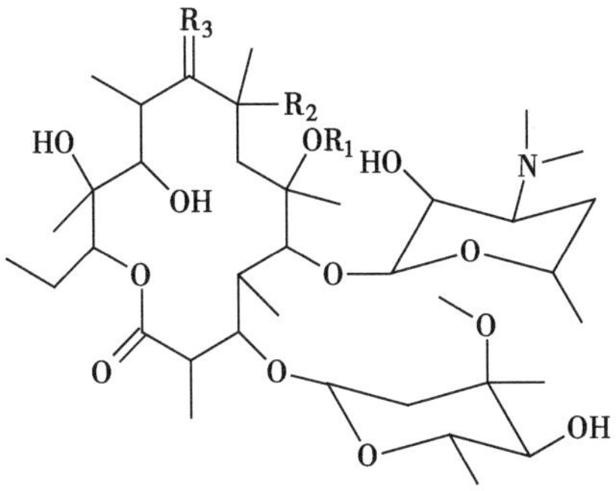

药物	R₃	R₂	R₁
罗红霉素 roxithromycin, RM	=NOCH₂O(CH₂)₂OCH₃	—H	—H
克拉霉素 clarithromycin, CM	O	—H	—CH₃
氟红霉素 flurithromycin, FM	O	—F	—H

阿奇霉素 Azithromycin

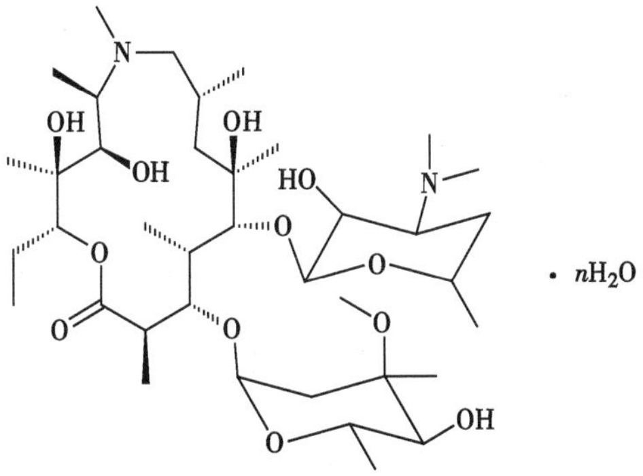

化学名　(2*R*,3*S*,4*R*,5*R*,8*R*,10*R*,11*R*,12*S*,13*S*,14*R*)-13-[(2,6-二脱氧-3-*C*-甲基-3-*O*-甲基-α-L-核-己吡喃糖基)氧]-2-乙基-3,4,10-三羟基-3,5,6,8,10,12,14-七甲基-11-[[3,4,6-三脱氧-3-(二甲氨基)-β-D-木-己吡喃糖基]氧]-1-氧杂-6-氮杂环十五烷-15-酮。

白色或类白色结晶性粉末;无臭;微有引湿性;在乙腈中溶解,在水中几乎不溶。

【化学稳定性】本药为第一个 15 元 N 杂大环内酯类抗生素,由于在大环内酯的 9α 位上引入甲氨基,阻止分子内部反应形成半缩酮的反应,因此与红霉素相比,对酸的稳定性大大增强。

【药理作用】由于阿奇霉素的结构特点,使得其具有更为广泛的抗菌谱,不仅提高活性,也改善了药代动力学性质。对阿奇霉素敏感细菌包括 G⁺菌、多数 G⁻菌、厌氧菌及支原体、衣原体、螺旋体等。对淋病奈瑟球菌、流感嗜血杆菌有强大的抗菌作用。

【适应证】主要用于敏感菌引起的呼吸道、皮肤及软组织感染。

【不良反应】不良反应轻,如恶心、呕吐、腹泻、腹痛等胃肠反应。

【注意事项】 对本药过敏者禁用。

【制剂及规格】 片剂（胶囊）：每片（粒）250mg；500mg。乳糖酸阿奇霉素（冻干粉针）：每支 500mg。

点滴积累 ∨ ....

1. 大环内酯类药物结构特点：十四元或十六元内酯大环、碱性苷。 结构中脱氧氨基糖显弱碱性，可与酸成盐，盐易溶于水；内酯环和苷键遇碱或酸易水解，在体内也易被酯酶所分解，降低或丧失抗菌活性。 通常为快速抑菌剂，高浓度时为杀菌剂。

2. 红霉素为耐青霉素的金黄色葡萄球菌和溶血性链球菌引起感染的首选药。 但其稳定性差，酸性条件下可经历分子内脱水环合及水解反应而被破坏，对其进行结构改造。 ①将 9 位羰基转变成肟得到罗红霉素，对酸稳定，口服吸收迅速，多用于儿科。 ②将 6 位羟基转为甲氧基得到克拉霉素，可耐酸。 ③用氟取代 8 位氢，得到氟红霉素，对酸稳定。 ④9α 位引入甲氨基，成阿奇霉素，对酸稳定。

第四节 氨基糖苷类抗生素

氨基糖苷类抗生素是由氨基糖分子(单糖或双糖)和非糖部分的苷元(氨基环己多元醇)结合而成，主要包括天然氨基糖苷类抗生素(主要由链霉菌和小单孢菌产生)，如链霉素、庆大霉素、卡那霉素、妥布霉素、大观霉素和小诺霉素等以及半合成氨基糖苷类抗生素，如阿米卡星、奈替米星等。

链霉胺　　　　　　2-脱氧链霉胺　　　　　　放线菌胺
氨基糖苷类抗生素苷元结构

由于结构上的共性，这类抗生素具有一些相同的理化性质：①具有苷的结构特点易发生水解反应；②结构中具有羟基、氨基基团，极性大，脂溶性小，口服难吸收，需注射给药；③具有碱性基团，化合物显碱性，可与盐酸、硫酸成盐；④除链霉素中链霉糖上的醛基易被氧化外，该类药物的固体较稳定。

本类药物由于主要分布于细胞外液，在肾皮质及内耳内、外淋巴中浓度高，因而易引起肾毒性和耳毒性。可通过胎盘，孕妇慎用。在体内不被代谢，主要以原形经肾排泄，尿中药物浓度高而有利于尿路感染治疗。在碱性环境中，抗菌作用增强，Ca^{2+}、Mg^{2+} 等阳离子可抑制其抗菌活性。

本类药物的抗菌机制是能阻碍细菌蛋白质合成的多个环节，抑制蛋白质合成或造成蛋白质合成紊乱，并能增加细菌细胞膜的通透性，使菌体内重要物质外漏而死亡，为静止期杀菌剂。

本类药物主要用于敏感需氧 G^- 杆菌所致的全身性感染，如呼吸道、泌尿道、胃肠道、皮肤软组织、烧伤、创伤及骨关节感染等。

氨基糖苷类抗生素常见的不良反应有肾毒性、耳毒性、过敏反应和神经肌肉阻断。毒性的产生与服药剂量和时程有关,也随药物不同而异,甚至在停药后,亦可出现不可逆的毒性反应。所有氨基糖苷类均有耳毒性和肾毒性,尤其是儿童和老人更易引起。肾毒性通常表现为蛋白尿、管型尿、血尿等,严重时可导致无尿和肾衰竭。耳毒性包括前庭神经和耳蜗听神经损伤,主要表现为眩晕、恶心、呕吐、耳鸣、听力下降甚至为永久性耳聋。该类药物也有可能出现过敏反应,如皮疹、发热、口周麻木等甚至引起过敏性休克,尤其是链霉素,其发生率仅次于青霉素,但死亡率高于青霉素。一旦发生过敏反应,应立即缓慢静脉注射10%葡萄糖酸钙20ml,同时注射肾上腺素进行抢救。神经肌肉阻断作用也是该类药物比较特殊的不良反应,静脉滴注过速或大剂量腹膜内或胸膜内应用后,表现为肌肉麻痹,甚至呼吸衰竭而死亡,一旦发生可用新斯的明和葡萄糖酸钙进行抢救。

氨基糖苷类与强效利尿药、甘露醇、万古霉素、止吐药合用可使耳毒性增强;与头孢菌素、磺胺类、多黏菌素、两性霉素 B、杆菌肽等合用,可增加其肾毒性,故避免合用。

案例分析

案例:1986 年,北京临床药学研究所分析了 1039 例聋哑患者,在各种致聋原因的人数中,因药物致聋的竟高达 618 人（59.5%）,而药物致聋又都是小儿时因病使用氨基糖苷类抗生素引起的。 特别是多种氨基糖苷类抗生素联合应用,造成很多发育正常的儿童终生残疾。 试根据该类药物的结构特点分析如何对其进行结构改造以减少其毒性?

分析:①1-N 取代衍生物:应用氨酰基或烷基取代 1-N 位上氨基的策略非常成功,不仅能耐受许多钝化酶,而且保持了未取代分子对敏感菌的体内活性,这一发现引导半合成了卡那霉素及庆大霉素的 1-N 酰基衍生物,非常成功地获得了阿米卡星、异帕米星。②1-N 烷基衍生物:在 1-N 位上引入烷基取代物,成功地获得了奈替米星、依替米星。 该类药物耐酶且耳毒性较庆大霉素轻。 ③3,4-二脱氧衍生物:地贝卡星是 3,4-二脱氧衍生物的成功典范,最低抑菌浓度低于卡那霉素,正常使用毒性较小。

硫酸链霉素 Streptomycin Sulfate

化学名　 O-2-甲氨基-2-脱氧-α-L-葡吡喃糖基-(1→2)-O-5-脱氧-3-C-甲酰基-α-L-来苏呋喃糖基-(1→4)-N^1,N^3-二脒基-D-链霉胺硫酸盐。

白色或类白色的粉末;无臭或几乎无臭;有引湿性。易溶于水,不溶于乙醇。

【化学稳定性】 本药含苷键,在酸性和碱性条件下容易水解失效。在碱性溶液中迅速完全水解;在酸性条件下分步水解:先水解生成链霉胍和链霉双糖胺,后者进一步水解生成链霉糖和 N-甲基葡萄糖胺。

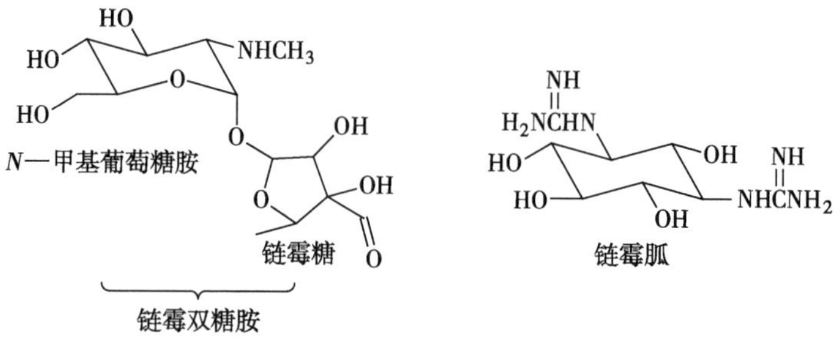

N—甲基葡萄糖胺

链霉糖

链霉双糖胺

链霉胍

【药物鉴别】 本品加氢氧化钠试液,水解生成的链霉糖经脱水重排,产生麦芽酚,遇硫酸铁铵溶液形成紫红色螯合物,此反应为麦芽酚反应。

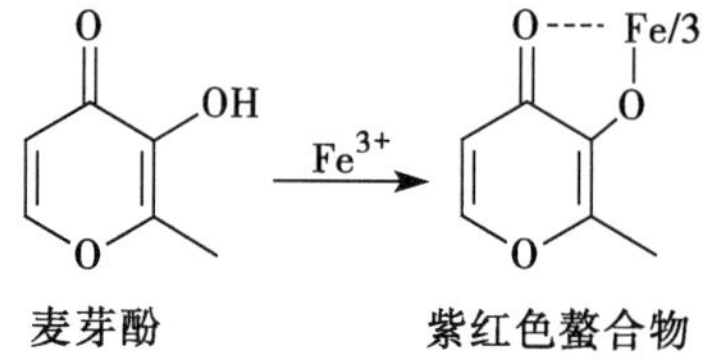

麦芽酚　　　　　紫红色螯合物

本品加氢氧化钠试液,水解生成的链霉胍与8-羟基喹啉乙醇液和次溴酸钠试液反应,显橙红色,此反应称坂口反应,可用于鉴别。

另本品含硫酸根,显硫酸盐的鉴别反应。

【药理作用】 本药是第一个被发现的氨基糖苷类抗生素。对结核分枝杆菌有强大抗菌作用。对许多 G⁻杆菌如大肠埃希菌、克雷伯菌属、变形杆菌属、肠杆菌属、沙门菌属等也具抗菌作用;脑膜炎奈瑟菌和淋病奈瑟球菌亦对本药敏感。

【适应证】 本药临床主要用于抗结核,对尿道感染、肠道感染、败血症等也有效,与青霉素联合应用有协同作用。

【不良反应】 本药主要表现为耳毒性、肾毒性、过敏反应及神经肌肉阻断。

【制剂与规格】 注射用硫酸链霉素:每瓶 0.75g;1g;2g;5g。

知识链接

为避免氨基糖苷类药物不良反应的发生, 在使用时:①正确把握药物的适应证。 ②家族中有药物性耳聋患者的其他家族成员禁用。 ③避免联合使用耳毒性药物。 ④婴幼儿、老人、孕妇及肾功能不全者更应慎用。 ⑤早期发现耳毒性和肾毒性,及时治疗可缓解毒性损害。 ⑥延长用药间隔,即每日1次给药以减少不良反应的发生。

为了克服天然氨基糖苷类抗生素的耐药性及耳、肾毒性,对此类抗生素进行结构改造,得到了依替米星(etimicin)、奈替米星(netilmicin)、西索米星(sisomicin)、异帕米星(isepamicin)、阿贝卡星(arbekacin)等药物。针对耐药菌所产生的钝化酶的作用部位,对氨基糖苷类结构中的羟基或氨基进行结构改造,得到了对耐药菌有效的半合成氨基糖苷类抗生素。如将氨基羟丁酰基侧链引入卡那霉素分子的链霉胺部分得到阿米卡星。见表7-7。

表 7-7 常用的氨基糖苷类抗生素

药物名称	药物结构	主要用途
庆大霉素 gentamicin	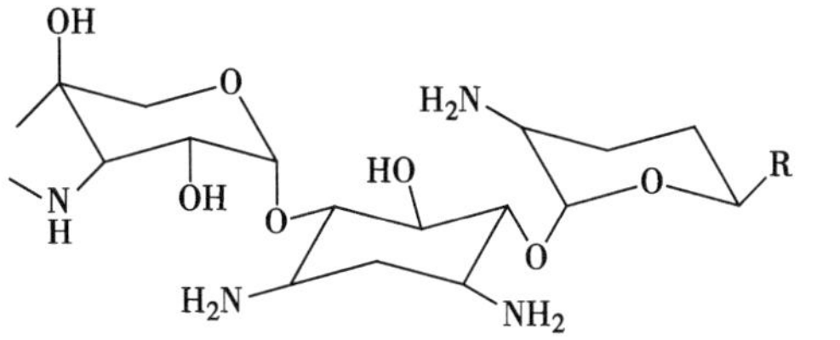	与链霉素相似,但不用于抗结核病
卡那霉素 kanamycin	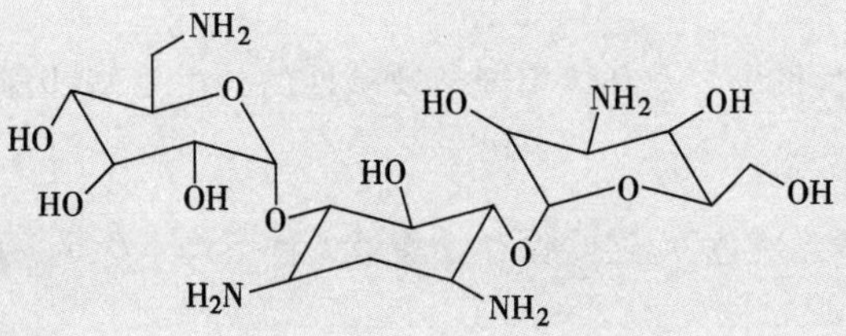	作用强,但细菌易对其产生耐药性。对耐药金黄色葡萄球菌有效
阿米卡星 amikacin	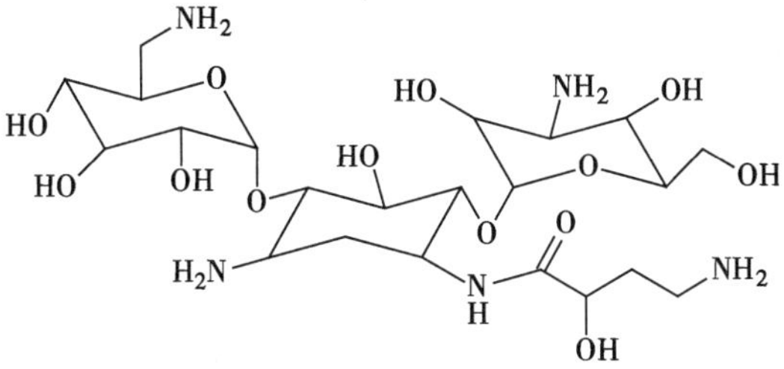	突出优点是对许多氨基糖苷类抗生素钝化酶稳定。适用于耐药菌感染,尤其是铜绿假单胞菌感染

点滴积累 V

1. 氨基糖苷类药物的结构中含多个氨基或胍基,显弱碱性,与酸成盐,溶于水制成水针剂。在酸碱条件下可水解失效;是快速杀菌剂,主要用于敏感需氧 G^- 菌引起的全身感染。 均有肾毒性及耳毒性。

2. 硫酸链霉素含有苷键,酸碱条件下均可发生水解反应,水解生成的链霉胍可发生坂口反应,链霉糖可发生麦芽酚反应,且是第一个发现的氨基糖苷类抗生素。

3. 半合成的氨基糖苷类药物有依替米星、奈替米星、西索米星、异帕米星、阿贝卡星等药物,具有耳毒性较低或耐酶或抗菌活性增强等优点。

第五节 四环素类抗生素

四环素类抗生素的化学结构中均具有氢化并四苯的基本母核,是由放线菌产生的一类广谱抗生素。本类抗生素根据来源不同,可分为天然品与半合成品两类,天然品有四环素、土霉素、金霉素;半合成品有多西环素和米诺环素等。

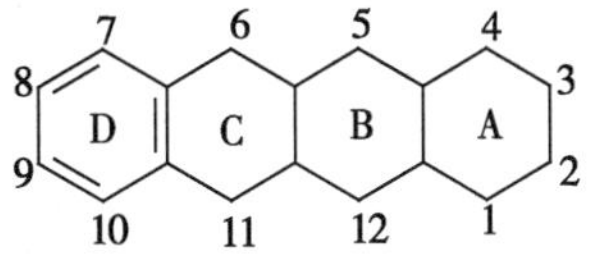

氢化并四苯

233

天然四环素类包括四环素(tetracycline)、土霉素(oxytetracycline)和金霉素(chlortetracycline),结构特征基本相似。有共同的 A、B、C、D 四个环的基本母核,仅在 5、6、7 位上有不同的取代基。

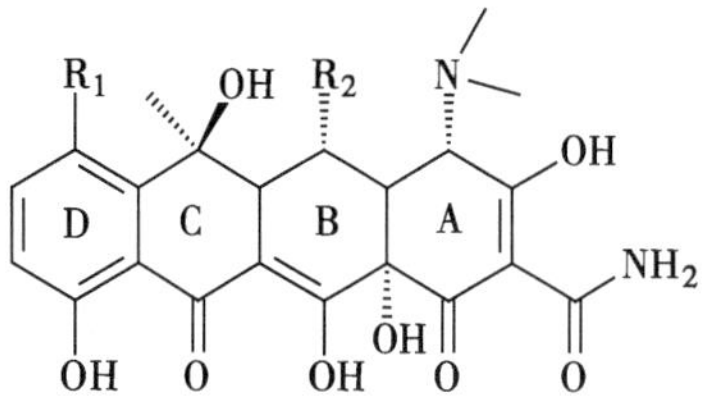

$R_1 =$ —H $R_2 =$ —OH   土霉素

$R_1 =$ —Cl $R_2 =$ —H   金霉素

$R_1 =$ —H $R_2 =$ —H   四环素

四环素类药物结构中均含有酸性的酚羟基和烯醇羟基及碱性的二甲氨基,因此,该类药物均为酸碱两性化合物。临床一般用其盐酸盐。

本类药物在干燥状态下稳定,遇光变色,应避光保存。酸碱条件下均不稳定,在不同的 pH 溶液中生成不同的产物。

在 pH<2 条件下,C-6 位上的羟基和相邻碳上的氢脱水,生成橙黄色脱水物,使效力降低。在 pH 2~6 条件下,C-4 位上的二甲氨基很易发生差向异构化,生成无抗菌活性的差向异构体。

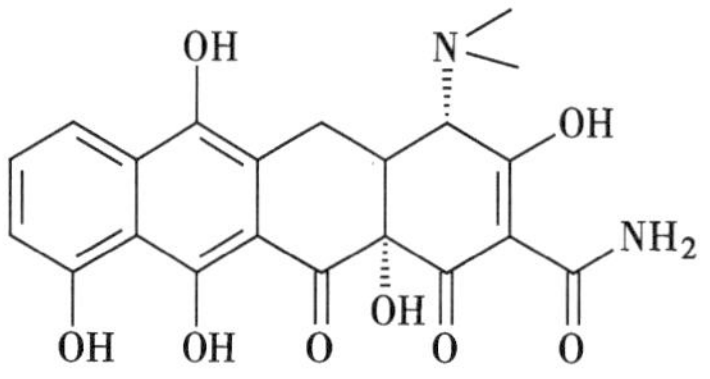

四环素脱水物 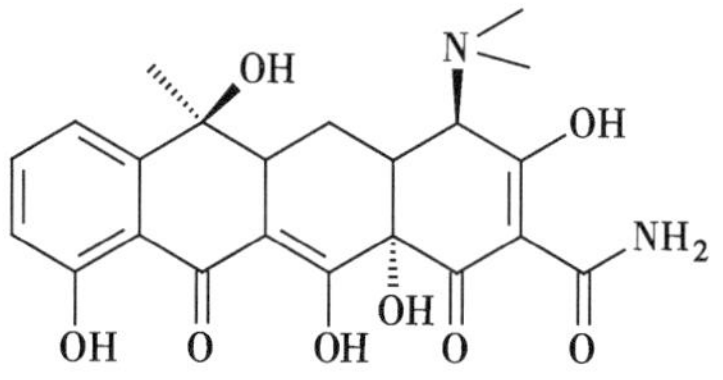   四环素-4-差向异构体

在碱性条件下,C 环破裂重排,生成具有内酯结构的异构体。

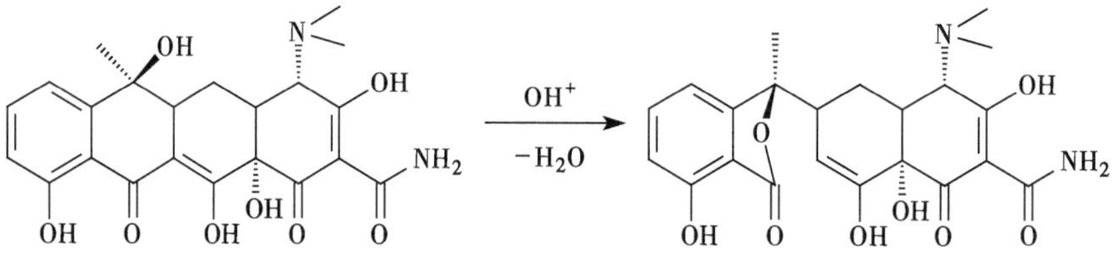

本类药物结构中有酚羟基、烯醇羟基和羰基,能与金属离子形成不溶性的有色螯合物,如与钙离子、铝离子形成黄色螯合物,与铁离子形成红色螯合物。

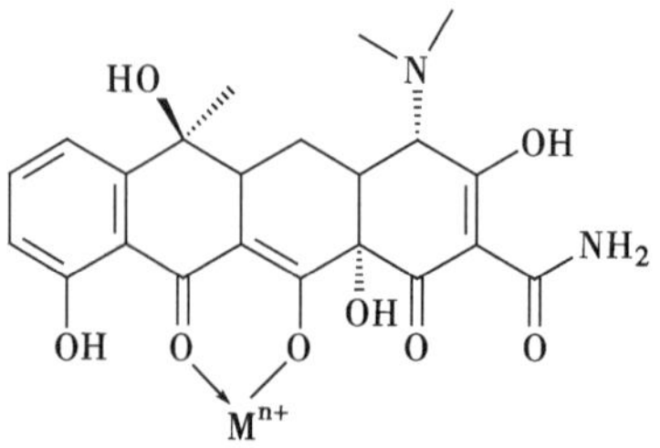

四环素类药物属广谱抗生素,通过抑制细菌蛋白质的合成,对多数 G^+ 和 G^- 菌、立克次体、支原体、衣原体、螺旋体、某些厌氧菌及放线菌均有抑制作用,对阿米巴原虫也有间接抑制作用。但对病毒、真菌、铜绿假单胞菌无效。对 G^+ 菌作用不如 β-内酰胺类,对 G^- 菌的作用较氨基糖苷类和氯霉素

弱。四环素对立克次体感染、斑疹伤寒、支原体肺炎和霍乱等疗效较好,列为首选。

不良反应主要有:①胃肠道反应:可引起恶心、呕吐、上腹部不适、腹胀、腹泻等症状,以土霉素多见。②二重感染:常见的有白念珠菌感染,如鹅口疮、肠炎、阴道炎以及假膜性肠炎。③对骨和牙齿的影响:四环素类能与形成期牙及骨骼中的沉积钙结合,造成恒齿永久性棕色色素沉着,牙釉质发育不全,同时对骨骼生长也有抑制作用。怀孕 5 个月以上的孕妇、哺乳期妇女、7~8 岁以下小儿不宜用。

知识链接

"四环素牙"的发生与预防

儿童牙冠发育期时,主要是钙化阶段服用四环素类抗生素,药物与钙离子生成四环素钙的黄色至灰色配合物,这种配合物就沉积在牙冠上,使牙齿发育不全并出现黄染现象,被称为"四环素牙"。 一般认为牙齿的着色,金霉素呈灰棕色,四环素和土霉素偏于黄色,地美环素黄色最深。 因此,妊娠期和哺乳妇女及 7~8 周岁换牙期前的儿童,禁用四环素类抗生素。

天然四环素的结构不稳定,抗菌活性较差,且易产生耐药性,因此对其进行了结构改造,一方面增强其稳定性,另一方面减少其耐药性的发生。如去除四环素分子中的 6-OH 得到了多西环素(doxycycline);去除四环素分子中 6-CH$_3$ 和 6-OH,并在 7 位引入二甲氨基,得到米诺环素(minocycline)等。半合成四环素具有速效、长效、强效的特点,抗菌机制同四环素。对耐天然四环素和耐青霉素的金黄色葡萄球菌、化脓性链球菌、大肠埃希菌等仍有作用,现已取代四环素作为本类药物各种适应证的首选药,此外特别适合肾外感染伴肾衰竭以及胆道系统感染者。由于药物分布广泛,也用于呼吸道感染如肺炎和慢性支气管炎、痤疮、酒渣鼻、前列腺炎及旅游腹泻等。耐药菌株少,与天然品间无明显交叉耐药。

R$_1$= —OH　R$_2$= —CH$_3$　R$_3$= R$_4$= —H　美他霉素

R$_1$= R$_2$= R$_3$= —H　R$_4$= —N　米诺环素

盐酸多西环素 Doxycycline Hydrochloride

· HCl · 1/2 C$_2$H$_5$OH · 1/2H$_2$O

化学名　6-甲基-4-(二甲氨基)-3,5,10,12,12a,-五羟基-1,11-二氧代-1,4,4a,5,5a,6,11,12a-八氢-2-并四苯甲酰胺盐酸盐半乙醇半水合物。

淡黄色或黄色结晶性粉末;无臭。在水或甲醇中易溶,在乙醇或丙酮中微溶。

【化学稳定性】 本药结构与四环素相似,具有四环素类抗生素的共同性质,但由于其结构中无 6 位羟基,故无四环素类抗生素的脱水反应和生成内酯结构的开环反应,性质较稳定,因而效力较强。但对光仍不稳定,因此,宜遮光、密封保存。

本药含有酰胺结构,固体在干燥条件下比较稳定,但在酸性、碱性条件下都不够稳定,易发生水解反应。

【药物鉴别】 本品的水溶液显氯化物的鉴别反应,硝酸酸性条件下,遇硝酸银试液,即生成白色凝乳状沉淀,此沉淀溶于氨试液,再遇硝酸,沉淀复生成。

【药理作用】 本药抗菌谱类似四环素,抗菌作用比四环素强 2 ~ 10 倍,且对四环素、土霉素耐药的金黄色葡萄球菌及脆弱拟杆菌有效。口服吸收良好。

【适应证】 主要用于敏感的 G⁺ 球菌和 G⁻ 杆菌所致的上呼吸道感染、扁桃体炎、胆道感染、淋巴结炎、老年慢性支气管炎等。由于本药对肾无明显毒性,特别适用于四环素适应证而合并肾功能不全的感染者。

【不良反应】 本药胃肠道反应多见(约20%),如恶心、呕吐、腹泻等,饭后服药可减轻。

【注意事项】 有四环素类抗生素过敏史者、8 岁以下小儿及妊娠期妇女、哺乳期妇女应禁用。

【制剂及规格】 片剂:每片 0.05g;0.1g。胶囊剂:每粒 0.1g(1mg=盐酸多西环素 1000 单位)。

点滴积累 ∨

1. 四环素类抗生素结构中含有酸性的酚羟基和烯醇羟基及碱性的二甲氨基,为酸碱两性化合物。 pH <2 可脱水生成无活性的橙黄色脱水物; pH 2 ~ 6 生成无抗菌活性的差向异构体;碱性条件下生成具有内酯结构的异构体。

2. 该类药物中含酚羟基、烯醇羟基及羰基,能与多种金属离子形成不溶性的螯合物,与钙离子的螯合物可沉积在骨骼及牙齿上,影响小儿发育,应慎用或禁用。

3. 四环素类抗生素属广谱抗生素,细菌对天然类耐药性较严重,现多用半合成四环素类代替。 多西环素结构中无 6 位羟基,脂溶性高,口服吸收良好。 特别适用于四环素适应证同时合并肾功能不全的感染者。

第六节 氯霉素类及其他类抗生素

本节主要介绍氯霉素(chloramphenicol)、林可霉素(lincomycin)及其衍生物和磷霉素(fosfomycin)。

一、氯霉素类

氯霉素最初是由委内瑞拉链丝菌的培养液中制取提得的。由于结构简单,可通过化学方法合成制得,目前所用为人工合成左旋品。1950 年发现氯霉素有抑制骨髓造血功能的严重不良反应,临床应用受到很大限制。

氯霉素 Chloramphenicol

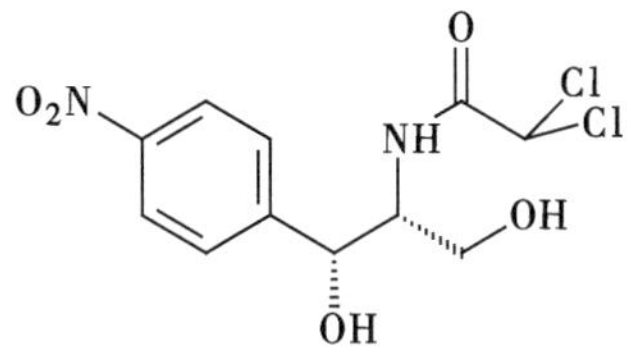

化学名　D-苏式-(-)-N-[α-(羟基甲基)-β-羟基-对硝基苯乙基]-2,2-二氯乙酰胺。

白色至微带黄绿色的针状、长片状结晶或结晶性粉末。在甲醇、乙醇、丙酮或丙二醇中易溶,在水中微溶。熔点为149~153℃。

本药含有两个手性碳原子,存在四个旋光异构体。其中仅 $1R,2R(-)$(D-(-)苏阿糖型)有抗菌活性,为临床使用的氯霉素。

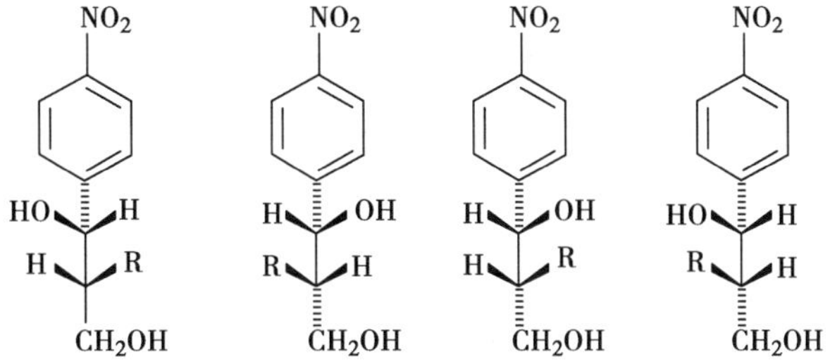

$$1R,2R(-) \quad 1S,2S(-) \quad 1S,2R(+) \quad 1R,2S(+)$$

$$R=NHCOCHCl_2$$

【化学稳定性】本药含有二氯乙酰胺结构,但因空间位阻影响,使其酰胺键在一般条件下不易水解,性质较稳定,能耐热。在干燥状态下可保持抗菌活性 5 年以上,水溶液可冷藏几个月,煮沸 5 小时对抗菌活性亦无影响。在中性、弱酸性(pH 4.5~7.5)较稳定,但在强碱性(pH 9 以上)或强酸性(pH 2 以下)溶液中易水解,水解生成对硝基苯基-2-氨基-1,3-丙二醇,水解速度随温度的升高而加快。故不宜与偏酸或偏碱的药物配伍使用,避免其抗菌活性减弱。

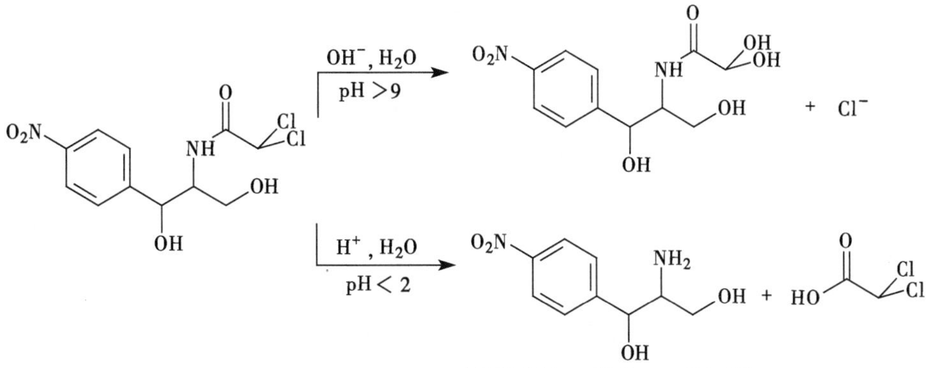

对硝基苯基-2-氨基-1,3-丙二醇

【药物鉴别】本品分子中芳香硝基经氯化钙和锌粉还原,可产生羟胺衍生物,与苯甲酰氯进行苯甲酰化,生成物可与铁离子形成紫红色的配位化合物。如按同一方法,无锌粉,则不显色。可用于鉴别。

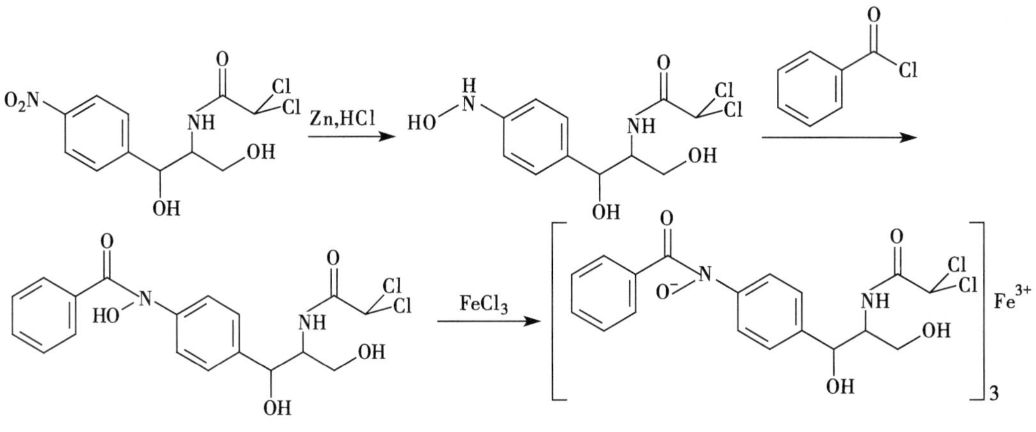

Zn,HCl

FeCl₃

本品加醇制氢氧化钾试液,加热,溶液显氯化物的鉴别反应。

【药理作用】 本药是人类发现的第一个广谱抗生素。可抑制细菌蛋白质合成,为快速抑制剂。对 G^- 细菌作用较强,特别是对伤寒杆菌、副伤寒杆菌、脑膜炎奈瑟菌作用强,对流感嗜血杆菌、百日咳鲍特菌、痢疾杆菌作用较强,对立克次体、螺旋体、支原体、衣原体有效,对 G^+ 球菌的作用不及青霉素和四环素类。

【适应证】 临床上主要用于治疗伤寒、副伤寒、斑疹伤寒等。其他如对百日咳、沙眼、细菌性痢疾及尿道感染等也有疗效。但若长期和多次应用可损害骨髓的造血功能,引起再生障碍性贫血。

知识链接

氯霉素的主要临床应用

由于氯霉素可能对造血系统产生严重的毒性作用,一般不作为首选药物使用。现仅用于治疗威胁生命的严重感染。如:①细菌性(流感杆菌)脑膜炎严重感染或立克次体感染(多西环素通常为立克次体感染的首选药):氯霉素一般不作为首选药,但如无法使用青霉素类药物和多西环素时,可用氯霉素。②伤寒:目前氯霉素已不作为首选药,而多选用氟喹诺酮类或第三代头孢菌素,后两者有速效、低毒、复发少和愈后不带菌等特点。③其他:与其他抗菌药联合使用,治疗腹腔或盆腔的厌氧菌感染,也可作为眼科的局部用药,用于敏感菌引起的眼内感染。

【不良反应】 本药最严重的毒性反应是抑制骨髓造血功能,主要表现为:①可逆性血细胞减少;②再生障碍性贫血。因此为防止造成毒性,应严格避免无指征用药。其他不良反应还有:灰婴综合征,多见于新生儿(尤其早产儿肝、肾发育不完善)及肝肾功能不全的成人,表现为呼吸抑制、循环衰竭、皮肤发绀而称灰婴综合征;口服可发生恶心、呕吐、腹泻等症状;少数患者有过敏反应(皮疹、药热、血管神经性水肿),视神经炎,视力障碍等。

【制剂及规格】 片剂:每片 0.25g。胶囊:每粒 0.25g。注射液:每支 0.25g(2ml)。滴眼液:20mg(8ml)。

知识链接

氯霉素抑制骨髓造血功能的不良反应与其结构特征的关系

氯霉素抑制骨髓造血功能的不良反应与其结构特征相关。其结构中的二氯乙酰胺基在体内会发生脱氯原子的代谢过程，生成酰氯中间体，此中间体活性大，可酰化体内一些重要酶的蛋白，产生毒性，造成再生性造血功能障碍。

而结构中的硝基苯也是抑制骨髓造血功能的结构原因，硝基可被硝基还原酶催化代谢，最终会还原成芳香氨基。其中间代谢产物苯基羟胺毒性大，可降低线粒体内膜上铁螯合酶的活性，使血红蛋白的合成受到抑制，引起再生障碍性贫血。

为了避免氯霉素的苦味，增强抗菌活性，延长作用时间或减少毒性，合成了其结构改造的衍生物。见表 7-8。

表 7-8　氯霉素的衍生物

药物名称	结构	特点
琥珀氯霉素 chloramphenicol succinate		1 位羟基与丁二酸成酯，为前药，可经体内酶解释放氯霉素发挥作用
棕榈氯霉素 chloramphenicol palmitate		1 位羟基与棕榈酸成酯，无苦味，又称无味氯霉素，适合儿童，为前药，可经体内酶解释放氯霉素发挥作用
甲砜霉素 thiamphenicol		甲砜基($-SO_2CH_3$)取代硝基，可注射给药，无刺激性

239

药物名称	结构	特点
乙酰氯霉素 cetafenicol	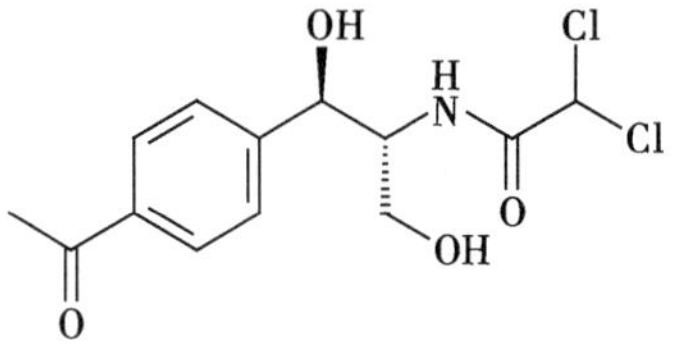	乙酰基替代硝基,毒性降低

二、林可霉素类

林可霉素类包含林可霉素(lincomycin)及克林霉素(clindamycin)。林可霉素又称洁霉素,是由链丝菌产生的抗生素。而克林霉素为林可霉素 7 位羟基以氯取代的衍生物,又称氯林可霉素。两者抗菌谱相同,而前者抗菌作用强,口服吸收较好,毒性低,已替代了林可霉素。

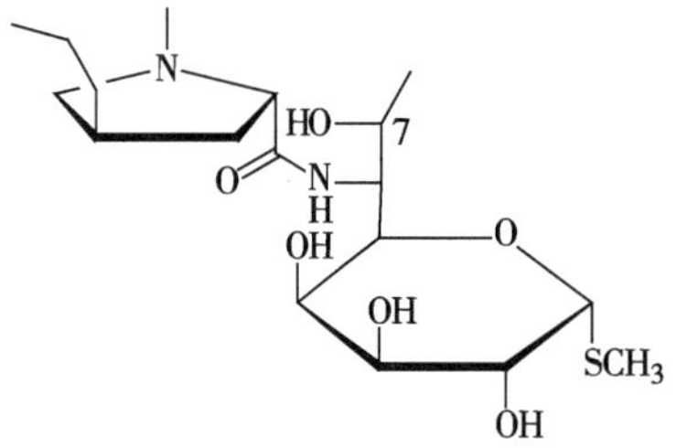

林可霉素 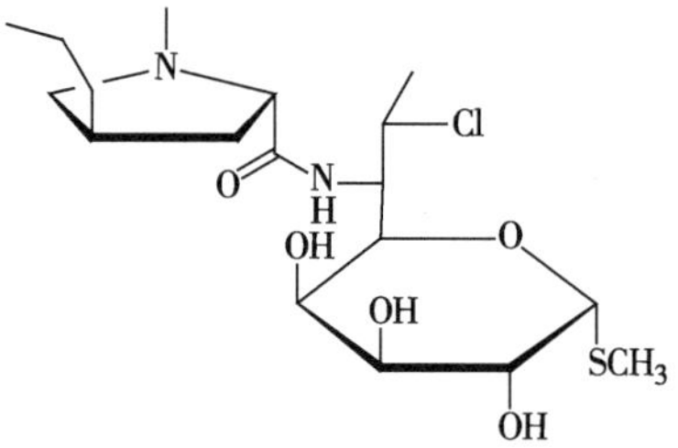   克林霉素

林可霉素类抗生素对 G^+ 菌如葡萄球菌属、链球菌属、白喉杆菌、炭疽杆菌均有较高的抗菌活性,对 G^- 厌氧菌也有良好的作用,对 G^- 需氧菌基本无效。其作用机制为抑制细菌蛋白质的合成,一般为抑菌剂,高浓度时有杀菌作用。临床用于敏感菌引起的呼吸道、关节和软组织及胆道感染等。

三、磷霉素

磷霉素(fosfomycin)为西班牙土壤中放线菌培养液分离得到的抗生素,结构简单,现可以通过化学合成方法得到。

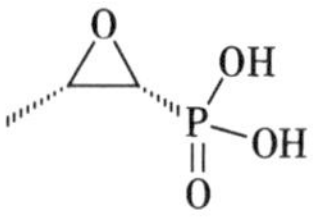

磷霉素具有两个手性碳,其(1R,2S)异构体临床称为磷霉素,而另一对映体没有抗菌活性。其能与细菌细胞壁合成酶结合,阻碍细菌细胞壁合成,发挥抗菌作用。对葡萄球菌、肺炎链球菌、大肠杆菌等有效。临床主要用于敏感菌引起的尿路、皮肤及软组织、肠道等部位感染。对肺部、脑膜感染及败血症也可考虑应用。

知识链接

不同类别抗菌药物对细菌的作用性质的分类及联合应用

Ⅰ类：繁殖期杀菌剂　青霉素类、头孢菌素类、喹诺酮类

Ⅱ类：静止期杀菌剂　氨基糖苷类、多黏菌素类

Ⅲ类：速效抑菌剂　四环素类、大环内酯类、氯霉素、林可霉素类

Ⅳ类：慢效抑菌剂　磺胺类

1. Ⅰ、Ⅱ类联合应用可获得增强作用。 例如青霉素类破坏细菌细胞壁的完整性，有利于氨基糖苷类进入细胞内发挥作用，这种联合有临床意义。 但头孢菌素类与氨基糖苷类合用有可能导致肾毒性增强。

2. Ⅱ、Ⅲ类联合应用常有相加作用。 因为Ⅱ、Ⅲ类抗菌药的作用机制都是干扰敏感菌的蛋白质合成，只是干扰的环节不同。 因此有相加作用。

3. Ⅲ、Ⅳ类联合应用一般可获得相加作用。

4. Ⅰ、Ⅳ类合用对两者的作用无重大影响，若有联合用药指征时，亦可合用。 如流行性脑膜炎，青霉素与磺胺嘧啶（SD）合用可提高疗效。

5. Ⅰ、Ⅲ类联合应用产生拮抗作用，临床上应加以避免。 例如，青霉素与四环素或大环内酯类抗生素合用，由于后者迅速抑制细菌蛋白质合成，阻止细菌生长、繁殖，而使细菌处于静止状态，致使青霉素干扰细胞壁合成的作用不能充分发挥，从而降低青霉素的杀菌效果。

点滴积累 ∨

1. 氯霉素结构中含有酰胺键，在强酸强碱条件下易水解；含硝基可用于鉴别。

2. 氯霉素是人类发现的第一个广谱抗生素。 抑制细菌蛋白质合成，为快速抑制剂。 其最严重的毒性反应是抑制骨髓造血功能，造成可逆性血细胞减少甚至再生障碍性贫血。

目标检测

一、选择题

（一）单项选择题

1. 属氨基糖苷类抗生素的药物是（　　　）

　　A. 青霉素　　　　　　B. 红霉素　　　　　　C. 链霉素　　　　　　D. 土霉素

2. 青霉素结构中易被破坏的部位是（　　　）

　　A. 侧链酰胺　　　　　B. β-内酰胺环　　　C. 苄基　　　　　　　D. 噻唑环

3. 半合成头孢菌素的合成中间体是（　　　）

　　A. 6-APA　　　　　　B. 7-APA　　　　　　C. 6-ACA　　　　　　D. 7-ACA

4. 能够发生麦芽酚反应的药物是（　　　）

　　A. 苄青霉素　　　　　B. 氨苄西林　　　　　C. 链霉素　　　　　　D. 红霉素

5. 氯霉素光学活性异构体的构型是( )

    A. 5R,6R 型   B. 6R,7R 型   C. 1R,2R(-)型   D. 1R,2S(-)型

6. 可影响骨、牙生长的抗生素是( )

    A. 氯霉素   B. 青霉素   C. 链霉素   D. 多西环素

7. 阻碍细菌细胞壁合成的药物有( )

    A. 大环内酯类   B. 氨基糖苷类   C. 青霉素类   D. 四环素类

8. 青霉素 G 的不良反应是( )

    A. 耳毒性   B. 肾毒性   C. 肝毒性   D. 过敏反应

9. 金黄色葡萄球菌引起的急慢性骨髓炎的首选药是( )

    A. 红霉素   B. 克林霉素   C. 氨苄西林   D. 林可霉素

10. 严重的流感杆菌脑膜炎可选用( )

    A. 氯霉素   B. 四环素   C. 土霉素   D. 多西环素

（二）多项选择题

1. 下列哪些药物属于 β-内酰胺酶抑制剂( )

    A. 氨苄西林   B. 克拉维酸   C. 塞替派

    D. 舒巴坦   E. 阿卡米星

2. 青霉素结构改造的目的是希望得到( )

    A. 耐酶青霉素   B. 广谱青霉素   C. 价廉的青霉素

    D. 无交叉过敏的青霉素   E. 口服青霉素

3. 属于半合成抗生素的药物有( )

    A. 氨苄西林   B. 青霉素   C. 土霉素

    D. 盐酸米诺环素   E. 阿卡米星

4. 应制成粉针剂的药物是( )

    A. 青霉素钠   B. 硫酸链霉素   C. 罗红霉素

    D. 氯霉素   E. 阿莫西林

5. 理论上分析能发生水解反应的抗生素类有( )

    A. β-内酰胺类抗生素   B. 氨基糖苷类抗生素

    C. 大环内酯类抗生素   D. 巴比妥类

    E. 青霉素类抗生素

6. 含酰胺结构的药物有( )

    A. β-内酰胺类抗生素   B. 氨基糖苷类抗生素

    C. 大环内酯类抗生素   D. 氯霉素类抗生素

    E. 青霉素类抗生素

7. 四环素类抗生素的不良反应包括( )

    A. 胃肠刺激   B. 肝毒性

C. 二重感染　　　　　　　　　　　　　　　D. 影响骨骼和牙齿生长

E. 再生障碍性贫血

二、简答题

1. 头孢菌素类药物的化学结构为何比青霉素类稳定?

2. 四环素类抗生素在酸性、中性及碱性溶液中均不稳定,其原因是什么?

三、实例分析

1. 青霉素类抗生素是β-内酰胺类中一大类抗生素的总称,由于β-内酰胺类作用于细菌的细胞壁,而人类只有细胞膜无细胞壁,故对人类的毒性较小,除能引起严重的过敏反应外,在一般用量下,其毒性不甚明显,但它不能耐受耐药菌株(如耐药金黄色葡萄菌)所产生的酶,易被其破坏,且其抗菌谱较窄,主要对革兰阳性菌有效。试从结构上分析如何对其进行结构改造得到耐酸、耐酶、广谱的青霉素?

2. 红霉素自问世至今,人们逐渐认识到了其许多不足,如:口服吸收不规则,生物利用度较低,在胃酸中不稳定,清除半衰期短,有胃肠道刺激性等,近年来利用生物和化学方法半合成了许多衍生物。试分析如何对其进行结构改造得到化学性质更加稳定的衍生物。

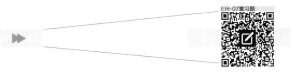

ER-07章习题

（布秀娟）

实验 6　注射用头孢呋辛钠的稳定性实验

【实验目的】

1. 模拟临床实际用法,通过外观、pH 检查和含量测定,考察头孢呋辛钠在不同注射液中的稳定性。

2. 了解温度、光照及不同注射液对药品的影响。

【实验内容】

考察头孢呋辛钠在葡萄糖注射液、葡萄糖氯化钠注射液、氯化钠注射液、复方氯化钠注射液和碳酸氢钠注射液中的稳定性。

【实验原理】

头孢呋辛钠,其化学名称为:$(6R,7R)$-7-[2-(呋喃-2-基)-2-(甲氧亚氨基)乙酰氨基]-3-氨基甲酰氧甲基-8-氧代-5-硫杂-1-氮杂双环[4.2.0]辛-2-烯-2-甲酸钠盐。分子式:$C_{16}H_{15}N_4NaO_8S$,分子量:446.37。商品名达力新,是一种头孢菌素类抗生素,可抵抗大多数的β-内酰胺酶,并对多种革兰阳性和革兰阴性菌有效。本实验模拟临床用法对头孢呋辛钠在葡萄糖注射液、葡萄糖氯化钠注射液、氯化钠注射液、复方氯化钠注射液、碳酸氢钠注射液中的稳定性进行考察,为临床用药提供参考。

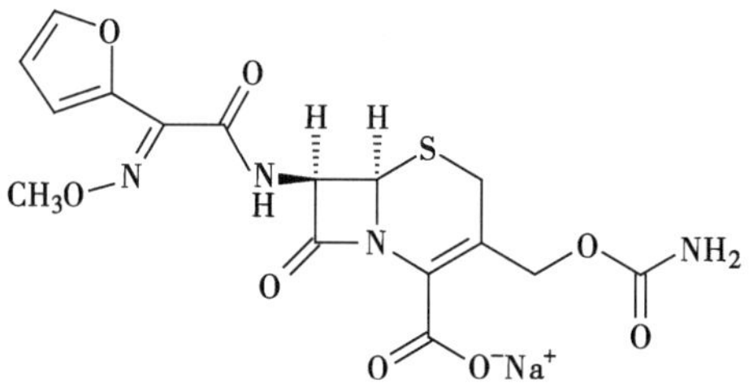

【实验步骤】

1. **仪器** 恒温水浴箱、容量瓶、移液管、洗耳球、天平。

2. **药品** 注射用头孢呋辛钠、5%碳酸氢钠注射液、0.9%氯化钠注射液、10%葡萄糖注射液、5%葡萄糖氯化钠注射液、复方氯化钠注射液。

3. **步骤**

(1)配伍液配制:模拟临床用药浓度,精密称取注射用头孢呋辛钠0.25g共5份,分别置于250ml容量瓶中,各加不同输液溶解并稀释至刻度,摇匀再精密吸取上述各配伍液5ml置于5只100ml容量瓶中,分别加入3,4-二羟基甲苯溶液(1.5mg/ml),再分别加入不同输液使溶解并稀释至刻度,摇匀待用。

(2)外观及pH:将该5组配伍液在室温下放置,按间隔0、1、2、4、6小时取样,观察外观变化,并测定pH。

(3)温度的影响:将第一组样品放于冰箱内冷藏,第二组样品放于室温,第三组样品放于50℃恒温水浴箱中,第四组样品放于100℃恒温水浴箱中,第0、1、2小时取样,每次取样5瓶,检查样品溶液的颜色,并测定pH。

(4)光照的影响:分取上述5组配制液各5份,一份置于暗处,另一份置于日光照射下,紫外线照射下,1小时后观察溶液的变化,并测定pH。

【实验提示】

所配制的溶液药物的含量要相同,严格控制实验条件。

【实验思考】

1. 根据头孢呋辛钠的结构特点分析其稳定性。

2. 如何避免药物的变质反应?

【实验报告】

时间的影响

样品（组）	0h 颜色	0h pH	1h 颜色	1h pH	2h 颜色	2h pH	4h 颜色	4h pH	6h 颜色	6h pH
1										
2										
3										
4										
5										

温度的影响

样品（组）	室温 颜色 pH	冷藏室 颜色 pH	50℃ 颜色 pH	100℃ 颜色 pH	对照品 颜色 pH
1					
2					
3					
4					
5					

光照的影响

样品（组）	暗处 颜色 pH	日光 颜色 pH	紫外线 颜色 pH	对照品 颜色 pH
1				
2				
3				
4				
5				

【实验测试】

实验技能考核表

	考核项目	分值	考核得分
实验前准备	1. 实验预习	5	
	2. 实验仪器准备、玻璃仪器洗涤	5	
	3. 溶液配制	5	
实验过程	4. 药品、试剂取用准确规范	15	
	5. 按规程操作	20	
	6. 观察现象并记录	10	
实验后整理	7. 按要求拆卸实验装置	5	
	8. 仪器清洗并归位、卫生整洁	5	
	9. 实验报告、结论	20	
	10. 实验总结与体会	10	

（布秀娟）

第八章

ER-08章PPT

化学合成抗感染药及其他抗感染药物

导学情景 ∨

情景描述：

患者，女性，38岁。因咽喉肿痛去医院就医，经医院确诊为化脓性扁桃体炎初期，开出复方新诺明予以治疗，并交代服用方法：每日两次，每日两片，第一次服药时吃四片。

学前导语：

复方新诺明是由磺胺类抗菌药磺胺甲噁唑（SMZ）和磺胺类增效剂甲氧苄啶（TMP）按5：1的比例制成的复方制剂。这类药物广泛应用于抗病原微生物感染，自产生以来得到迅猛发展，是近年来临床上应用最广泛的药物之一。因此，学习和掌握本类药物的基本知识，无论是对课程学习，还是对药学服务能力的养成，都具有十分重要的意义。

化学合成抗感染药是指除抗生素外，用于抗病原微生物感染的化学合成药物。此类药物自产生以来得到迅猛发展，是近年来临床上应用最广泛的药物之一，销售额占世界药品销售额的15%左右，位居第二位。同时，近年来由于抗感染药物的滥用，致病微生物的耐药性问题也日益严重，成为目前困扰抗感染治疗的一大难题。抗生素虽然也属于抗感染药物，但因其来源独特、种类和数量繁多，现已成为专章，不在本章中学习。本章将讨论磺胺药及抗菌增效剂、喹诺酮类抗菌药、抗结核病药、抗真菌药、抗病毒药和抗寄生虫病药物。

知识链接

什么是感染

感染是指病原体侵入人体并在体内繁殖的病理现象。感染后可引起组织损伤，导致不同的临床现象。感染常见以下五种表现：①病原体被消灭或排出体外。②形成病原体携带状态，即病毒携带者、带菌者和携带寄生虫者。③隐性感染，即人体受病原体感染后，不出现症状，但能产生特异性免疫，如特异性抗体阳性、皮内试验阳性等，而且不易再感染该种病原体。④潜伏性感染，即病原体长期地潜伏在人体内，与人体的抵抗力保持平衡状态。⑤显性感染，即感染病原后出现症状，发生疾病。

第一节 磺胺药及抗菌增效剂

磺胺类药物是 20 世纪 30 年代发现的能有效防治全身细菌感染的第一类人工合成抗菌药。这类药物的发现,开创了人工合成抗菌药物治疗的新纪元,使死亡率很高的细菌性传染疾病得到控制。虽然磺胺类药物临床应用现已大部分被抗生素及其他合成抗菌药所取代,但因其疗效确切、性质稳定、使用方便、价格低廉,且有与抗菌增效剂合用,使抗菌作用显著增强等特点,仍为目前临床较常用的一类抗菌药。

磺胺类药物是对氨基苯磺酰胺的衍生物,以对氨基苯磺酰胺为母体,由于 N_1 和 N_4 的取代基不同构成各种不同的磺胺类药物。临床上常用的药物大多数是 N_1 的取代物,R_2 多为杂环。

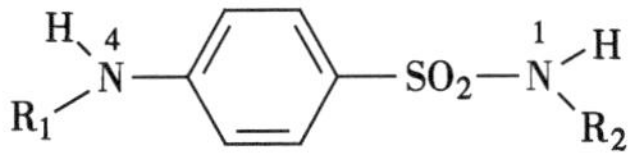

磺胺类药物结构通式

磺胺类药物多为白色或淡黄色结晶或结晶性粉末;无臭,几乎无味。难溶于水,易溶于乙醇、丙酮,几乎不溶于氯仿、乙醚。具有一定熔点。

磺胺类药物具有下列共同的化学性质:

(一)磺酰氨基的性质

1. 酸性 磺酰基具有强的吸电子性,使 N_1 上电子密度降低,易释放出质子而显酸性。故本品可溶于碱液中,成为水溶性的盐类。

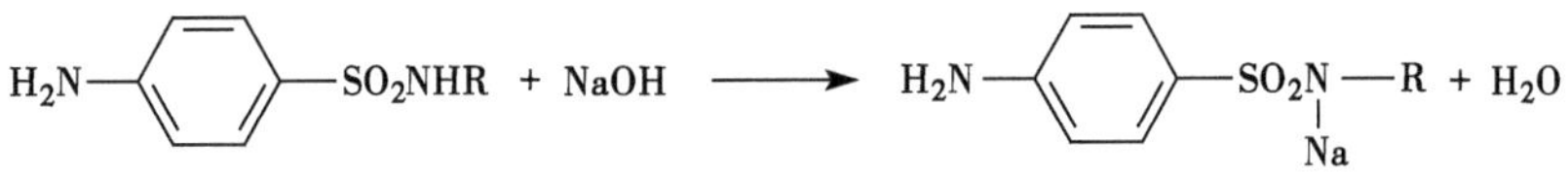

临床上常配成注射液应用,如磺胺嘧啶钠注射液。5%～20%的磺胺类药物的钠盐水溶液的 pH 为 8.5～10.5,易吸收空气中的二氧化碳而析出沉淀,在配制溶液时应注意。

2. 重金属离子取代反应 磺酰氨基上的氢原子,可被金属离子(银、铜、钴)取代,生成不同颜色的难溶性的金属盐沉淀。因磺胺类药物不同,得到不同颜色的铜盐沉淀,有的有颜色变化过程,可用于该类药物的鉴别和区别。

(二)芳伯氨基的性质

1. 弱碱性 由于磺酰氨基吸电子的影响,使芳氨基的碱性比苯胺还弱,虽可溶于盐酸中,但不能形成稳定的盐。

2. 重氮化偶合反应 磺胺类药物多含芳伯氨基,在酸性条件下,与亚硝酸钠作用可发生重氮化反应,利用此性质可测定磺胺类药物的含量。重氮化反应后生成的重氮盐在碱性条件下与 β-萘酚偶合,生成橙红色的偶氮化合物,可用于鉴别。

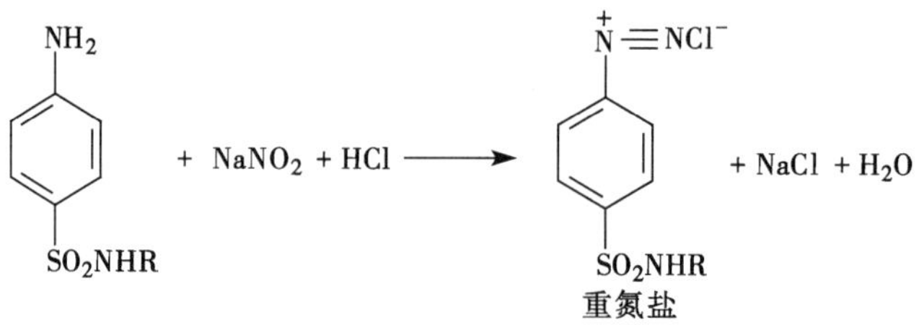

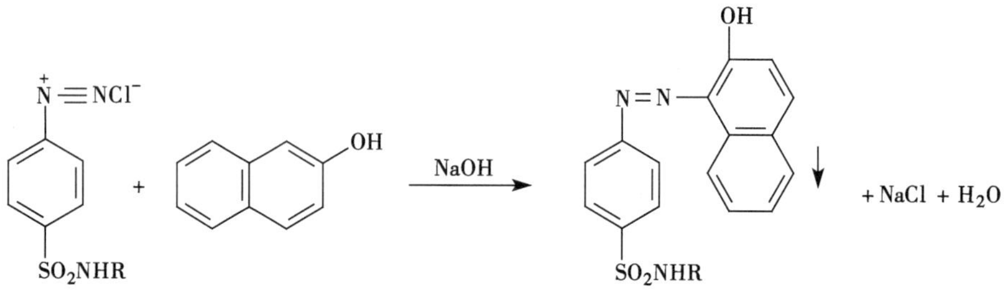

3. 自动氧化 游离的磺胺类药物较稳定,不易发生自动氧化,而其钠盐则较易被氧化。在日光及重金属催化下,可加速氧化反应,氧化产物多为偶氮化合物及氧化偶氮化合物。

此类药物遇光颜色可渐变深,故应于遮光容器内密闭保存。钠盐注射液需加抗氧剂,安瓿内应充氮气保存。

▶▶ **课堂活动**

根据磺胺类药物的结构特点,分析其化学性质。

磺胺类药物抗菌作用较弱,易产生耐药性,目前主要用于敏感菌引起的全身感染、肠道感染和局部感染。

磺胺类药物不良反应较多,主要有泌尿系统损害。磺胺类药物或其乙酰化代谢产物因在尿中溶解度较低,易析出结晶,引起血尿、结晶尿、尿痛,甚至尿闭等。服用磺胺嘧啶或磺胺甲噁唑时,应适当增加饮水量并同服等量碳酸氢钠以碱化尿液,服药超过一周者,应定期检查尿常规。其他还有过敏反应、血液系统反应、神经系统反应和消化道反应等。新生儿、早产儿、孕妇和哺乳期妇女不应使用磺胺药。肝功能受损者也应避免使用。

磺胺类药物的作用机制,以 Wood-Fields 学说为公认。细菌在二氢叶酸合成酶催化下,将氨基苯甲酸(PABA)、谷氨酸及二氢蝶啶焦磷酸酯合成二氢叶酸。再经二氢叶酸还原酶还原为四氢叶酸,后者进一步合成叶酸辅酶 F,该辅酶为细菌 DNA 合成中所需核苷酸合成提供一个碳单位。Wood-Fields 学说认为磺胺类药物作用的靶点是细菌的二氢叶酸合成酶,使其不能充分利用 PABA 合成二氢叶酸。抗菌增效剂甲氧苄啶通过抑制细菌二氢叶酸还原酶的活性,使二氢叶酸不能还原为四氢叶酸,影响细菌核酸的合成而产生抑菌作用。甲氧苄啶亦能增强四环素、庆大霉素、红霉素等多种抗生素抗菌作用。

当磺胺类药物与磺胺增效剂合用时使细菌的叶酸代谢受到双重阻断,从而使其抗菌作用增强数倍至数十倍,对细菌的耐药性也减少。磺胺药及抗菌增效剂影响细菌叶酸代谢的原理见图 8-1。

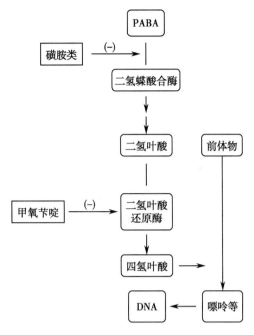

图 8-1　磺胺及甲氧苄啶影响细菌叶酸代谢的示意图

知识链接

抗代谢原理

　　磺胺类药物作用机制的 Wood-Fields 学说,开辟了从代谢拮抗寻找新药的途径,这是磺胺类药物在药物化学研究理论方面的巨大贡献。 所谓抗代谢原理就是设计与生物体内基本代谢物的结构有某种程度相似的化合物,使其与基本代谢物产生竞争或干扰基本代谢物的利用,也可将其掺入生物大分子的合成之中形成伪生物大分子,导致"致死合成",从而影响细胞的生长代谢。 抗代谢原理已广泛应用于抗菌、抗病毒及抗癌等药物的设计中。

目前临床仍在使用的磺胺类药物及抗菌增效剂见表 8-1。

表 8-1　目前临床仍在使用的磺胺类药物及抗菌增效剂

药物名称	药物结构	适应证、不良反应
磺胺嘧啶 sulfadiazine		适应证:为防治脑膜炎球菌所致流行性脑脊髓膜炎首选药物。亦应用于敏感菌所致呼吸道、消化道、泌尿系统、皮肤软组织等感染。与甲氧苄啶合用产生协同抗菌作用。 不良反应:泌尿系统损伤、过敏反应较为常见。当皮疹或其他反应早期征兆出现时即应立即停药

药物名称	药物结构	适应证、不良反应
磺胺甲噁唑 sulfamethoxazole		适应证:主要用于敏感菌所致单纯性尿路感染、肠道感染、呼吸道感染的治疗。 不良反应:变态反应常见,如药疹、光敏性皮炎、药热、关节及肌肉痛、血清病样反应等。胃肠道反应一般较轻微,偶有血液系统、肝脏等不良反应
磺胺嘧啶银 sulfadiazine silver		适应证:主要用于防治外伤、烧伤等创面感染。 不良反应:偶有局部刺激、短暂疼痛、皮疹等,磺胺类药物过敏者禁用
甲氧苄啶 trimethoprim		适应证:本品为抗菌增效剂。临床多与磺胺类制成复方制剂用于敏感菌所致呼吸道、尿路、肠道感染和脑膜炎、败血症以及伤寒、副伤寒等肠道传染病。 不良反应:本品毒性较小,可引起恶心、呕吐等胃肠反应

点滴积累 ⅴ

1. 磺胺药物结构中的磺酰氨基有酸性,故可溶于碱液,有芳伯氨基显弱碱性,可以溶于酸溶液,并且可以发生重氮化反应生产重氮盐。

2. 游离的磺胺类药物较稳定,不易发生自动氧化,而其钠盐则较易被氧化。在日光及重金属催化下,可加速氧化反应,氧化产物多为偶氮化合物及氧化偶氮化合物。

3. 磺胺类药物作用的靶点是细菌的二氢叶酸合成酶,抗菌增效剂甲氧苄啶通过抑制细菌二氢叶酸还原酶的活性,使二氢叶酸不能还原为四氢叶酸,当磺胺类药物与磺胺增效剂合用时使细菌的叶酸代谢受到双重阻断,从而使其抗菌作用增强数倍至数十倍。同时,细菌的耐药性减少。临床常用复方制剂。

第二节 喹诺酮类抗菌药

一、喹诺酮类药物概述

喹诺酮类抗菌药是 20 世纪 60 年代发展起来的新一代抗菌药物,此类药物的问世具有划时代的意义。这类药物抗菌谱广,活性强,毒性低,与多数抗菌药物尤其是多数抗生素类药物之间无交叉耐药性,而且容易人工合成,其中一些药物的抗菌作用完全可与优良的半合成头孢菌素媲美。自 1962 年萘啶酸问世以来,喹诺酮类抗菌药目前已发展到第五代,有几十个品种在临床上使用,绝大多数为第三、四代,为合成抗菌药的重要分支。

喹诺酮类药物的化学结构含有双环,基本结构为 4-吡啶酮酸并联苯、吡啶或嘧啶环等组成的芳

杂环,如下:

4-吡啶酮-3-羧酸母核

喹诺酮类药物通过抑制敏感菌 DNA 回旋酶和拓扑异构酶Ⅳ,从而抑制细菌细胞的生长和分裂而杀死细菌,对人类相对安全。

难点释疑

1. 杀菌剂和抑菌剂的相对性 "杀菌"和"抑菌"是相对的,对极敏感细菌,应用较大量抑菌剂,则血清和组织中的药物浓度也足以杀菌;而低浓度的杀菌剂对较不敏感的细菌也只能起抑制作用。

2. 多重耐药性(MDR) 指病原体同时对多种抗微生物药物发生的耐药性。

目前我国临床主要使用的为引入氟原子的第三代喹诺酮类抗菌药,代表药物为诺氟沙星、环丙沙星和氧氟沙星。药物结构中都含有"4-吡啶酮-3-羧酸"母核,并且在 C-6 位引入氟,C-7 位引入哌嗪基或吡咯啉基的衍生物,故又称氟喹诺酮类。此类药物抗菌谱和代谢动力学极佳,在组织和体液分布广,不仅对革兰阴、阳性菌有明显作用,对支原体、衣原体、军团菌及分枝杆菌的抗菌活性较前两代有所增加。可用于尿道感染、淋病、呼吸道感染、皮肤感染、骨和关节感染、腹腔感染、胃肠道感染、伤寒、败血症及慢性阻塞性呼吸道疾病的急性发作,成为近十几年常用的抗菌药。某些第三代喹诺酮类抗菌药,如司帕沙星等还具有抗结核作用。本类药物结构中 3 位羧基和 4 位羰基,极易和钙、镁、锌等金属离子形成配合物,不仅降低药物的抗菌活性,也使体内的金属离子流失,容易引起妇女、老人和儿童缺钙、缺锌、贫血等不良反应。使用这类药物时,不宜和牛奶等含钙、铁的食物或药品同服,老人和儿童也不宜大剂量长时间使用。

知识链接

喹诺酮类药物的发展历程

第一代,以萘啶酸为代表,其抗菌谱窄、抗菌力弱,现已被淘汰;第二代,以吡哌酸和西诺沙星为代表,抗菌活性由革兰阴性菌扩大到革兰阳性菌,但血药浓度低,现亦较少应用;第三代,诺氟沙星、氧氟沙星、左氧氟沙星、环丙沙星等,其抗菌谱广、抗菌活性强、生物利用度高,为近十几年常用的抗菌药;第四代,曲伐沙星、克林沙星、莫西沙星、加替沙星等新氟喹诺酮类药物,既保留了前三代优点又增加了对厌氧菌的抗菌活性,对绝大多数致病菌的综合临床疗效达到或超过 β-内酰胺类抗生素;第五代,奈诺沙星和加诺沙星,2002 年由日本医药学家研发的无氟喹诺酮类药物,其抗菌活性强,疗效明显。

二、常用喹诺酮类药物

吡哌酸 Pipemidic Acid

化学名 8-乙基-5-氧代-5,8-二氢-2-(1-哌嗪基)吡啶并[2,3-d]嘧啶-6-羧酸三水合物。

微黄色或淡黄色结晶性粉末;无臭,味苦。在甲醇或二甲基甲酰胺中微溶,在水或氯仿中极微溶解,在乙醇、乙醚或苯中不溶,在氢氧化钠溶液中或冰醋酸中易溶。本品含 3 个结晶水。mp. 251~256℃。

【化学稳定性】 由于分子中含有羧基及哌嗪基,本品具有酸碱两性。

本品对光不稳定,遇光渐变为污黄色。

因本品在水中溶解度较小,临床上仅有片剂和胶囊剂。

【药物鉴别】 本品含有叔胺结构,与丙二酸和醋酐在水浴上加热后,显深棕色,可作为本品的鉴别。

【药理作用】 本品为第二代喹诺酮类代表药,对革兰阴性杆菌,如大肠埃希菌、肺炎克雷伯菌、产气肠杆菌、奇异变形杆菌、沙雷菌属、伤寒沙门菌、志贺菌属、铜绿假单胞菌等具抗菌作用。

【适应证】 因口服吸收在体内不被代谢,多以原形经肾排泄,主要用于敏感革兰阴性菌和葡萄球菌所致尿路、肠道和耳道感染等。

【不良反应】 恶心、上腹不适、食欲减退、稀便或便秘等胃肠道反应。本品用于数种幼龄动物时,可引起关节病变。因此不宜用于 18 岁以下小儿及青少年。孕妇、哺乳期妇女不宜应用。

【制剂及规格】 片剂:每片 0.25g;0.5g。胶囊剂:每粒 0.25g。

诺氟沙星 Norfloxacin

化学名 1-乙基-6-氟-1,4-二氢-4-氧代-7-(1-哌嗪基)-3-喹啉羧酸。又名氟哌酸。

白色或淡黄色结晶性粉末;无臭,味微苦;在二甲基甲酰胺中略溶,水或乙醇中微溶,在醋酸,盐酸或氢氧化钠液中易溶。mp. 218~224℃。

【化学稳定性】 由于分子中含有 3 位羧基及 7 位哌嗪基,故具有酸、碱两性。本品在室温、干燥条件下相对稳定,但在光照下可分解得到 7-哌嗪环开环产物。使其颜色变深。故本品应遮光、密封,在干燥处保存。

本品在 2mol/L 盐酸中回流 50 小时,可生成 69% 脱羧产物。

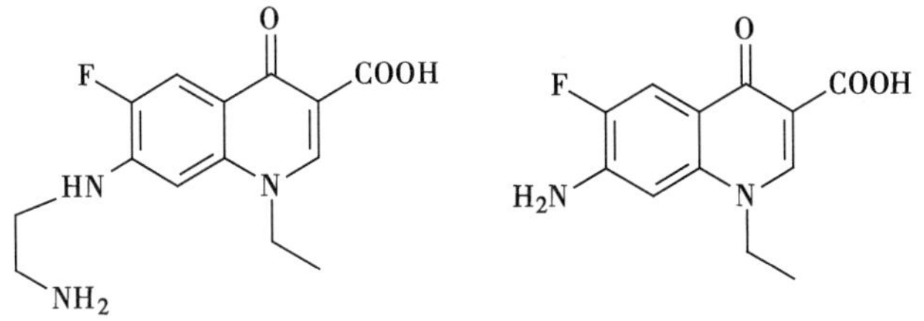

7-哌嗪环开环产物 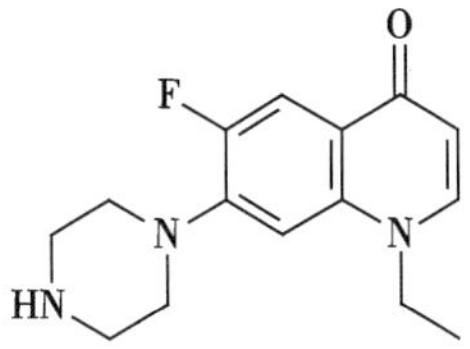　　　　　　　　　　脱羧产物

【药物鉴别】因分子中含叔胺基团,故本品与丙二酸和醋酐,在水浴中加热后,显红棕色。

本品具有机氟化物的鉴别反应。

【药理作用】本品为 20 世纪 70 年代末期开发的首个第三代喹诺酮类抗菌药,也是依诺沙星和环丙沙星的原形。由于在 6 位引入氟原子,加之 7 位哌嗪基团的存在,此类药物具有良好的组织渗透性和抗菌活性。对大肠埃氏菌、痢疾杆菌、伤寒杆菌、沙雷菌、肺炎杆菌、流感杆菌、铜绿假单胞菌、淋球菌等大多革兰阴性致病菌高效。对葡萄球菌、链球菌、厌氧菌等亦有较强杀菌作用。

【适应证】主要用于敏感菌所致肠道、泌尿道、妇产科感染和淋病。也可外用治疗皮肤和眼部的感染。但对支原体、衣原体、军团菌属感染无临床价值。

【不良反应】本品可发生胃肠道反应,偶有氨基转移酶升高、外周神经刺激症状。因本品可影响承重关节及骨发育,儿童、孕妇及哺乳期妇女禁用。

【制剂及规格】软膏剂:每只 0.1g;2.5g。胶囊:每粒 0.1g。

盐酸环丙沙星 Ciprofloxacin Hydrochloride

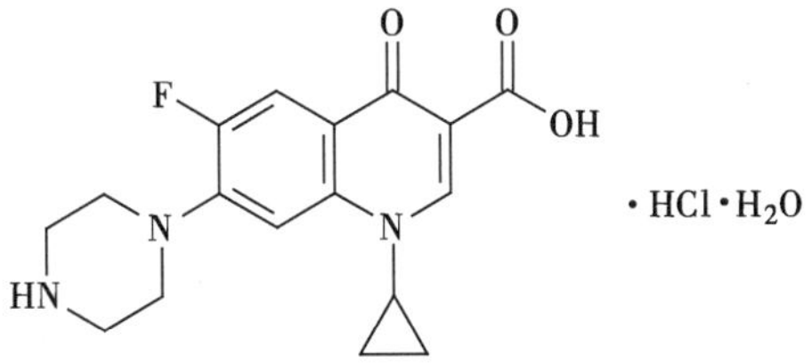

化学名　1-环丙基-6-氟-1,4-二氢-4-氧代-7-(1-哌嗪基)-3-喹啉羧酸盐酸盐一水合物。又名环丙氟哌酸。

白色或微黄色结晶性粉末,无臭,味苦。几乎不溶于氯仿,极微溶于乙醇,微溶于甲醇,溶于水,易溶于氢氧化钠试液。mp. 255~257℃。

【化学稳定性】本品稳定性好,室温下保存 5 年未见变化。但在酸性下加热或长时间光照下,可检出类似诺氟沙星的哌嗪环开环产物和脱羧产物。

【药物鉴别】本品与丙二酸和醋酐作用,溶液显红棕色。

本品水溶液显氯化物的反应。

案例分析

案例：盐酸环丙沙星在制剂生产中与金属器皿接触，可能发生颜色改变。

分析：本品极易和钙、铁、锌、铝等金属离子形成配合物，降低药物的抗菌活性，使用时应注意。在生产中禁止与金属容器接触，防止容器溶解的微量金属离子与药物形成配合物而引起变色变质。

【药理作用】本品抗菌谱广、抗菌作用强，对肠杆菌、流感杆菌、铜绿假单胞菌、脆弱拟杆菌、淋球菌、军团菌、金黄色葡萄球菌、链球菌的最低抑菌浓度显著低于其他同类药物及头孢菌素、氨基糖苷类等抗生素。

【适应证】用于敏感菌所致呼吸系统、肠道、胆道、泌尿生殖系统、皮肤、软组织、骨关节等感染及败血症。对多重耐药伤寒杆菌所致伤寒亦有良好疗效。

【不良反应】本品常见腹部不适或疼痛、腹泻、恶心或呕吐等胃肠道反应。可有头昏、头痛、嗜睡、皮疹等神经系统反应及过敏反应。偶有粒细胞减少及血清氨基转移酶、血肌酐、尿素氮增高。由于本药可引起未成年动物关节病变，故孕妇禁用，哺乳期妇女应用本品时应暂停哺乳。婴幼儿及18岁以下青少年不宜使用。

【制剂及规格】片剂：每片 0.25g。胶囊：每粒 0.25g。滴眼液，每支 5ml；8ml。

难点释疑

盐酸环丙沙星为诺氟沙星分子中1位乙基被环丙基取代所得的喹诺酮类抗菌药。虽然抗菌谱与诺氟沙星相似，但对肠杆菌、铜绿假单胞菌、流感嗜血杆菌、淋球菌、链球菌、军团菌、金黄色葡萄球菌、脆弱拟杆菌等的最低抑菌浓度为 0.008~2μg/ml，这显然优于其他同类药物及头孢菌素和氨基糖苷类抗生素。另外，对耐 β-内酰胺类或耐庆大霉素类致病菌亦有效，这使得盐酸环丙沙星在临床上被广泛使用。

其他常用喹诺酮类抗菌药见表 8-2。

表 8-2　其他常用喹诺酮类抗菌药

药物名称	药物结构	适应证、不良反应
左氧氟沙星 levofloxacin	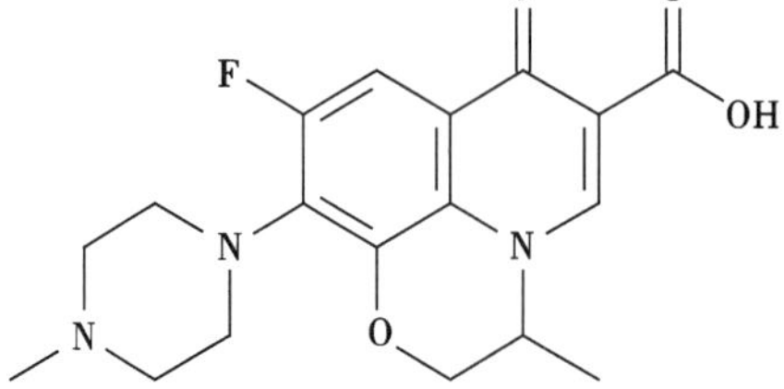	适应证：其抗菌活性是氧氟沙星的 2 倍。对敏感菌引起的各种急慢性感染、难治的感染均有良好效果。 不良反应：不良反应发生率低于多数氟喹诺酮类药物，不良反应是胃肠道反应

药物名称	药物结构	适应证、不良反应
洛美沙星 lomefloxacin	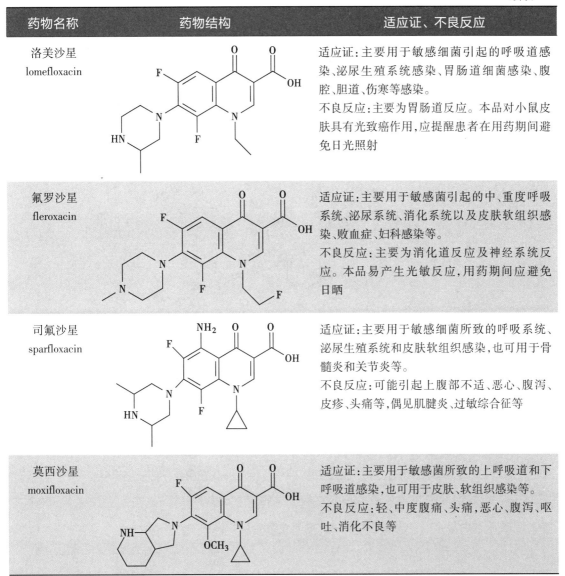	适应证:主要用于敏感细菌引起的呼吸道感染、泌尿生殖系统感染、胃肠道细菌感染、腹腔、胆道、伤寒等感染。 不良反应:主要为胃肠道反应。本品对小鼠皮肤具有光致癌作用,应提醒患者在用药期间避免日光照射
氟罗沙星 fleroxacin		适应证:主要用于敏感菌引起的中、重度呼吸系统、泌尿系统、消化系统以及皮肤软组织感染、败血症、妇科感染等。 不良反应:主要为消化道反应及神经系统反应。本品易产生光敏反应,用药期间应避免日晒
司氟沙星 sparfloxacin		适应证:主要用于敏感细菌所致的呼吸系统、泌尿生殖系统和皮肤软组织感染,也可用于骨髓炎和关节炎等。 不良反应:可能引起上腹部不适、恶心、腹泻、皮疹、头痛等,偶见肌腱炎、过敏综合征等
莫西沙星 moxifloxacin		适应证:主要用于敏感菌所致的上呼吸道和下呼吸道感染,也可用于皮肤、软组织感染等。 不良反应:轻、中度腹痛、头痛,恶心、腹泻、呕吐、消化不良等

【**药物相互作用**】　尿碱化药可减低环丙沙星在尿中的溶解度,导致结晶尿和肾毒性;含铝或镁的制酸药可减少环丙沙星口服的吸收;去羟肌苷可减少环丙沙星的口服吸收,建议与以上药品避免合用。环丙沙星与茶碱类合用时可能出现茶碱中毒症状,合用时应测定茶碱类血药浓度和调整剂量。环孢素与环丙沙星合用时,其血药浓度升高,必须监测环孢素血浓度,并调整剂量。环丙沙星与华法林同用时可增强其抗凝作用,合用时应严密监测患者的凝血时间。丙磺舒可减少本品自肾小管分泌,合用时可因环丙沙星血浓度增高而产生肾毒性。环丙沙星干扰咖啡因的代谢,从而导致咖啡因消除减少,并可能产生中枢神经系统毒性。

知识链接

噁唑烷酮类抗菌药

法玛西亚普强公司于 2000 年获得美国 FDA 批准上市了一类化学结构新颖的高效抗菌药物"噁唑烷酮类抗菌药"，其代表药物利奈唑胺已经在我国上市。 利奈唑胺作为细菌蛋白质合成抑制剂，作用于细菌 50S 核糖体亚单位，抑制 mRNA 与核糖体连接，阻止 70S 起始复合物的形成，从而抑制了细菌蛋白质的合成。 适用于治疗革兰阳性（G^+）球菌引起的感染，包括由耐甲氧西林金黄色葡萄球菌（MRSA）引起的疑似或确诊院内获得性肺炎（HAP）、社区获得性肺炎（CAP）、复杂性皮肤或皮肤软组织感染（SSTI）以及耐万古霉素肠球菌（VRE）感染等。

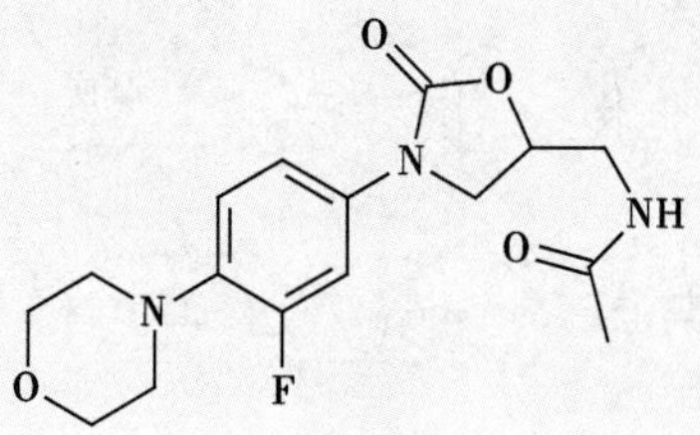

利奈唑胺

点滴积累 $\vee$

1. 喹诺酮类药物通过抑制敏感菌 DNA 酶，从而抑制细菌生长分裂而杀死细菌。

2. 目前临床主要使用的第三代喹诺酮类抗菌药的代表药物为诺氟沙星、环丙沙星和氧氟沙星。 药物结构中都含有"4-吡啶酮-3-羧酸"的结构。

3. 喹诺酮类药物结构中 3 位羧基和 4 位羰基，极易和钙、镁、锌等金属离子形成配合物，不仅降低药物的抗菌活性，同时也使体内的金属离子流失，尤其对妇女、老人和儿童引起缺钙、缺锌、贫血等不良反应。

第三节 抗结核药

一、抗结核药概述

结核病是由结核分枝杆菌引起的慢性传染病，可侵及多个脏器，以肺结核最为常见，其余有结核性脑膜炎、淋巴腺结核、骨结核、肾结核等。随着抗结核药的有效运用，人类对结核病的治疗取得显著成效，发病率及病死率均在很大程度上得到控制。近年来，由于耐药性结核分枝杆菌感染、抗结核治疗不规范等多种原因，使结核病在世界范围内流行增多，重新成为危害人类健康，造成死亡的重要传染病。

抗结核病药是一组化学结构不同,通过不同作用机制抑制结核分枝杆菌生长繁殖,或杀灭结核分枝杆菌的药物。根据化学结构的不同可分为抗生素类抗结核药和合成抗结核药。抗结核抗生素主要有链霉素、利福平等。合成抗结核药主要包括异烟肼、乙胺丁醇等。

知识链接

抗结核病药的分类

临床上根据其抗菌作用强弱、不良反应及临床应用的不同,主要分为两类:①一线药物:主要的抗结核病药,疗效高、不良反应较少、患者较易耐受,常作为初治病例的药物使用,包括异烟肼、利福平、乙胺丁醇、吡嗪酰胺、链霉素等。②二线药物:次要的抗结核病药,作用稍弱,毒性较大,多作为复治病例的配伍药物,如对氨基水杨酸钠、丙硫异烟胺、乙硫异烟胺、卡那霉素、卷曲霉素和环丝氨酸等。此外,近几年又开发出一些疗效较好,毒副作用相对较小的新一代的抗结核药,如利福喷丁、利福定、司帕沙星和贝达喹啉等。其中,一线抗结核药及对氨基水杨酸与丙硫异烟胺被列为国家基本药物。

二、常用抗结核药

(一)抗生素类抗结核药

案例分析

案例:患者因受凉后低热、咳嗽、咳白色黏痰,给予抗生素及祛痰治疗1个月,症状不见好转,体重逐渐下降来诊。拍胸片诊为"浸润型肺结核"。利福平450mg/d,空腹顿服;异烟肼300mg/d,顿服。治疗3个月,症状逐渐减轻,继续巩固治疗半年,症状消失,再复查胸片正常。

分析:利福平具有广谱抗菌作用,对结核分枝杆菌和麻风杆菌作用强,主要用于各种类型结核病的初治和复治。异烟肼对各种类型的结核病患者均为首选药物。二者合用可有效地治疗肺结核病。

抗生素类抗结核药均活性良好,其中链霉素作为一线药物应用于临床。由于在结核病长期治疗过程中细菌容易产生耐药性,故此类药物需与其他抗结核药物联用,以提高疗效。

利福平 Rifampin

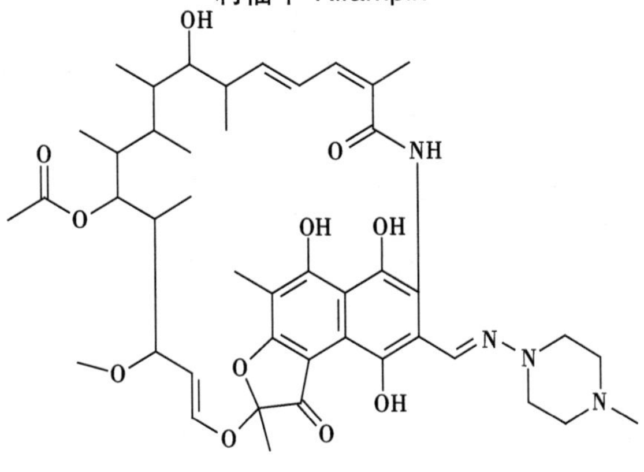

化学名　3-[[(4-甲基-1-哌嗪基)-亚氨基]甲基]-利福霉素。又名甲哌利福霉素。

本品为鲜红色或暗红色结晶性粉末,无臭,无味,易溶于氯仿,溶于甲醇,几乎不溶于水。

【化学稳定性】本品结构中含酚羟基,水溶液遇光易氧化损失效价。

本品分子中含1,4-萘二酚结构,在碱性条件下易氧化成醌型衍生物。

在强酸性条件下,易分解为利福霉素 SV 和 1-氨基-4-甲基哌嗪,故本品在 pH 4.0~6.5 范围内稳定。

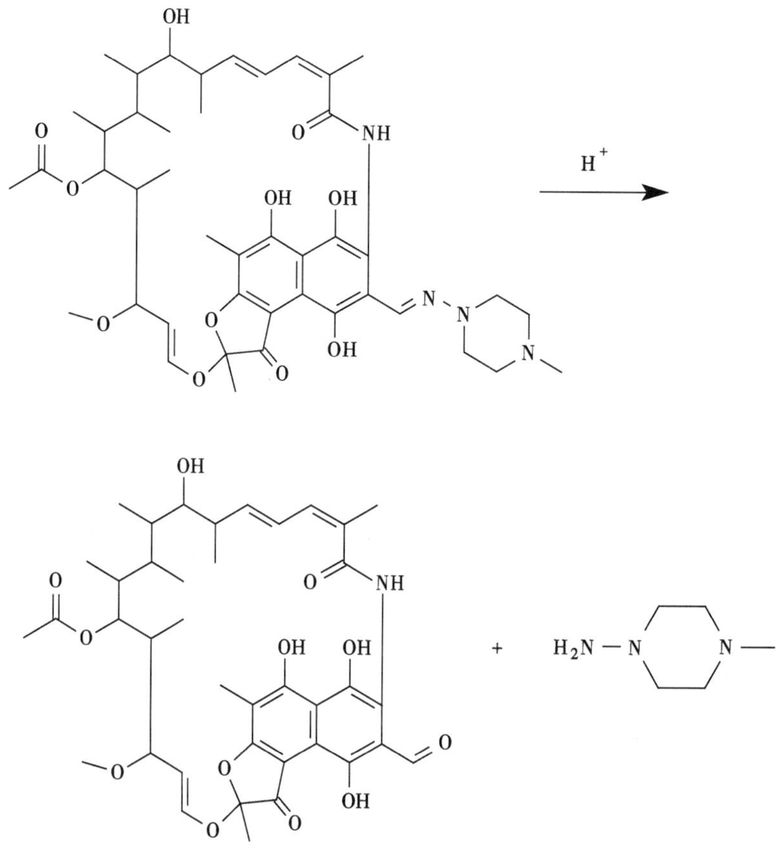

【药物鉴别】本品盐酸溶液加亚硝酸钠,即由橙色变为暗红色,这是因为结构中的酚羟基被亚硝酸氧化形成醌型化合物所致。

【药理作用】本品具有广谱抗菌作用,对结核分枝杆菌和麻风杆菌作用强。对繁殖期和静止期结核分枝杆菌均有效。对多数革兰阳性菌和阴性球菌如金黄色葡萄球菌、脑膜炎球菌等均有强大的抗菌作用,对一些阴性杆菌如大肠埃希菌、流感杆菌、铜绿假单胞菌等也有抑制作用,高浓度对衣原体和某些病毒也有作用。抗菌机制为抑制细菌 DNA 依赖 RNA 聚合酶(DDRP),阻碍 mRNA 的合成。

【适应证】主要用于各种类型结核病的初治和复治。用于耐药金黄色葡萄球菌和其他敏感菌所致感染、也用于严重的胆道感染。本品极易产生耐药性,通常不单独应用,常与其他抗结核病药合用,防止耐药性的产生。

【不良反应】本品胃肠道反应较常见,多不严重,患者可耐受。慢性肝病患者,嗜酒者服用或与异烟肼合用时可见黄疸、肝大等肝损害。在大剂量间歇疗法后较易出现"流感综合征"样反应,表现为发热、寒战、头痛、肌肉酸痛等症状。偶有过敏反应,严重可致过敏性休克。本药对动物有致畸作用,孕妇禁用。另外,本品体内代谢物具有色素基团,因而尿液、粪便、唾液及汗液常呈橘红色,应提示患者。

【制剂及规格】 片剂:每片 0.15g。胶囊:每粒 0.15g;0.3g。

以利福平为基础,进一步合成了新的衍生物,其中在临床和药效方面较为突出的有利福定(rifandin)和利福喷丁(rifapentine),两者抗菌谱与利福平相似。利福定用量为利福平 1/3 时,可获得近似或较高疗效,在临床上主要与其他抗结核药物联用治疗各型结核病,对胃肠道有轻度刺激性,偶有恶心、呕吐、腹泻等不良反应,对肾脏、造血系统无明显损害。利福喷丁含有环戊基和哌嗪基,具有高效长效特点,在临床上主要与其他抗结核药联合用于各种结核病的初治与复治,亦可用于非结核性分枝杆菌感染的治疗。少数病例可出现白细胞、血小板减少,皮疹,头昏,失眠等不良反应。

(二) 合成抗结核病药

异烟肼 Isoniazid

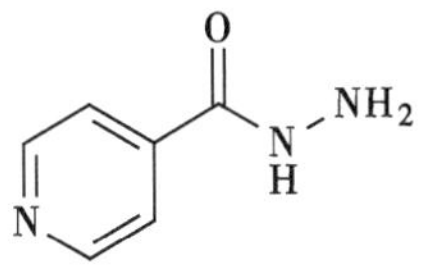

化学名 4-吡啶甲酰肼。又名雷米封。

无色结晶或白色结晶性粉末,无臭,味微甜后苦。易溶于水,微溶于乙醇,极微溶于乙醚。mp. 170~173℃。

【化学稳定性】 本品在酸或碱存在下可水解生成异烟酸和肼,后者毒性大,因此变质后的异烟肼不可供药用。光、金属离子、温度、pH 等都影响本品水解速度。注射用异烟肼是粉针剂,100℃、30分钟灭菌,使用前再配成水溶液,并应用盐酸调 pH 为 5~6。

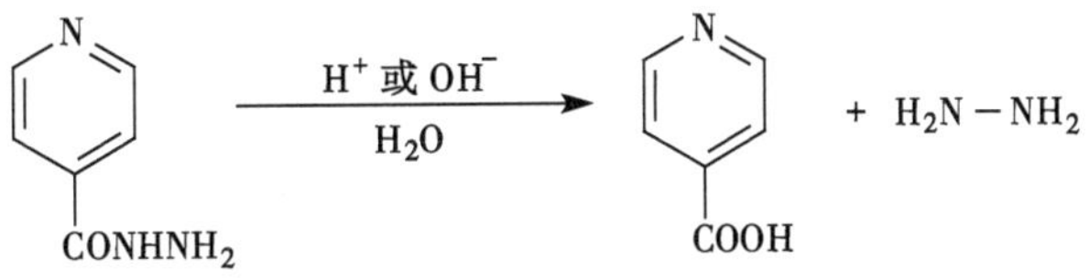

本品可与 Cu^{2+}、Fe^{3+}、Zn^{2+} 等金属离子螯合,形成有色螯合物。如与 Cu^{2+} 在酸性条件下生成单分子红色螯合物,在 pH 7.5 时,生成双分子螯合物。故配制注射剂时应避免与金属器皿接触。

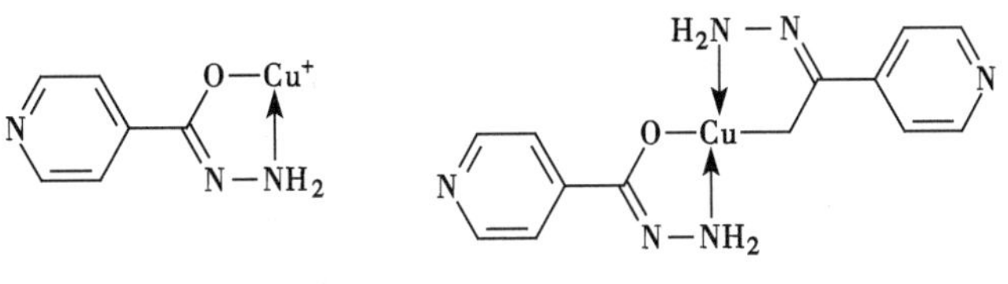

分子中含有肼的结构,具有强还原性。在酸性条件下,可与弱氧化剂溴、碘、硝酸银、溴酸钾等反应,生成异烟酸,放出氮气。

259

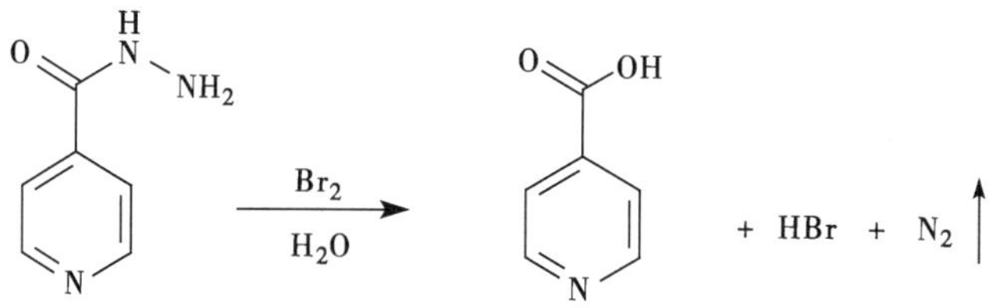

【药物鉴别】 本品与氨制硝酸银试液作用,放出氮气并有银镜生成。

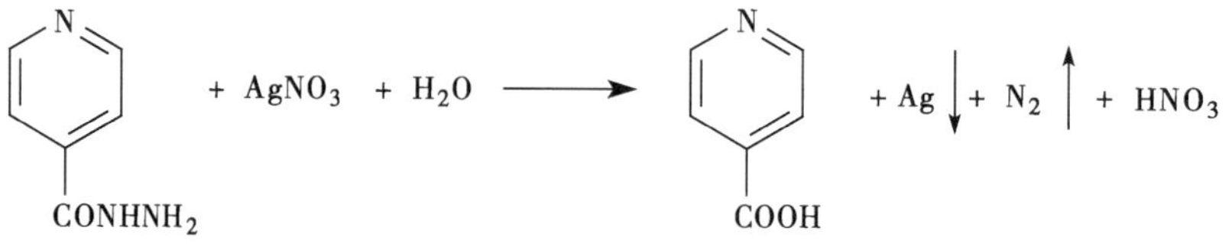

本品结构中的肼基可与芳醛(香草醛、对二甲氨基苯甲醛)缩合成腙,析出结晶。如本品与香草醛乙醇液缩合生成黄色的异烟腙(也是抗结核药物),熔点为228~231℃,用于鉴别。

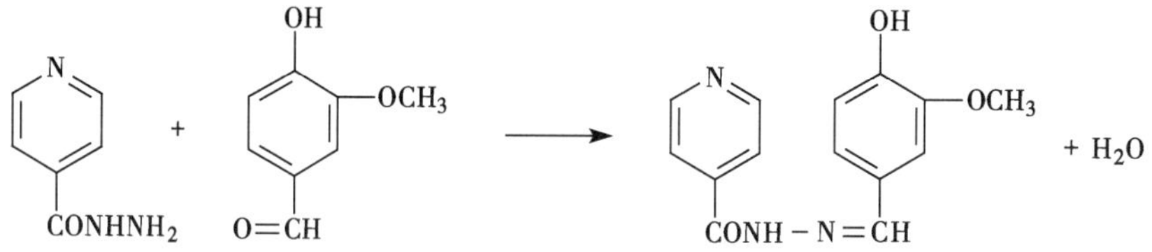

本品分子中含有吡啶环的结构,可与生物碱沉淀剂反应,如与氯化汞试液作用产生白色沉淀,与碘化铋钾试液作用产生棕红色沉淀。

【药理作用】 本品对结核分枝杆菌具高度选择性,对繁殖期及静止期结核分枝杆菌均有强大作用,尤对繁殖期结核分枝杆菌,呈杀菌作用。可渗入纤维化、干酪化病灶及细胞内发挥作用。

【适应证】 异烟肼对各种类型的结核病患者均为首选药物。除早期轻症肺结核或预防时可单用外,常需与其他一线药合用。对粟粒性结核和结核性脑膜炎应增大剂量,延长疗程,必要时注射给药。

【不良反应】 本品在一般剂量时不良反应较小,仅有眩晕、失眠、反射亢进等。如大剂量长期应用,可引起维生素 B_6 缺乏症,表现为周围神经炎及中枢神经症状。有神经失常或癫痫病史及肝功能明显减退者禁用,疗程中忌饮酒。

【制剂及规格】 片剂:每片 50mg;100mg;300mg。注射剂:每支 0.1g(2ml)。

▶▶ 课堂活动

1. 可否用铁制容器配制异烟肼注射液?
2. 异烟肼与香草醛缩合成腙是异烟肼结构中的什么基团引起的?

盐酸乙胺丁醇 Ethambutol Hydrochloride

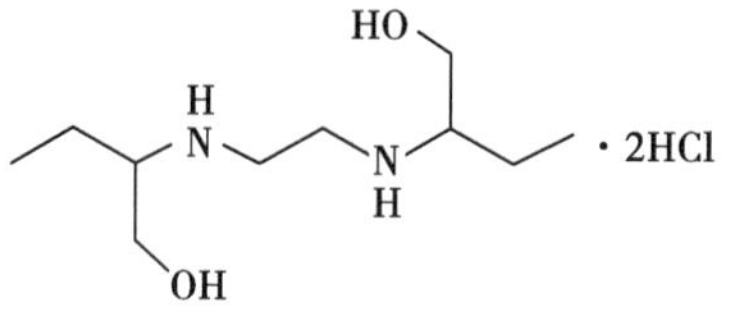

化学名 [2R,2(S-R*,R*)]-R-(+)2,2'-(1,2-乙二基二亚氨基)-双-1-丁醇二盐酸盐。

白色结晶性粉末,无臭或几乎无臭,略有引湿性。极易溶于水,略溶于乙醇,极微溶于氯仿,几乎不溶于乙醚。mp. 199~204℃,熔融同时分解。比旋度为+6.0°~+7.0°(10%水溶液,25℃)。

本品分子中含两个相同的手性碳原子,有三个旋光异构体,右旋体的活性是内消旋体的 12 倍,左旋体的 200~500 倍,药用其右旋体。

【药物鉴别】 本品水溶液加硫酸铜试液和氢氧化钠试液,生成深蓝色配合物。

本品水溶液与三硝基苯酚反应生成三硝基苯酚盐沉淀,精制干燥后,mp. 193~197℃。

本品的水溶液显氯化物的鉴别反应。

【药理作用】 本品对分枝杆菌有较强抑制作用,对细胞内、外结核分枝杆菌杀菌作用强;对耐异烟肼、链霉素或其他抗结核药物的结核分枝杆菌仍有效,对其他细菌无效。单用时可产生耐药性,主要与利福平或异烟肼等合用,与其他抗结核药物无交叉耐药性。对氨基水杨酸和异烟肼及利福平合用效果更好。其作用机制可能为与 Mg^{2+} 配合,干扰细菌 RNA 的合成有关。

【适应证】 用于各种结核病,特别是对链霉素和异烟肼治疗无效的患者。

【不良反应】 本品在治疗剂量下较为安全,但连续大量使用 2~6 个月可产生严重不良反应,如球后视神经炎引起的弱视,视野缩小,红绿色盲等,停药后可恢复。偶见过敏反应、胃肠反应及高尿酸血症等。

【制剂及规格】 片剂:每片 0.25g。胶囊,每粒 0.25g。

贝达喹啉(bedaquiline)2012 年 12 月被美国 FDA 批准用于治疗耐药结核病并写入 WHO 指南,2016 年 12 月获得我国药监局批准。是 40 多年以来第一个被批准的不同类的抗结核新药。贝达喹啉抗结核位点是结核分枝杆菌 ATP 合酶的质子泵。ATP 合酶是结核分枝杆菌合成 ATP 的关键酶,ATP 合酶被抑制后可抑制 ATP 的合成,从而导致细菌的死亡。贝达喹啉对结核分枝杆菌敏感菌株和耐药菌株均具有同等的杀菌活性,对休眠菌也具有良好的灭菌作用。临床上用于治疗成人耐多药结核病。常见的不良反应有恶心、头痛、关节痛、食欲减退、恶心和呕吐,其次为皮疹、头晕等。严重的不良反应可有肝毒性、QT 时间延长、潜在的严重的心律失常和细胞磷脂蓄积等。

贝达喹啉

其他常见合成抗结核药见表 8-3。

表 8-3 常见合成抗结核病药

药物名称	药物结构	适应证、不良反应
吡嗪酰胺 pyrazinamide		适应证:仅对分枝杆菌有效,与其他抗结核药联合用于治疗结核病。 不良反应:易发生关节痛;较少发生食欲减退、发热、乏力、眼或皮肤黄染、畏寒等
对氨基水杨酸钠 sodium aminosalicylate		适应证:与异烟肼、利福平、链霉素等合用以增强疗效,延缓药性的产生。 不良反应:常见胃肠道反应及过敏反应,长期大量使用可出现肝功能损害
丙硫异烟胺 protionamide		适应证:主要与其他抗结核病药联合应用,治疗各型结核病。 不良反应:主要为胃肠反应和肝损害,偶见精神障碍
乙硫异烟胺 ethionamide		适应证:仅用于一线抗结核药治疗无效的患者,并需联合使用其他抗结核药。 不良反应:较多且发生率高,以胃肠道反应常见,患者难以耐受。孕妇和 12 岁以下儿童不宜使用

在药物相互作用方面应注意,利福平是肝药酶诱导剂,可加速自身及许多药物的代谢,能使许多药物如糖皮质激素、口服抗凝血药、巴比妥类药物、磺酰脲类口服降血糖药、洋地黄毒苷、美沙酮、维拉帕米、普萘洛尔等作用降低;对氨基水杨酸可延缓利福平的吸收,使其在血中达不到足够的浓度;利福平与异烟肼或对氨基水杨酸合用可增加肝毒性。

异烟肼为肝药酶抑制剂,可使双香豆素类抗凝血药、苯妥英钠及拟交感胺类药物的代谢减慢,血药浓度升高,合用时应调整剂量。饮酒和与利福平合用均可增加对肝的毒性作用。与肾上腺皮质激素合用,血药浓度降低。

三、抗结核病药的应用原则

抗结核化学药物的治疗是治疗结核病的主要手段。早期、联合、适量、全程规律用药是结核病药物治疗的基本原则。

1. **早期用药** 早期病灶内结核菌生长旺盛,对药物敏感,病灶部位血液供应丰富,药物易渗入病灶内,达到高浓度,加之机体状态较好,抵抗力较强,此时药物治疗效果最佳。

2. **联合用药** 是指根据不同病情和抗结核药的作用特点,联合两种或两种以上药物联用以增强疗效,并可避免严重的不良反应和延缓耐药性的产生。未经治疗的结核病致病菌多对抗结核药物敏感,但能或快或慢的产生耐药性,尤其结核病治疗是个较长期过程。为了提高疗效,防止或延缓耐药性产生,必须联合用药。

3. **用药适量** 药量不足,组织内药物难以达到有效浓度,且易诱发细菌产生耐药性使治疗失败;药物剂量过大则易产生严重不良反应而使治疗难以继续。

4. 全程规律用药 严格按用药方案用药是保证治疗成功的关键,未坚持全程规律用药是导致治疗失败或复发的主要原因。结核病是一种容易复发的疾病,过早的停药,会使已被抑制的细菌再度繁殖或迁延,导致治疗失败。所以,规律全程用药,不要过早停药是治疗成功的关键。

我国目前采用的结核病治疗方案是直接观察下的短程督导化疗。服药方法是隔日服药。短程督导化疗分为两个阶段:强化期和继续期。强化期为杀菌阶段,即在治疗开始时的 2~3 个月,联合应用 4~5 种抗结核药,以便在短时间内尽快杀灭大量繁殖活跃的敏感菌,减少耐药菌的产生。继续期即巩固期,在强化期之后的 4~6 个月内,继续消灭残留的结核菌,并减少和避免复发机会。

点滴积累 ╲╱

1. 利福平具有广谱抗菌作用,对结核分枝杆菌和麻风杆菌作用强,主要用于各种类型结核病的初治和复治。
2. 异烟肼对各种类型的结核病患者均为首选药物,但其可与 Cu^{2+}、Fe^{3+}、Zn^{2+} 等金属离子螯合,形成有色螯合物,故配制注射剂时应避免与金属器皿接触。
3. 早期、联合、适量、全程规律用药是结核病药物治疗的基本原则。

第四节 抗真菌药

一、抗真菌药概述

自然界大多数真菌对人类无害,只有少部分可引起真菌感染性疾病。真菌感染一般分为两类:一类为表浅部真菌感染,另一类为深部真菌感染。前者常由各种癣菌引起,主要侵犯皮肤、毛发、指(趾)甲、口腔或阴道黏膜等,发病率高。后者常发生于深部组织和内脏器官,致病菌为白念珠菌、新型隐球菌,可引起炎症、坏死或脓疡等,发病率虽低,但病情严重甚至危及生命。近年来,由于广谱抗生素、免疫抑制剂及糖皮质激素的应用增多,深部脏器的真菌感染发病率越来越高,越来越严重,因而对抗真菌药的研究与开发日益受到重视。

抗真菌药是指具有抑制或杀死真菌作用的药物。根据化学结构的不同可分为抗生素类抗真菌药、唑类抗真菌药和其他类抗真菌药。

二、常用抗真菌药

(一)抗生素类

抗真菌抗生素根据结构特点,分为多烯类和非多烯类。非多烯类抗生素主要对浅表真菌有效,其代表药物主要为灰黄霉素(griseofulvin)和西卡宁(siccanin),其中灰黄霉素对皮肤真菌有效,但有一定毒性,一般外用。西卡宁用于浅表真菌感染,疗效与灰黄霉素相似,不良反应少见。

多烯类抗生素由放线菌产生,目前已发现了 60 多种,其分子内都含有亲脂大环内酯环,此环含有四、五、六或七个共轭双键的发色团,且连有一个氨基糖,可与真菌细胞膜上麦角固醇结合,损伤膜通透性,导致胞内重要物质外泄而起到杀菌作用。庚烯类抗生素的代表药物为两性霉素 B(amphotericin B)。丁烯类抗生素主要为制霉菌素(nystatin),被推荐为治疗由白念珠菌感染而引起艾滋病患者的鹅口疮和食管炎。

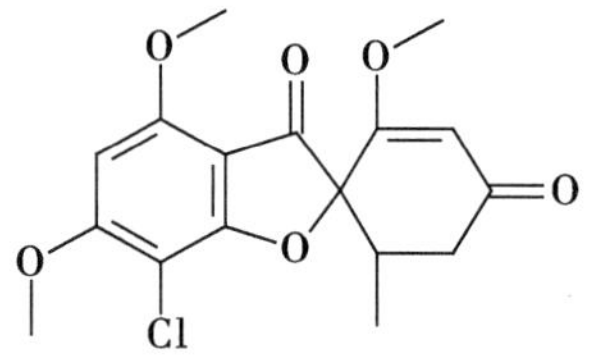

灰黄霉素 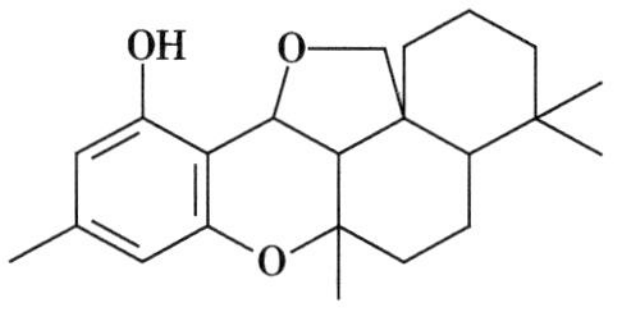　　　　　西卡宁

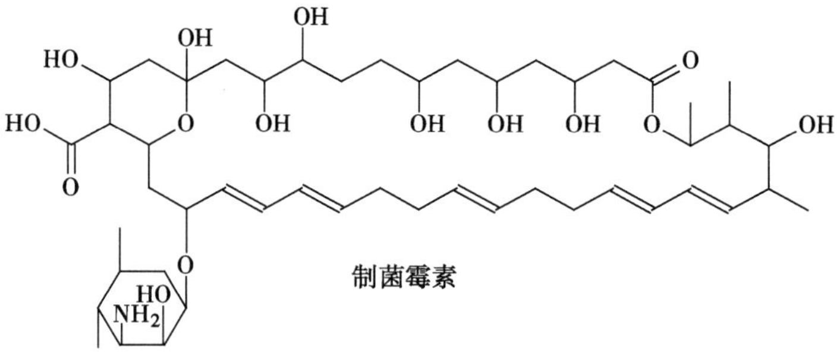

制菌霉素

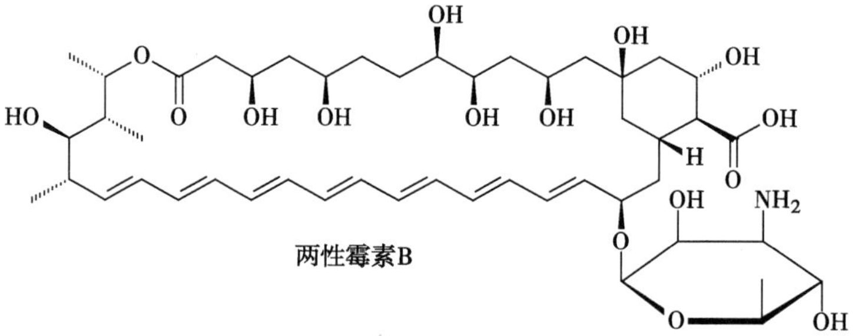

两性霉素B

　　这类药物因副作用非常严重,一般用于治疗各种严重的真菌感染。其中两性霉素 B(amphotericin B)毒性大、不良反应多见,但它又常是某些致命性全身真菌感染的唯一有效的治疗药物,因此该品的使用必须从其拯救生命的效果和不良反应的危险性两方面权衡考虑。

知识链接

深部真菌病的发病原因

　　深部真菌病的主要易感因素有以下几个方面：①大量、长期或多联使用广谱和高效抗生素；②使用激素或免疫抑制剂；③老年患者；④严重的基础疾病,如白血病、肺癌和肝癌等恶性肿瘤、慢性肾炎、尿毒症、肾移植术后、慢性阻塞性肺疾患、天疱疮、脑出血、糖尿病和 AIDS 等；⑤器官移植；⑥器官插管和导尿管等各种导管介入治疗；⑦放疗、化疗。

　　深部真菌感染一旦发生,往往病情重、疗程长、费用高、预后较差。

（二）唑类

　　唑类抗真菌药为20世纪60年代后发展起来的一类合成抗真菌药。包括咪唑类和三唑类。咪唑类有克霉唑、咪康唑和酮康唑等,主要为局部用药;三唑类有氟康唑和伊曲康唑等,其中氟康唑用作治疗深部真菌感染药。本类药选择性抑制真菌细胞色素 P-450 酶系,阻碍真菌细胞膜麦角固醇合成,使膜通透性和酶活性改变,从而抑制真菌。

唑类抗真菌药的结构特点为:①分子中至少有一个唑环(咪唑或三氮唑);②都以唑环 1 位氮原子通过中心碳原子与芳烃基相连,芳烃基一般为一卤或二卤取代苯环。

硝酸益康唑 Econazole Nitrate

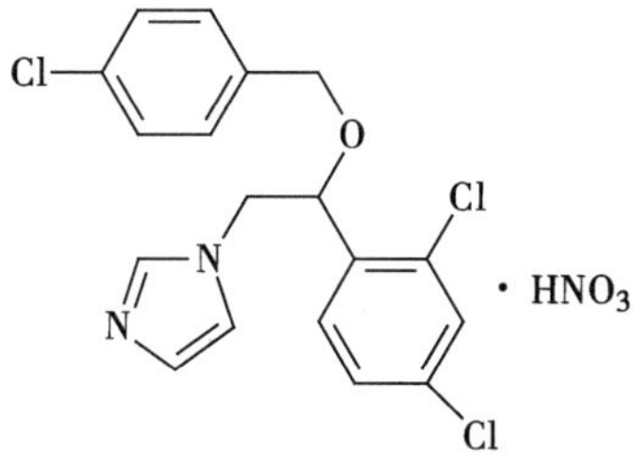

化学名 (±)-1-[2,4-二氯-β-(4-氯苄氧基)苯乙基]咪唑硝酸盐。

白色结晶性粉末,无臭。易溶于甲醇,微溶于氯仿,极微溶于水。mp. 164~165℃。

【药理作用】本品通过抑制真菌细胞色素 P450,抑制真菌细胞内麦角固醇的生物合成而起作用。

【适应证】局部应用治疗阴道、皮肤或指甲的真菌感染。

【不良反应】本品偶见局部刺激、瘙痒或烧灼感。

【制剂及规格】乳膏:每支 0.1g。栓剂:每枚 50mg;150mg。

其他常见唑类抗真菌药见表 8-4。

表 8-4 常见的唑类抗真菌药

药物名称	药物结构	适应证、不良反应
氟康唑 fluconazole	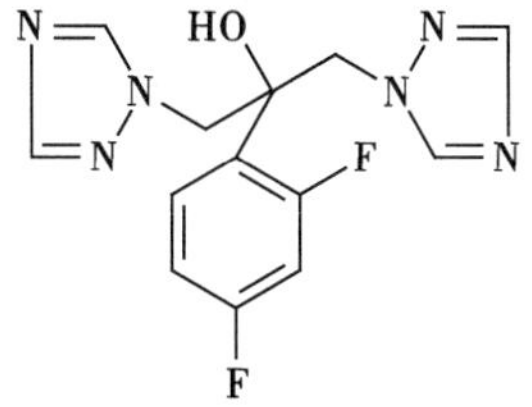	适应证:主要用于念珠菌和隐球菌病及各种真菌引起的脑膜炎和颅内真菌感染。不良反应:不良反应较少,常见有恶心、呕吐、腹痛、头痛及肝功能异常等。哺乳期妇女及儿童禁用,孕妇慎用
酮康唑 ketoconazole	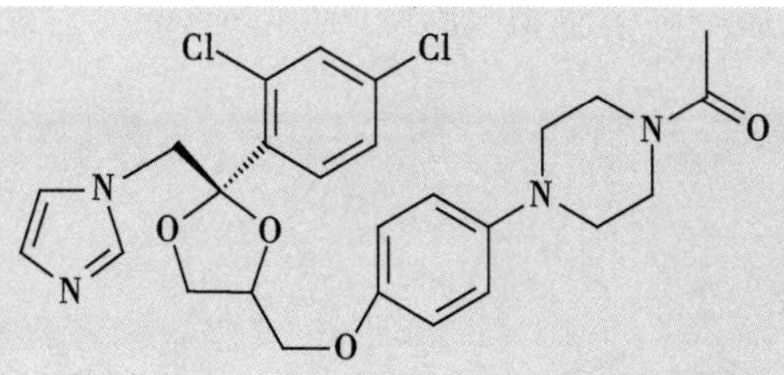	适应证:可局部用药治疗表浅部真菌感染。不良反应:局部用药可见刺痛或其他局部刺激症状,偶见瘙痒等过敏反应

265

续表

药物名称	药物结构	适应证、不良反应
咪康唑 miconazole	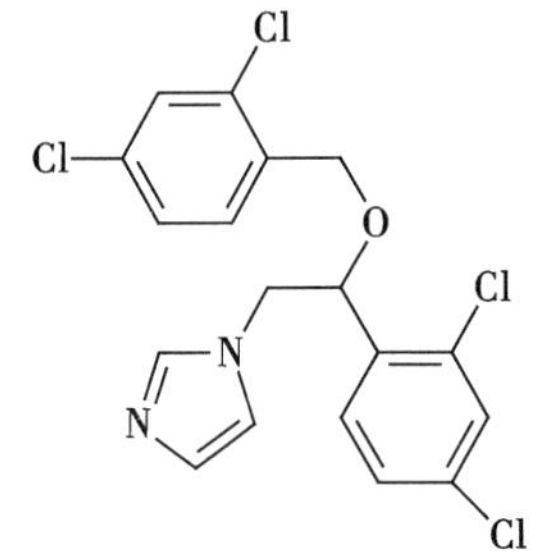	适应证:局部应用治疗阴道、皮肤或指甲的真菌感染。 不良反应:常见局部刺激、瘙痒和灼热感,偶见荨麻疹、皮肤丘疹等过敏反应
克霉唑 clotrimazole	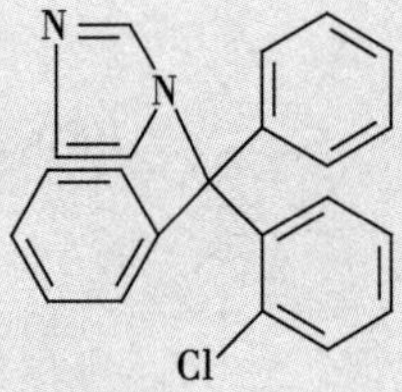	适应证:治疗皮肤癣菌所致体癣、手癣、足癣及阴道、耳道真菌感染。 不良反应:偶见过敏反应和一过性刺激症状,如瘙痒、刺痛、红斑、水肿等
伊曲康唑 itraconazole	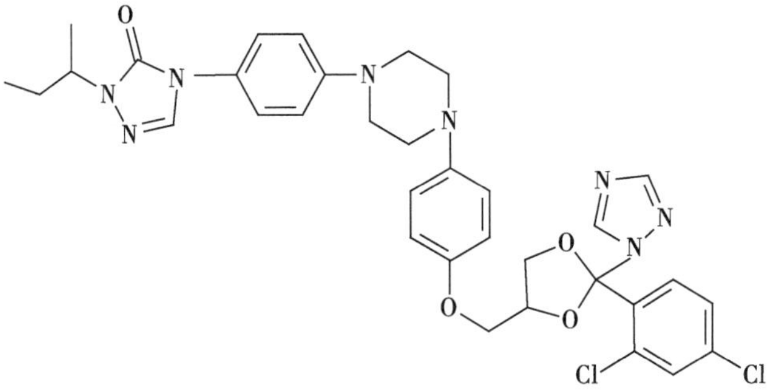	适应证:有效治疗深部、皮下及浅表真菌感染,为治疗罕见真菌如组织胞浆菌感染和芽生菌感染的首选药物。 不良反应:主要为胃肠道反应、头痛、头昏、低血钾、高血压、水肿和皮肤瘙痒等

(三) 其他类

1981 年发现了烯丙胺型化合物萘替芬(naftifine),随后又发现抗真菌活性更高、毒性更低的特比萘芬(terbinafine)和布替萘芬(butenafine)。萘替芬类药物具有较高的抗真菌活性,局部外用治疗皮肤癣菌的效果优于益康唑,治疗白念珠菌病的效果同克霉唑。特比萘芬可以外用和口服,抗菌谱广,对人体更安全。布替萘芬渗透迅速,滞留体内可保持 24 小时高浓度。

新型抗真菌药阿莫罗芬(amorolfine)对皮肤真菌敏感,是治疗百癣病、皮肤念珠病和白癣风等理想的抗浅表真菌药物。托萘酯(tolnaftate)及其改造产物托西拉酯(tolciclate)和利拉萘酯(liranaftate)均适用于治疗体癣、股癣、手足癣等浅表皮肤真菌感染,其中利拉萘酯不仅广谱而且可以口服并且没有明显耐药性。另外,胞嘧啶衍生物氟胞嘧啶(flucytosine)对念珠菌、隐球菌等疗效也较好。

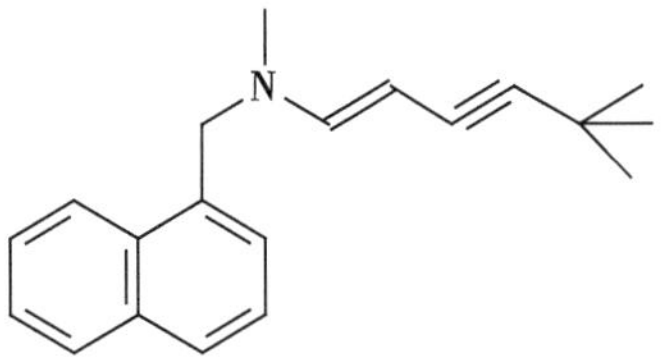

特比萘芬 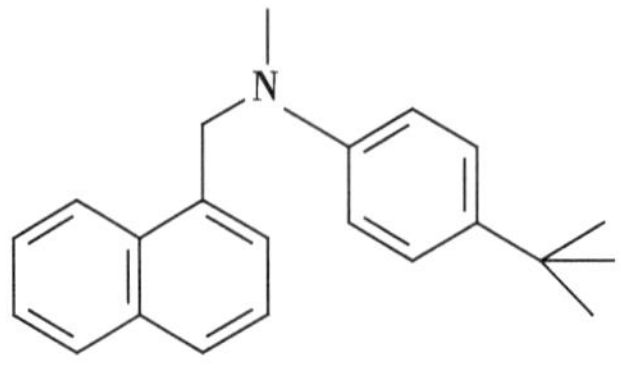　　　　　　　　布替萘芬 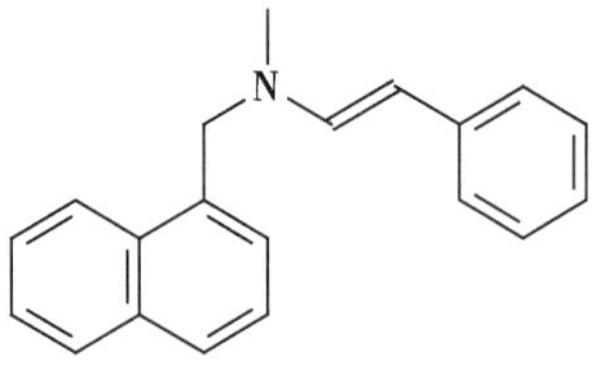　　　　　　　　萘替芬

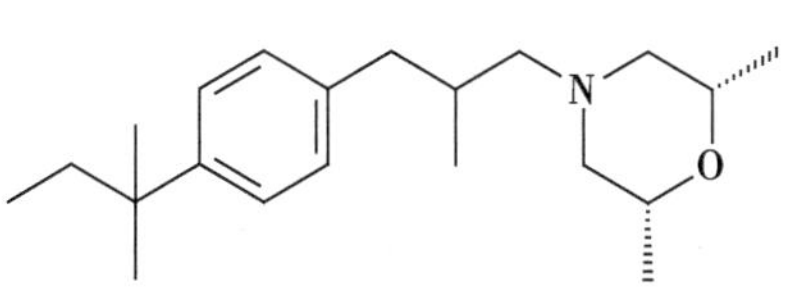

阿莫罗芬 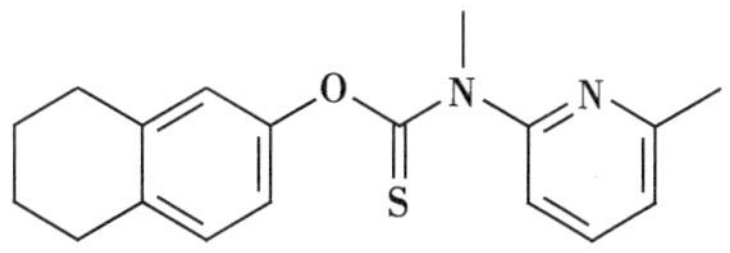　　　　　　　　利拉萘酯 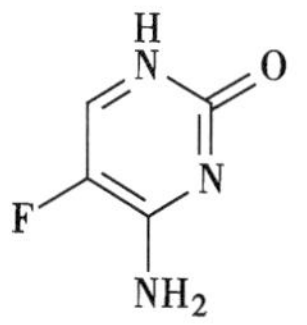　　　　　　　　氟胞嘧啶

点滴积累 ∨

1. 表浅部真菌感染常由各种癣菌引起，发病率高。深部真菌感染常发生于深部组织和内脏器官，发病率虽低，但病情严重甚至危及生命。

2. 两性霉素 B 毒性大、不良反应多见，但它又常是某些致命性全身真菌感染的唯一有效的治疗药物，因此该品的使用必须从其拯救生命的效益和可能发生的不良反应的危险性两方面权衡考虑。

3. 唑类抗真菌药的结构特点为：①分子中至少有一个唑环（咪唑或三氮唑）；②都以唑环 1 位氮原子通过中心碳原子与芳烃基相连，芳烃基一般为一卤或二卤取代苯环。

第五节　抗病毒药

一、抗病毒药概述

病毒感染性疾病是严重危害人类健康的传染病,临床传染性疾病约 75% 由病毒引起。某些病毒感染的致死率或致残率很高,并发症严重。迄今,全世界已发现的病毒超过 3000 种,而且新的病毒还在不断被发现,其中使人类致病的病毒有 1200 多种。20 世纪 80 年代以来,科学家新发现重要的人类传染性病毒有人获得性免疫缺陷病毒(HIV)、SARS 冠状病毒、人疱疹 8 型病毒(HHV-8)、埃博拉(Ebola)病毒、肺和肾综合出血热辛诺伯(Sin Nombre)病毒、南美出血热 Sabia 病毒和 Guanarito 病毒、高致病性 H5N1 禽流感病毒等。

病毒是病原微生物中最小的一种,在细胞内繁殖,其核心是核糖核酸(RNA)或脱氧核糖核酸(DNA),外壳是蛋白质,不具有细胞结构。病毒寄生于宿主细胞内,依赖宿主细胞代谢系统进行增殖复制。在自身基因提供的遗传信息调控下,病毒利用宿主细胞内的能源物质合成病毒核酸和蛋白质,然后在胞浆内装配为成熟的感染性病毒体,以各种方式自细胞释出而感染其他细胞。多数病毒缺乏酶系统,不能独立自营生活,必须依靠宿主的酶系统才能使其本身繁殖(复制),病毒核酸有时整合于细胞,不易消除,因此抗病毒药研究发展缓慢。

抗病毒感染的途径很多,如直接抑制或杀灭病毒、干扰病毒吸附、阻止病毒穿入细胞、抑制病毒生物合成、抑制病毒释放或增强宿主抗病毒能力等。

知识链接

抗病毒药的发展

抗病毒药的研究始于 20 世纪 50 年代，1959 年发现碘苷对某些 DNA 病毒有抑制作用，但由于其严重的骨髓抑制作用，而被禁止全身使用，目前只局部应用治疗疱疹性角膜炎。70 年代末，随着第一个安全有效抗病毒药阿昔洛韦的问世，开始了干扰病毒 DNA 合成的抗病毒药的研制。90 年代初，艾滋病（AIDS）在全球传播，促进了抗反转录病毒 HIV（人类免疫缺陷病毒）药，如齐多夫定等的研制，极大地推动了抗病毒药的发展。

按化学结构的不同，抗病毒药主要包括三环胺类、核苷类和其他类。本节只介绍常用的抗病毒药。

二、常用抗病毒药

利巴韦林 Ribavirin

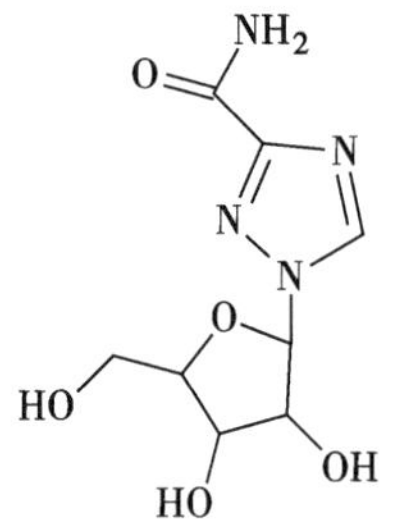

化学名　1-β-D-呋喃核糖基-1*H*-1,2,4-三氮唑-3-羧酰胺，又名三氮唑核苷，病毒唑。

白色结晶性粉末，无臭，无味。易溶于水，微溶于乙醇，不溶于氯仿或乙醚。精制品有两种晶型：mp. 166~168℃（乙醇）及 174~176℃。

【药物鉴别】　本品水溶液加氢氧化钠试液，加热至沸，即发生氨臭，能使湿润的红色石蕊试纸变蓝色。

【药理作用】　本品为人工合成鸟苷类衍生物，为广谱抗病毒药。对流感病毒（A 型、B 型）、DNA 和 RNA 病毒均有效，但对乙肝病毒作用不明显；对病毒性肺炎、甲型肝炎、疱疹、麻疹有防治作用，但临床评价不一。国内已证实对流行性出血热特别是早期疗效明显，有降低病死率、减轻肾损害、降低出血倾向、改善全身症状等作用。

【适应证】　临床用于病毒性呼吸道感染和疱疹病毒，如角膜炎、结膜炎、口炎、小儿腺病毒肺炎等，也适用于治疗艾滋病综合征。

【不良反应】　本品常见的不良反应有贫血、乏力等，停药后即消失。头痛、失眠、食欲减退、恶心、轻度腹泻、便秘等较少见。动物实验有致畸作用，故妊娠和拟孕者禁用。

【制剂及规格】　片剂：每片 20mg；50mg；100mg；200mg。注射液：100mg（1ml）。

阿昔洛韦 Acyclovir

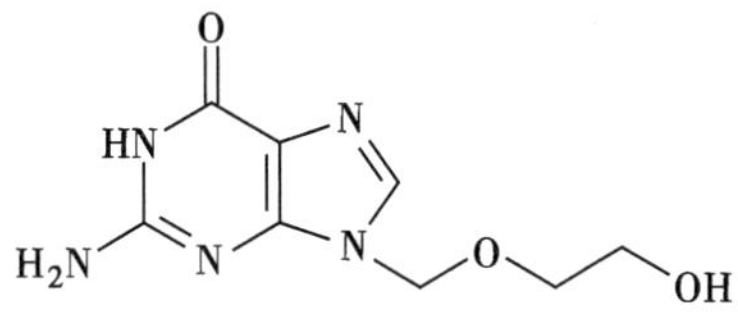

化学名　9-(2-羟乙氧甲基)鸟嘌呤,又名无环鸟苷。

白色结晶性粉末,无臭,无味。略溶于冰醋酸或热水,几乎不溶于氯仿或乙醚,在稀氢氧化钠溶液中溶解。mp. 256~257℃。

【药理作用】 本品可选择性抑制病毒 DNA 多聚酶,阻止病毒 DNA 的复制。本品系广谱抗病毒药,对人疱疹病毒有效,对单纯疱疹病毒抑制作用最强。对乙型肝炎病毒也有一定作用。

【适应证】 主要用于防治Ⅰ型及Ⅱ型单纯疱疹病毒引起的感染、带状疱疹病毒感染、乙型肝炎等。阿昔洛韦是第一个特异性抗疱疹类病毒的开环核苷类药物,为单纯疱疹病毒感染的首选药。

知识链接

病毒性肝炎

根据病毒的生物特征、临床、流行病学特征将病毒性肝炎分为甲、乙、丙、丁、戊、庚等6型,急性病毒性肝炎包括甲型、戊型病毒性肝炎及非嗜肝病毒性肝损害。此类肝炎属于自限性的,一般以保证休息和摄入易消化吸收的营养为主。过度治疗对患者无益。乙、丙型较为严重,可演变为慢性肝炎、肝硬化及原发性肝癌,且目前仍缺少有效的治疗方法。系统的乙肝治疗包括抗病毒、抗纤维化、保肝、免疫调节等几方面,其中有些属于对症治疗,有些属于对因治疗。过去很长一个阶段只注意"保肝治疗",甚至错误地认为,氨基转移酶正常了,肝脏的损害就停止了。其实,保肝不过是治标而没有治本,当前在医学界已经达成共识:治疗乙肝最关键的措施还是抗病毒治疗。

【不良反应】 本品不良反应少,常见为胃肠道功能紊乱、头痛和斑疹。静脉滴注可致静脉炎。有致畸作用,孕妇禁用。

【制剂及规格】 片剂:每片 0.1g;0.2g。胶囊:每粒 0.2g。粉针剂:250mg/支。滴眼剂:0.1%,8ml/支。

齐多夫定 Zidovudine

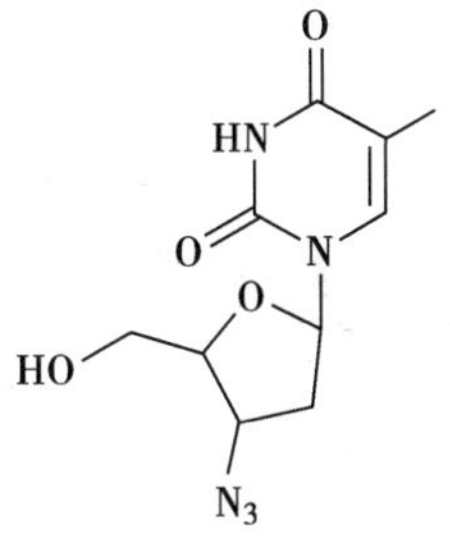

化学名　1-(3-叠氮-2,3-二脱氧-β-D-呋喃核糖基)-5-甲基嘧啶-2,4(1H,3H)-二酮。又名叠氮胸苷,缩写 AZT,商品名:克度;立妥威。

白色或类白色结晶粉末,无臭。微溶于水,溶于乙醇。

【化学稳定性】本品对光、热敏感,应在 15~25℃以下,避光保管。

【药理作用】本品是第一个上市的抗 HIV 药,也是治疗 AIDS 的首选药。本品为 2′,3′-双脱氧核苷衍生物,进入体内后产生拮抗 HIV 逆转录酶活性,可降低 HIV 感染患者的发病率,并延长其存活期;可显著减少 HIV 从感染孕妇到胎儿的子宫转移发生率;除了抑制人和动物的反转录病毒外,也能治疗 HIV 诱发的痴呆和血栓性血小板减少症。

【适应证】用于治疗 HIV 感染的成年人和儿童。

▶▶ 课堂活动

1. 常见的核苷类抗病毒药有哪些?

2. 第一个上市的抗 HIV 药,也是治疗 AIDS 的首选药是什么?

【不良反应】本品最常见贫血、中性粒细胞减少症、白细胞减少、再生障碍性贫血;也可引起恶心、腹痛、呕吐等胃肠道不适症状;剂量过大可出现焦虑、精神错乱和震颤。

【制剂】片剂:每片 0.3g。

知识链接

"鸡尾酒"疗法

该疗法是在新思路指导下的联合用药,被誉为艾滋病治疗中的一个里程碑。临床实践表明:单独使用任何一种抗反转录病毒药物,均易产生耐药性,并且毒性很大,往往不能达到满意效果,目前,已经不再推崇单一的治疗。相反,积极鼓励选用没有重叠毒性作用,而又有抗病毒协同作用的药物联合治疗,是目前针对 AIDS 公认有效的治疗方法。

"鸡尾酒"疗法就是将反转录酶抑制剂和蛋白酶抑制剂联合应用,分别作用于 HIV 复制周期中的不同阶段、不同细胞群和细胞部位,减少抗药病毒株出现,减少各协同药物剂量和毒性。大多数情况下,连续治疗几个月,就能使病毒负荷量降低90%以上。一般选用 2 种核苷类和 1 种二代的蛋白酶抑制剂,这种疗法对病毒负荷量的降低能达到99%,且 3 年内保持稳定。

"鸡尾酒"疗法也有一些缺陷:比如强烈的消化道反应,有人甚至因为无法忍受而拒绝服药。此外治疗费用昂贵(每年仅药费一项可达 2 万美元)。

其他常见核苷类抗病毒药见表 8-5。

表 8-5 其他常见核苷类抗病毒药

药物名称	药物结构	适应证、不良反应
更昔洛韦 ganciclovir		适应证:用于艾滋病、器官移植、恶性肿瘤时严重巨细胞病毒感染性肺炎、肠炎及视网膜炎等。 不良反应:骨髓抑制等发生率较高

续表

药物名称	药物结构	适应证、不良反应
阿糖腺苷 vidarabine	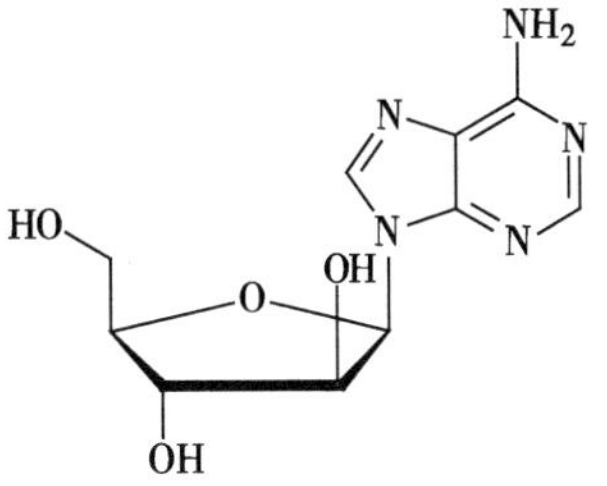	适应证:用于单纯疱疹脑炎,局部外用治疗单纯疱疹病毒性角膜炎。 不良反应:有恶心、呕吐、腹泻、腹痛等胃肠反应,偶见骨髓抑制,孕妇禁用
拉米夫定 lamivudine	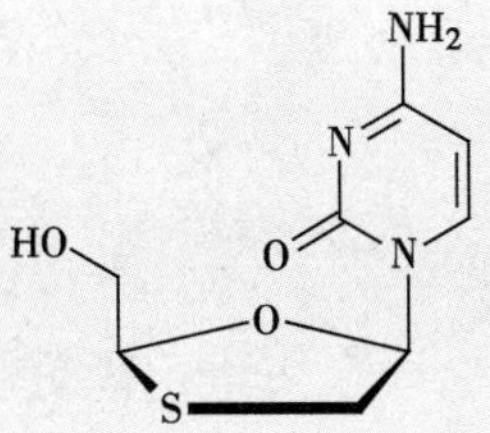	适应证:用于慢性乙型肝炎。与其他药物合用治疗 HIV 感染。 不良反应:主要为头痛、失眠、疲劳和胃肠道不适等
司他夫定 stavudine	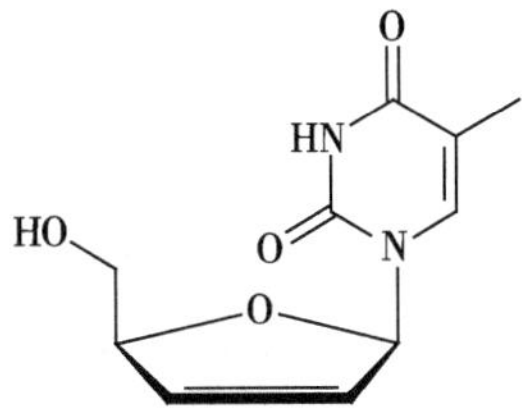	适应证:本品适用于 HIV 感染者的联合用药。常用于不能耐受齐多夫定或齐多夫定治疗无效的患者。 不良反应:主要为外周神经病变,表现为手足麻木刺痛

非核苷类 HIV-1 逆转录酶抑制药的作用机制与齐多夫定等核苷类不同,它们不需要磷酸化活化,直接与病毒逆转录酶催化活性部位的疏水区结合使之失活,从而抑制 HIV-1 的复制。该类药物不抑制细胞的 DNA 聚合酶,因而毒性小。已经上市的品种有奈韦拉平(nevirapine viramune)、沙奎那韦(saquinavir)等。

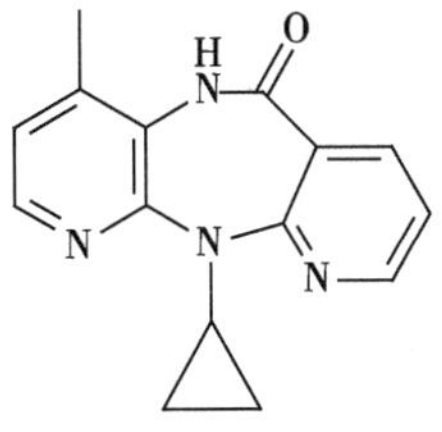

奈韦拉平 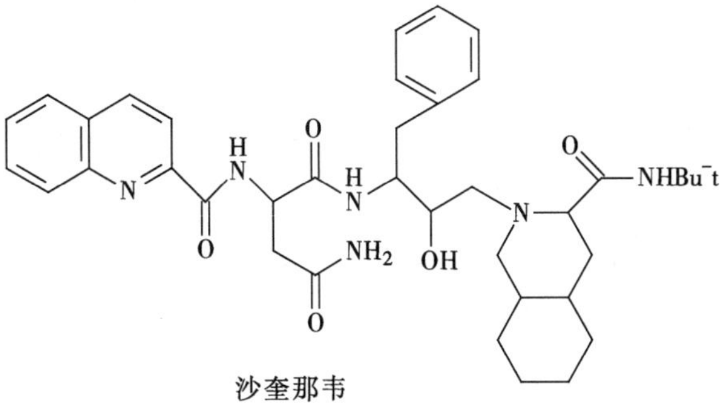　　　　　　　　沙奎那韦

点滴积累 ∨

1. 利巴韦林为人工合成鸟苷类衍生物,为广谱抗病毒药。 对流感病毒(A 型、B 型)、DNA 和 RNA 病毒均有效。

2. 阿昔洛韦可选择性抑制病毒 DNA 多聚酶,阻止病毒 DNA 的复制,为单纯疱疹病毒感染的首选药。

3. 齐多夫定是第一个上市的抗 HIV 药,也是治疗 AIDS 的首选药。

第六节 抗寄生虫药

寄生虫病遍布于世界各地,在一些发展中国家,寄生虫病发病率高达80%,其发病率往往与一个国家的经济水平呈负相关。旧中国,寄生虫病是常见病,当时广泛流行的有血吸虫病、疟疾等。新中国成立后,由于经济的发展,人民生活水平不断提高,现在我国寄生虫病发病率已经明显下降,抗寄生虫药市场份额在整个药物中所占比例越来越小。

> **知识链接**
>
> 寄生虫病的分类
>
> 寄生虫病一般包括:①蠕虫病类:蛔虫病、蛲虫病、钩虫病、丝虫病、鞭虫病等;②吸虫病类:血吸虫病、肝吸虫病、布氏姜片吸虫病等;③原虫病类:疟疾、阿米巴痢疾、滴虫性阴道炎和黑热病等。

抗寄生虫病药是指能杀灭、驱除和预防寄生于人和动物体内各种寄生虫的一类药物。抗寄生虫病药数目种类繁多,结构类型迥异。本章根据寄生虫的种类,分别介绍抗疟药、驱肠虫药、抗血吸虫病药、抗丝虫病药、抗阿米巴病药和抗滴虫病药。

一、抗疟药

> **案例分析**
>
> 案例:42岁于某为一电影演员,从热带拍片回来几日后出现交替的发烧和寒战,医生怀疑其感染疟疾,经血液培养证实感染了耐氯喹疟原虫并给出如下处方。
>
> 奎宁硫酸盐　　　　　　　　一次650mg　　8小时一次
>
> 乙胺嘧啶　　　　　　　　　一日75mg
>
> 磺胺二甲氧嘧啶　　　　　　一日1500mg
>
> 分析:奎宁可控制疟疾的临床症状,主要用于耐氯喹的恶性疟。乙胺嘧啶可使疟原虫核酸的合成受阻,失去繁殖能力,和磺胺二甲氧嘧啶合用,对疟原虫产生双重抑制作用而获得协同效果,并减少耐药性的产生。

疟疾是由疟原虫所引起、由雌性按蚊传播的寄生虫性传染病。人类疟疾主要有间日疟、三日疟及恶性疟等。我国以间日疟最常见,恶性疟次之,三日疟较少。

抗疟药是防治疟疾的有效手段。根据化学结构的不同可分为喹啉类、氨基嘧啶类和萜内酯类等。常用抗疟疾药见表8-6。

表 8-6 常用抗疟药

类别	药物名称	药物结构	适应证、不良反应
喹啉类	奎宁 quinine	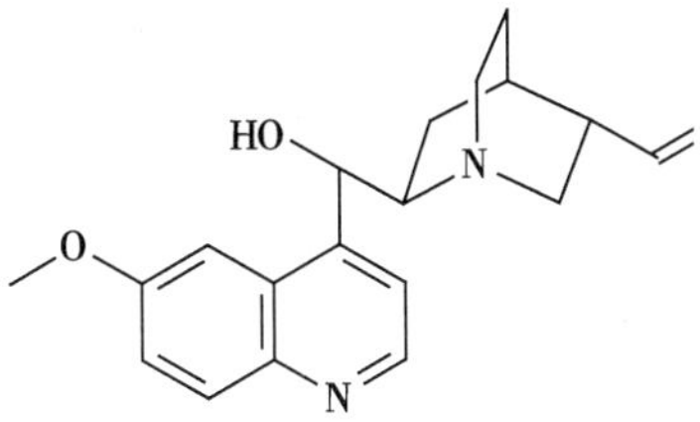	适应证:本品主要用于耐氯喹或耐多药的恶性疟,尤其是严重的脑型疟,曾为抗疟主要药物。 不良反应:金鸡纳反应;本品对特异体质者出现急性溶血、血管神经性水肿、支气管哮喘。中毒时可出现体温下降、心律失常、呼吸麻痹。心肌病者,孕妇禁用
	氯喹 chloroquine	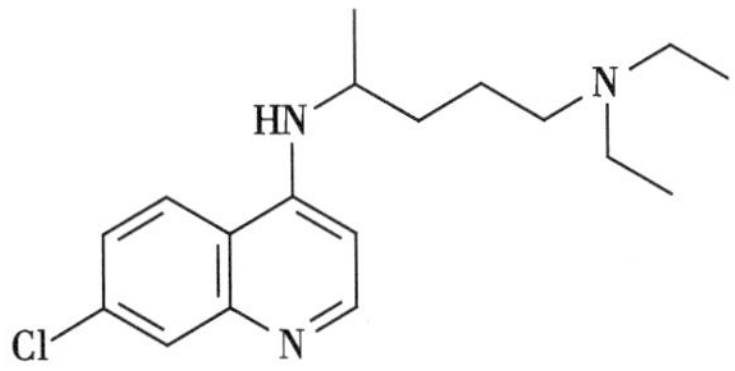	适应证:本品可根治恶性疟,控制间日疟的症状,也可用于症状性预防。适用于甲硝唑无效或禁忌的阿米巴肝脓肿。亦可治疗自身免疫性疾病,如类风湿关节炎,红斑性狼疮等。 不良反应:大剂量长期用药可引起视力障碍、精神失常及阿-斯综合征,也可造成儿童耳聋,智力迟钝。孕妇禁用
	伯氨喹 primaquine	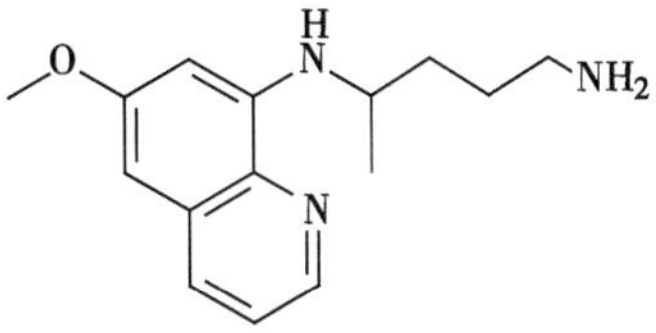	适应证:本品与血液裂殖体杀灭剂(如氯喹)合用,能根治良性疟,减少耐药性的发生。能杀灭各种疟原虫的配子体,阻止各型疟疾传播。 不良反应:本品大剂量时多数患者可导致高铁血红蛋白症。少数特异质者在小剂量时也可发生急性溶血性贫血和高铁血红蛋白血症
	甲氟喹 mefloquine	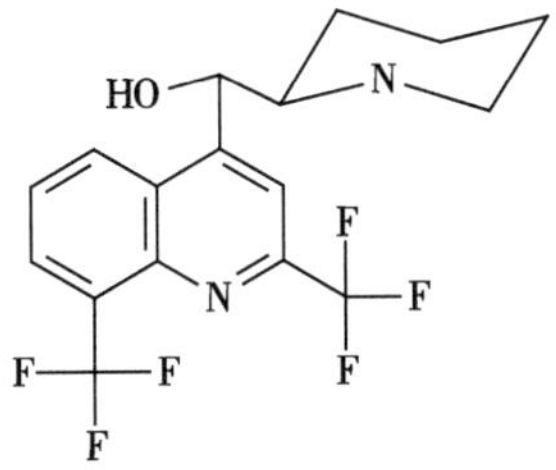	适应证:本品主要用于耐氯喹或多药耐药的恶性疟。 不良反应:半数患者可出现神经、精神系统不良反应
氨基嘧啶类	乙胺嘧啶 pyrimethamine	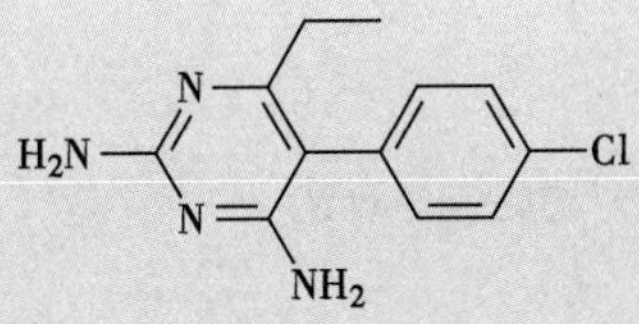	适应证:本品临床上用于预防疟疾和休止期抗复发治疗。 不良反应:长期大量应用会出现叶酸缺乏症状,如恶心、呕吐、腹痛、腹泻等,偶可出现巨幼细胞性贫血、白细胞缺乏症等
萜内酯类	青蒿素 artemisinin	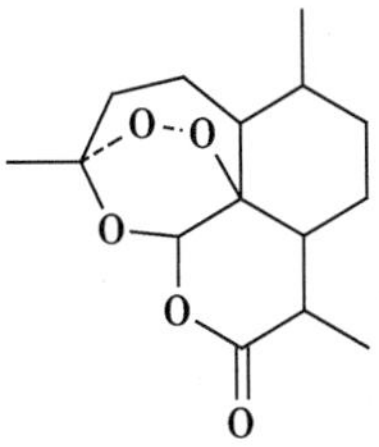	适应证:本品主要用于间日疟、恶性疟的症状控制,以及耐氯喹虫株的治疗,也可用以治疗凶险型恶性疟,如脑型、黄疸型等。疟原虫对本品有耐药性,与伯氨喹、磺胺增效剂或乙胺嘧啶合用,可延缓耐药性的发生。 不良反应:少数患者出现轻度恶心、呕吐、腹泻等,大剂量使用可致畸,孕妇慎用

续表

类别	药物名称	药物结构	适应证、不良反应
萜内酯类	蒿甲醚 artemether	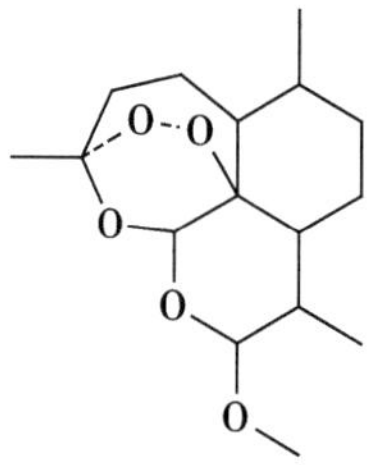	适应证:适用于各型疟疾,但主要用于抗氯喹恶性疟治疗和凶险型恶性疟的急救。 不良反应:个别患者有门冬氨酸氨基转移酶、丙氨酸氨基转移酶轻度升高,网织细胞一过性降低
	青蒿琥酯 Artesunat	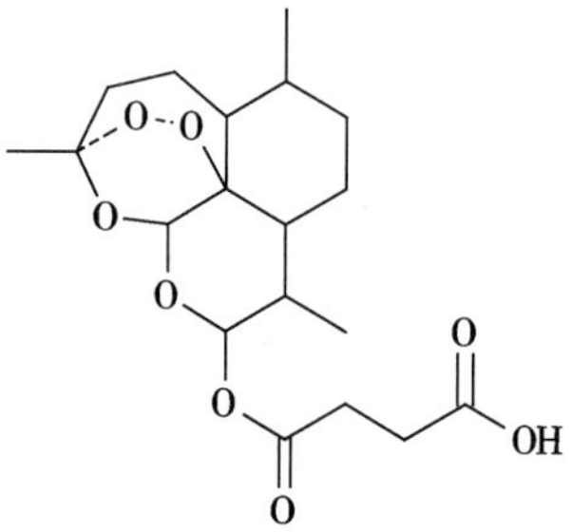	适应证:适用于脑型疟及各种危重疟疾的抢救。 不良反应:使用过量(大于 2.75mg/kg),可能出现外周网织细胞一过性降低
	双氢青蒿素 dihydroartemisinin	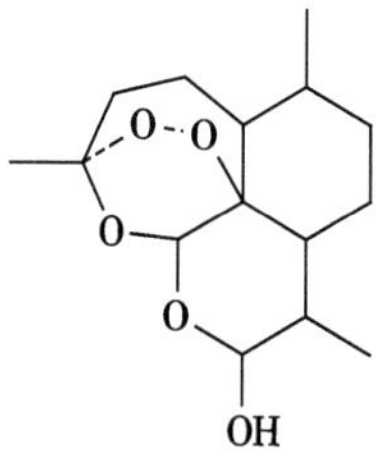	适应证:适用于各种类型疟疾的症状控制,尤其是对抗氯喹恶性及凶险型疟疾有较好疗效。 不良反应:推荐剂量未见不良反应,少数病例有轻度网织红细胞一过性减少

其中萜内酯类的青蒿素是我国科学家在 1971 年首次从菊科植物黄花蒿提取出的有新型结构的倍半萜内酯,具有十分优良的抗疟作用。1983 年全合成成功。青蒿素具有高效、迅速的抗疟作用,是目前临床抗疟药中起效最快的,缺点是溶解度小、口服活性低、复发率高、半衰期短等。

知识链接

青蒿素的发现及结构改造

中国抗疟新药的研究源于 1967 年成立的五二三项目,其全称为中国疟疾研究协作项目,成立于 1967 年的 5 月 23 日,因为绝密军事项目,遂设代号 523。

历经 380 多次鼠疟筛选,1971 年 10 月取得中药青蒿素筛选的成功。 1972 年从中药青蒿中分离得到抗疟有效单体,命名为青蒿素,对鼠疟、猴疟的原虫抑制率达到 100%。

1973 年经临床研究取得与实验室一致的结果、抗疟新药青蒿素由此诞生。

1981 年 10 月在北京召开的由世界卫生组织主办的“青蒿素”国际会议上,中国《青蒿素的化学研究》的发言,引起与会代表极大的兴趣,并认为“这一新的发现更重要的意义是在于将为进一步设计合成新药指出方向”。

1986 年,青蒿素获得新一类新药证书,双氢青蒿素也获一类新药证书。 这些成果分别获得国家发明奖和全国十大科技成就奖。

2011年9月，中国女药学家屠呦呦因创制新型抗疟药——青蒿素和双氢青蒿素的贡献，获得被誉为诺贝尔奖"风向标"的拉斯克奖。

2015年10月，屠呦呦因发现青蒿素治疗疟疾的新疗法获诺贝尔生理学或医学奖。这是中国生物医学界迄今为止获得的世界级最高级大奖。

二、驱肠虫药

凡能作用于肠道寄生虫，如蛔虫、蛲虫、钩虫、鞭虫及绦虫等，并将其杀灭或驱出体外的药物称为驱肠虫药。

驱肠虫药按化学结构可分为哌嗪类、咪唑类、嘧啶类、三萜类和酚类。常用驱肠虫药见表8-7。

表8-7 常用驱肠虫药

类别	药物名称	药物结构	适应证、不良反应
哌嗪类	哌嗪 piperazine	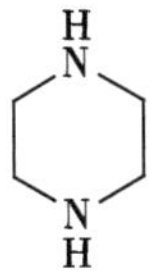	适应证：临床用于肠蛔虫病，蛔虫所致的不完全性肠梗阻和胆道蛔虫病绞痛的缓解期。此外亦可用于驱蛲虫。 不良反应：本品用量大时可引起头晕、头痛、恶心、呕吐等，少数病例可出现荨麻疹、乏力、胃肠功能紊乱、共济失调等反应。有肝、肾功能不良，神经系统疾病及癫痫史的患者禁用
咪唑类	阿苯达唑 albendazol	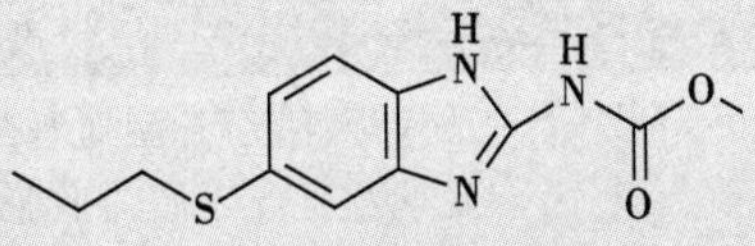	适应证：抗线虫病的首选药。用于蛔虫、蛲虫、钩虫、鞭虫感染以及绦虫感染。也可用于肠道外寄生虫病，如囊虫病、肺吸虫病、棘球蚴病等。 不良反应：恶心、头昏、失眠、食欲缺乏等反应，在治疗脑囊虫病时可致癫痫、颅内高压、甚至脑疝等中枢神经反应。孕妇禁用
	左旋咪唑 levamisole	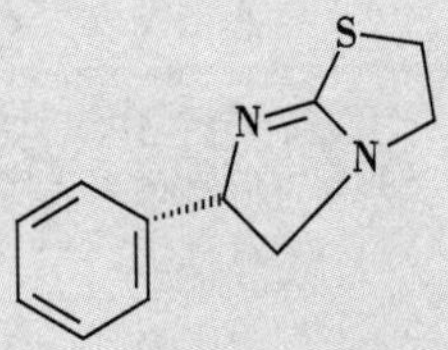	适应证：具有广谱驱肠虫作用，临床上主要用于驱蛔、钩、蛲虫及其混合感染，治疗丝虫病和某些与免疫功能低下有关的疾病。 不良反应：畏食、恶心、呕吐及腹痛等。可发生激动、头晕、头痛、味觉和嗅觉障碍。偶见流感样症状如头痛、畏寒、高热、肌肉酸痛、全身不适等

续表

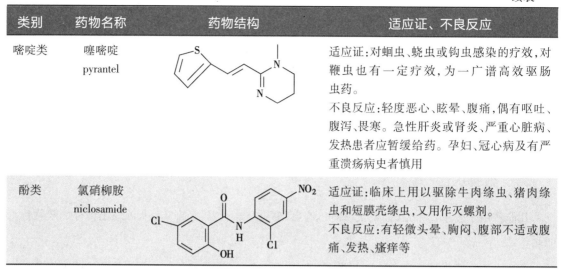

类别	药物名称	药物结构	适应证、不良反应
嘧啶类	噻嘧啶 pyrantel		适应证:对蛔虫、蛲虫或钩虫感染的疗效,对鞭虫也有一定疗效,为一广谱高效驱肠虫药。 不良反应:轻度恶心、眩晕、腹痛,偶有呕吐、腹泻、畏寒。急性肝炎或肾炎、严重心脏病、发热患者应暂缓给药。孕妇、冠心病及有严重溃疡病史者慎用
酚类	氯硝柳胺 niclosamide		适应证:临床上用以驱除牛肉绦虫、猪肉绦虫和短膜壳绦虫,又用作灭螺剂。 不良反应:有轻微头晕、胸闷、腹部不适或腹痛、发热、瘙痒等

三、抗血吸虫药和抗丝虫药

血吸虫病是寄生虫病中流行最广、对人类健康及生命危害最大的病种之一,是由日本血吸虫、曼氏血吸虫及埃及血吸虫三种裂体吸虫寄生人体所致的疾病。我国较为常见的是日本血吸虫病,疫区主要分布于长江流域和长江以南十三个省、自治区、直辖市。

血吸虫病治疗药可分为锑剂和非锑剂两类,锑剂的毒性较大,现较少使用。非锑剂药物主要有吡喹酮、硝硫氰胺、硝硫氰酯和呋喃丙胺等。常用的非锑剂血吸虫病治疗药见表8-8。

表8-8　非锑剂血吸虫病治疗药

药物名称	药物结构	适应证、不良反应
吡喹酮 praziquantel		适应证:治疗各型血吸虫病,适用于慢性、急性、晚期及有合并症的血吸虫病患者。亦可用于其他吸虫病及囊虫病。 不良反应:不良反应轻微、短暂,主要有腹痛、恶心、头昏、头痛、乏力、肌肉酸痛、肌束颤动等,偶见发热、瘙痒、荨麻疹、关节痛、肌痛等,少数患者有心电图改变。孕妇禁用
硝硫氰胺 nithiocyanamine		适应证:用于各型血吸虫病,对急性患者退热快,对慢性患者远期疗效可达75%。 不良反应:有头昏、头痛、乏力、共济失调、视力模糊等中枢症状及腹胀、腹痛和恶心、呕吐等
硝硫氰酯 nitroscanate		适应证:有明显抗血吸虫作用,毒性较低,用于治疗血吸虫病。 不良反应:主要有头晕、头痛、眩晕、腹胀、腹泻、恶心、呕吐等

丝虫寄生于淋巴系统,表现为淋巴管炎、淋巴结炎和淋巴管阻塞症状。乙胺嗪对班氏丝虫和马来丝虫有杀灭作用,药物本身不良反应轻,为目前常用药物。我国自行研制的呋喃嘧酮抗班氏丝虫

疗效优于乙胺嗪,不良反应有因丝虫死亡释放出大量异体蛋白引起的过敏反应。

四、抗阿米巴病药及抗滴虫病药

阿米巴病主要是由组织内阿米巴原虫感染引起的疾病,包括急性、慢性阿米巴痢疾及肠道外阿米巴病。根据药物的作用部位不同,把抗阿米巴药分为:抗肠内阿米巴药、抗肠外阿米巴药及抗肠内、外阿米巴药三类。

抗肠内阿米巴药主要有氯碘羟喹、双碘喹啉等卤代 8-羟基喹啉类以及四环素、红霉素、新霉素等抗生素类;抗肠外阿米巴药主要有氯喹、依米丁等;抗肠内、外阿米巴药有甲硝唑、替硝唑等。见表 8-9。

阴道毛滴虫寄生于人类泌尿生殖道,可引起阴道炎、尿道炎和前列腺炎。目前,临床上以硝唑为治疗阴道滴虫病最有效药物,也可治疗肠内、外阿米巴病,疗效高,毒性低,应用广。替硝唑作用与甲硝唑相似,可口服,对阿米巴肝脓肿的治疗效果更好。

表 8-9 常用抗阿米巴病药

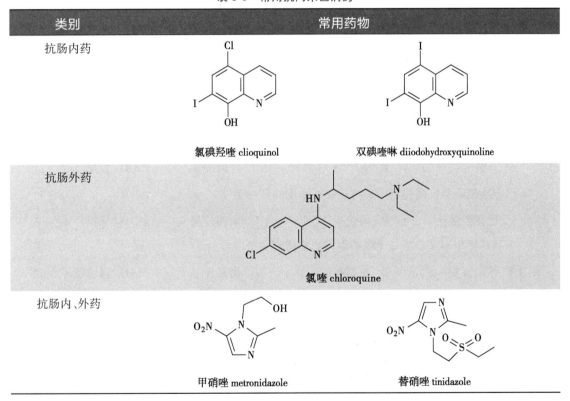

类别	常用药物
抗肠内药	氯碘羟喹 clioquinol 双碘喹啉 diiodohydroxyquinoline
抗肠外药	氯喹 chloroquine
抗肠内、外药	甲硝唑 metronidazole 替硝唑 tinidazole

点滴积累 ∨

1. 血吸虫病治疗药可分为锑剂和非锑剂两类, 锑剂的毒性较大, 现较少使用。 非锑剂药物主要有吡喹酮、硝硫氰胺、硝硫氰酯和呋喃丙胺等。

2. 抗疟药是防治疟疾的有效手段, 根据化学结构的不同可分为喹啉类、氨基嘧啶类和萜内酯类等。

3. 甲硝唑的作用为包括抗阿米巴作用、抗滴虫作用、抗厌氧菌作用。

目标检测

一、选择题

（一）单项选择题

1. 喹诺酮类药物对革兰阴性菌的抗菌作用机制为（　　）

    A. 抑制 β-内酰胺酶　　　　　　　　　　B. 抑制细菌 DNA 回旋酶

    C. 抑制二氢叶酸合酶　　　　　　　　　　D. 抑制细菌细胞壁的合成

2. 下列药物中,体外抗菌活性最强的是（　　）

    A. 诺氟沙星　　　　B. 环丙沙星　　　　C. 萘啶酸　　　　D. 吡哌酸

3. 抗结核分枝杆菌作用强,能渗透入细胞内、干酪样病灶及淋巴结杀灭结核分枝杆菌的首选药物是（　　）

    A. 链霉素　　　　B. 对氨基水杨酸钠　　　C. 乙胺丁醇　　　D. 异烟肼

4. 为延缓耐药性的发生,可以与青蒿素合用的药物是（　　）

    A. 青蒿琥酯　　　　B. 咯萘啶　　　　C. 双氢青蒿素　　　D. 长效磺胺

5. 治疗各种类型结核病的首选药是（　　）

    A. 链霉素　　　　B. 利福平　　　　C. 异烟肼　　　D. 对氨基水杨酸钠

6. 阿苯达唑灼烧后,产生气体,可使醋酸铅试液呈黑色,这是因为其结构中（　　）

    A. 含杂环　　　　B. 含甲酯　　　　C. 含丙巯基　　　D. 含苯环

7. 下列喹诺酮类抗菌药物中具有抗结核作用的药物是（　　）

    A. 巴罗沙星　　　　B. 妥美沙星　　　　C. 斯帕沙星　　　D. 培氟沙星

8. 下列药物中不属于第三代喹诺酮类抗菌药物的是（　　）

    A. 依诺沙星　　　　B. 西诺沙星　　　　C. 诺氟沙星　　　D. 洛美沙星

9. 下列有关喹诺酮类抗菌药构效关系的哪些描述是不正确的（　　）

    A. N-1 位若为脂肪烃基取代时,以乙基或与乙基体积相似的乙烯基、氟乙基抗菌活性最好

    B. 2 位上引入取代基后活性增加

    C. 3 位羧基和 4 位酮基是此类药物与 DNA 回旋酶结合产生药效必不可缺少的部分

    D. 在 5 位取代基中,以氨基取代最佳,其他基团活性均减少

10. 药用的乙胺丁醇为（　　）

    A. 右旋体　　　　B. 内消旋体　　　　C. 左旋体　　　　D. 外消旋体

11. 仅对浅表真菌感染有效的药物是（　　）

    A. 灰黄霉素　　　　B. 酮康唑　　　　C. 两性霉素 B　　　D. 制霉菌素

12. 金刚烷胺能特异性地抑制下列哪种病毒感染（　　）

    A. 甲型流感病毒　　B. 乙型流感病毒　　C. 麻疹病毒　　　D. 单纯疱疹病毒

13. 在下列药物中,抗疱疹病毒作用最强的是（　　）

　　A. 碘苷　　　　　　　　B. 金刚烷胺　　　　C. 阿昔洛韦　　　　D. 利巴韦林

14. 甲硝唑最常见的不良反应是(　　)

　　A. 白细胞减少　　　　B. 急性溶血性贫血　　C. 恶心和口腔金属味　D. 肢体麻木

15. 在甲氧苄啶分子内含有一个(　　)

　　A. 吡啶环　　　　　　B. 吡喃环　　　　　　C. 呋喃环　　　　　D. 嘧啶环

16. 控制疟疾症状发作的最佳药物是(　　)

　　A. 伯氨喹　　　　　　B. 氯喹　　　　　　　C. 乙胺嘧啶　　　　D. 奎宁

17. 诺氟沙星遇丙二酸及酸酐,加热后显(　　)

　　A. 红棕色　　　　　　B. 黄色　　　　　　　C. 绿色　　　　　　D. 蓝色

18. 在异烟肼分子内含有一个(　　)

　　A. 吡啶环　　　　　　B. 吡喃环　　　　　　C. 嘧啶环　　　　　D. 噻吩环

19. 利福平的结构特点为(　　)

　　A. 氨基糖苷　　　　　B. 异喹啉　　　　　　C. 大环内酰胺　　　D. 硝基呋喃

20. 以下关于盐酸乙胺丁醇的说法正确的是(　　)

　　A. 属于抗真菌药

　　B. 分子中有 2 个手性碳原子,所以有 4 个光学异构体

　　C. 分子中有 2 个手性碳原子,只有 3 个光学异构体

　　D. 分子中存在顺反异构

　　E. 分子中没有手性碳原子

21. 异烟肼保存不当使其毒性增大的原因是(　　)

　　A. 水解生成异烟酸和游离肼,异烟酸使毒性增加

　　B. 遇光氧化生成异烟酸,使毒性增大

　　C. 遇光氧化生成异烟酸铵和氮气,异烟酸铵使毒性增大

　　D. 水解生成异烟酸和游离肼,游离肼使毒性增加

22. 盐酸左旋咪唑遇碱不稳定,是结构中的什么基团引起的(　　)

　　A. 咪唑环　　　　　　B. 噻唑环　　　　　　C. 巯基　　　　　　D. 苯基

(二)多项选择题

1. 氟喹诺酮类药物具有的特点是(　　)

　　A. 抗菌谱广　　　　　　　　　　　　B. 抗菌活性强

　　C. 口服方便　　　　　　　　　　　　D. 与其他常用抗菌药无交叉耐药性

　　E. 价格低廉

2. 氟喹诺酮类药物可用于(　　)

　　A. 泌尿系统感染　　B. 呼吸系统感染　　C. 肠道感染

　　D. 伤寒　　　　　　E. 胆道感染

3. 下列哪些情况下不宜使用喹诺酮类药物(　　)

A. 孕妇   B. 未发育完全的儿童   C. 有癫痫病史者

D. 服用抗酸药   E. 哺乳期妇女

4. 下列药物属一线抗结核药的是(   )

    A. 异烟肼   B. 链霉素   C. 乙胺丁醇

    D. 利福平   E. 吡嗪酰胺

5. 抗结核病药联合用药的目的是(   )

    A. 提高疗效   B. 扩大抗菌范围   C. 延缓耐药性

    D. 降低毒性   E. 以上都是

6. 甲硝唑的临床应用是(   )

    A. 厌氧菌感染   B. 幽门螺杆菌感染   C. 肠内外阿米巴感染

    D. 阴道滴虫病   E. 病毒感染

7. 主要用于深部真菌感染的药物是(   )

    A. 制霉菌素   B. 氟康唑   C. 两性霉素 B

    D. 伊曲康唑   E. 克霉唑

8. 属于第三代喹诺酮抗菌药为(   )

    A. 环丙沙星   B. 西诺沙星   C. 诺氟沙星

    D. 氟哌酸   E. 氧氟沙星

9. 按化学结构分类,喹诺酮类药物可以分为(   )

    A. 萘啶酸类   B. 噌啉羧酸类   C. 吡啶并嘧啶羧酸

    D. 喹啉羧酸类   E. 苯并咪唑类

10. 抗真菌类药物有(   )

    A. 抗生素   B. 唑类   C. 磺胺类

    D. 喹诺酮类   E. 利福霉素

11. 属于抗生素类抗结核的药物有(   )

    A. 链霉素   B. 利福平   C. 利福喷丁

    D. 利福定   E. 环丝氨酸

12. 利福平在酸性或碱性条件下,氧化或分解的产物为(   )

    A. 醌型衍生物   B. 3-甲酰利福霉素   C. 1-氨基-4-甲基哌嗪

    D. 利福定   E. 利福喷丁

13. 诺氟沙星在空气中吸收水分,遇光色渐变深,贮存应(   )

    A. 遮光   B. 密封   C. 在干燥处

    D. 熔封   E. 冷处

二、简答题

1. 喹诺酮类药物如何干扰骨骼的生长?

2. 简述喹诺酮药物的结构与活性的关系。

3. 甲硝唑的药理作用和临床应用有哪些?

三、实例分析

1. 某一农村患儿,男,8岁,剑突下突然出现阵发性钻顶样疼痛,大汗淋漓,但腹部体征不明显,经诊断为胆道蛔虫,急诊处理后好转,为了防止再次复发,请分析应首选何种药物(氯硝柳胺、二氢依米丁、吡喹酮、乙胺嗪和甲苯达唑)进行治疗。

2.《中国药典》采用的异烟肼含量测定法如下:"取本品约 0.2g,精密称定,置 100ml 量瓶中,加水使溶解并稀释至刻度。摇匀;精密量取 25ml,加水 50ml、盐酸 20ml 与甲基橙指示液 1 滴,用溴酸钾滴定液(0.01667mol/L)缓缓滴定(温度保持在 18~25℃)至粉红色消失"。试分析该方法的基本原理。

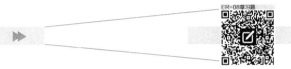

（李 璐）

第九章

抗肿瘤药物

ER-09章PPT

导学情景　∨

情景描述：

　　罗京曾是中央电视台播音主持人队伍的领军人物，中央电视台《新闻联播》节目的主播之一，2008年查出身患淋巴癌，于2009年离开我们。

学前导语：

　　恶性肿瘤是一种严重威胁人类健康的常见病和多发病。传统抗恶性肿瘤药对癌细胞和人体正常细胞的选择性差别不大，因而应用过程中的不良反应广泛而严重。通过本章学习，我们将掌握抗肿瘤药物的相关知识。

　　恶性肿瘤是一种常见的严重危害人类健康的疾病。恶性肿瘤的死亡率仅次于心脑血管疾病。目前，恶性肿瘤的治疗方法常采用手术治疗、放射治疗、药物治疗（化学治疗）和免疫治疗，其中化学治疗占有重要地位。用于恶性肿瘤治疗的药物称为抗肿瘤药。抗肿瘤药按其化学结构、作用原理和来源可分为烷化剂、抗代谢药物、抗肿瘤抗生素及抗肿瘤植物药等。按药物对各期细胞的敏感性分为周期特异性药物和周期非特异性药物。

知识链接

肿瘤细胞增殖及所对应的药物

　　肿瘤细胞群分为增殖细胞群和非增殖细胞群。细胞从一次分裂结束到下一次分裂结束的一个增殖，称为细胞增殖周期。细胞增殖周期分 G_1、S、G_2、M 期。G_1 期为 DNA 合成前期，S 期为 DNA 合成期，G_2 期为 DNA 合成后期，M 期为丝裂期。另有一些细胞可以暂时地离开增殖周期，但仍保持增殖的能力，处于这样一种后备状态的细胞被称为 G_0 期细胞。正常的细胞和肿瘤细胞中都可能有 G_0 期细胞。G_0 期细胞在某些刺激因素的作用下，可以从 G_0 期再进入 G_1 期而开始增殖。处于增殖周期的细胞对药物敏感，非增殖细胞（G_0 期细胞）对药物不敏感，所以 G_0 期细胞是肿瘤复发的根源。

　　细胞周期特异性药：是指某些抗肿瘤药仅对增殖期的某些时相的细胞敏感，对静止期的细胞不敏感的药物。如作用于 S 期的甲氨蝶呤，作用于 M 期的长春新碱等。

　　细胞周期非特异性药：是指某些抗肿瘤药对增殖期的某些时相的细胞敏感，对静止期的细胞也有杀灭作用的药物。包括烷化剂、抗肿瘤抗生素、铂类配合物等。

第一节　烷化剂

烷化剂是抗肿瘤药物中使用最早的一类重要药物。这类药物在体内能形成缺电子的活泼中间体或其他具有活泼的亲电性基团的化合物,进而与生物大分子中的富电子基团发生共价结合,使其丧失活性或使 DNA 分子发生断裂。

生物烷化剂在抑制和杀灭增生活跃的肿瘤细胞的同时,对其他增长较快的正常细胞也同样产生抑制作用,因而会产生许多严重的不良反应,同时,易产生耐药性而使疗效下降。

目前,临床使用的烷化剂按化学结构可分为:①氮芥类;②乙撑亚胺类;③亚硝基脲类;④甲磺酸酯类及卤代多元醇类;⑤金属铂类配合物等。

一、氮芥类

氮芥类是 β-氯乙胺类化合物的总称,是治疗恶性肿瘤最早的药物,属于双功能基团烷化剂。

知识链接

氮芥类药物的发现

氮芥类药物的发现源于芥子气,第一次世界大战期间使用芥子气作为毒气,实际上是一种烷化剂毒剂,后来发现芥子气对淋巴癌有治疗作用。由于对人的毒性太大,不可能作为药用,通过对其结构进行改造得到氮芥类抗肿瘤药物。

氮芥类化合物的分子由两部分组成,即烷基化部分(双-β-氯乙胺)及载体部分。烷基化部分是抗肿瘤活性的功能基,载体部分的改变可改善该类药物在体内的吸收、分布等药代动力学性质。根据载体结构的不同,可将氮芥类药物分为脂肪氮芥、芳香氮芥、氨基酸氮芥等。

盐酸氮芥 Chlormethine Hydrochloride

化学名　N-甲基-N-(2-氯乙基)-2-氯乙胺盐酸盐。

白色结晶性粉末;有引湿性与腐蚀性。本品在水中极易溶解,在乙醇中易溶。

【化学稳定性】本品在水溶液中很不稳定。氮芥在 pH 7 以上发生水解而失活。盐酸氮芥在 pH 为 3~5 时较稳定,故制成水针剂使用时 pH 必须保持在 3.0~5.0。

【药理作用】本品可与鸟嘌呤第 7 位上的氮共价结合,产生 DNA 的双链内的交叉联结或 DNA 同链内的不同碱基的联结,使 G_1 到 S 期延迟。大剂量对各周期细胞和非增殖期细胞都有杀灭作用。

【适应证】 临床上主要治疗恶性淋巴瘤、淋巴肉瘤、霍奇金病、网状细胞肉瘤等。

【不良反应】 胃肠道反应有恶心、呕吐、腹泻等。全身反应有疲倦、乏力、头昏、寒战及发热等。骨髓抑制作用强而持久。对皮肤黏膜有刺激,可引起破溃。肝肾功能不全的患者应慎用。

【制剂及规格】 注射液:每支 5mg(1ml);10mg(2ml)。

环磷酰胺 Cyclophosphamide

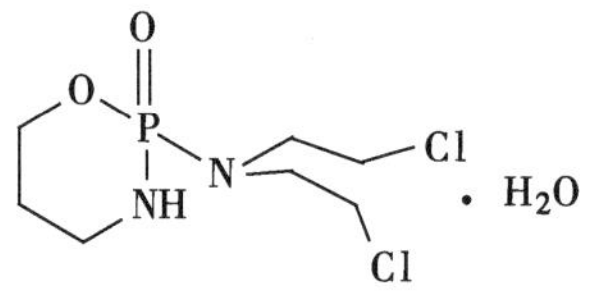

化学名 P-[N,N-双(β-氯乙基)]-1-氧-3-氮-2-磷杂环己烷-P-氧化物一水合物。

本品含有一个结晶水时为白色结晶或结晶粉末,失去结晶水后即液化。本品在乙醇中易溶,在水或丙酮中溶解。mp. 48.5~52℃。

【化学稳定性】 本品水溶液(2%)在 pH 4.0~6.0 时,磷酰胺基不稳定,加热时更易分解而失去生物烷化作用。

【药物鉴别】 将本品与无水碳酸钠加热熔融后,冷却,加水溶解,过滤,滤液用硝酸酸化后,显氯化物与磷酸盐的鉴别反应。

【药理作用】 该药体外无抗肿瘤活性,进入体内先在肝脏中经微粒体功能氧化酶转化成醛磷酰胺,而醛磷酰胺不稳定,在肿瘤细胞内分解成酰胺氮芥及丙烯醛,酰胺氮芥对肿瘤细胞有细胞毒作用。环磷酰胺是双功能烷化剂,可干扰 DNA 及 RNA 功能,尤以对前者的影响更大,它与 DNA 发生交叉联结,抑制 DNA 合成。

【适应证】 主要用于恶性淋巴瘤,急性淋巴细胞白血病,儿童神经母细胞瘤等,疗效显著;对多发性骨髓瘤、肺癌、乳腺癌、卵巢癌、鼻咽癌等也有效。

【不良反应】 常见不良反应有骨髓抑制、出血性膀胱炎甚至膀胱癌、胃肠道反应、闭经及精子减少等。

【制剂及规格】 粉针剂:每支 100mg;200mg。片剂:每片 50mg。

案例分析

案例:有些抗肿瘤药物在使用中有可能导致癌症,环磷酰胺就是一个典型的实例。环磷酰胺有膀胱毒性可造成膀胱炎甚至膀胱癌。

分析:环磷酰胺虽然在正常细胞中的代谢物没有毒性,但在肿瘤细胞中的代谢物毒性极大。随着肿瘤细胞的死亡,有毒代谢物释放到组织间进入血液,最终从肾脏排泄出体外,因此对机体尤其是膀胱造成很大的刺激和伤害。

二、乙撑亚胺类

塞替派 Thiotepa

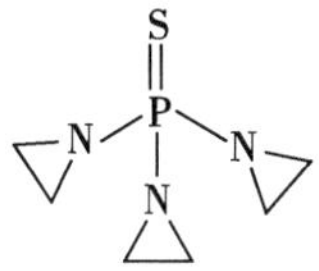

化学名　1,1′,1″-硫次膦基三氮丙啶。

白色鳞片状结晶或结晶性粉末;无臭或几乎无臭。本品在水、乙醇或氯仿中易溶,在石油醚中略溶。mp. 52~57℃。

> **知识链接**
>
> ### 乙撑亚胺类抗肿瘤药物的研发思路
>
> 在对氮芥类药物体内生物转化过程的研究中发现,氮芥类药物,尤其是脂肪氮芥类药物是通过转化为乙撑亚胺活性中间体而发挥烷基化作用的,在此基础上合成了一些直接含有活性的乙撑亚胺基团的化合物。同时为了降低乙撑亚胺基团的反应活性,在氮原子上用吸电子基团取代,以达到降低其毒性的作用。

【化学稳定性】 本品在酸中不稳定,故不能口服。高温易聚合失效,溶液须新鲜配制,并避光保存。

【药物鉴别】 取本品加无水碳酸钠混合后,炽灼至灰化,放冷,加水使溶解,加硝酸使成酸性,将溶液分成两等份:一份中加钼酸铵试液,加热,即生成黄色沉淀;另一份中加氯化钡试液,即生成白色沉淀。

【药理作用】 本药进入体内后,活性烷化基团为乙烯亚胺基,乙撑亚胺环开环与 DNA 的碱基结合进行烷基化反应,从而抑制 DNA 合成。

【适应证】 临床上主要用于治疗卵巢癌、乳腺癌、膀胱癌和消化道癌,是治疗膀胱癌的首选药物。

【不良反应】 本药对骨髓有抑制作用,引起白细胞和血小板减少;消化道反应有恶心、呕吐、食欲缺乏及腹泻等,精子减少,月经减少,个别有发热及皮疹等。

【制剂及规格】 注射液:每支 10mg(1ml);20mg(2ml)。

三、亚硝基脲类

卡莫司汀 Carmustine

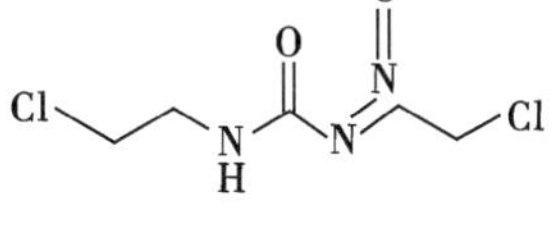

285

化学名　1,3-双(2-氯乙基)-1-亚硝基脲。

无色至微黄或微黄绿色的结晶或结晶性粉末;无臭。本品在甲醇或乙醇中溶解,在水中不溶。mp. 30~32℃。

【化学稳定性】　本品在碱性和酸性溶液中相当不稳定,分解时可放出氮气和二氧化碳。由于本品不溶于水,且具有较高的脂溶性,其注射液为聚乙二醇的灭菌溶液。

【药物鉴别】　取本品加入氢氧化钠溶液,置水浴上加热,并不断振摇使溶解,加酚酞指示液,用硝酸溶液滴加至无色,加硝酸银溶液,应生成白色沉淀。

【药理作用】　本品及其代谢物可通过烷化作用与核酸交联,亦可因改变蛋白而产生抗癌作用。

【适应证】　临床可用于脑瘤、脑恶性肿瘤转移、脑性白血病及霍奇金病等,对肺癌、乳腺癌、淋巴肉瘤、黑色素瘤及睾丸肿瘤也有一定疗效。

【不良反应】　主要为恶心、呕吐及迟发性骨髓抑制、白细胞和血小板下降,并对肝、肾也有一定毒性。应避免此药与皮肤接触,以免引起发炎及色素沉着。

【制剂及规格】　注射液:每支125mg(2ml)。

同类药物洛莫司汀(lomustine)对脑瘤的疗效不及卡莫司汀,但对霍奇金病、肺癌及若干转移性肿瘤的疗效优于卡莫司汀。司莫司汀(semustine)抗肿瘤疗效优于卡莫司汀和洛莫司汀,毒性较低。链佐星(streptozocin)的分子结构中引入糖作为载体,其水溶性增加,毒副作用降低。将链佐星结构中的 N-甲基换成 β-氯乙基,可以得到氯脲霉素(chlorozotocin)。

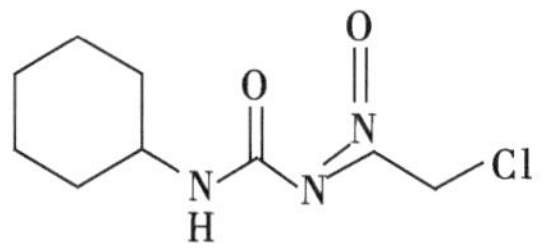

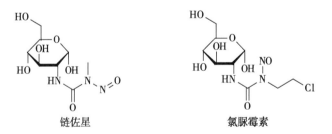

洛莫司汀 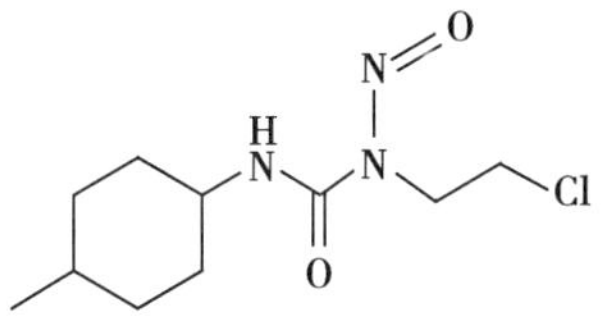　　　　　　　　　　司莫司汀

链佐星　　　　　　　　　　氯脲霉素

四、甲磺酸酯及多元醇类

白消安 Busulfan

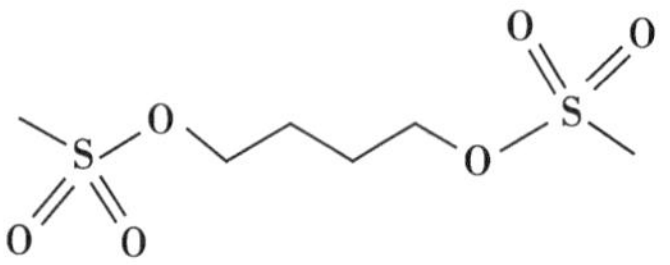

化学名　1,4-丁二醇二甲磺酸酯。

白色结晶性粉末;几乎无臭。在丙酮中溶解,在水或乙醇中微溶。mp. 114~118℃。由于本品为二甲磺酸酯的化合物,在水中微溶(1:750)。

【化学稳定性】 本品在碱性条件下水解生成丁二醇,再脱水生成具有乙醚样特臭的四氢呋喃。

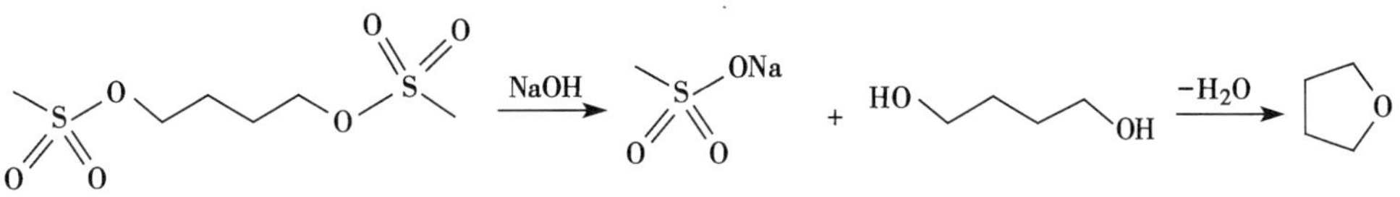

【药物鉴别】 取本品加硝酸钾与氢氧化钾加热熔融,放冷,加水溶解,加稀盐酸使成酸性,加氯化钡试液数滴,即生成白色沉淀。

【药理作用】 本品属于双功能烷化剂,在体内甲磺酸酯基离去后可与DNA、氨基酸、蛋白质中富电子基团烷基化,使其失去生物学活性。

【适应证】 本药对粒细胞的生成有选择性抑制作用,因此对慢性粒细胞白血病疗效显著。

【不良反应】 长期或大量使用可引起严重骨髓再生障碍,或有闭经、胎儿发育障碍、色素沉着、脱发、皮疹、男性乳腺发育、睾丸萎缩等不良反应。

【制剂及规格】 片剂:每片0.5mg;2mg。

多元醇类药物主要是卤代多元醇,如二溴甘露醇(mitobronitol,DBM)和二溴卫矛醇(mitolactol,DBD)。二者在体内都通过脱去溴化氢,形成双环氧化物而产生烷基化作用。

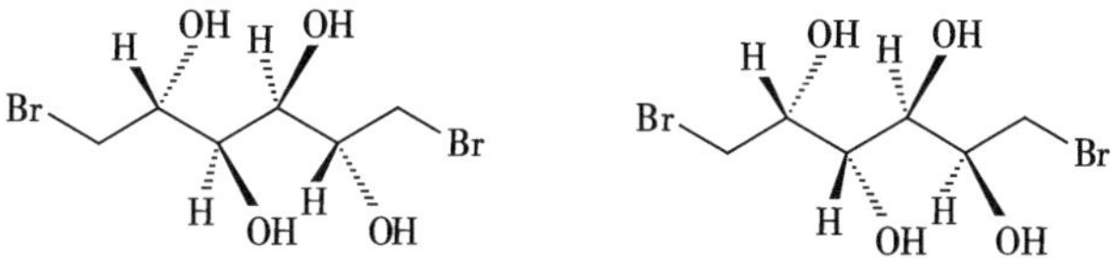

二溴甘露醇　　　　　　　二溴卫矛醇

五、金属铂类配合物

自1969年首次报道顺铂对动物肿瘤有强烈的抑制作用,引起人们对金属配合物抗肿瘤研究的重视,近年来已证实铂、铑、钌、锗、锡等的化合物具有抗肿瘤活性,其中尤以铂的配合物效果较好。

顺铂 Cisplatin

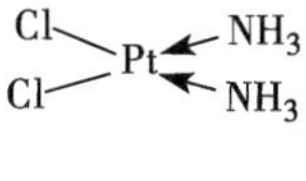

化学名　顺式-二氨二氯铂

亮黄色至橙黄色的结晶性粉末;无臭。本品在二甲基亚砜中易溶,在 N,N-二甲基甲酰胺中略溶,在水中微溶,在乙醇中不溶。

【化学稳定性】 本品室温下,对光照和空气是稳定的,水溶液不稳定,生成顺铂水合物,进一步水解成顺铂聚合物,这些聚合物在生理盐水中不稳定再次生成顺铂,临床使用的是含甘露醇和氯化钠的冻干粉,临用时用生理盐水溶解。本品加热至170℃时转变为无活性的反式异构体,溶解度降低,加热至270℃时,分解成金属铂。

【适应证】临床用于治疗膀胱癌、前列腺癌、肺癌、头颈部癌、乳腺癌、恶性淋巴瘤和白血病等。目前已被公认为治疗睾丸癌和卵巢癌的一线药物。与甲氨蝶呤、环磷酰胺等有协同作用,无交叉耐药性,并有免疫作用。

【不良反应】本品水溶性差,且仅能注射给药,缓解期短,并伴有严重的肾、胃肠道毒性、耳毒性及神经毒性,长期使用会产生耐药性。

为了克服顺铂的缺点,用不同的胺类和各种酸根与铂(Ⅱ)络合,合成了一系列铂的配合物。卡铂(carboplatin)治疗小细胞肺癌、卵巢癌的效果比顺铂好,但对膀胱癌、头颈部癌的效果不如顺铂。奥沙利铂(oxaliplatin)属于新的铂类衍生物,没有顺铂的肾脏毒性,亦无卡铂的骨髓毒性,但出现种属特异的心脏毒性。用于经氟尿嘧啶治疗失败后的结直肠癌转移的患者,可单独或联合氟尿嘧啶使用。

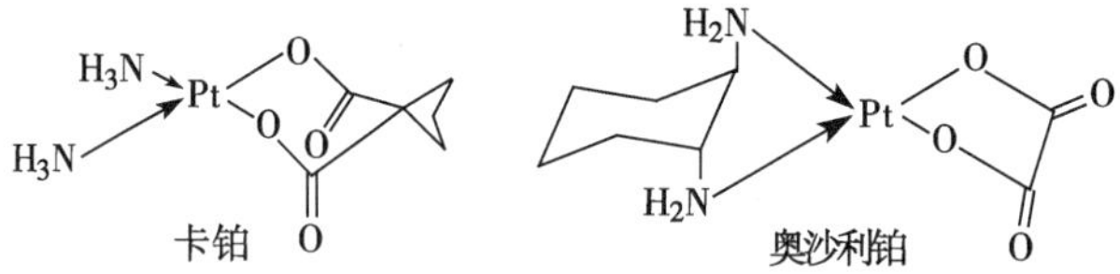

卡铂　　　　　奥沙利铂

点滴积累

1. 烷化剂按结构可分为氮芥类、乙撑亚胺类、亚硝基脲类、甲磺酸酯类及卤代多元醇类、金属铂类配合物等多种类型。
2. 烷化剂抑制肿瘤生长同时对正常细胞也会造成损伤,故其不良反应较多,但其抗瘤谱广,抗肿瘤效果较好,是目前最广泛使用的抗肿瘤药。

第二节　抗代谢药物

抗代谢药物通过拮抗DNA合成所需的正常代谢物如叶酸、嘌呤、嘧啶等,从而抑制肿瘤细胞的生存和繁殖,导致肿瘤细胞死亡。抗代谢药物的结构与细胞代谢产物嘧啶、嘌呤、叶酸很相似,故将代谢物的结构作细微的改变可得到大多数抗代谢药物。由于抗代谢药物的作用点不同,因此交叉耐药性相对较少。常用的抗代谢药物有嘧啶拮抗药、嘌呤拮抗药、叶酸拮抗药等。

一、嘧啶拮抗药

氟尿嘧啶 Fluorouracil

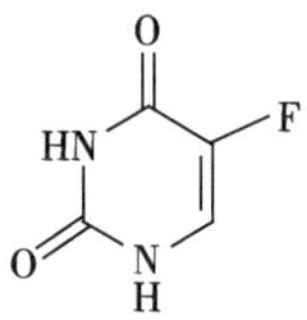

化学名 5-氟-2,4(1H,3H)-嘧啶二酮。简称 5-FU。

白色或类白色的结晶或结晶性粉末。本品在水中略溶,在乙醇中微溶,在氯仿中几乎不溶;在稀盐酸或氢氧化钠溶液中溶解。

【化学稳定性】氟尿嘧啶在空气及水溶液中都非常稳定,在亚硫酸钠水溶液中较不稳定。首先亚硫酸氢根离子在双键上进行加成,形成的 5-氟-5,6-二氢-6-磺酸尿嘧啶。该中间物也不稳定,若消去 SO_3H^- 或 F^-,则分别生成氟尿嘧啶和 6-磺酸基尿嘧啶。若在强碱中,则开环,最后生成 2-氟-3-脲丙烯酸和氟丙醛酸。

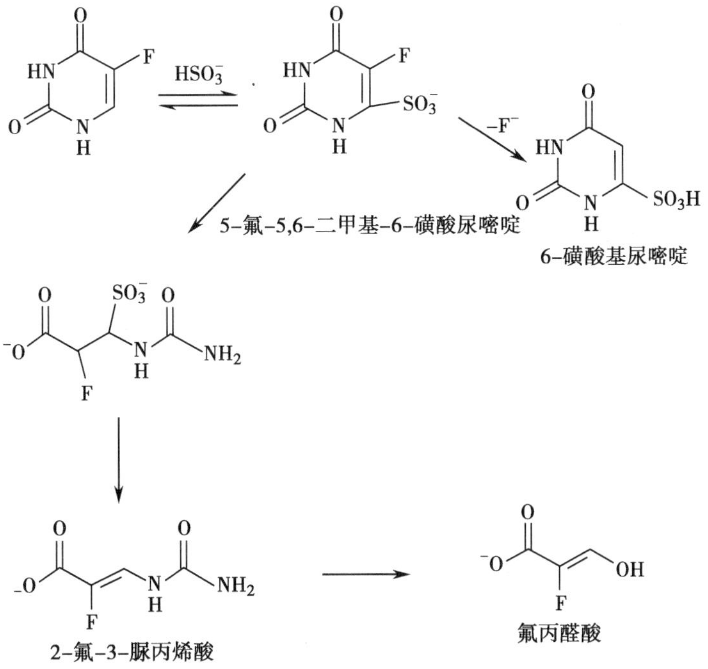

【药理作用】氟尿嘧啶与正常代谢物竞争性占据胸腺嘧啶合成酶,使其失去生物活性,从而抑制 DNA 的合成;也可欺骗性地掺入生物大分子中,使其失去活性,导致肿瘤细胞的"致死合成",使肿瘤细胞死亡。

【适应证】本药抗瘤谱比较广,对绒毛膜上皮癌及恶性葡萄胎有显著疗效,对结肠癌、直肠癌和乳腺癌、头颈部癌等有效,是治疗实体肿瘤的首选药物。

【不良反应】可引起严重的消化道反应和骨髓抑制,少数出现神经系统反应,如小脑变性,共济失调等。

【制剂及规格】注射剂:0.25g(10ml)。

为了降低毒性,提高疗效,研制了大量的衍生物。如替加氟(tegafur)、双呋氟尿嘧啶(difuradin)、卡莫氟(carmofur)、去氧氟尿苷(doxifluridine)等均为前药,在体内转化为氟尿嘧啶发挥作用,所以毒性较氟尿嘧啶低。

盐酸阿糖胞苷 Cytarabine Hydrochloride

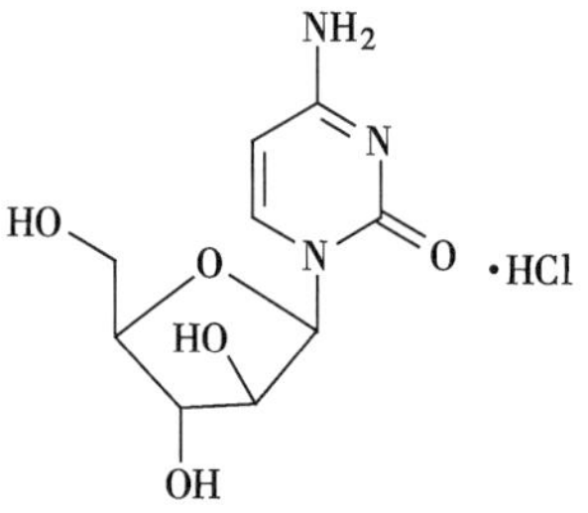

化学名　1-β-D-阿拉伯呋喃糖基-4-氨基-2(1H)-嘧啶酮盐酸盐。

白色或类白色细小针状结晶或结晶性粉末,本品在水中极易溶解,在乙醇中略溶,在乙醚中几乎不溶。

【药理作用】　在体内转化为三磷酸阿糖胞苷,通过抑制 DNA 多聚酶干扰 DNA 合成。

【适应证】　主要用于急性淋巴细胞性及非淋巴细胞性白血病的诱导缓解期或维持巩固期、慢性粒细胞性白血病的急变期,也可联合用于非霍奇金淋巴瘤;也用于病毒性眼病,如树枝状角膜炎、角膜虹膜炎、流行性角膜、结膜炎等。

【不良反应】　有白细胞减少、血小板减少和巨幼细胞贫血等骨髓抑制,恶心、呕吐亦为常见。此外,可出现口腔溃疡、血栓静脉炎和肝功能受损。

为了减轻盐酸阿糖胞苷在体内脱氨失活,将其氨基用链烃基酸酰化,如依诺他滨(enocitabine)可在体内代谢为盐酸阿糖胞苷而起作用,抗肿瘤作用比盐酸阿糖胞苷强而持久。环胞苷(cyclocytidine)为盐酸阿糖胞苷的中间体,体内代谢比盐酸阿糖胞苷慢,作用时间长,副作用较轻。氮杂胞苷(azacitidine)主要用于急性粒细胞白血病,对结肠癌、乳腺癌也有一定疗效。

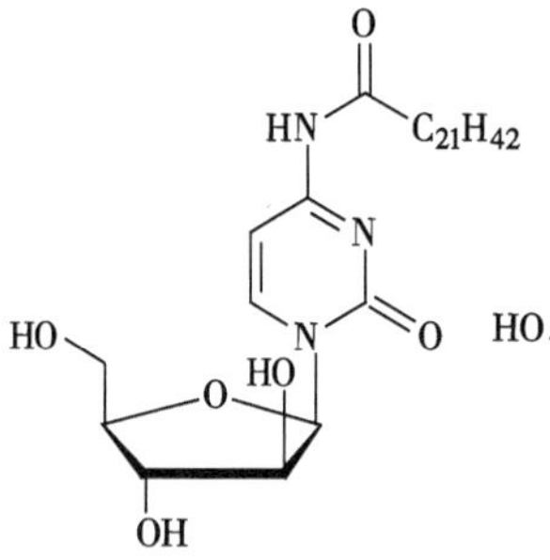

依诺他滨 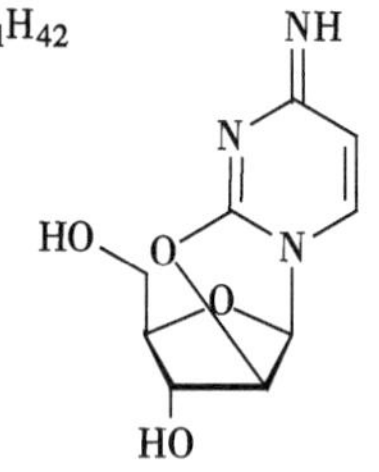　　　　　环胞苷 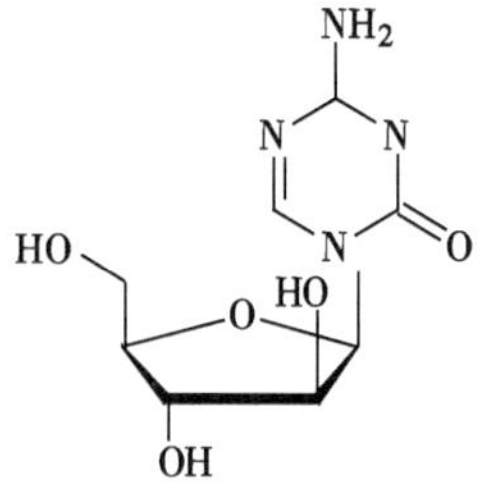　　　　　氮杂胞苷

二、嘌呤拮抗药

巯嘌呤 Mercaptopurine

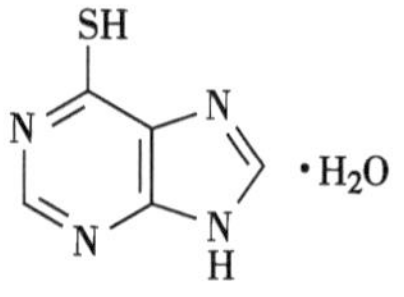

化学名　6-嘌呤硫醇一水合物。简称 6-MP。

黄色结晶性粉末;无臭。在水或乙醇中极微溶解,在乙醚中几乎不溶。

【化学稳定性】 本品含有巯基,遇光易变色,也可被硝酸氧化;在氨液中与硝酸银作用可生产白色银盐沉淀。

【药物鉴别】 取本品加氨试液溶解后,溶液应澄清;加硝酸银试液,即生成白色絮状沉淀;加硝酸共热,沉淀不溶解。

【药理作用】 本药结构与体内活性物质次黄嘌呤相似,在体内经酶促作用转变为有活性的 6-硫代次黄嘌呤核苷酸,作为次黄嘌呤核苷酸的伪物质而抑制腺酰琥珀酸合成酶和肌苷酸脱氢酶的作用,从而干扰 DNA 和 RNA 的合成。

【适应证】 临床用于急性白血病效果较好,对于慢性粒细胞白血病也有效;也可用于绒毛膜上皮癌和恶性葡萄胎。另外对恶性淋巴瘤、多发性骨髓瘤也有一定疗效。

【不良反应】 食欲减退、恶心、呕吐、腹泻、口腔炎、口腔溃疡。白细胞和血小板下降,严重者可有全血象抑制。

【制剂及规格】 片剂:每片 25mg;50mg;100mg。

根据巯嘌呤在体内能抑制嘌呤核苷酸合成的原理,对鸟嘌呤的结构进行类似的改造,同样得到巯鸟嘌呤(thioguanine,6-TG)。喷司他丁(pentostatin)对腺苷酸脱氨酶具有较强抑制作用。

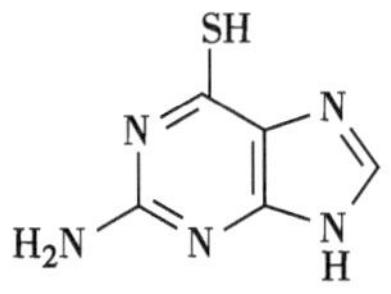

巯鸟嘌呤 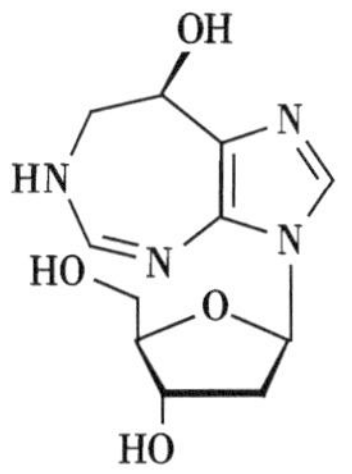　　　　　　　　喷司他丁

三、叶酸拮抗药

甲氨蝶呤 Methotrexate

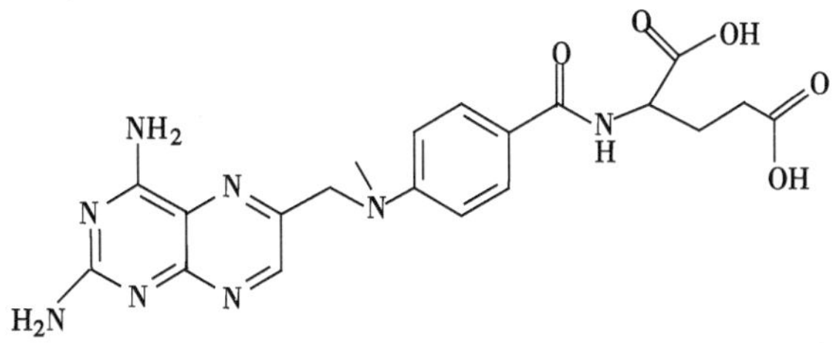

化学名　L-(+)-N-[4-[[(2,4-二氨基-6-蝶啶基)甲基]甲氨基]苯甲酰基]谷氨酸。

黄色至橙黄色结晶性粉末;无臭。本品在水、乙醇、丙酮、氯仿或乙醚中不溶;在氢氧化钠试液或 10% 碳酸钠溶液中易溶。

▶▶ 课堂活动

甲氨蝶呤可以看成是叶酸蝶啶基中的羟基被氨基取代后的叶酸衍生物。 叶酸是核酸生物合成的代谢物,也是红细胞发育的重要因子,临床用作抗贫血药。 试比较本品与叶酸化学结构的区别,进一步理解代谢拮抗药的机制。

叶酸

【化学稳定性】　本品在强酸性溶液中不稳定,酰胺基会水解,生成谷氨酸及蝶呤酸而失去活性。

【药理作用】　本药主要抑制二氢叶酸还原酶而使二氢叶酸不能还原成有生理活性的四氢叶酸,从而使嘌呤核苷酸和嘧啶核苷酸的生物合成过程中一碳基团的转移作用受阻,导致 DNA 的生物合成受到抑制。

【适应证】　主要适用于治疗乳腺癌、绒毛膜上皮癌及葡萄胎;也可与其他化疗剂联合用于急性淋巴细胞性白血病。

【不良反应】　主要有口腔炎、胃炎、腹泻,严重时可便血。骨髓抑制主要表现为白细胞下降。长期用药,可有肾功能损害、药物性肝炎等。

【制剂及规格】　片剂:每片 2.5mg;5mg;10mg。注射液:每支 5mg;10mg;25mg;50mg;100mg。

点滴积累 ▽

1. 抗代谢药物主要是通过影响叶酸、嘌呤、嘧啶及嘧啶核苷酸代谢,从而导致肿瘤细胞死亡。

2. 氟尿嘧啶可作为实体瘤的首选用药。 此类药物的不良反应主要是胃肠道反应和骨髓抑制。

第三节　抗肿瘤抗生素及抗肿瘤的植物有效成分

抗肿瘤抗生素是由微生物产生的具有抗肿瘤活性的化学物质。现已发现的抗肿瘤抗生素有许多种,这些抗生素大多是直接作用或嵌入 DNA,干扰其模板的功能,为细胞周期非特异性抗肿瘤药。

抗肿瘤抗生素按化学结构可分为多肽类抗生素(见表 9-1)和蒽醌类抗生素(见表 9-2)。

表 9-1　多肽类抗生素

药物名称	适应证、不良反应
放线菌素 D dactinomycin D	适应证:主要用于治疗肾母细胞瘤、霍奇金病、绒毛膜上皮癌、恶性葡萄胎及恶性淋巴瘤等。 不良反应:食欲下降、恶心、呕吐、腹泻。白细胞和血小板下降
博来霉素 bleomycin	适应证:主要用于治疗鳞状上皮细胞癌、宫颈癌和脑癌。 不良反应:恶心、呕吐、口腔炎、皮肤反应、药热、脱发等
平阳霉素 pingyangmycin	适应证:主要用于治疗鳞状上皮细胞癌、宫颈癌和脑癌。 不良反应:发热、胃肠道反应、皮肤反应、脱发、肢端麻痛、口腔炎、肺炎样变或肺纤维化等
培洛霉素 peplomycin	适应证:主要用于治疗鳞状上皮细胞癌、宫颈癌和脑癌、肺鳞癌、食管癌。 不良反应:恶心、呕吐、口腔炎、皮肤反应、药热、脱发等

表9-2 蒽醌类抗生素

药物名称	适应证、不良反应
多柔比星 doxorubicin	适应证:主要用于治疗乳腺癌、甲状腺癌、肺癌、卵巢癌、肉瘤等实体癌。 不良反应:骨髓抑制和心脏毒性
柔红霉素 daunorubicin	适应证:主要用于治疗急性粒细胞白血病及急性淋巴细胞白血病。 不良反应:骨髓抑制和心脏毒性
佐柔比星 zorubicin	适应证:主要用于治疗急性淋巴细胞白血病、急性原始粒细胞白血病。 不良反应:心脏毒性、白细胞减少、厌食、口腔炎等
阿柔比星 aclarubicin	适应证:主要用于治疗子宫体癌、胃肠道癌、胰腺癌、肝癌和急性白血病。 不良反应:心脏毒性、白细胞减少、厌食、口腔炎等
米托蒽醌 mitoxantrone	适应证:主要用于治疗晚期乳腺癌、非霍奇金病淋巴瘤和成人急性非淋巴细胞白血病复发。 不良反应:消化道反应,如恶心、呕吐
丝裂霉素C mitomycin c	适应证:主要用于治疗胃肠道肿瘤、乳腺癌、肺癌、子宫癌、膀胱癌等。 不良反应:白细胞和血小板下降;食欲减退、恶心、呕吐

从植物中寻找抗肿瘤药物,在国内外已成为抗癌药物研究的重要组成部分。植物药抗肿瘤的有效成分研究属于天然药物化学的内容,但在天然药物有效成分上进行结构修饰,半合成一些衍生物,寻找疗效更好的药物近年来发展较快,已成为抗肿瘤药物的一个重要组成部分。此类药物简要介绍见表9-3。

表9-3 抗肿瘤的植物有效成分

药物名称	化学结构	适应证、不良反应
羟喜树碱 camptothecin	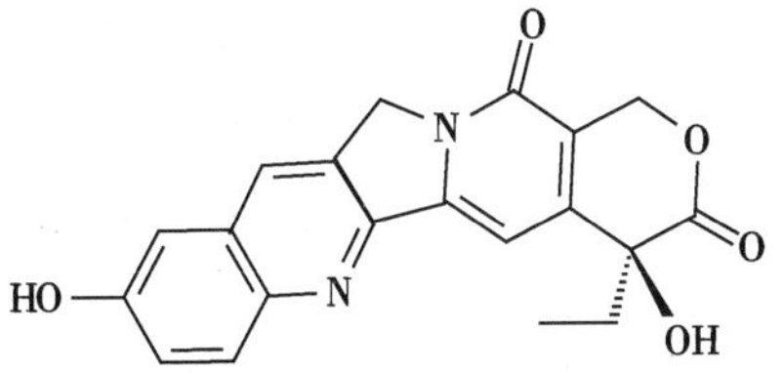	适应证:主要用于胃癌、肝癌、头颈部癌及白血病治疗。 不良反应:恶心、呕吐;白细胞下降
长春碱 vinblastin	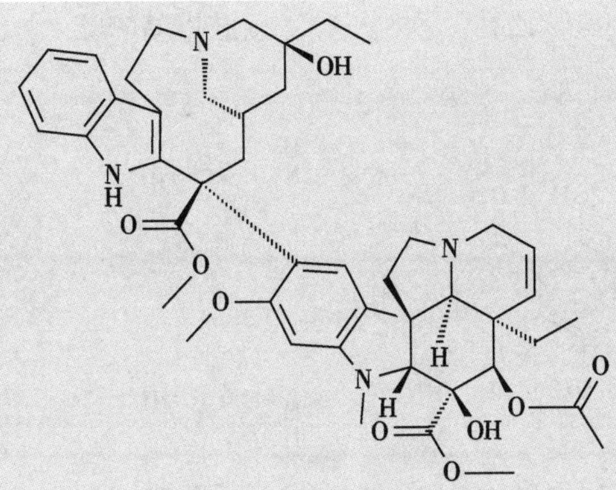	适应证:主要对淋巴瘤,绒毛膜上皮癌及睾丸肿瘤有效。 不良反应:神经系统毒性

续表

药物名称	化学结构	适应证、不良反应
紫杉醇 taxol	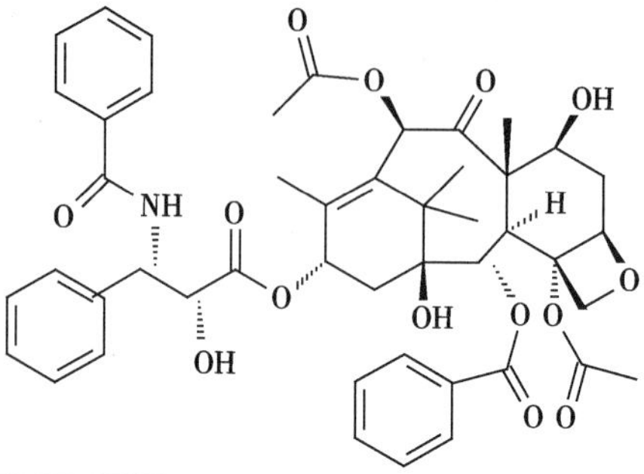	适应证:主要用于一线或其后的卵巢转移性癌化疗失败以后的治疗。 不良反应:白细胞、血小板减少,贫血、感染、黏膜炎等

点滴积累 ∨

1. 抗生素类抗肿瘤药物大多是直接作用或嵌入 DNA,干扰其模板的功能产生抗肿瘤作用。按化学结构可分为多肽类抗生素和蒽醌类抗生素。

2. 抗肿瘤的植物有效成分是抗肿瘤药物研究和发展的新方向。

目标检测

一、选择题

（一）单项选择题

1. 烷化剂类抗肿瘤药物的结构类型不包括(   )

   A. 氮芥类　　　　　　B. 乙撑亚胺类　　　　C. 亚硝基脲类　　　　D. 硝基咪唑类

2. 抗肿瘤药物卡莫司汀属于(   )

   A. 亚硝基脲类烷化剂　　　　　　　　　　B. 氮芥类烷化剂

   C. 嘧啶类抗代谢物　　　　　　　　　　　D. 嘌呤类抗代谢物

3. 下列药物中不具酸性的是(   )

   A. 维生素 C　　　　B. 氨苄西林　　　　C. 磺胺甲基嘧啶　　　　D. 盐酸氮芥

4. 化学结构如下的药物的名称为(   )

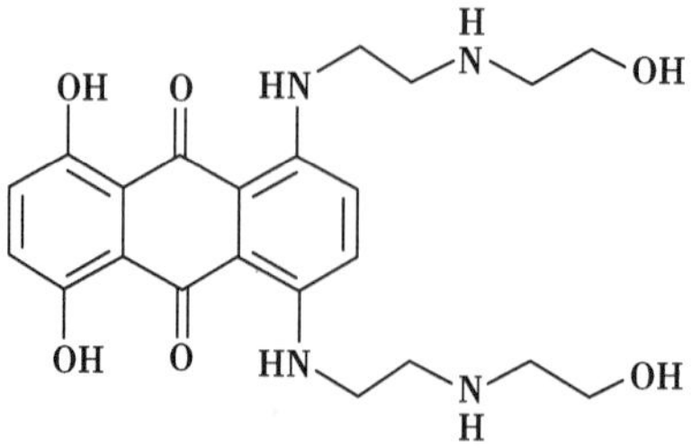

   A. 喜树碱　　　　　　B. 甲氨蝶呤　　　　　C. 米托蒽醌　　　　　D. 长春瑞滨

5. 属于抗代谢类药物的是(   )

   A. 盐酸氮芥　　　　B. 氟尿嘧啶　　　　C. 多柔比星　　　　D. 顺铂

6. 主要用于一线或其后的卵巢转移癌化疗失败以后治疗的是（　　）

    A. 盐酸多柔比星　　　　B. 紫杉醇　　　　　C. 伊立替康　　　　D. 鬼臼毒素

7. 环磷酰胺主要用于（　　）

    A. 解热镇痛　　　　　　　　　　　　B. 心绞痛的缓解和预防

    C. 淋巴肉瘤　　　　　　　　　　　　D. 治疗胃溃疡

8. 下列哪一个药物是烷化剂（　　）

    A. 氟尿嘧啶　　　　B. 巯嘌呤　　　　　C. 甲氨蝶呤　　　　D. 塞替派

9. 白消安属哪一类抗癌药（　　）

    A. 抗生素　　　　　B. 烷化剂　　　　　C. 生物碱　　　　　D. 抗代谢类

10. 氟尿嘧啶属于（　　）

    A. 氮芥类抗肿瘤药物　　　　　　　　B. 烷化剂

    C. 抗代谢抗肿瘤药物　　　　　　　　D. 抗生素类抗肿瘤药物

（二）多项选择题

1. 烷化剂是一类可形成碳正离子或其他亲电性活性基团的化合物，通常具有下列结构特征之
一（　　）

    A. 双 β-氯乙胺　　　　B. 乙烯亚胺　　　　　C. 磺酸酯

    D. 亚硝基脲　　　　　E. 多肽

2. 按作用机制分类的抗肿瘤药物有（　　）

    A. 烷化剂　　　　　　B. 抗代谢物　　　　　C. 抗肿瘤抗生素

    D. 生物碱抗肿瘤药　　E. 金属络合物

3. 属于烷化剂的抗肿瘤药物有（　　）

    A. 环磷酰胺　　　　　B. 塞替派　　　　　　C. 巯嘌呤

    D. 甲氨蝶呤　　　　　E. 三尖杉酯碱

4. 关于氟尿嘧啶的下列叙述，哪些是正确的（　　）

    A. 遇溴试液，溴的红色消失

    B. 可被硝酸氧化成亚磺酸

    C. 易水解脱氟

    D. 遇强氧化剂重铬酸溶液，微热后生成氢氟酸

    E. 水解后显 α-氨基酸的反应

5. 常用的抗肿瘤抗生素有（　　）

    A. 多肽抗生素　　　　B. 醌类抗生素　　　　C. 青霉素类抗生素

    D. 氯霉素类抗生素　　E. 氨基糖苷类抗生素

二、简答题

1. 按化学结构，可将烷化剂分为哪几类？

2. 抗代谢抗肿瘤药分哪些结构类型？

3. 氮芥类结构中常用的载体分哪些类型？载体的主要作用是什么？

三、实例分析

1. 替加氟、双喃氟啶、卡莫氟、去氧氟尿苷为什么毒性比氟尿嘧啶低，分析其原因。

2. 环磷酰胺为什么有抗肿瘤活性，在体内时是否对正常组织无毒而对肿瘤组织有毒？

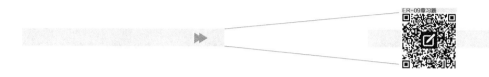

（刘 刚）

第十章

内分泌系统药物

导学情景 ∨

情景描述：

患者，女性，35 岁。 近来，皮肤出现蝶形红斑，关节疼痛，出现管型尿和蛋白尿，有憋气感，后确诊为系统性红斑狼疮，现服用泼尼松治疗。

学前导语：

泼尼松属于糖皮质激素类药。 这类药物广泛用于治疗自身免疫系统疾病、骨质疏松、严重感染、休克等。 学习和掌握本类药物的基本知识，无论是对后续课程，还是对药学服务能力的养成，都具有非常重要的意义。

甾体激素(steroid hormones)是由肾上腺皮质或性腺分泌的人体最重要的内分泌激素,在生命活动的各个方面都具有极其重要的作用。甾体激素类药物通过替代、影响或调控体内激素的作用而具有十分广泛的临床应用。

甾体激素类药物无论是天然品还是人工合成品及其衍生物,其化学结构均具有环戊烷并多氢菲的母核,称为甾环。其基本结构如图 10-1,其中 A、B、C 环为六元环,D 环为五元环,根据其 C_{10}、C_{13}、C_{17} 有无取代基,甾体激素类药物分为雌甾烷、雄甾烷和孕甾烷类药物,结构如图 10-2。当甾环 C_{13} 位有一个甲基取代时为雌甾烷;当 C_{10}、C_{13} 位均有甲基时为雄甾烷;当 C_{10}、C_{13} 位均有甲基,C_{17} 位又有乙基时则为孕甾烷。若按药理作用可将甾体激素分为性激素和肾上腺皮质激素两大类。其中,肾上腺皮质激素类药物具有孕甾烷的基本母核结构;而性激素则由性腺(睾丸、卵巢)和肾上腺皮质内层的网状带所分泌,该类激素主要包括:雌激素、雄激素和孕激素。

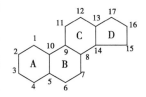

图 10-1 甾体激素类
药物基本结构

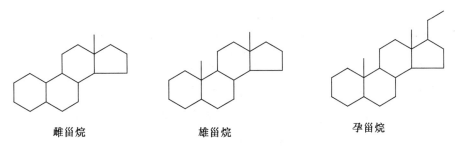

雌甾烷　　　　雄甾烷　　　　孕甾烷

图 10-2 雌甾烷、雄甾烷和孕甾烷类药物的基本结构

第一节 性激素类药物

一、雌激素

> **知识链接**
>
> ### 子宫发育不全与更年期综合征
>
> 妊娠晚期或胎儿出生后到青春期以前的任何时期，子宫发育缓慢或停止发育，可出现子宫发育不全，主要体现为宫颈相对较长，多呈锥形，外口小；子宫体比正常小，常呈极度前屈或后屈，往往由子宫前壁或后壁发育不全导致。子宫发育不全可造成痛经、月经过少、闭经、不孕或习惯性流产。
>
> 更年期综合征：女性更年期综合征是女性卵巢功能逐渐衰退至完全消失的过渡时期，女性更年期综合征多发生于 40~60 岁，由于生理和心理改变而出现的一系列临床症状，常见有潮热汗出、烦躁易怒、心悸失眠或忧郁健忘等。

雌激素是最早发现的甾体激素，具有雌甾烷的基本结构，同时兼有 A 环芳构化、3-OH 和 17β-OH 的特征。若在 17α 位引入乙炔基，则具有口服活性；3-OH 和 17β-OH 成酯能延长作用时间或提高药物作用的选择性。甾核不是雌激素的必需基团，满足雌激素特征的二苯乙烯衍生物和天然化合物也具有雌激素的活性，比如己烯雌酚，其反式异构体的立体构型与雌酚酮的立体结构相似，同样具有很强的雌激素活性，且可口服，制备方便。天然雌激素包括：雌二醇(estradiol)、雌酮(estrone)和雌三醇(estriol)，其中雌二醇的活性最强。雌二醇、雌酮在体内可互相转化，最终代谢成雌三醇。

雌二醇 Estradiol

化学名 雌甾-1,3,5(10)-三烯-3,17β-二醇。

白色或乳白色结晶性粉末，无臭。不溶于水，略溶于乙醇，溶于丙酮和二氧六环。mp. 175~180℃。比旋度为+75°~+82°(1%二氧六环溶液)在 280nm 的波长处有最大吸收。

【化学稳定性】 本品具有酚类的性质。化学机构中存在酚羟基，在空气中能被氧自动氧化，产生变色反应。因此该类药物应当避光、避免高温，阴凉干燥密封保存。

【药物鉴别】 硫酸与甾体类物质可发生显色反应。不同的甾体化合物，显现的颜色和颜色变化不同，有些颜色物质加水后可出现不同颜色的沉淀。本品与硫酸作用显黄绿色荧光，加三氯化铁呈草绿色，再加水稀释，则变为红色。本品含酚羟基，溶于氢氧化钾溶液中，与对氨基苯磺酸的重氮盐反应，溶液显深红色。

【药理作用】　本品可促进和调节女性性器官和第二性征的正常发育；抑制排卵和减少乳汁分泌；对抗雄激素作用。

【适应证】　临床用于卵巢激素分泌不足或卵巢功能不全引起的各种症状，如功能性子宫出血、子宫发育不全、原发性闭经及月经失调、更年期综合征等。也用于前列腺癌的治疗。

【不良反应】　恶心、呕吐、子宫内膜过度增生、乳房胀痛等。

【注意事项】　长期大量摄入雌激素，可增加子宫内膜癌的危险，故应选用最低有效量并加用孕激素。子宫内膜炎、肝肾功能不全者慎用；长期应用雌激素可影响钙、磷代谢，对有代谢性骨病伴高血钙患者应慎用。哺乳期妇女禁用。

【制剂及规格】　注射剂：2mg（1ml）。凝胶：每支 80g。透皮贴片剂：每片 2.5mg。

雌二醇肌内注射起效迅速，口服因首关代谢明显而无效。经结构改造得到长效、高效、可口服的衍生物，具体药物见表 10-1。

表 10-1　雌二醇的衍生物

药物名称	药物结构	适应证、不良反应
炔雌醇 ethinylestradiol		适应证：用于月经紊乱、子宫发育不全、前列腺癌等。也是口服避孕药中最常用的雌激素。 不良反应：可有恶心、呕吐、头痛、乳房胀痛等。肝、肾病患者忌用
炔雌醇-3-环戊醚 quinestrol		适应证：本药与孕激素合用可作为口服长效避孕药。 不良反应同上
戊酸雌二醇 estradiol valerate		适应证：补充雌激素不足，治疗萎缩性阴道炎、功能性闭经、更年期综合征等。也用于晚期前列腺癌。 不良反应同上。肝、肾病、乳腺癌及卵巢癌患者禁用

二、孕激素及甾体避孕药

孕激素是由黄体分泌的激素，又称黄体激素。天然孕激素是黄体酮，体内含量极少。3 位酮基是孕激素活性的必需基团。临床多用其人工合成品，按化学结构可以分为两类，一类是 17α-羟孕酮类；另一类是 19-去甲基睾酮类。将 17α-OH 进行酯化，可延长作用时间并可口服；在 6 位引入甲基或氯都能增强孕激素活性，且可口服；在雄激素的 C-17α 引入乙炔基，获得孕激素活性；再去掉 C-10 的甲基，孕激素活性增加，也能口服；C-18 增加一个甲基，活性则大幅度提高。在 C-11 引入亚甲基，活性提高的同时，无雄激素和雌激素作用；在 B 环和 D 环引入双键，孕激素活性增加，如孕二烯酮，活性很高。

孕激素在月经后期促进子宫内膜由增殖期转为分泌期,有利于孕卵的着床和胚胎发育,并抑制子宫收缩;在妊娠后期,促使乳腺腺泡发育,为哺乳作准备。一定剂量的孕激素可抑制卵巢排卵过程,这是其单独或与雌激素合用于避孕的主要机制。也可与雌激素合用于绝经期后的替代治疗,包括功能性子宫出血、痛经和子宫内膜异位症、先兆流产与习惯性流产等。子宫内膜腺癌、前列腺肥大、前列腺癌也可选用。

甾体避孕药是最主要的女用避孕药,一般是孕激素和雌激素联合使用。其作用机制包括:①通过性激素负反馈调节抑制排卵;②改变宫颈黏液性质,阻止精子进入宫腔;③干扰子宫内膜的正常发育转化,不利于受精卵着床;④影响输卵管正常收缩,使受精卵不能按时正常到达子宫。

甾体避孕药的不良反应较多,但一般可以耐受,主要有:①类早孕反应;②突破性出血;③长期使用月经量减少,经期缩短;④凝血功能加强;⑤抑制乳汁分泌等,有急慢性肝病、肾炎、糖尿病、心脏病、严重高血压者慎用。

黄体酮 Progesterone

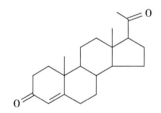

化学名 孕甾-4-烯-3,20-二酮。

白色或类白色的结晶性粉末;无臭,无味。不溶于水,极易溶于氯仿,溶于乙醇、乙醚或植物油。mp. 128~131℃。比旋度为+186°~+198°(1%乙醇溶液)。

【化学稳定性】本品分子中的 C-3 和 C-20 位上的两个羰基都能与盐酸羟胺反应,生成黄体酮二肟。但与分子量较大的异烟肼反应时,只有位阻较小的 C-3 羰基形成异烟腙(浅黄色)。C-17 位 β-甲酮基可与高价铁离子络合。结构中的烯键可发生加成反应和氧化反应,稀盐酸、光照和温度可促进化学反应的发生,因此要避光、阴凉处保存。

【药物鉴别】黄体酮在 C-17 位有甲基酮的结构,可与亚硝基铁氰化钠发生显色反应,生成蓝紫色阴离子复合物。其他常用甾类药物仅呈浅橙色或无色。

【药理作用】维持妊娠和正常月经,同时还具有妊娠期间抑制排卵的作用。

【适应证】临床用于习惯性流产、痛经、功能性闭经、功能性子宫出血、经血过多和血崩症。此外,黄体酮可以与雌激素药物合用抑制排卵,发挥避孕作用。

【不良反应】头晕、恶心及乳房胀痛等。长期应用可引起子宫内膜萎缩,月经量减少,并易诱发阴道真菌感染。肝病患者不能口服。

【注意事项】长期用药需注意检查肝功能,一旦出现黄疸立即停药;特别注意乳房检查;人工合成的黄体酮对胎儿有致畸作用,必须慎用。

【制剂及规格】注射液:每支 10mg(1ml);20mg(1ml)。

炔诺酮 Norethisterone

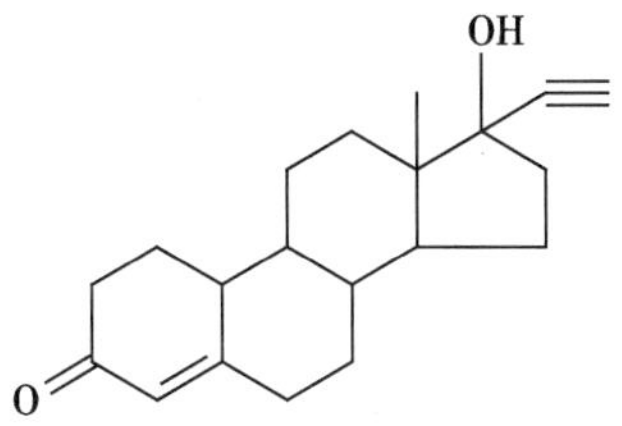

化学名 17β-羟基-19-去甲-17α-孕甾-4-烯-20-炔-3-酮。

白色或乳白色结晶性粉末,无臭,味微苦。溶于氯仿,微溶于乙醇,略溶于丙酮,不溶于水。mp. 202~208℃。比旋度为−22°~−28°(1%氯仿溶液)。

【化学稳定性】化学结构中含有烯键、炔键以及醇羟基,容易产生氧化反应以及加成反应。光照、温度过高以及潮湿能够加速反应速度,需要避光、防潮,在阴凉处保存。

【药物鉴别】本品与硫酸作用显紫堇色,含有末端炔基,故其乙醇溶液与硝酸银试液作用生成白色炔诺酮银盐沉淀。

【药理作用】本药通过抑制垂体释放黄体生成素和卵泡刺激素,抑制排卵,作用强于黄体酮。

【适应证】常与炔雌醇合用为口服避孕药。单独应用较大剂量(5mg)可作为速效避孕药(亦称探亲避孕药)。此外,还可用于治疗功能性子宫出血,子宫内膜异位症、子宫内膜增生过度、痛经、闭经、月经不调和不孕症等。

案例分析

案例:某女,婚后采用每日1次(睡前)口服短效避孕药的方法避孕,因漏服一次药物,向药师咨询如何处理。 药师建议如果漏服在24小时内,补服即可, 如果超过24小时,可口服炔诺酮片,每天1片,连服14天,停药3~5天出现月经后,重新按规定口服短效避孕药。

分析:口服短效避孕药主要影响排卵功能,必须按照月经周期给药,应在月经第五天开始,不间断服用22天,停药2~4天出现撤退性出血,为人工月经周期,一般漏服24小时以内补服仍可达到避孕目的;而炔诺酮等事后避孕药主要影响孕卵着床,不受月经期影响,可以作为事后紧急避孕使用,也可以用作夫妻探亲期间的避孕药物。

【不良反应】恶心、头晕、困倦和无力等;个别有下腹痛、面部浮肿、胸闷、失眠和食欲亢进等。

【注意事项】心血管疾病、高血压、肾功能损害、糖尿病、哮喘病、癫痫、偏头痛、未明确诊断的阴道出血、有血栓病史(晚期癌瘤治疗除外)、胆囊疾病和有精神抑郁史者慎用。长期用药需注意检查肝功能,特别注意乳房检查。

【制剂及规格】片剂:每片 0.625mg;0.25mg。滴丸:每丸 3mg。

左炔诺孕酮 Levonorgestrel

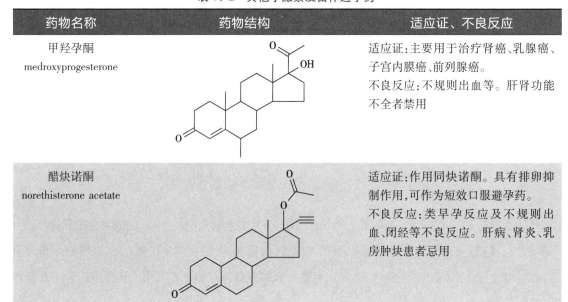

化学名　D-(-)17α-乙炔基-17β-羟基-18-甲基雌甾-4-烯-3-酮。

白色或类白色结晶性粉末,无臭、无味。在氯仿中溶解,甲醇中微溶,水中不溶。mp.232~239℃(C-13β 构型)。

【化学稳定性】化学结构中含有烯键、炔键以及醇羟基,容易产生氧化反应。光照、高温以及潮湿能够加速反应速度,需要避光、防潮,在阴凉处保存。

【药理作用】左炔诺孕酮抑制垂体分泌促性腺激素而抑制排卵,并能使宫颈黏液变稠、子宫内膜萎缩不利于孕卵着床。

【适应证】临床作为速效、短效避孕药。

【不良反应】恶心、呕吐。

【注意事项】该药用于避孕失误的紧急补救避孕药,不是引产药。同时,不宜作为常规避孕药,服药后至下次月经前应采取可靠的避孕措施。患急慢性肝、肾疾病、高血压、糖尿病、甲亢、肿瘤、严重的静脉曲张、有血栓疾患病史以及哺乳期妇女禁用。

【制剂及规格】片剂:每片 0.75mg;1.5mg。

其他孕激素及甾体避孕药见表 10-2。

表 10-2　其他孕激素及甾体避孕药

药物名称	药物结构	适应证、不良反应
甲羟孕酮 medroxyprogesterone		适应证:主要用于治疗肾癌、乳腺癌、子宫内膜癌、前列腺癌。 不良反应:不规则出血等。肝肾功能不全者禁用
醋炔诺酮 norethisterone acetate		适应证:作用同炔诺酮。具有排卵抑制作用,可作为短效口服避孕药。 不良反应:类早孕反应及不规则出血、闭经等不良反应。肝病、肾炎、乳房肿块患者忌用

药物名称	药物结构	适应证、不良反应
醋酸氯地孕酮 chlormadinone acetate	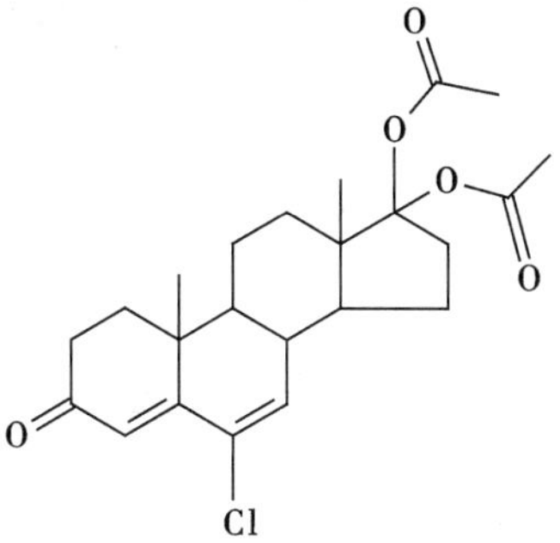	适应证:具有抑制排卵作用,作为长效口服避孕药。 不良反应:少数有血压升高、糖代谢轻度变化,故高血压患者和有糖尿病史者慎用

知识链接

女性避孕药的合理使用

1. 用药前应做妇科检查及宫颈细胞学检查,严格按剂量和时间服药,宜进餐时或睡前服用,减少胃肠道反应。 观察有无水肿、黄疸、阴道不规则出血;肝功能不全、乳房肿块、子宫肌瘤和宫颈癌患者禁用。

2. 服用初期,可出现类早孕反应,2~3 个月后减轻或消失,同服维生素 B_6、维生素 C、山莨菪碱等可缓解症状。 长期服用时,不可骤然停药,需逐渐减量,避免出现撤药性子宫出血。

3. 发生漏服可采用事后避孕药或抗早孕药物等补救,待经期后,重新按周期用药;准备生育妇女应停药 1 年以上方可怀孕。

三、抗早孕药

本类药物通过阻断孕激素受体,发挥抗孕激素作用,主要用于抗早孕,也可用于乳腺癌的辅助治疗。

米非司酮 Mifepristone

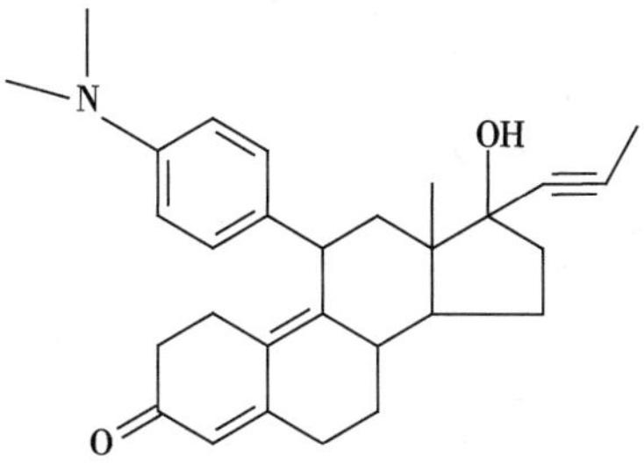

化学名　11β-[4-(N,N-二甲氨基)-1-苯基]-17β 羟基-17α-(1-丙炔基)-雌甾-4,9-二烯-3-酮。

淡黄色结晶性粉末,无臭,无味。易溶于甲醇或二氯甲烷中,在乙醇或乙酸乙酯中溶解,几乎不溶于水中。mp. 192~196℃。比旋度为+124°~+129°(二氯甲烷中)。

【化学稳定性】 本品化学结构中有烯键,能够被空气中的氧缓慢氧化。需要避光密封阴凉处保存。

【药理作用】 本品通过拮抗孕酮的维持妊娠作用从而终止妊娠。

【适应证】 抗孕激素作用可阻断排卵、阻止受精卵着床或延缓子宫内膜发育,可用于事后紧急避孕。

【不良反应】 可有恶心、呕吐、头晕、子宫痉挛性痛、腹痛、阴道出血等。

【注意事项】 确认为早孕者,停经天数不应超过 49 天,孕期越短,效果越好;用于流产时必须在具有急诊、刮宫手术和输液、输血条件下使用;服药前必须向服药者详细告知治疗效果,及可能出现的副作用;使用本品终止早孕失败者,必须进行人工流产终止妊娠。

【制剂及规格】 片剂:每片 10mg;25mg;0.2g。

四、雄激素和蛋白同化激素

雄激素和蛋白同化激素均属于雄甾烷类药物,其结构特征为甾环上 4-烯-3-酮,18、19 位为角甲基,17 位有羟基或其衍生物。3-酮和 3β-OH 的引入使雄激素活性增加;17β-OH 是雄激素活性的关键基团,成酯后能延长作用时间;17β-烷基的引入能阻止 17 位基团的代谢,可口服;19 位-去甲基雄激素能增加蛋白同化活性,降低雄性活性。

(一)雄激素

雄激素具有促进男性生殖器官发育和维持第二性征作用,并有抗雌激素作用。雄激素还能显著地促进蛋白质合成(同化作用),减少氨基酸分解(异化作用),使肌肉增长,体重增加,大剂量雄激素还可刺激骨髓造血功能。

天然雄性激素以睾酮(testosterone)的活性最强,但作用时间短,易在消化道破坏而口服无效,一般采用其油溶液肌注。通过结构改造,在 17α 位引入甲基,可得到口服有效的甲睾酮(methyltestosterone);将 17β-OH 酯化,可得到长效的丙酸睾酮(testosterone propionate)等。

甲睾酮 Methyltestosterone

化学名 17α-甲基-17β-羟基雄甾-4-烯-3-酮。

白色或类白色结晶性粉末;无臭,无味;微有引湿性。遇光易变质。不溶于水,易溶于乙醇、丙酮或氯仿,略溶于乙醚,微溶于植物油。mp. 163~167℃;比旋度为+79°~+85°(1%乙醇溶液)。

【化学稳定性】 化学结构有烯键,易被氧化。应避光、防止高温,阴凉处保存。

【药物鉴别】 本品加硫酸-乙醇溶液,即显黄色并带有黄绿色荧光。

【药理作用】 本药主要促进男性性器官发育,维持第二性征,对抗雌激素,抑制子宫内膜生长及卵巢、垂体功能,刺激骨髓造血功能、还能促进蛋白质的合成及骨质的形成。

【适应证】 用于睾丸功能不全,如无睾症或类无睾症;妇科疾病如子宫肌瘤、月经过多;再生障碍性贫血及其他贫血;老年骨质疏松。

【不良反应】 长期应用可使女性男性化;对肝脏有一定损害;舌下含服可致口腔炎。

【注意事项】 心、肝、肾功能不良者、前列腺肥大、高血压患者慎用;孕妇、前列腺癌患者及对本品过敏者禁用。

【制剂及规格】 片剂:每片 5mg。

(二)蛋白同化激素

常用蛋白同化激素可分为两类:①19-去甲睾酮类,如苯丙酸诺龙(nandrolone phenylpropionate)是常用的注射用同化激素;②17α-甲睾酮衍生物如司坦唑醇(stanozolol)和羟甲烯龙(oxymetholone)是常用的口服同化激素。本类药物的雄性激素作用弱,但引起水钠潴留等作用明显。

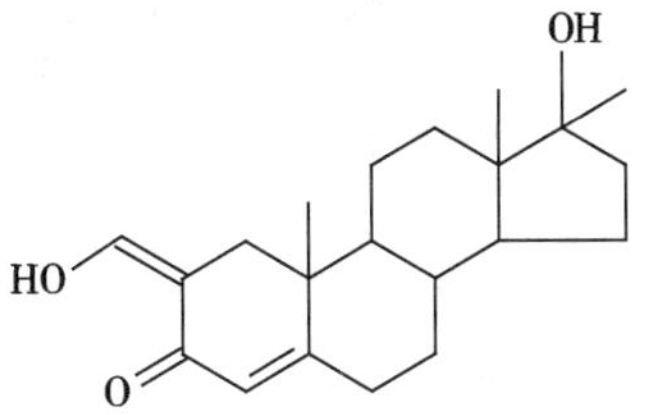

羟甲烯龙 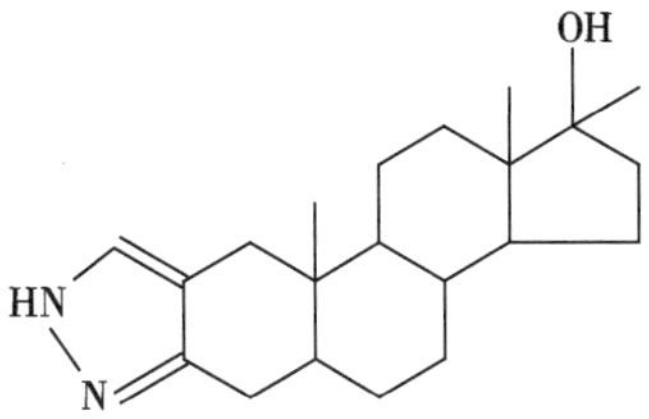　　　　　司坦唑醇

苯丙酸诺龙 Nandrolone Phenylpropionate

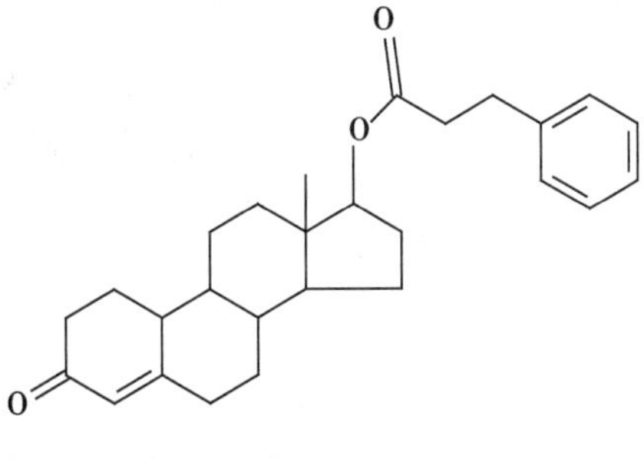

化学名 17β-羟基雌甾-4-烯-3-酮苯丙酸酯。

白色或类白色结晶性粉末,有特殊臭味;溶于乙醇、略溶于植物油,几乎不溶于水。mp. 93～99℃。比旋度为+48°～+51°(1%二氧六环溶液)。

【化学稳定性】 化学结构中有烯键和酯键,易被空气中的氧和水水解,故应当避光阴凉干燥处保存。

【药物鉴别】 本品具 4-烯-3-酮结构,其甲醇溶液与盐酸氨基脲缩合,生成缩氨脲衍生物,mp. 182℃,熔融时同时分解。

【药理作用】 本药可促进体内蛋白质合成,并使钙质等沉着于骨内,促进骨的增长。其同化作用强大而持久,而男性化作用较小。

【适应证】 主要用于蛋白质缺乏症、营养不良、骨质疏松症、骨折不易愈合、手术前后及慢性消耗性疾病、不宜手术的乳癌、功能性子宫出血和子宫肌瘤。也可以纠正糖皮质激素所致的负氮平衡。

305

【不良反应】本药有轻微男性化作用。长期使用后可能引起黄疸及肝功能障碍,也可能使水钠潴留造成水肿。本药还能增强抗凝药作用,降低葡萄糖耐量。

【注意事项】本药不宜作营养品长期使用,因长期用药可引起黄疸及肝功能障碍,并可能因水钠潴留而造成水肿;肝病、肾病、高血压、前列腺癌患者及孕妇禁用。

【制剂及规格】注射液:每支 10mg(1ml);25mg(1ml)。

▶▶ 课堂活动

同化激素被某些运动员作为提高运动成绩的"灵丹妙药",请同学们分析一下,这些体育违禁药物对运动员身体的危害有哪些?

常见的雄性激素和蛋白同化激素见表 10-3。

表 10-3　常见的雄性激素和蛋白同化激素

化合物名称	同化活性	雄性活性	适应证、不良反应
丙酸睾丸素 testosterone propionate	1	1	适应证:用于无睾症、隐睾症、男性性腺功能减退症;妇科疾病如月经过多、子宫肌瘤;老年性骨质疏松以及再生障碍性贫血等。 不良反应:女性男性化、浮肿、肝损害、黄疸、头晕等。有过敏反应者应立即停药
羟甲烯龙 oxymetholone	4.09	0.39	适应证:临床用于慢性消耗性疾病、骨质疏松症、再生障碍性贫血、白细胞减少症、高脂血症等。 不良反应:水肿、肝功能障碍及黄疸等。肝、肾功能不全,前列腺癌患者及孕妇忌用
司坦唑醇 stanozolol	30	0.25	适应证:临床用于慢性消耗性疾病、再生障碍性贫血。还用于防治长期使用皮质激素引起的肾上腺皮质功能减退。 不良反应:同上

点滴积累 Ⅴ

1. 性激素属甾体激素,包括雌激素、孕激素和雄激素;孕激素和雌激素按一定比例配伍组成女性避孕药;雄激素的衍生物又称为同化激素。

2. 雌激素是兼有 A 环芳构化、3-OH 和 17β-OH 的雌甾烷类药物。通过对雌二醇化学结构中的羟基进行酯化或者在7α 位引入炔基,可扩大雌二醇的给药途径或延长作用时间。

3. 女性激素主要用于某些妇科疾病,如功能性子宫出血等的治疗,并广泛地用于计划生育,应重点掌握其结构、分类和主要用途。同化激素应用比雄激素广泛,同时应注意合理使用,避免滥用。

第二节　肾上腺皮质激素类药物

一、概述

肾上腺皮质激素是肾上腺皮质分泌的所有激素的总称,包括盐皮质激素(醛固酮、皮质酮等)、糖皮质激素(可的松、氢化可的松等)以及网状带分泌的少量性激素。本类激素属孕甾烷类化合物，其结构特征为4-烯-3-酮，17位有羟甲基酮基。17位的羟甲基酮基为本类激素生理活性所必需基团。17位有羟基的为可的松类；17位无羟基的为皮质酮类。11β-OH和17α-OH是糖皮质激素不可缺少的特性基团，而11α-OH则表现出钠潴留活性；6α位引入—F或—CH_3能增强糖皮质激素活性；9α引入—F，糖皮质激素活性和盐皮质激素活性同时增加；引入16α-OH，糖皮质激素活性和盐皮质激素活性同时降低，但同时引入9α-F和16α-OH，可消除钠潴留。

皮质酮　　　　　11-去氢皮质酮

盐皮质激素主要作用是保钠排钾，水钠潴留，以调节水盐代谢，维持体内电解质平衡。临床主要采用补充疗法，治疗慢性肾上腺皮质功能减退症。

糖皮质激素作用广泛而复杂，且随剂量不同而异。生理剂量下的糖皮质激素主要影响糖、脂肪和蛋白质代谢，对电解质平衡影响较小；超生理剂量的糖皮质激素则具有十分广泛的药理作用。

（一）糖皮质激素的药理作用

1. 抗炎作用　糖皮质激素具有强大的抗炎作用，能对抗各种原因如物理、化学、生物、免疫反应等引起的炎症。对炎症病理发展的不同阶段都有明显的非特异性抑制作用：在炎症早期可减轻渗出、水肿、毛细血管扩张、白细胞浸润及吞噬反应，从而改善红、肿、热、痛等症状；在后期可抑制毛细血管和纤维母细胞的增生，延缓肉芽组织生成，防止粘连及瘢痕形成，减轻后遗症。

2. 抗毒作用　糖皮质激素能增强机体对细菌内毒素的耐受力，对抗和缓解细菌内毒素引起的反应，但对细菌内毒素无直接中和作用，也不能对抗细菌外毒素的损害。早期应用可迅速改善毒血症状，如退热、增加食欲等，而且能减少机体组织细胞的受损，保护机体度过危险期。

3. 免疫抑制作用　对免疫反应的许多环节均有抑制作用。包括抑制巨噬细胞对抗原的吞噬和处理；促进淋巴细胞的破坏和解体，促其移出血管而减少循环中淋巴细胞数量。小剂量时主要抑制细胞免疫；大剂量时抑制浆细胞和抗体生成而抑制体液免疫功能。因此可以治疗急性原淋巴细胞白血病以及迟发性过敏反应，还可抑制异体组织脏器移植的排斥反应。

4. 抗休克作用　超大剂量的皮质激素类药物广泛用于抢救各种严重休克，特别是中毒性休克。其作用与下列因素有关：①扩张痉挛收缩的血管，提高心脏收缩力；②降低血管对缩血管活性物质的敏感性，改善微循环，缓解休克状态；③稳定溶酶体膜，减少心肌抑制因子(MDF)的形成；④提高机体对细菌内毒素的耐受力。

5. **其他作用** ①糖皮质激素能刺激骨髓造血功能,使红细胞和血红蛋白含量增加,大剂量可使血小板增多并提高纤维蛋白原浓度,缩短凝血时间;促使中性白细胞数增多,但却降低其游走、吞噬、消化及糖酵解等功能,因而减弱对炎症区的浸润与吞噬活动。②能提高中枢神经系统的兴奋性,出现欣快、激动、失眠等,偶可诱发精神失常。大剂量对儿童能致惊厥。③糖皮质激素能使胃酸和胃蛋白酶分泌增多,提高食欲,促进消化,但大剂量应用可诱发或加重溃疡病。④退热作用:糖皮质激素可抑制细胞因子和炎症递质的释放使内源性致热源减少;也可直接作用于下丘脑体温调节中枢,降低其对致热原的敏感性;还可降低周围产热效应器的敏感性,使产热减少。但应注意,糖皮质激素不能单纯以退热为目的尤其是感染性疾病引起的发热时使用。

(二)糖皮质激素的临床应用

1. **替代疗法** 用于急、慢性肾上腺皮质功能减退症(包括肾上腺危象及艾迪生病)、脑垂体前叶功能减退症及肾上腺次全切除术。

2. **急性严重感染和炎症** 在同时应用足量有效的抗生素控制感染的前提下,主要用于中毒性感染伴休克者,一般感染不用。利用糖皮质激素的抗炎、抗毒、抗休克增强机体对应激耐受力等作用,迅速缓解症状,使机体度过危险期。对病毒性感染一般不用糖皮质激素治疗,以免减弱防御功能,从而有促进病毒扩散的危险。

早期应用糖皮质激素,可防止或减轻脑膜、胸膜、心包、腹膜、关节以及眼部等重要组织器官炎症损害;炎症后期可抑制粘连、阻塞,改善瘢痕过度形成造成的功能障碍。

3. **休克的抢救治疗** 感染中毒性休克时,在有效的抗菌药物治疗下,可及早、短时间突击使用大剂量糖皮质激素,见效后即停药;对过敏性休克,糖皮质激素为次选药,可与首选药肾上腺素合用;对心源性休克,须结合病因治疗;对低血容量性休克,在补液、补电解质或输血后效果不佳者,可合用超大剂量的糖皮质激素。

4. **自身免疫性疾病和过敏性疾病** 自身免疫性疾病如类风湿关节炎、全身性红斑狼疮、硬皮病、肾病综合征、风湿病、重症肌无力、自身免疫性溶血性贫血等,可缓解症状,但不能根治,久用易产生副作用,多采用综合疗法。与其他免疫抑制剂合用用于治疗器官移植术后的排斥反应。也用于其他抗过敏药物无效的过敏性疾病。吸入给药应用于支气管哮喘。

案例分析

案例:某男,25岁,3天前因工作接触花粉出现全身皮肤风团,剧痒,经诊断为:荨麻疹,前期采用阿司咪唑、维生素C等治疗,并配伍清热解毒中成药,未见好转。转院后,医生为其增开3日量泼尼松,每次口服10mg,1日3次,给药后,症状明显改善。

分析:阿司咪唑是组胺 H_1 受体拮抗药,可用于荨麻疹的治疗,但该患者病情较重,单用效果不好,配伍抗过敏作用强的糖皮质激素可以迅速改善症状,是合理的治疗方案。

5. **血液病**　用于治疗急性淋巴细胞性白血病、淋巴瘤、再生障碍性贫血、粒细胞减少症、过敏性紫癜、血小板减少症等。停药后易复发。

6. **局部使用**　利用其抗炎作用,广泛治疗某些皮肤病,如接触性皮炎、湿疹、银屑病、神经性皮炎等。

（三）糖皮质激素的不良反应

1. **医源性肾上腺皮质功能亢进综合征**　因影响糖、脂肪、蛋白质、水盐代谢,出现一系列代谢紊乱综合征,停药后一般可恢复。必要时可对症治疗。

2. **医源性肾上腺皮质功能不全综合征**　长期使用糖皮质激素,通过负反馈机制,抑制肾上腺皮质分泌功能,突然停药,可使原治疗的疾病或控制的症状出现反跳现象或停药症状等,应采取缓慢停药,并提前注射促皮质素等措施。

3. **诱发、加重感染**　因抗免疫作用,可使体内潜在微生物感染病灶扩散,在治疗严重感染性疾病时,必须给予有效、足够、敏感的抗菌药物。

4. **诱发或加重胃、十二指肠溃疡**　因促进胃酸分泌,抑制蛋白质合成,减弱黏膜对酸的屏障作用,必要时配伍抗溃疡药物。

5. **其他反应**　偶可引起胎儿畸形,一般妊娠前3个月不可使用;妊娠后期大量应用,可引起胎儿肾上腺皮质萎缩,出生后产生肾上腺皮质功能不全;个别患者有精神或行为的改变,可能诱发精神病或癫痫。

抗菌药不能控制的病毒、真菌等感染、活动性结核病、骨质疏松症、库欣病、妊娠早期、骨折或创伤修复期、心或肾功能不全、消化性溃疡、有精神病史者等禁用。

知识链接

糖皮质激素类药物的使用方法

1. 大剂量冲击疗法　用于抢救严重感染和各种休克。常选用氢化可的松静脉滴注,首次200～300mg,一日量可达1g以上,疗程3～5日。

2. 一般剂量长程疗法　用于自体免疫系统疾病、肾病综合征、淋巴细胞性白血病等。一般选用泼尼松每次10～20mg,1日3次。显效后,渐减量至最小维持量,疗程为6～12个月。

3. 小剂量替代疗法　用于肾上腺皮质功能减退等。多选用可的松每日12.5～25mg或氢化可的松每日10～20mg。

4. 隔日疗法　对某些慢性病的长程疗法中采用隔日一次给药法,即将一日或两日的总药量在隔日早晨8时一次给予。此时正值激素分泌高峰,对肾上腺皮质抑制作用较小。隔日服药采用泼尼松、泼尼松龙等中效制剂较好。

二、常用的肾上腺皮质激素类药物

氢化可的松 Hydrocortisone

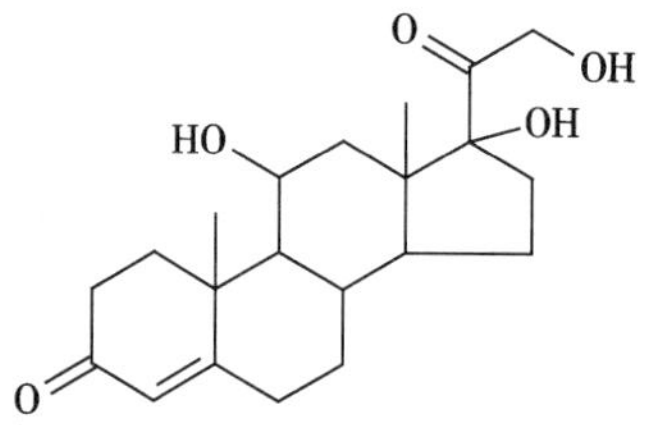

化学名 $11\beta,17\alpha,21$-三羟基孕甾-4-烯-3,20-二酮。

白色或类白色结晶性粉末,无臭,初无味,随后有持续的苦味。遇光渐变质。不溶于水或乙醚,略溶于乙醇或丙酮,微溶于氯仿。mp. 212~222℃(分解)。

【化学稳定性】 本品化学结构中有烯键以及醇羟基,易发生氧化反应和酯化反应。应避免光照、阴凉干燥密封保存。

【药物鉴别】 本品加硫酸,溶液显棕黄至红色,并带绿色荧光,加水稀释后变为黄色至橙黄色,微带绿色荧光,并有少量絮状沉淀。

本品加乙醇溶解后,加新制硫酸苯肼试液,加热即显黄色。

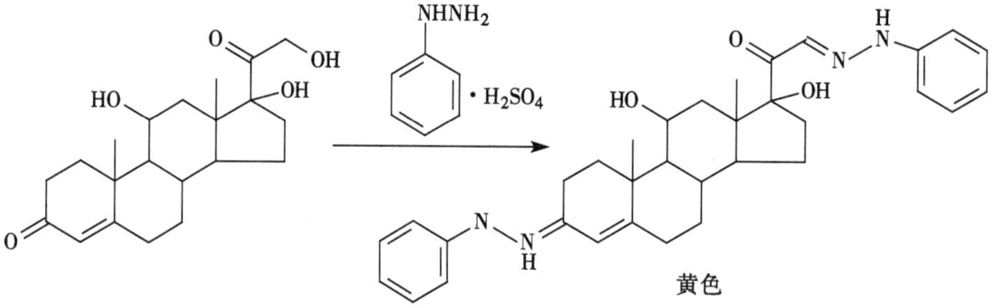

【药理作用】 本品为糖皮质激素,具有抗炎、抗毒素、抗过敏、抗休克作用,此外也有一定的盐皮质激素活性,具有排钾及水钠潴留作用。

【适应证】 用于肾上腺功能不全所引起的疾病、类风湿关节炎、风湿热、痛风、支气管哮喘等。也用于过敏性皮炎、脂溢性皮炎、瘙痒症等,以及虹膜睫状体炎、角膜炎、巩膜炎、结膜炎等。还用于结核性脑膜炎、胸膜炎、关节炎、腱鞘炎、急慢性损伤、腱鞘劳损等。

【不良反应】 见本类药品概述。

【注意事项】 诱发感染,在某些感染时应用激素可减轻组织的破坏、减少渗出、减轻感染中毒症状,但必须同时用有效的抗生素治疗、密切观察病情变化,在短期用药后,即应迅速减量、停药;干扰疾病诊断,糖皮质激素可使血糖、血胆固醇和血脂肪酸、血钠水平升高、使血钙、血钾下降,对外周血象的影响为淋巴细胞、真核细胞及嗜酸、嗜碱性粒细胞数下降,多核白细胞和血小板增加;停药需缓慢,防止出现停药反应。

【制剂及规格】 片剂:每片 10mg;20mg;乳膏剂:每支 25mg;50mg;100mg(10g);注射液:每支 10mg(2ml);25mg(5ml);50mg(10ml);100mg(20ml)。

醋酸地塞米松 Dexamethasone Acetate

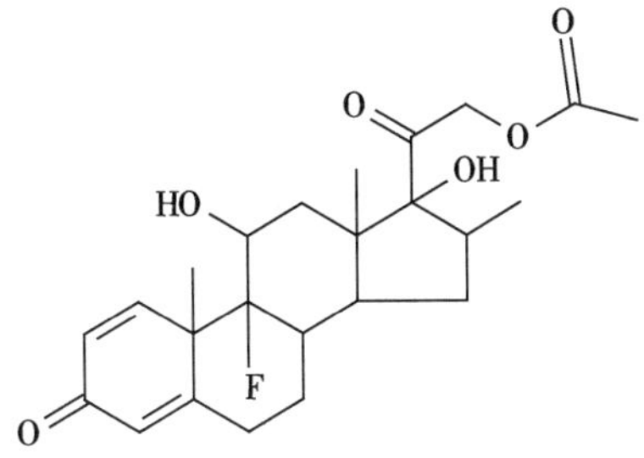

化学名 16α-甲基-11β,17α,21-三羟基-9α-氟孕甾-1,4-二烯-3,20-二酮-21-醋酸酯。

白色或类白色结晶性粉末,无臭,味微苦。在丙酮中易溶,在甲醇或无水乙醇中溶解,在乙醇或氯仿中略溶,在水中不溶。

【化学稳定性】本品化学结构中有烯键及酯键,易被空气中的氧所氧化,也易发生水解反应。故应当避光、避免高热,密封保存。

【药物鉴别】本品与氢氧化钾醇溶液共热,冷却,加硫酸煮沸,即产生乙酸乙酯的香味。本品少量与0.01ml/L氢氧化钠溶液在氧瓶中燃烧后,有氟化物生成,可与茜素氟蓝试液及亚硝酸铈试液显蓝色。这是氟化物的专一反应。

分子中具还原性醇酮基,能还原碱性酒石酸铜溶液,生成红色的氧化亚铜沉淀。

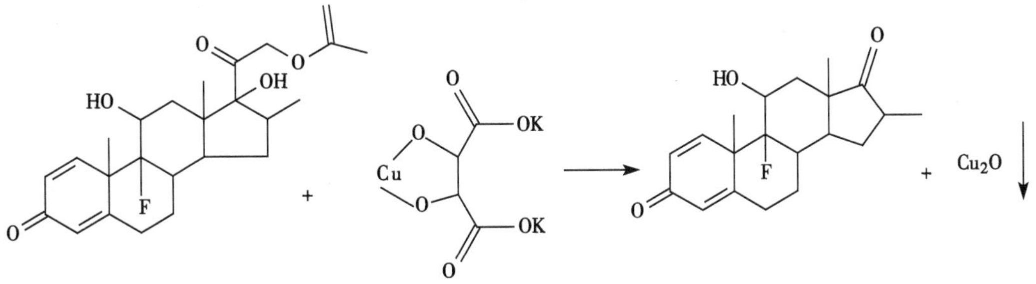

【药理作用】本品抗炎作用和对糖代谢的影响比氢化可的松要强,水钠潴留、保钠排钾作用相对较弱。

【适应证】主要用于过敏性疾病和自身免疫性疾病,如结缔组织病,严重的支气管哮喘,皮炎等过敏性疾病,溃疡性结肠炎,急性白血病,恶性淋巴瘤等。

【不良反应】见本节概述部分。

▶▶ 课堂活动

请同学们根据构效关系讨论一下,地塞米松抗炎作用强于氢化可的松,而水钠潴留作用弱的原因是什么?

【注意事项】结核病、急性细菌性或病毒性感染患者慎用,必要应用时,必须给予适当的抗感染治疗。长期服药后,停药前应逐渐减量。糖尿病、骨质疏松症、肝硬化、肾功能不良、甲状腺功能低下患者慎用。

【制剂及规格】片剂:每片0.75mg。乳膏剂:每支2mg(4g);2.5mg(5g);5mg(10g)。注射液:每

支 25mg(0.5ml);5mg(1ml);25mg(5ml)。

难点释疑

糖皮质激素不良反应的预防措施

合理使用糖皮质激素的关键是预防或减少不良反应的发生,主要有以下几点:

1. 由于糖皮质激素在大剂量时对糖、蛋白质、脂肪、电解质的代谢有显著影响,出现一系列症状,在合理使用剂量的同时,应注意给予高蛋白、低脂肪、低糖、低盐饮食。

2. 为避免"反跳"现象,糖皮质激素停药要缓慢减量,必要时提前给予 ACTH 促进内源性激素的恢复释放。

3. 糖皮质激素抗炎不抗菌,抑制免疫功能作用强,在治疗微生物感染时,必须给予有效、足量的抗感染药物,如抗生素等,停药时,要继续保留使用抗生素一段疗程,防止感染的复发。

4. 长期使用的患者,应定期全面查体,及时发现不良反应。

其他糖皮质激素类药物见表10-4:

表 10-4　其他糖皮质激素类药物

药物名称	药物结构	适应证、不良反应
泼尼松 prednisone	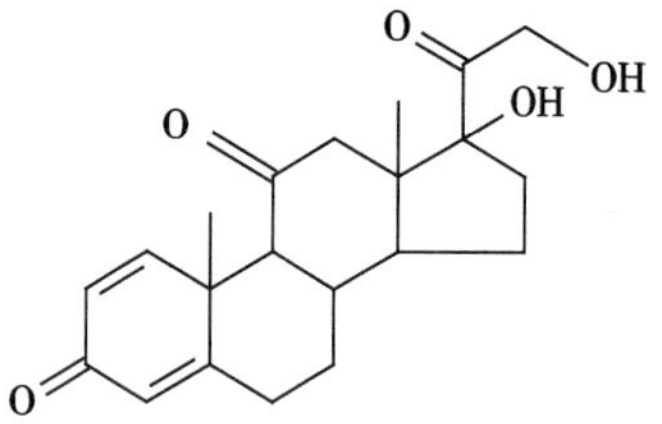	适应证:用于各种急性严重细菌感染、严重的过敏性疾病、胶原性疾病、肾病综合征、严重的支气管哮喘、血小板减少性紫癜、粒细胞减少症、急性淋巴性白血病、神经性皮炎、湿疹等。 不良反应:见本章概述部分
曲安西龙 triamcinolone	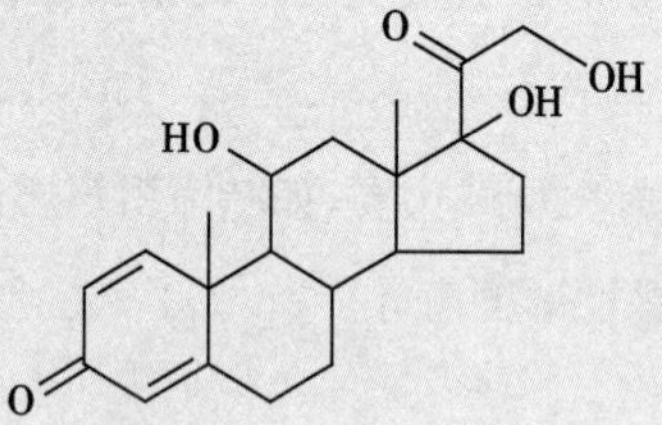	适应证:适用于类风湿关节炎、其他结缔组织疾病、支气管哮喘、过敏性皮炎、神经性皮炎、湿疹等,尤适用于对皮质激素禁忌的伴有高血压或水肿的关节炎患者。 不良反应:同地塞米松
倍他米松 betamethasone	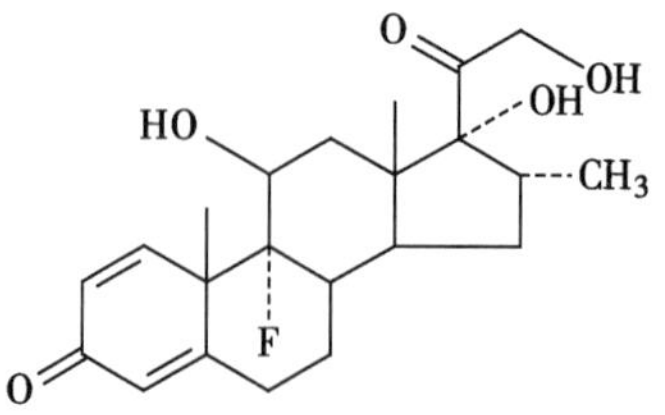	适应证:多用于治疗活动性风湿病、类风湿关节炎、红斑性狼疮、严重支气管哮喘、严重皮炎、急性白血病等。也用于某些感染的综合治疗。 不良反应:同地塞米松

点滴积累 ∨

1. 肾上腺皮质激素类药物一般分为短效、中效、长效和外用类;糖皮质激素的作用较多,重点是"四抗",即:抗炎、抗毒、抗免疫、抗休克,其临床用途主要是严重感染、休克和过敏性疾病；用于严重感染利用的是抗炎、抗毒和抗休克作用，但必须和足量而有效的抗生素合用。

2. 肾上腺皮质激素的不良反应多而重，包括激素水平紊乱导致的一系列症状和诱发、加重新的疾病等。

3. 激素具有"双刃剑"特点，既是许多疾病的主要治疗药物，又会带来严重的不良反应，应合理应用。

第三节　胰岛素及口服降血糖药

一、胰岛素

胰岛素是胰腺的胰岛 β 细胞分泌的，由 A、B 两条多肽链组成的小分子蛋白质。药用胰岛素目前已应用重组 DNA 技术，将人胰岛素基因引入大肠杆菌，通过大肠杆菌的生长繁殖，将人胰岛素的基因表达出来。因其纯化产品与人胰岛素无区别，故称人胰岛素。

> **知识链接**
>
> ### 胰岛素的发现和发展
>
> 1889 年德国科学家 Mering 和 Minkowski 在实验时发现，一只被切除了胰腺的狗的尿液招来成群的苍蝇，他们没有轻易放过此异常现象，通过深入研究终于发现了胰腺、血糖与糖尿病之间的关系。1921 年加拿大人 Banting 和 Best 改进胰岛素提取方法，首次应用于糖尿病患者获得成功，为此获得诺贝尔奖；30 年后剑桥大学的 Sanger 阐明了胰岛素的结构；1965 年我国学者首先合成具有生物活性的牛胰岛素结晶，开辟了人工合成蛋白质的途径；近 20 年来，已可利用基因重组技术合成人类胰岛素。

胰岛素为白色或类白色结晶性粉末。本品在水和乙醇中几乎不溶，酸碱两性，易溶于烯酸或稀碱溶液，在微酸性(pH 2.5~3.5)中稳定。mp.233℃。

【化学稳定性】本品为多肽类小分子蛋白质，在光照、高热、冷冻以及剧烈摇晃的情况下会发生变质，效价降低。应避光冷藏。本品属于白质类药物，可被蛋白酶水解，因此易被消化液中的酶破坏，故口服无效，必须注射给药。

【药理作用】①糖代谢：胰岛素可增加葡萄糖的转运，加速葡萄糖的氧化和酵解，促进糖原的合成和贮存，抑制糖原分解和异生而降低血糖。②脂肪代谢：胰岛素能增加脂肪酸的转运，促进脂肪合成并抑制其分解，减少游离脂肪酸和酮体的生成。③蛋白质代谢：胰岛素可增加氨基酸的转运和蛋白质的合成(包括 mRNA 的转录及翻译)，同时又抑制蛋白质的分解。

> **知识链接**
>
> 糖尿病的类型
>
> WHO 推荐将糖尿病分为四种类型：1 型糖尿病（胰岛素依赖型，IDDM）：自主免疫反应损害胰腺的胰岛 β 细胞，胰岛素分泌绝对不足，必须依赖外源性胰岛素，口服降血糖药无效。可发生在任何年龄，但多见于青少年。2 型糖尿病（非胰岛素依赖型，NIDDM）：胰岛素相对缺乏，多数通过口服降血糖药能控制病情，少数需用胰岛素治疗。可发生在任何年龄，但多见于中老年。此外，还有妊娠糖尿病和其他类型糖尿病。

【适应证】 主要用于糖尿病，特别是胰岛素依赖型糖尿病：①重型、消瘦、营养不良者；②轻、中型经饮食控制和口服降血糖药治疗无效者；③合并严重代谢紊乱（如酮症酸中毒、高渗性昏迷或乳酸酸中毒）、重度感染、消耗性疾病（如肺结核、肝硬化）和进行性视网膜、肾、神经等病变以及急性心肌梗死、脑血管意外者；④合并妊娠、分娩及大手术者，也可用于纠正细胞内缺钾。

【不良反应】 胰岛素过量低血糖反应，严重时出现低血糖昏迷、休克。此外注射局部可出现红斑、瘙痒、肿胀及皮下脂肪萎缩，故需经常更换注射部位。还可出现荨麻疹、血管神经性水肿，偶有过敏性休克，可用 H_1 受体拮抗药及糖皮质激素治疗。

【注意事项】 胰岛素过量可使血糖过低，同时应非常注意胰岛素注射的时机，不同的胰岛素制剂餐前注射的时间不同，普通胰岛素一般在餐前半小时，长效胰岛素注射时间可提前至餐前 1 小时。

【制剂及规格】 普通（正规）胰岛素注射液：10ml，400U；10ml，800U。精蛋白锌胰岛素：10ml，400U；10ml，800U。密闭，在冷处保存，避免冰冻。

胰岛素与普萘洛尔合用有协同降糖作用，同时掩盖低血糖症状，应慎用；胰岛素与双胍类、促胰岛素分泌药、α-葡萄糖苷酶抑制药、血管紧张素转化酶抑制药、水杨酸盐等合用有协同降糖作用，应调整剂量。

二、口服降血糖药

常用口服降血糖药物分为以下四类：①促胰岛素分泌药：包括磺酰脲类（代表性药物格列本脲、格列齐特）和非磺酰脲类（代表性药物瑞格列奈）；②胰岛素增敏药：噻唑烷二酮类化合物（罗格列酮、吡格列酮）；③双胍类（二甲双胍、苯乙双胍）；④α-葡萄糖苷酶抑制药（阿卡波糖）。常用口服降血糖药物见表 10-5。

α-葡萄糖苷酶抑制剂与磺酰脲类、双胍类、胰岛素合用时，磺酰脲类与水杨酸类、吲哚美辛、青霉素、双香豆素、磺胺药合用时，可能出现低血糖，应减少剂量。

表 10-5　常用的口服降血糖药

分类	药物名称	药物结构	适应证、不良反应
促胰岛素分泌药	磺酰脲类　格列齐特　gliclazide	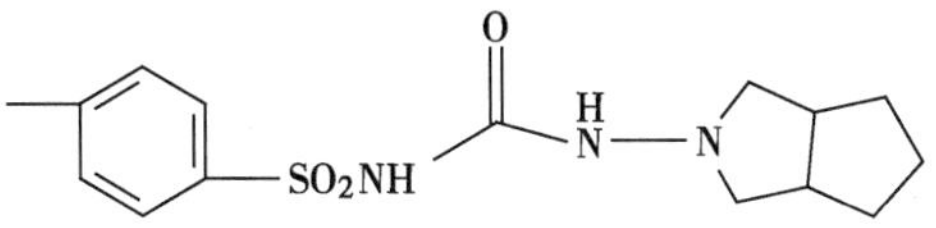	适应证:属第二代磺酰脲类降糖药,适用于 2 型糖尿病且单用饮食控制不好者以及老年患者,尤其是合并微血管病变者。 不良反应:大多数患者对本品耐受良好,不良反应少,少数患者出现的副作用是胃肠道症状,如腹痛、恶心,头晕与皮疹,较少发生低血糖,对磺胺类过敏者不宜使用
	非磺酰脲类　瑞格列奈　repaglinide	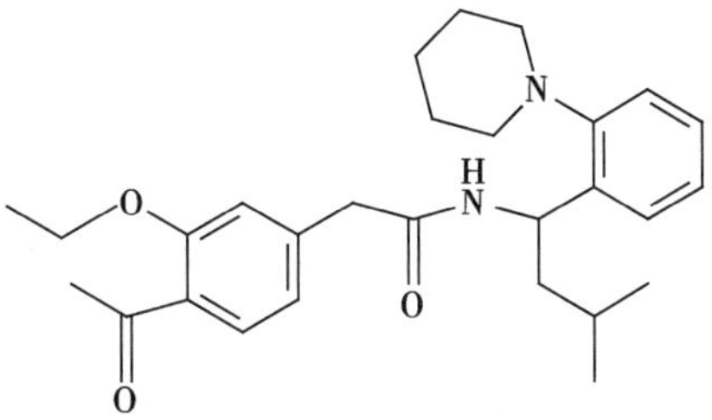	适应证:用于 2 型糖尿病非药物治疗无效或餐后血糖控制不好的患者,与二甲双胍合用效果更好。 不良反应:偶有胃肠不适等消化道反应,低血糖发生少。
双胍类	二甲双胍　metformin	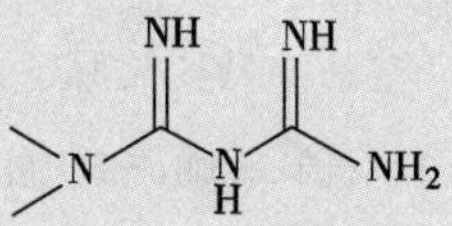	适应证:降低肝脏葡萄糖的输出和在小肠的吸收,抑制肝糖原异生而降低血糖。临床主要用于超重和肥胖性 2 型糖尿病患者以及动脉粥样硬化等血管病变者,也用于 1 型糖尿病患者 不良反应:可见胃肠道反应恶心、腹痛、腹泻等消化道症状。过量时可能蓄积,出现乳酸酸中毒
胰岛素增敏药	噻唑烷二酮类化合物　罗格列酮　rosiglitazone	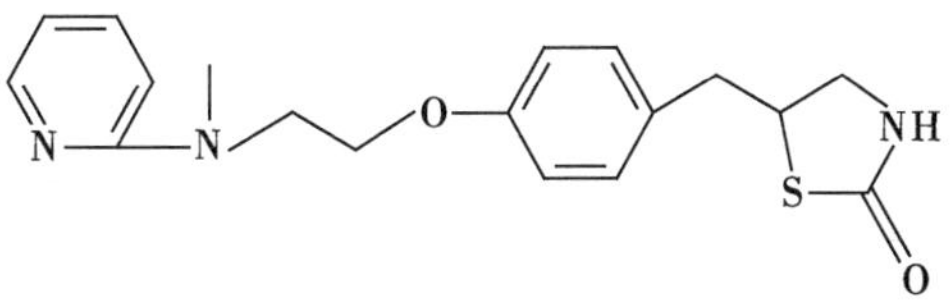	适应证:属于噻唑烷二酮类化合物,临床主要用于胰岛素抵抗及其他降血糖药疗效不理想的糖尿病患者,对并发心血管疾病的 2 型糖尿病患者也是首选药之一,可单用,也可与胰岛素、磺酰脲类药物合用。 不良反应:常见的有水肿、体重增加,此外可见头痛、肌肉和骨骼痛,嗜睡及胃肠反应

续表

分类	药物名称	药物结构	适应证、不良反应
α-葡萄糖苷酶抑制药	阿卡波糖 acarbose	（略）	适应证：竞争抑制葡萄糖苷酶，从而影响小肠中淀粉、蔗糖、糊精等水解速度，延缓碳水化合物的吸收，使饭后高血糖降低。临床主要用于 2 型糖尿病，也适用于各型糖尿病，尤其老年患者及餐后明显高血糖者。 不良反应：可见嗳气、腹胀、腹泻等胃肠道反应，胃肠溃疡患者慎用。应在进食开始时服药

点滴积累 ∨

1. 糖尿病治疗药物主要包括胰岛素和口服降血糖药物两大类。胰岛素有其严格的适应证，主要用于 1 型糖尿病，过量可引起血糖反应，严重时出现低血糖昏迷、休克。口服降血糖药物主要包括促胰岛素分泌药、双胍类胰岛素增敏剂、α-葡萄糖苷酶抑制药等，主要用于 2 型糖尿病经饮食控制无效者。近年来，此类药物研制出许多新品种，降糖效果可靠，低血糖等不良反应少。

2. 糖尿病治疗药物分类较为复杂，要在熟悉其典型药物基本结构的基础上理解掌握此类药物的理化性质、药理作用、作用机制、临床应用、不良反应等。例如，磺酰脲类降糖药物均为芳香磺酰脲取代物，虽然其取代基有所不同，但药理作用和作用机制都很相似。

3. 糖尿病的所有临床表现其根源在于"高血糖"，因此对不同类型的糖尿病患者选择的治疗药物可能不同，其目的都是控制血糖平稳，既不能高也不能低，并有效预防治疗糖尿病并发症。

第四节　抗甲状腺药

甲状腺功能亢进症（简称甲亢），是由于多种原因引起的甲状腺激素分泌过多，导致体内细胞氧化过程加速、代谢紊乱的一组内分泌疾病。临床主要表现为高代谢综合征、甲状腺肿大、部分患者合并突眼症，少数患者并发甲状腺危象。

难点释疑

甲状腺危象是指甲状腺功能亢进症的少数患者因感冒、感染、手术、创伤、精神刺激等诱因而导致大量 T_3、T_4 突然释放入血，引起患者烦躁、高热、大汗、恶心、呕吐、心动过速，严重者可有水、电解质紊乱、心力衰竭、休克及昏迷，甚至死亡的现象。必须及时抢救。

甲亢的治疗包括手术治疗和抗甲状腺药物治疗,手术治疗的目的是通过破坏甲状腺组织而减少甲状腺激素的产生;抗甲状腺药物治疗是通过抑制甲状腺的分泌而减少甲状腺激素的产生,达到控制症状、促进甲状腺功能恢复的目的。本节主要介绍甲亢的药物治疗。

知识链接

甲状腺激素

甲状腺激素为碘化酪氨酸的衍生物,包括甲状腺素(T_4)和三碘甲腺原氨酸(T_3)。甲状腺激素在维持机体正常代谢、促进脑和骨的生长发育、提高神经系统兴奋性和交感神经敏感性等方面有非常重要作用。

甲亢时甲状腺激素分泌增多,对糖、蛋白质、脂肪的分解代谢增强,患者常感饥饿,食欲旺盛,身体明显消瘦;同时出现乏力、焦虑、怕热多汗、心悸手抖、女性月经失调等高代谢综合征。

克汀病是由于胚胎或婴、幼儿时期缺乏碘或甲状腺激素,导致智力低下、身材矮小导致的疾病。

常用的甲亢治疗药物主要有以下四类:①硫脲类,又可分为硫氧嘧啶类:包括甲硫氧嘧啶(methylthiouracil)和丙硫氧嘧啶(propylthiouracil),以及咪唑类:包括甲巯咪唑(thiamazole)和卡比马唑(carbimazole);②碘及碘化物;③放射性碘;④β受体拮抗药。常用的甲亢治疗药物分类及代表性药物作用比较见表10-6。

表 10-6 常用的甲亢治疗药物分类及代表性药物作用比较

分类		药物名称	药物结构	适应证、不良反应
硫脲类	硫氧嘧啶类	丙硫氧嘧啶 propylthiouracil, PTU		适应证:抑制甲状腺激素的合成,抑制外周组织的 T_4 转化为活性更强的 T_3。临床用于甲亢的内科治疗,开始给予大剂量,病情得到控制后药量递减至维持量,疗程1~2年。此外可用于甲亢术前准备,也是甲状腺危象治疗的首选药。 不良反应:过敏反应常见,严重不良反应为粒细胞缺乏症,此外有消化道反应和诱发甲状腺肿
	咪唑类	甲巯咪唑 thiamazole		适应证:抑制甲状腺激素的合成,用于甲亢的内科治疗和术前准备。 不良反应:同丙硫氧嘧啶
		卡比马唑 carbimazole		适应证:甲巯咪唑的衍生物,在体内转化为甲巯咪唑发挥抗甲状的作用,临床应用同甲巯咪唑。 不良反应:同丙硫氧嘧啶

分类	药物名称	药物结构	适应证、不良反应
碘及碘化物	碘化钾 碘化钠 复方碘溶液	略	适应证:小剂量参与甲状腺激素的合成,临床用于防治单纯性甲状腺肿。大剂量主要抑制甲状腺激素的释放,临床用于甲亢术前准备和甲状腺危象的治疗。但不能单独使用,需同时服用硫脲类药物。 不良反应:有急性反应如血管神经性水肿,慢性碘中毒和诱发甲亢
放射性碘	^{131}I	略	适应证:甲状腺摄取^{131}I迅速高效,^{131}I进入甲状腺组织后释放 β 射线破坏甲状腺实质起到抗甲状腺作用,临床用于不宜手术或术后复发及硫脲类无效或过敏患者;^{131}I进入甲状腺组织后也释放 γ 射线,利用这一点可作为甲状腺功能检查。 不良反应:甲状腺功能低下等
β 受体拮抗药	普萘洛尔 propranolol	略	适应证:通过阻断外周和中枢 β-肾上腺素受体,起到降低心率、减轻焦虑的作用。是甲亢、甲状腺危象、甲亢术前准备的重要辅助治疗药物,与硫脲类药物合用效果更好。 不良反应:参看第三章第五节

案例分析

　　案例:某患者患重症甲亢,医生给予丙硫氧嘧啶、普萘洛尔治疗近 2 个月,后患者出现乏力、食欲缺乏、全身皮肤及巩膜黄染,肝功能检查明显异常。 停用丙硫氧嘧啶,并加用保肝药,黄疸逐渐消退,肝功能恢复正常。 行^{131}I治疗,甲亢症状缓解出院。

　　分析:患者是重症甲亢,医生用药符合治疗原则。 出现乏力、食欲缺乏、全身皮肤及巩膜黄染,肝功能检查异常可能是丙硫氧嘧啶所致的药物性肝炎。 因此,停用丙硫氧嘧啶、加强保肝治疗、待肝功能恢复后再选择^{131}I治疗是正确的处理方法。

　　碘剂可明显延缓硫脲类起效时间,两类药物尽量不要同用;另外,磺胺类药物、对氨基水杨酸、巴比妥类、酚妥拉明、维生素 B_{12} 等可增强硫脲类的抗甲状腺作用,合用时应特别注意。

点滴积累 　∨

　　1. 抗甲状腺药主要分为硫脲类、碘及碘化物、放射性碘、β 受体拮抗药四类。 学习记忆这些药物的分类,关键要从其药理作用入手,硫脲类主要抑制甲状腺激素的合成,大剂量碘化物主要抑制甲状腺激素的释放，^{131}I 通过破坏甲状腺组织发挥作用，β 受体拮抗药抑制交感神经活性起到辅助治疗的作用。

2. 硫脲类（甲硫氧嘧啶和丙硫氧嘧啶）治疗甲亢，疗程一定要足够长，一般为 1～2 年，疗程过短，甲亢容易复发。

3. 大剂量碘化物治疗甲亢应严格掌握其适应证。

目标检测

一、选择题

（一）单项选择题

1. 黄体酮属于哪一类甾体药物（　　）

    A. 雌激素　　　　　　　B. 孕激素　　　　　　　C. 雄激素　　　　　　　D. 糖皮质激素

2. 遇到硝酸银生成白色沉淀的药物是（　　）

    A. 雌二醇　　　　　　　B. 黄体酮　　　　　　　C. 甲睾酮　　　　　　　D. 炔诺孕酮

3. 当甾环上 C-10、C-13 位均有甲基，C-17 位又有乙基时则该化合物为（　　）

    A. 雌甾烷　　　　　　　B. 雄甾烷　　　　　　　C. 孕甾烷　　　　　　　D. 炔甾烷

4. 以下哪个药物的稀乙醇溶液，加三氯化铁试液，生成蓝绿色络合物，后变成黄色（　　）

    A. 己烯雌酚　　　　　B. 苯甲酸雌二醇　　　　C. 戊酸雌二醇　　　　　D. 炔雌醇

5. 以下哪个药物单独应用较大剂量可作为速效避孕药（　　）

    A. 炔诺酮　　　　　　　B. 黄体酮　　　　　　　C. 氯地孕酮　　　　　　D. 甲羟孕酮

6. 将睾酮的 17β-OH 酯化得到的长效药物是（　　）

    A. 苯丙酸诺龙　　　　　B. 丙酸睾酮　　　　　　C. 甲睾酮　　　　　　　D. 米非司酮

7. 以下具有抗早孕作用的药物是（　　）

    A. 米非司酮　　　　　　B. 黄体酮　　　　　　　C. 甲睾酮　　　　　　　D. 甲羟孕酮

8. 以下具有抗炎作用的药物是（　　）

    A. 地塞米松　　　　　　B. 醋酸雌二醇　　　　　C. 黄体酮　　　　　　　D. 苯丙酸诺龙

9. 以下哪项不是糖皮质激素的作用（　　）

    A. 抗炎作用　　　　　　B. 抑制免疫作用　　　　C. 抗毒作用　　　　　　D. 中枢抑制作用

10. 肾上腺皮质激素生理活性的必需基团是（　　）

    A. 4-烯-3-酮　　　　　　　　　　　　B. C-17 位羟甲基酮基

    C. C-21 位羟基　　　　　　　　　　　D. C-11 位羟基

11. 糖皮质激素的用途不包括（　　）

    A. 各种休克　　　　　　B. 严重感染　　　　　　C. 骨质疏松　　　　　　D. 严重炎症

12. 糖皮质激素的不良反应不包括（　　）

    A. 诱发和加重感染　　　　　　　　　　B. 诱发和加重溃疡

C. 医源性肾上腺皮质功能亢进综合征　　　D. 中枢抑制

13. 患者,女,29 岁,需进行甲状腺手术,术前常选用以下哪个药物(　　)

　　A. 甲巯咪唑　　　　　B. 小剂量碘剂　　　　　C. 卡比马唑　　　　　D. 丙硫氧嘧啶

(二) 多项选择题

1. 甾类药物结构包括(　　)

　　A. 性激素　　　　　　　　B. 肾上腺皮质激素　　　　　C. 雌甾烷

　　D. 雄甾烷　　　　　　　　E. 孕甾烷

2. 下列药物中有 4-烯-3 酮结构的是(　　)

　　A. 雌二醇　　　　　　　　B. 己烯雌酚　　　　　　　　C. 黄体酮

　　D. 炔诺酮　　　　　　　　E. 甲睾酮

3. 下列药物哪些不属于雄激素类(　　)

　　A. 醋酸地塞米松　　　　　B. 黄体酮　　　　　　　　　C. 雌二醇

　　D. 甲睾酮　　　　　　　　E. 苯丙酸诺龙

4. 严重感染使用糖皮质激素利用的是(　　)

　　A. 提高机体的免疫　　　　B. 降低病毒的扩散速度　　　C. 抑制细菌的生长繁殖

　　D. 增强机体对应激的耐受力　　E. 利用糖皮质激素的抗炎作用

5. 糖皮质激素临床应用于(　　)

　　A. 血液病　　　　　　　　B. 急性严重感染　　　　　　C. 自身免疫性疾病

　　D. 过敏性疾病　　　　　　E. 神经性皮炎

6. 临床常用的口服降血糖药有(　　)

　　A. 胰岛素　　　　　　　　B. α-葡萄糖苷酶抑制药　　　C. 氯磺丙脲

　　D. 双胍类　　　　　　　　E. 格列齐特

7. 下列哪些药物可用于 2 型糖尿病(　　)

　　A. 胰岛素　　　　　　　　B. 阿卡波糖　　　　　　　　C. 氯磺丙脲

　　D. 瑞格列奈　　　　　　　E. 二甲双胍

二、简答题

1. 性激素类药物主要有哪些,临床主要用途是什么?

2. 糖皮质激素的药理作用、不良反应有哪些,如何合理使用?

3. 胰岛素的临床用途有哪些,不良反应有哪些?

三、实例分析

1. 患者,女性,71 岁,轻度营养不良,股骨骨折延迟未愈,医生建议使用蛋白同化激素,请你指出下列哪个符合要求,并指出结构特点和作用特点。

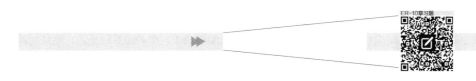

ER-10章习题

2. 患者,女性,28 岁,半年前出现双侧面颊和鼻梁蝶形红斑,双手指间关节轻度肿胀,诊断为系统性红斑狼疮,主要治疗措施是:泼尼松片 60mg/d,分 3 次口服。

试分析:(1)系统性红斑狼疮为什么用糖皮质激素治疗? 说明用药依据。

(2)患者使用激素时应如何进行用药指导? 要注意什么问题?

（赵喜林）

第十一章

维生素

ER-11章PPT

导学情景

情景描述：

患儿，男，6个月。因厌食、呕吐、腹泻、体重减轻就医，确诊为维生素 B_1 缺乏症，又称为脚气病。患儿及乳母同时给予维生素 B_1 治疗。

学前导语：

维生素 B_1 是水溶性维生素的一种。在体内以辅酶形式参与多种酶系统活动，尤其在碳水化合物氧化产能过程中起重要作用。从这个实例中也可以看出，维生素类药物对于维持人体正常代谢有着重要的作用。学习和掌握本类药物的基本知识，无论是对后续课程，还是对药学服务能力的养成，都具有非常重要的意义。

维生素是维持人体正常生理代谢所必需的一类微量、低分子有机化合物。主要参与机体的能量转移和物质代谢调节，许多维生素是酶的辅基或辅酶的一部分。由于大多数维生素在人体内不能自身合成，一般情况下要通过摄取天然食物中的维生素或维生素原（维生素原是指在体内代谢或在微生物作用下转变为维生素的有机物，既维生素前体），以满足人体的需要，并在体内保持一定的平衡。

在正常情况下，人体一般不会出现维生素缺乏。但在营养不良、患有某些疾病、服用某些药物或特殊生理时期（如妊娠、哺乳期）等情况下，对维生素的需求量增大，应予及时补充，否则将产生维生素缺乏的疾病。例如缺乏维生素 A 易患夜盲症；缺乏维生素 D 易患佝偻病、骨软化病、骨质疏松；缺乏维生素 B_1 时易患脚气病。维生素为人体每天必需的微量营养物质，其需求量有一定的范围，过量服用亦会导致不良反应，甚至产生中毒。因此，应该合理使用维生素类药物。

知识链接

维生素的发现

中国古代就有关于谷皮煎汤防治脚气病的记载，1747 年苏格兰医生林德发现柠檬能治"坏血病"，1912 年，波兰科学家丰克从米糠中分离得到治疗脚气病的白色物质，这种物质被丰克称为"维持生命的营养素"，简称 Vitamin（维他命），也称维生素。随着科学的发展，越来越多的维生素种类被人们认识和发现，形成了一个大家族。

目前发现的维生素有 60 多种，其化学结构各异，理化性质和生理功能各不相同，其中 13 种被世界公认。国际上通常按溶解性将其分为脂溶性维生素与水溶性维生素两大类。临床常用脂溶性维生素有维生素 A、D、E、K 等,常用水溶性维生素有维生素 B 类和维生素 C。

第一节 脂溶性维生素

脂溶性维生素包括维生素 A、D、E、K 等,大多数易溶于有机溶剂而难溶于水,易被机体吸收利用,主要通过胆汁排泄,在体内消除较慢,易于蓄积,故摄入过多会引起毒副作用。

一、维生素 A

1913 年美国学者提出在动物来源的食物,如肝、奶、蛋黄、黄油中存在一种营养必须品,并命名为维生素 A。1931 年科学家从鱼肝油中分离出视黄醇,同时阐明其化学结构,并命名为维生素 A_1,后来又从淡水鱼中分离得到维生素 A_2。

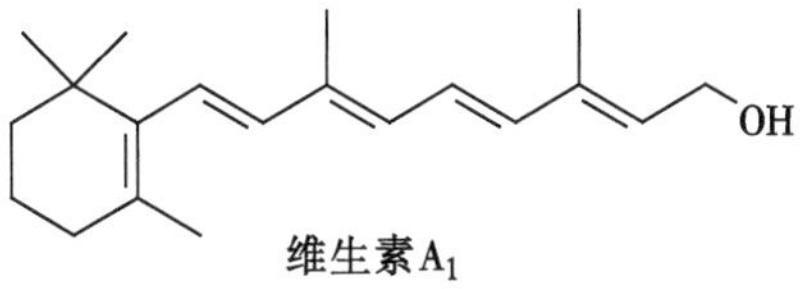

维生素A_1 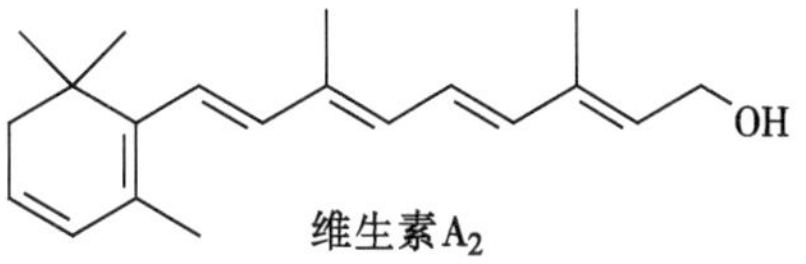 维生素A_2

维生素 A 的结构由环己烯和共轭壬四烯侧链组成,维生素 A 通常指维生素 A_1。维生素 A_1 和维生素 A_2 的共轭壬四烯侧链均为全反式,自然界中还存在一些顺式异构体,如 2-顺式视黄醇,6-顺式视黄醇等。这些顺式异构体的生物活性均不及全反式维生素 A。由于侧链具有 4 个双键,理论上具有 16 个顺反异构体,由于空间位阻的原因,目前发现的有 6 种异构体,其中全反式维生素 A_1 最稳定,活性最强,《中国药典》中收载的为维生素 A_1 醋酸酯。

维生素 A_1 主要以棕榈酸酯形式存在于海水鱼类、哺乳动物中,其占体内维生素 A 总量的 95%,维生素 A_2 主要存在于淡水鱼中,其生物活性仅为维生素 A_1 的 30%~40%。

一些植物中含有维生素 A 原,如有 β-胡萝卜素,玉米黄素等,人体中 2/3 的维生素 A 来自于 β-胡萝卜素,在小肠经酶作用后得到两个分子的维生素 A_1。这些物质作为维生素 A 原,在体内转化为维生素 A,可视为人体补充维生素 A 的来源。

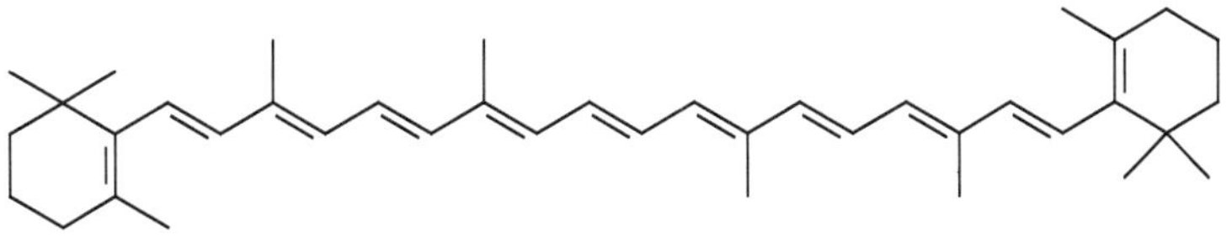

β-胡萝卜素

维生素 A 过去主要从鱼肝油中提取,现多用合成法制得。

维生素 A 醋酸酯 Vitamin A Acetate

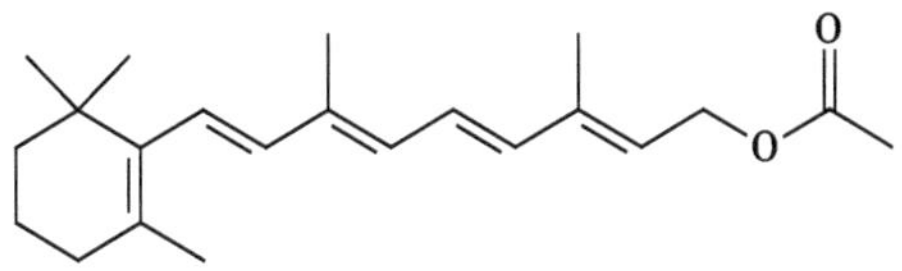

化学名 (全-E 型)-3,7-二甲基-9-(2,6,6-三甲基-1-环己-1-烯基)-2,4,6,8-壬四烯-1-醇醋

酸酯。

黄色棱状结晶,mp. 57~60℃,易溶于乙醇,氯仿,乙醚、脂肪和植物油中,不溶于水。为脂类化合物,其稳定性比维生素 A 好。临床上常将本品或维生素 A 棕榈酸酯溶于植物油中应用。

【化学稳定性】本品为醋酸酯类化合物,在酸、碱或体内酶的催化下,生成维生素 A₁ 和醋酸。维生素 A₁ 进而氧化生成视黄醛,最后氧化为维生素 A 酸(视黄酸)。

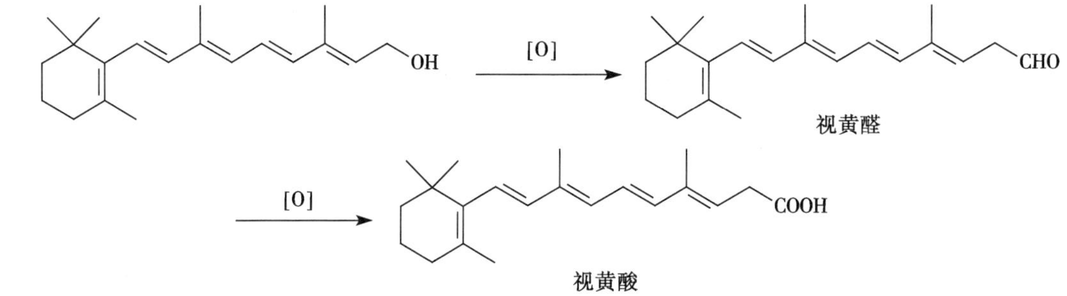

视黄醛

视黄酸

维生素 A 属烯丙型醇,对酸不稳定,与无水氯化氢乙醇液、Lewis 酸接触,可发生脱水反应,形成脱水维生素 A,活性仅为维生素 A 的 0.4%。

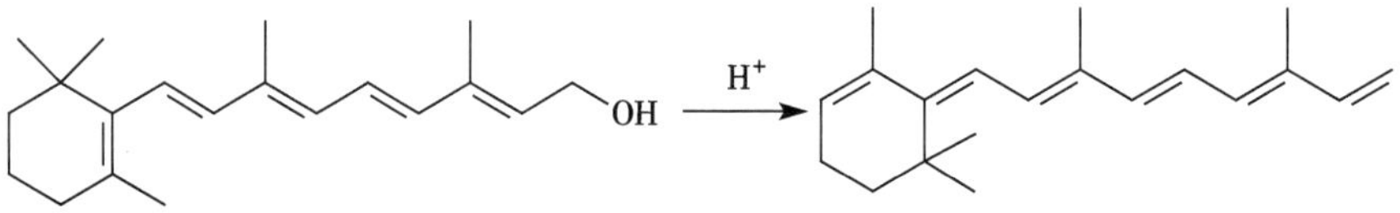

维生素 A 分子中具有不饱和双键,易被空气氧化。在光照、空气、加热及重金属离子存在的情况下,可生成环氧化合物,使药物失去活性。

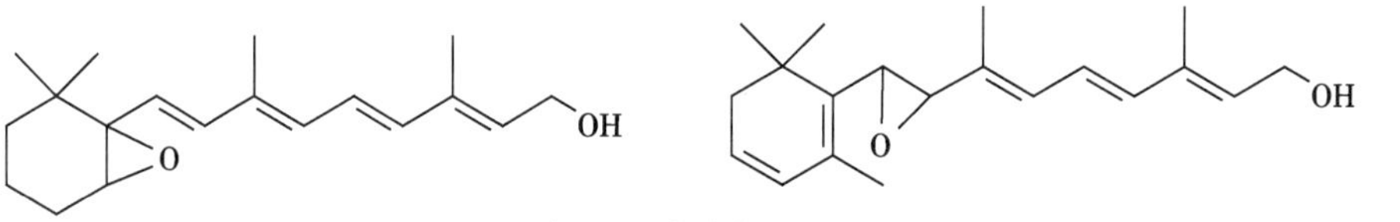

维生素A环氧化合物

在长期贮存中,即使在暗处或氮气中,维生素 A 也会部分发生顺反异构化,生成 9-Z 型和 11-Z 型两种顺式异构体,使效价降低。

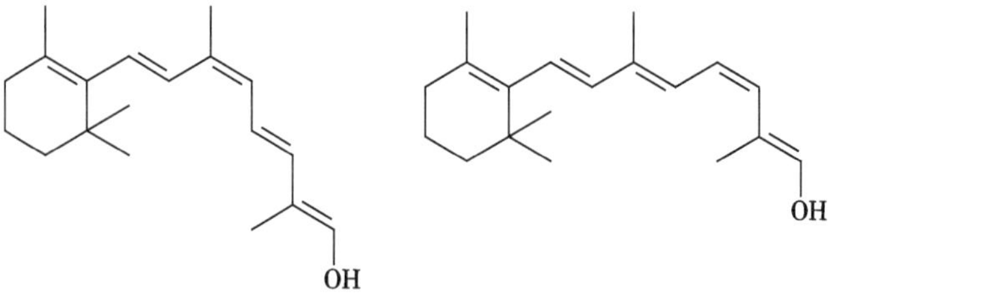

维生素 A 酯的稳定性高于维生素 A,且该药物在植物油中较空气中稳定,故生产中常用其棕榈酸酯或醋酸酯溶于植物油,同时加入脂溶性抗氧剂[如维生素 E、对羟基叔丁基茴香醚(BHA)或叔丁基对甲酚等(BHT)],贮存在铝制容器中,充氮气,阴凉干燥处保存。

【药物鉴别】本品的氯仿溶液,加入 25% 的三氯化锑氯仿溶液,即显蓝色,渐变成紫红色。此反应需要在无水、无醇条件下进行。

$$\left[\begin{array}{c}\text{（结构式）}\end{array}\right][SbCl_5 \cdot RCOO]^-　蓝色$$

$$\left[\begin{array}{c}\text{（结构式）}\end{array}\right][SbCl_5 \cdot RCOO]^-　紫色$$

【**药理作用**】①构成视觉细胞内感光物质。维生素 A 在体内氧化为 11-顺式视黄醛,是构成暗视觉物质视紫红质的重要原料,故人体缺乏维生素 A 会出现夜盲症。②促进正常的生长发育。③维持上皮组织结构的完整和健全。维生素类 A 缺乏时会使上皮细胞的功能减退,导致皮肤弹性下降干燥粗糙,眼部泪腺上皮角化,泪液分泌受阻导致角膜干燥,即眼干燥症。

【**适应证**】临床上主要用于因维生素 A 缺乏引起的夜盲症、眼干燥症、结膜炎、角膜软化,皮肤干燥、粗糙及黏膜抗感染能力降低的治疗。还用于妊娠、哺乳期妇女和婴儿适量补充。

【**注意事项**】长期大剂量服用可导致维生素 A 积蓄,表现为疲劳、烦躁、精神抑制、呕吐、低热、高血钙、骨和关节痛等。

【**制剂及规格**】维生素 A 软胶囊:每粒 5000 单位;2.5 万单位,维生素 AD 软胶囊:每丸含维生素 A 5000 单位与维生素 D 500 单位;维生素 A 3000 单位与维生素 D 300 单位;维生素 A 10000 单位与维生素 D 1000 单位。

知识链接

维生素 A 醛及维生素 A 酸

维生素 A 分子结构具有高度的特异性,分子结构中 4 个双键必须与环状结构共轭,否则会使活性消失,增长与缩短脂肪链或增加双键均会使活性降低,双键部分或全部被氢化,均会使活性消失,将醇羟基氧化为醛(维生素 A 醛),其活性不变,转化羧酸(维生素 A 酸)时活性为维生素 A 的 1/10。经实验证明,维生素 A 酸及其衍生物在防癌及抗癌方面有较好的疗效,目前维生素 A 酸作为诱导急性早幼粒细胞白血病的首选药。

二、维生素 D

维生素 D 是抗佝偻病维生素的总称。目前已知的至少有 10 种,它们都属于固醇衍生物。其中重要的天然维生素 D 分别是 D_2 和 D_3。

植物油与酵母中的麦角固醇经日光与或紫外线照射后可转化为维生素 D_2。人体皮肤下面所含的 7-脱氢胆固醇,经日光照射后可转化为 D_3,因此多晒太阳可以预防佝偻病。另外在动物肝脏、奶、蛋黄及鱼肝油中也含有丰富的维生素 D_3。

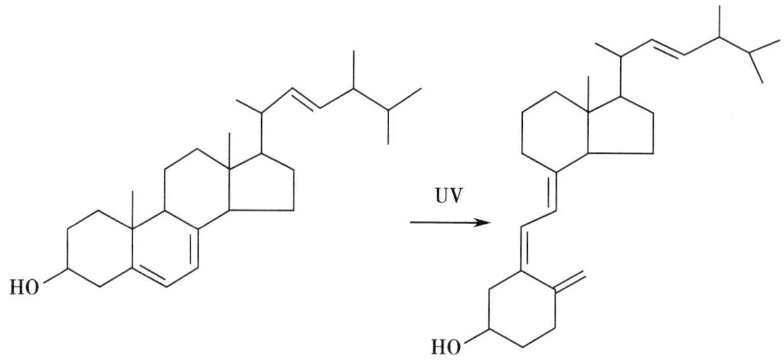

麦角固醇　　　　　　　　　　　　　　　　维生素D₂

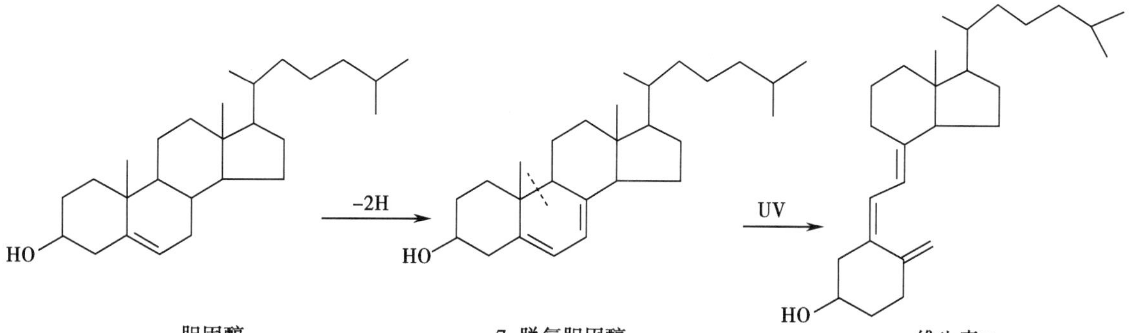

胆固醇　　　　　　　　　7-脱氢胆固醇　　　　　　　　维生素D₃

维生素 D₃ 本身在体内并没有活性,需要经过两步氧化代谢活化。第一步在肝内质网上被维生素 D-25-羟化酶氧化为 25-羟基维生素 D₃(骨化二醇),它是维生素 D 在体内循环和储存的主要形式。第二步在肾线粒体中被维生素 D 的 1α-羟化酶催化形成 1α,25-二羟基维生素 D₃(骨化三醇),它才是真正起作用的"活性维生素 D₃"。

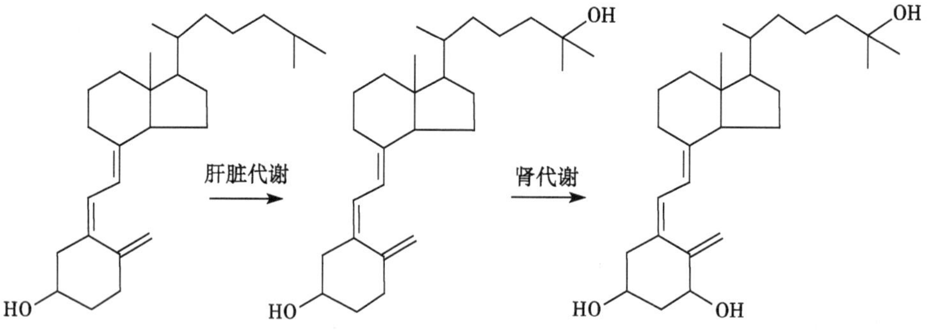

维生素D₃　　　　　　　　骨化二醇　　　　　　　　骨化三醇

维生素 D₃ Vitamin D₃

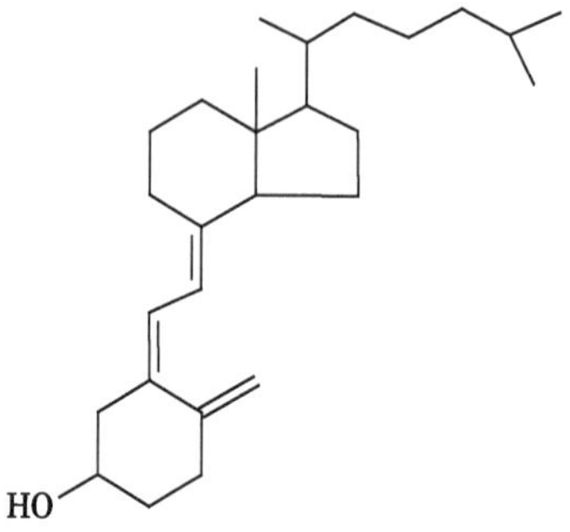

化学名 (5Z,7E)-9,10-开环胆甾-5,7,10(19)-三烯-3β-醇。又名胆骨化醇。

无色针状结晶或结晶性粉末,无臭无味,mp.84～85℃,比旋度为+105°～+112°(0.5%无水乙醇溶液),易溶于丙酮、乙醇、氯仿,微溶于植物油,不溶于水。

【化学稳定性】 本品在17位侧链中因无双键,故其稳定性强于维生素 D_2,但遇空气和光仍可变质,故宜遮光,充氮保存。

【药物鉴别】 本品的氯仿溶液加醋酐与浓硫酸振摇,溶液初显黄色,渐变为红色后迅速变为紫色,最后为绿色。此为甾体化合物共有的显色反应。

【药理作用】 维生素 D_3 在体内转变成 1α,25-$(OH)_2$-D_3,促进小肠黏膜对钙、磷的吸收,增加肾小管对钙、磷重吸收。另外维生素 D 与甲状旁腺素和降钙素三者协同作用,维持体内血钙、血磷的平衡。

【适应证】 主要用于佝偻病的防治、骨软化症及老年性骨质疏松症等。还用于免疫反应异常引起的疾病如银屑病的治疗。

【不良反应】 长期过量服用维生素 D 会导致中毒,出现高钙血症和高钙尿症。

【制剂及规格】 维生素 D_3 注射液:5mg(1ml);10mg(1ml),维生素 D_3 注射液:3.75mg(0.5ml);7.5mg(1ml);15mg(1ml)。维生素 AD 胶丸、维生素 AD 滴剂见维生素 A。

▶ 课堂活动

1. 讨论分析肾脏 1α-羟化酶丧失的老年人,为什么不能通过补充维生素 D_3 治疗骨质松原因,选用何种药物较好。

2. 为了促进宝宝的健康成长,医生和护士经常建议家长应带婴幼儿经常到户外多晒太阳,讨论分析一下这样做的依据。

三、维生素 E

维生素 E 是一类与生殖功能有关的维生素,分子中具有苯并二氢吡喃结构,且在苯环上具有一个酚羟基,具有抗不孕作用,故又称为生育酚。其结构分为生育酚和生育三烯酚两类。它们各有4个同系物,共有8种异构体,分别是 α、β、γ、δ 生育酚及 α、β、γ、δ 生育三烯酚。其中 α-生育酚的活性最强。它们分布于动植物中,以麦胚油、花生油、玉米油中含量最为丰富。《中国药典》中收载的维生素 E 为 α-生育酚的醋酸酯。

	R_1	R_2
α	—CH_3	—CH_3
β	—CH_3	—H
γ	—H	—CH_3
δ	—H	—H

生育酚

生育三烯酚

维生素 E 醋酸酯 Vitamin E Acetate

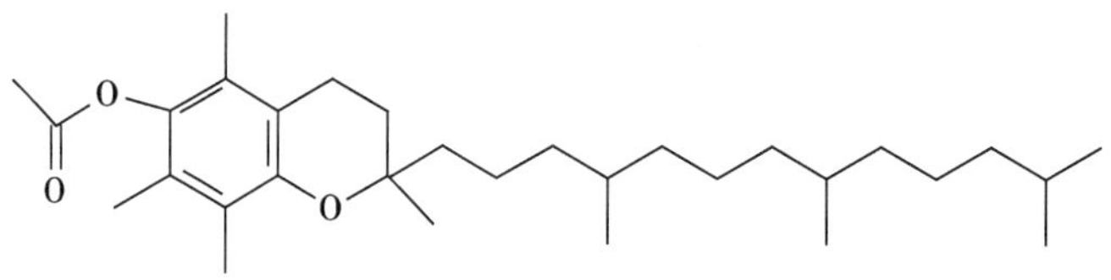

化学名 (±)-2,5,7,8-四甲基-2-(4,8,12-三甲基十三烷基)-6-苯并二氢吡喃醇醋酸酯。

微黄色至黄色或黄绿色澄清的黏稠液体;几乎无臭;遇光色渐变深;易溶于无水乙醇、丙酮、氯仿、乙醚和石油醚,水中不溶;折光率 $n_D^{20}=1.494-1.499$。

【化学稳定性】 本品为 α-生育酚的醋酸酯,稳定性较好,但经碱性水解后生成游离的 α-生育酚,在空气或光线的作用下,极易氧化为生育醌及 α-生育酚二聚体,故常将 α-生育酚制成醋酸酯。另外,因为 α-生育酚具有较强的还原性,故常作为油溶性制剂的抗氧剂。

【药物鉴别】 本品与氢氧化钾溶液加热水解,与 Fe^{3+} 离子作用,可生成对-生育醌和亚铁离子。后者与 2,2-联吡啶生成深红色络离子。以此进行鉴别。

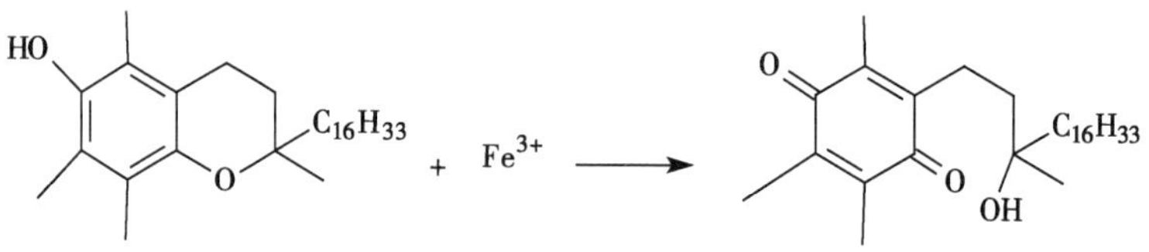

生育醌

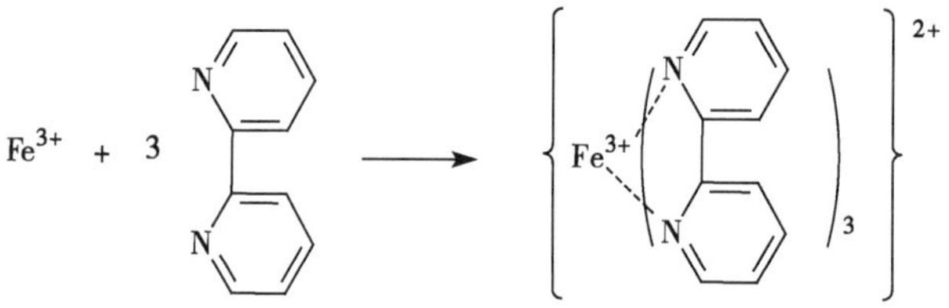

α-生育酚加无水乙醇溶解后,加硝酸微热,生成生育红,其溶液显橙红色。

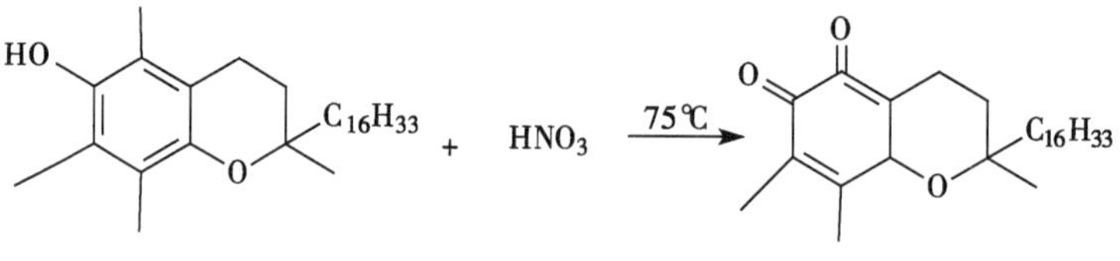

生育红

【药理作用】 ①促使垂体前叶分泌促性腺激素,促进精子生成和活动,增强卵巢功能,促进卵泡增多,增强孕酮的作用;②能降低机体组织对氧的消耗,增强细胞线粒体功能;具有清除体内含氧自由基功能,减轻氧自由基对细胞膜的损伤;改善脂质代谢;③对生物膜有稳定、保护及调控作用,抗氧化等作用,综合表现为抗衰老作用。

【适应证】 常用于习惯性流产、先兆性流产、不孕症。亦用于防治动脉粥样硬化,改善进行性肌营养不良症以及抗衰老,以及早产儿溶血性贫血治疗。还应用于治疗小腿痉挛和间歇性跛行等。

【不良反应】 长期大量应用可引起视力模糊、乳腺肿大、腹泻、头晕、流感样症状、头痛、恶心及胃痉挛、乏力软弱。个别患者有皲裂、唇炎、口角炎、胃肠功能紊乱、肌无力等。妇女可致月经过多或闭经等。

【制剂及规格】 片剂:每片 5mg;10mg;100mg。注射剂:5mg(1ml);50mg(1ml)。胶丸剂:每丸 5mg;10mg;50mg;100mg。

▶ **课堂活动**

讨论分析:维生素 A 常制成油溶液制剂,制剂中加入适量维生素 E 的目的是什么?　在贮存过程中应注意些什么?

四、维生素 K

维生素 K 是一类具有凝血作用的维生素的总称。它广泛分布于动植物中,肠道中的细菌也能合成。维生素 K 是形成活性凝血因子 Ⅱ、凝血因子 Ⅶ、凝血因子 Ⅺ 和凝血因子 Ⅹ 所必需的,故维生素 K 缺乏时会导致出血病症或凝血时间延长。

已知有维生素 $K_1 \sim K_7$ 七种。其中维生素 $K_1 \sim K_4$ 均属于 2-甲萘醌类衍生物,维生素 $K_5 \sim K_7$ 均属于萘胺类衍生物。维生素 K_1、K_2 主要存在于绿色植物中,是天然存在的,属脂溶性维生素,维生素 K_3、K_4 为化学合成品,溶解于水,可用于口服或注射,其中维生素 K_3 的生物活性最强。

所有维生素 K 的化学性质都较稳定,能耐酸、耐热,正常烹调中只有很少损失,但对光敏感,也易被碱和紫外线分解,故要避光保存。

维生素 K_3 Vitamin K_3

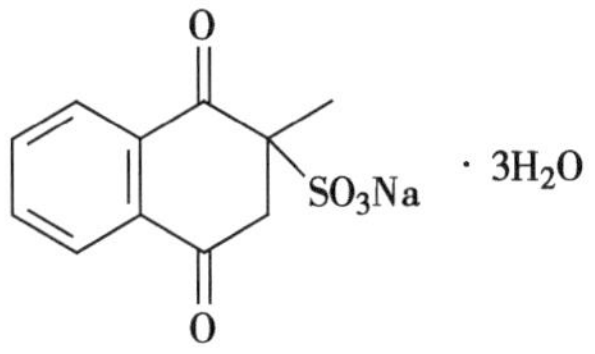

化学名　1,2,3,4-四氢-2-甲基-1,4-二氧-萘-2-磺酸钠盐三水合物。又名亚硫酸氢钠甲萘醌。

白色结晶或结晶性粉末;几乎无臭。易溶于水,微溶于乙醇,不溶于乙醚和苯,有引湿性。

【化学稳定性】 本品水溶液在密闭容器中加热,可部分发生异构化,生成 2-甲基-1,4-萘氢醌-3-磺酸钠和 2-甲基-1,4-萘氢醌,活性降低。为防止这种情况的发生,可将溶液的 pH 调至 2～5,并加入稳定剂亚硫酸氢钠。

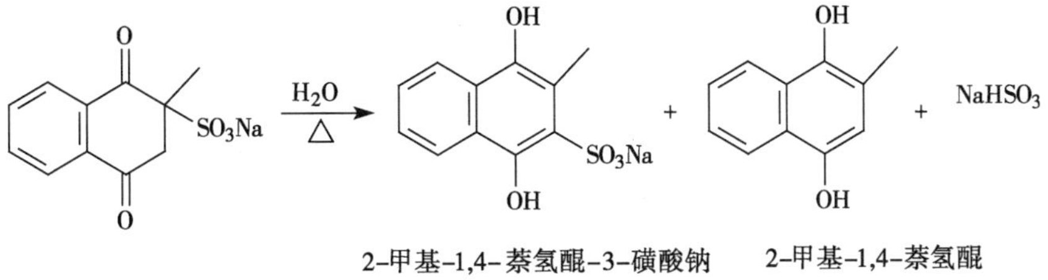

2-甲基-1,4-萘氢醌-3-磺酸钠　　2-甲基-1,4-萘氢醌

2-甲基-1,4-萘氢醌-3-磺酸钠与邻二氮杂菲试液作用,产生红色沉淀。而维生素 K_3 不反应。可用此检查其杂质限量。

本品的水溶液与甲萘醌、亚硫酸氢钠间存在动态平衡。遇酸、碱或空气中氧气时,亚硫酸氢钠分解,平衡破坏,产生甲萘醌沉淀。光和热加速该变化。加入焦亚硫酸钠并且通入惰性气体,可增加本品稳定性。

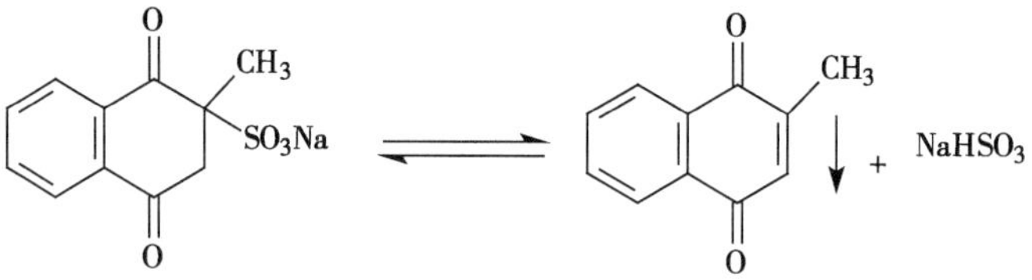

【药物鉴别】 取本品约 50mg,加水 5ml 溶解后,滴加 0.1mol/L 氢氧化钠溶液,即发生甲萘醌的鲜黄色沉淀。这是由于亚硫酸氢钠与氢氧化钠反应生成亚硫酸钠,使动态平衡向右边移动。

取本品约 80mg,加水 2ml 溶解后,加稀盐酸数滴,温热,即发生二氧化硫的臭气。这是因为亚硫酸氢钠与盐酸反应生成二氧化硫。

【药理作用】 促进血液凝固。维生素 K 作为 γ-羧基谷氨酸羧化酶的辅酶,是肝脏合成凝血酶原前体(凝血因子Ⅱ)的必需物质,也参与凝血因子Ⅶ、Ⅸ和Ⅹ的合成,维持动物的血液凝固生理过程。缺乏维生素 K 可致上述凝血因子合成障碍,出现凝血酶原过低症,可见出血倾向和凝血酶原时间延长。

【适应证】 常用于维生素 K 缺乏所引起的出血性疾病,如新生儿出血、肠道吸收不良所致维生素 K 缺乏及低凝血酶原血症等。

【不良反应】 较大剂量可致新生儿、早产儿溶血性贫血、高胆红素血症及黄疸;在红细胞 6-磷酸脱氢酶缺乏症患者可诱发急性溶血性贫血;大剂量使用可致肝损害。肝功不全患者可改用维生素 K_1。

【制剂及规格】 注射剂:2mg(1ml);4mg(1ml)。

点滴积累 ∨

1. 常用脂溶性维生素有维生素 A、D、E、K 等,常用水溶性维生素有维生素 B 类及维生素 C。

2. 维生素 A、D、E 均易发生氧化失效;维生素 A、K 可发生异构化而失效、维生素 A 在酸性下还可发生脱水等化学反应。

3. 维生素 A、D、E、K 均用于相应的维生素缺乏症。过量使用可引发毒性反应。

第二节　水溶性维生素

水溶性维生素包括维生素 B 类和维生素 C(抗坏血酸),绝大多数以辅酶或辅基形式参加各种酶系统工作,在中间代谢的许多环节中都起着极重要的作用。水溶性维生素容易从尿中排出体外且排出效率高,故一般不会产生蓄积和毒害作用,其体内营养水平多数都可在血液和尿中反映出来。

一、维生素 B

维生素 B 类包括许多化学结构及生理作用完全不同的物质,主要有 B_1(硫胺素)、B_2(核黄素)、B_3(烟酸)、B_4(腺嘌呤)、B_5(右旋泛酸钙)、B_6(吡哆辛)、B_{12}(钴胺素)、B_c(叶酸)等。

维生素 B_1 Vitamin B_1

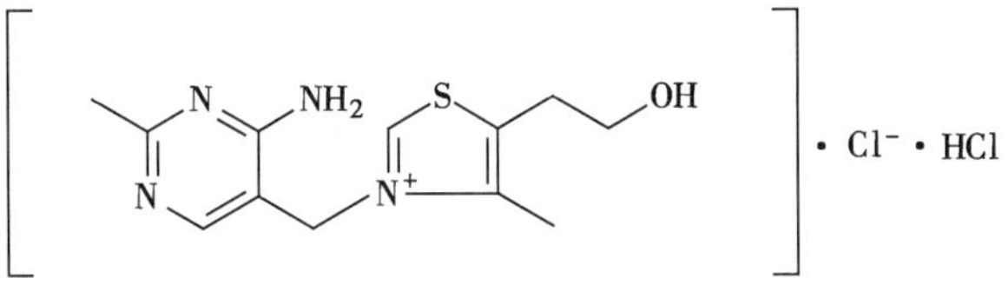

化学名 氯化 4-甲基-3-[(2-甲基-4-氨基-5-嘧啶基)甲基]-5-(2-羟基乙基)噻唑鎓盐酸盐。又名盐酸硫胺。

白色结晶或结晶性粉末,有类似酵母的特臭,味苦。干燥品在空气中迅速吸收约4%的水分。易溶于水,微溶于乙醇,不溶于乙醚。其水溶液显酸性。

维生素 B_1 主要存在于动物内脏、肉类、豆类和粮食作物中。

【化学稳定性】 本品干燥固体性质稳定,但其水溶液与空气中的氧接触,易被氧化成具蓝色荧光的硫色素而失效,光照,受热,金属离子如铜、铁等均能加速其氧化。故应遮光,置于凉处保存。

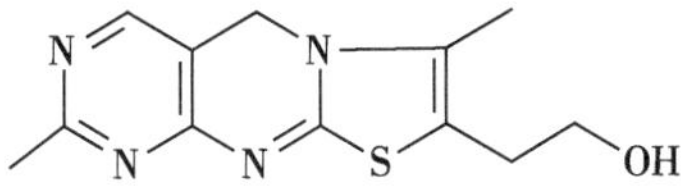

硫色素

本药在碱性条件下,噻唑环被氧化开环、破坏生成硫醇型化合物而失效。因此本品注射剂不能与碱性药物如磺胺类钠盐、氨茶碱注射液配伍使用。

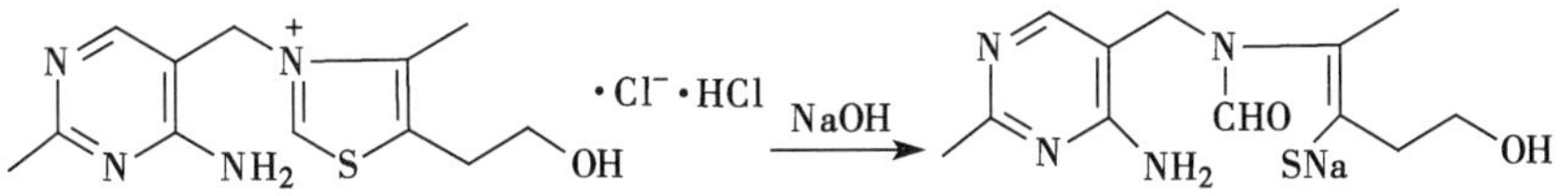

本品水溶液遇 $NaHSO_3$、$NaHCO_3$ 均发生分解,故 $NaHSO_3$ 不可用于维生素 B_1 的抗氧剂。

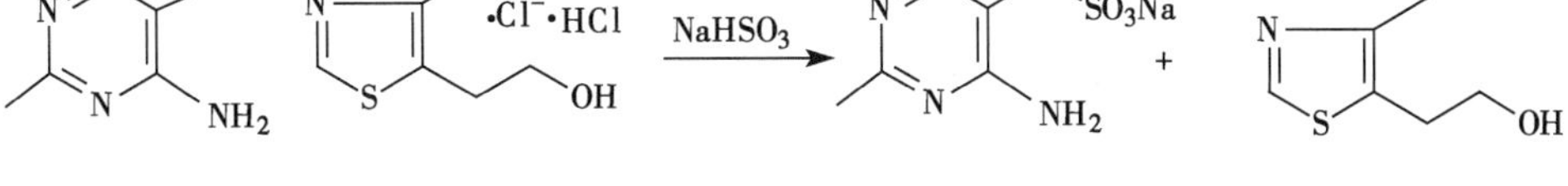

【药物鉴别】 本品溶于氢氧化钠溶液中,生成硫醇型化合物,进一步被铁氰化钾氧化成硫色素,产物溶于正丁醇中,显蓝色荧光,加酸呈酸性,荧光即消失,再加碱,荧光又复现。此反应为维生素 B_1 的专属反应。

本品分子中含有嘧啶环和噻唑环,能与某些生物碱沉淀试剂作用生成沉淀,如与碘化汞钾反应生成黄色沉淀,与碘试液生成红色沉淀。

【**药理作用**】维生素 B_1 进入体内,转变为有生物活性的硫胺焦磷酸酯,是脱羧酶辅酶组成部分。影响碳水化合物的正常代谢及神经组织的供能;参与神经细胞膜和髓鞘磷酯合成以及影响传导;维持正常的心脏系统功能。

【**适应证**】主要用于防治脚气病。还可作为感染、高热、甲状腺功能亢进、心肌炎、神经炎、营养不良等的辅助治疗。

【**不良反应**】推荐剂量的维生素 B_1 几乎无毒性,但大量使用可出现头痛、疲倦、烦躁、食欲缺乏、腹泻、浮肿。注射给药偶见过敏反应,静脉注射偶可致过敏性休克甚至致死,一般不宜静脉注射,肌内注射应预先做皮试。

【**制剂及规格**】片剂:每片 5mg;10mg。注射液:50mg(1ml);100mg(2ml)。

维生素 B_2 Vitamin B_2

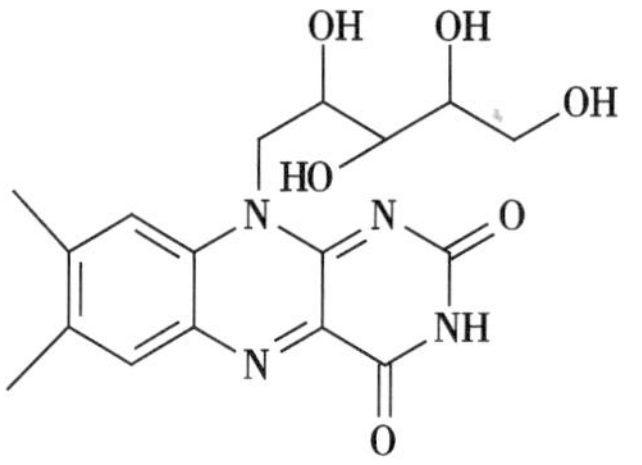

化学名 7,8-二甲基-10-[(2S,3S,4R)-2,3,4,5-四羟基戊基]-3-10-二氢苯并蝶啶-2,4-二酮。又名核黄素。

黄色到橙黄色结晶性粉末。微臭,味微苦。稍溶于乙醇、环己醇、苯甲醇、乙酸,微溶于水,不溶于乙醚、氯仿、丙酮和苯。mp.282℃(分解)。

【**化学稳定性**】本品对光敏感。在碱性条件下遇光分解生成感光黄素(氧化型),在酸性或中性条件下遇光生成光化色素(还原型)。

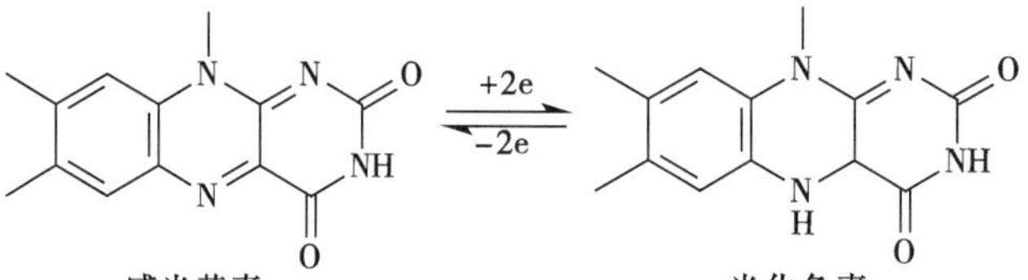

感光黄素　　　　　　　　光化色素
（氧化型）　　　　　　　（还原型）

正是由于维生素 B_2 容易发生氧化还原反应,在体内进行氧化还原过程中起到传递氢的作用。

在避光条件下,本品的酸性水溶液较稳定,但在碱性溶液中极易变质。

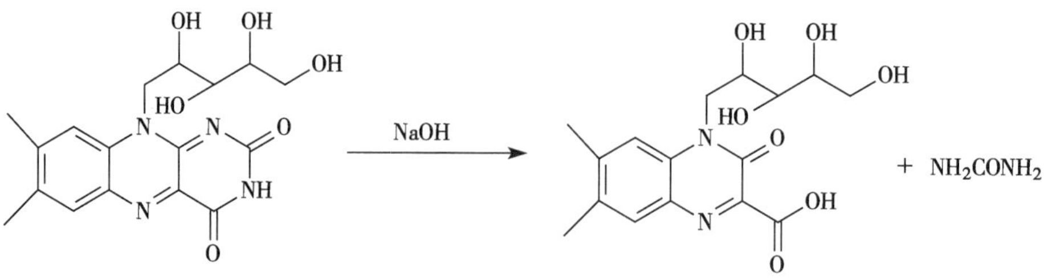

本品对一般氧化剂如过氧化氢比较稳定,但能被强氧化剂如铬酸和高锰酸钾所氧化而被破坏。本品对还原剂不稳定,如连二亚硫酸钠($Na_2S_2O_4$)或维生素 C 等,可被还原成为无荧光的二氢核黄素而从水溶液中析出。

二氢核黄素

【药物鉴别】 利用维生素 B_2 水溶液有淡黄绿色荧光,但在碱性条件下或还原剂存在下会发生化学结构的变化使荧光消失从而进行药物鉴别。

【药理作用】 维生素 B_2 在体内经磷酸化形成黄素单核苷酸(FMN)和黄素腺嘌呤二核苷酸(FAD)才具有生物活性。它们作为黄酶的辅酶参与细胞的氧化还原过程(既可作氢供体,又可作氢递体),维持机体正常代谢。

【适应证】 用于治疗因维生素 B_2 缺乏引起的唇炎、舌炎、口角炎、脂溢性皮炎、结膜炎、眼结膜炎、卵囊等。

【不良反应】 摄取过多可能引起瘙痒、麻痹、流鼻血、灼热感、刺痛等。

【制剂规格】 片剂:每片 5mg;10mg。注射液:1mg(2ml);5mg(2ml);10mg(2ml)。

B 族维生素除了 B_1 和 B_2 以外,还包括了 B_3、B_4、B_6 等多种药物。

维生素 B_3 又称为烟酸,其本身及结构改造物烟酰胺(维生素 PP)均促进细胞新陈代谢,可用于防治糙皮病。烟酸还可以扩张微血管和降低血脂等。

维生素 B_4 又称为 6-氨基嘌呤或腺嘌呤,具有刺激白细胞增生作用,可用于各种原因引起的白细胞减少症的治疗。

维生素 B_5 又称为右旋泛酸钙,是辅酶 A 的组成成分,对三大物质代谢起着重要作用,多作为营养辅助药物。

维生素 B_6 包括吡多辛、吡多醛和吡多胺,现在一般以吡多辛作为维生素 B_6 的代表。广泛存在于肝脏、鱼类、谷物蔬菜等动植物中。临床用于治疗妊娠呕吐、放射性呕吐、异烟肼中毒、溢脂性皮炎及糙皮病等。

维生素 B_{12} 又名氰钴胺,主要存在于肝脏、蛋、乳及细菌发酵液中,因其在脂类及糖代谢中起重要作用,并能促进骨髓造血功能,临床用于治疗恶性贫血,巨幼红细胞性贫血及坐骨神经痛、三叉神经痛和神经炎等。

维生素 B_C 又称为叶酸或维生素 M,是蝶啶衍生物。主要参与体内氨基酸及核酸的合成,亦与维生素 B_{12} 一起促进红细胞的生产。用于治疗巨幼红细胞性贫血及预防叶酸缺乏。

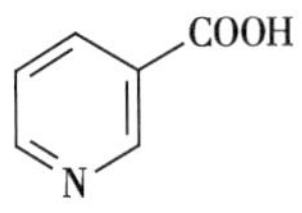

烟酸

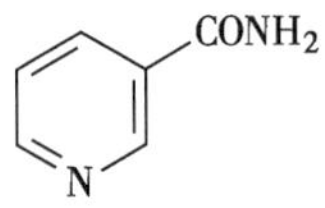

烟酰胺

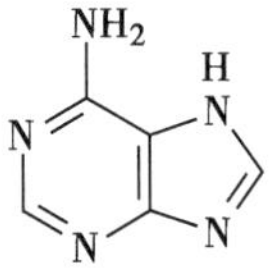

维生素B_4

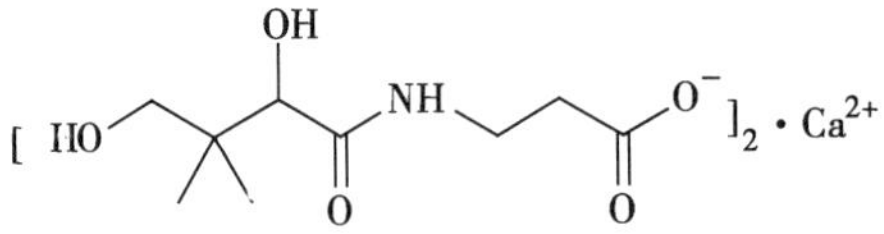

维生素B_5

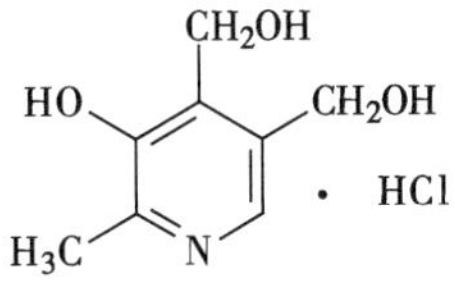

维生素B_6

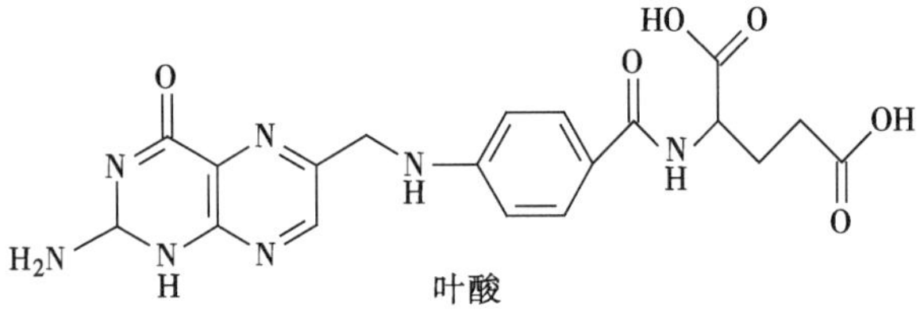

叶酸

二、维生素 C

维生素 C Vitamin C

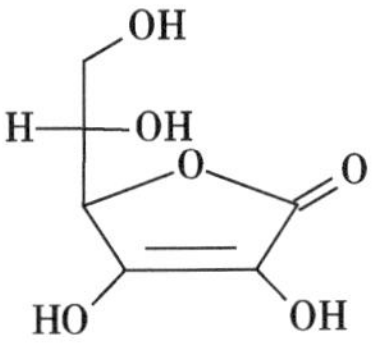

化学名　L(+)-苏糖型-2,3,4,5,6-五羟基-2-己烯酸-4-内酯。

本品广泛存在于柠檬、柑橘等水果、新鲜蔬菜及其他许多植物中。药用品由化学合成得到。

白色结晶或结晶性粉末;无臭,味酸;久置色渐变微黄。易溶于水,略溶于乙醇,不溶于氯仿或乙醚。mp. 190~192℃,熔融时同时分解。分子中含两个手性碳原子,有 4 个光学异构体。其中 L(+)-维生素 C 活性最大。

【化学稳定性】本品水溶液显酸性。因本品分子中含有连二烯醇的结构,C-2 上的羟基可与 C-1 的羰基形成分子内氢键,故酸性较弱,一般表现为一元酸。C-3 上羟基的酸性较强(pK_{a1} = 4.17, pK_{a2} = 11.57),可与碳酸氢钠或稀氢氧化钠反应,生成 C-3 烯醇钠盐。

本品分子中的连二烯醇结构,具有很强的还原性,易被氧化成去氢维生素 C,加氢又可还原为维生素 C,在碱性或强酸性溶液中去氢维生素 C 进一步水解为二酮古洛糖酸而失去活性,此反应不可逆。在空气中的氧化速度由 pH 和氧的浓度决定,在酸性条件下稳定性强于碱性,并受重金属离子催化,催化顺序为 Cu^{2+} > Cr^{2+} > Mn^{2+} > Zn^{2+} > Fe^{3+}。也可被氧化剂所氧化,如被硝酸银、碱性酒石酸铜、碘及 2,6-二氯靛酚所氧化,生成去氢维生素 C,利用此性质进行鉴别和含量测定。

本品被氧化后,共轭体系被破坏,且 C-2、C-3 上的氧仍有吸电子作用,提高了 C-1 的部分正电性,故去氢维生素 C 更易被水解,生成 2,3-二酮古洛糖酸,并可进一步氧化为苏阿糖酸和草酸。其体内代谢产物基本与此相同,不同之处为体内的氧化反应在酶催化下进行。

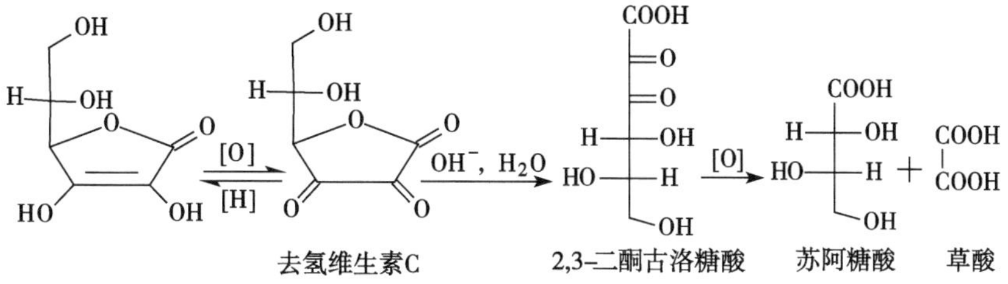

在空气、光线、温度等的影响下,氧化生成去氢维生素 C,在一定条件下发生脱水、水解和脱羧反应而生成糠醛,聚合呈黄色。这是本品在生产贮存过程中变色的主要原因。酸、碱催化都可催化反应进行。

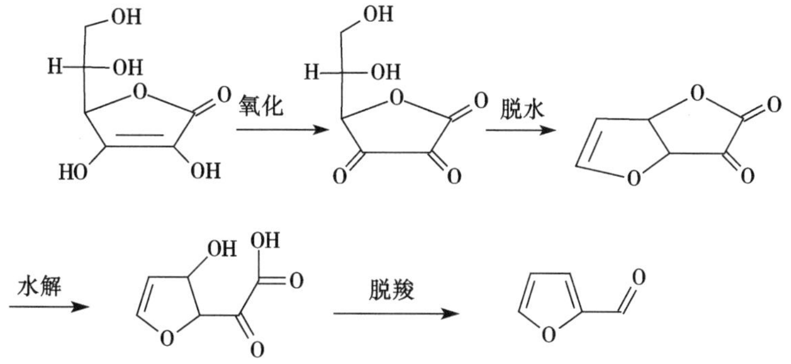

在生产中,为防止药物变质,在制片剂时,采用干法制粒,配制注射液时,应使用 CO_2 饱和的注射用水,pH 控制在 5.0～6.0 之间,并加入 EDTA-2Na 和焦亚硫酸钠等作为稳定剂,通入 CO_2、N_2 等置换安瓿液面上的空气。

【药物鉴别】 本品水溶液,加入硝酸银试剂,即产生银的黑色沉淀;若加入 2,6-二氯靛酚试液少许,红色即消失,变为无色。

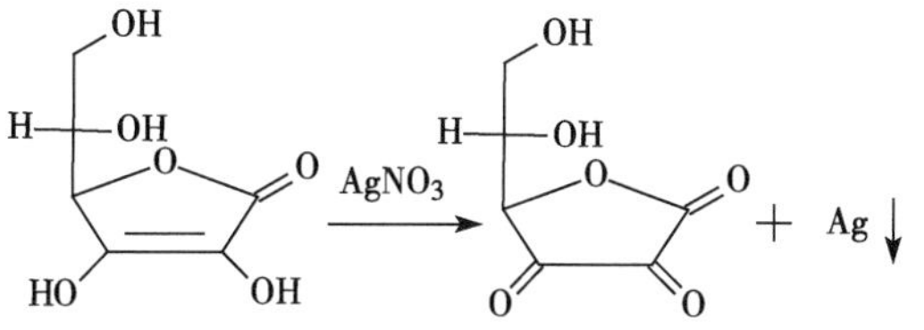

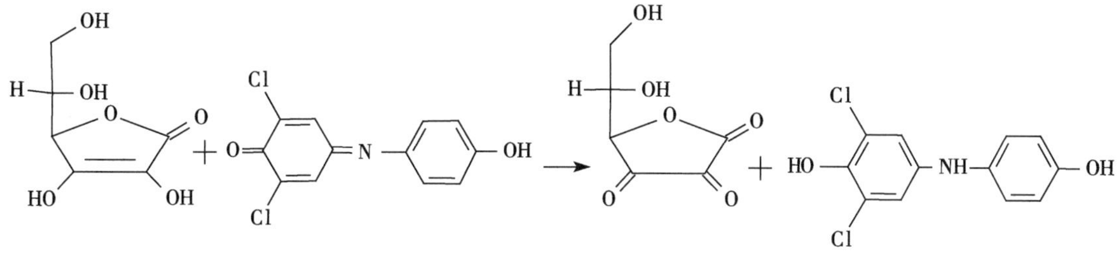

案例分析

案例:《中国药典》收载卡托普利含量测定:"取本品约 0.2g,精密称定,加新沸过的冷水 100ml 与稀醋酸 10ml 使溶解,加淀粉指示液 1ml,立即用碘滴定液(0.05mol/L)滴定,至溶液显蓝色并在 30 秒钟内不褪。 每 1ml 碘滴定液(0.05mol/L)相当于 8.806mg 的 $C_6H_8O_6$。"。

分析:本品分子中的连二烯醇结构,具有很强的还原性,易被氧化,在碘化钾溶液中,可被碘酸钾氧化,该原理可用于含量测定。

【药理作用】①参与胶原蛋白的生成,降低毛细血管的通透性及脆性。②促进抗体的生成,提高机体的免疫力。③促进核酸、血红蛋白、红细胞的合成。④降低血清胆固醇的含量,在多种生物氧化和还原反应过程中起重要的作用。⑤参与神经递质的合成。

【适应证】主要用于维生素 C 缺乏症的防治,克山病的治疗。以及各种传染性疾病及过敏性紫癜的辅助治疗。

【不良反应】推荐剂量未见不良反应。若长期过量服用,易引起以下不良反应:长期 1 日服用 2~3g,可引起停药后维生素 C 缺乏症;长期过量服用,偶可引起尿酸盐、半胱氨酸或草酸盐的泌尿系统结石;过量服用可引起腹泻、皮肤红而亮、头痛、尿频、恶心呕吐、胃部不适(如:胃痉挛、反酸)等反应。

【制剂及规格】片剂:每片 25mg;50mg;100mg。注射液:0.1g(1ml);0.25g(2ml);0.5g(5ml);2.5g(20ml)。

点滴积累 V

1. 维生素 B_1 在酸性溶液中稳定,在碱性溶液中不稳定,易被氧化和受热破坏。 临床主要用于防治脚气病;还可作为感染、高热、甲状腺功能亢进、心肌炎、神经炎、营养不良等的辅助治疗。

2. 维生素 C 分子中具有连二烯醇结构,故分子具有酸性和强还原性,易被氧化为去氢维生素 C。 分子中因具有内酯的结构可发生水解。 临床主要用于维生素 C 缺乏症的防治,克山病的治疗,各种传染性疾病及过敏性紫癜的辅助治疗,同时广泛用于制药及食品工业的添加剂和抗氧剂。

▶▶ 边学边练

1. 完成"实训项目一 药品分类摆放实训"的操作和训练,学会区分药品与非药品、一般药品与特殊药品。 熟练掌握药品分类摆放的方法及实施步骤。

2. 完成"实训项目二 问病荐药实训"的操作和训练,学会常见疾病的症状判断及治疗原则的运用。 熟练掌握进行合理的药品推荐(包括药品疗效、不良反应及用药注意事项)并根据患者的具体情况给予健康宣教的方法及实施步骤。

3. 完成"实训项目三 合理用药实训"的操作和训练,学会处方合理性分析以及常用药物间的相互作用分析,熟练掌握指导患者安全、有效、经济、适当地使用药品的方法和步骤。

目标检测

一、选择题

（一）单项选择题

1. 维生素 A 理论上有几种立体异构体（   ）

    A. 4 种 　　　　　　　 B. 8 种 　　　　　　　 C. 16 种 　　　　　　　 D. 32 种

2. 已经得到的维生素 A 立体异构体有几种（   ）

    A. 2 种 　　　　　　　 B. 4 种 　　　　　　　 C. 6 种 　　　　　　　 D. 8 种

3. 维生素 A 立体异构体中活性最强的异构体为（   ）

    A. 全反式 　　　　　　 B. 9-顺式 　　　　　　 C. 13-顺式 　　　　　　 D. 9,13-二顺式

4. 维生素 D_3 的活性体为（   ）

    A. $1\alpha,25$-二羟基维生素 D_3 　　　　　　 B. 4-羟基维生素 D_3

    C. 9-羟基维生素 D_3 　　　　　　 D. 5-羟基维生素 D_3

5. 在维生素 E 异构体中活性最强的是（   ）

    A. α-生育酚 　　　 B. β-生育酚 　　　 C. γ-生育酚 　　　 D. δ-生育酚

6. 维生素 K 中活性最强的为（   ）

    A. 维生素 K_1 　　　　 B. 维生素 K_2 　　　　 C. 维生素 K_3 　　　　 D. 维生素 K_4

7. 被称为盐酸硫胺的维生素是（   ）

    A. 维生素 B_1 　　　　 B. 维生素 B_2 　　　　 C. 维生素 B_6 　　　　 D. 维生素 B_4

8. 可溶于水的脂溶性维生素是（   ）

    A. 维生素 A 　　　　 B. 维生素 D_2 　　　　 C. 维生素 E 　　　　 D. 维生素 K_3

9. 维生素 C 分子中酸性最强的羟基是（   ）

    A. 2 位羟基 　　　　 B. 3 位羟基 　　　　 C. 5 位羟基 　　　　 D. 6 位羟基

10. 维生素 A 结构中的伯醇基用醋酸酯化,其目的是（   ）

    A. 增强其药理活性 　　　　　　 B. 提高药物的化学稳定性

    C. 有利于药物吸收利用 　　　　　　 D. 降低药物毒性

11. 可以发生硫色素反应的维生素是（   ）

    A. 维生素 A 　　　　 B. 维生素 B_1 　　　　 C. 维生素 C 　　　　 D. 维生素 E

12. 《中国药典》规定鉴别某维生素类药物的方法为:取维生素类某药物 0.2g,加水 10ml 溶解。

    取该溶液 5ml,加二氯靛酚钠试液 1~2 滴,试液的颜色即消失。该药物应为（   ）

    A. 维生素 C 　　　　 B. 维生素 A 　　　　 C. 维生素 B_1 　　　　 D. 维生素 B_{12}

13. 维生素 C 的特征结构部分为（   ）

    A. 类似糖结构 　　　 B. 羰基 　　　 C. 内酯环 　　　 D. 二烯醇

14. 药物溶液加 $AgNO_3$ 试液,则生成 Ag 的黑色沉淀。该药物应为(　　)

  A. 维生素 C   B. 维生素 A   C. 维生素 B_1 D. 维生素 B_{12}

15. 维生素 K_1 不溶于以下哪种溶剂(　　)

  A. 乙醚   B. 氯仿   C. 乙醇   D. 水

（二）多项选择题

1. 通常所说的维生素 A 的活性化合物为(　　)

  A. 维生素 A_2 B. 维生素 A_1 C. 维生素 A 酸

  D. 视黄醛   E. 脱水维生素 A

2. 下列维生素哪些属于维生素 B 族(　　)

  A. 维生素 B_1 B. 维生素 B_2 C. 烟酸

  D. 泛酸   E. 维生素 B_{12}

3. 下列哪些描述与维生素 D 类相符(　　)

  A. 是脂溶性维生素

  B. 为水溶性维生素

  C. 是固醇衍生物

  D. 临床上主要用于预防和治疗佝偻病、骨质软化等疾病

  E. 阿法骨化醇在体内可转化为骨化三醇,适合老年人补钙

4. 下列有关维生素 A 的叙述哪些是正确的(　　)

  A. 环外的 4 个双键须与环内双键共轭,否则活性消失

  B. 环内增加双键的数目,活性降低

  C. 环内增加双键的数目,活性增加

  D. 分子内的双键被氢化或部分氢化,活性增加

  E. 伯醇氧化为醛,仍具活性

5. 维生素 C 的鉴别试验为(　　)

  A. 与硝酸银的反应   B. 硫色素反应   C. 与二氯靛酚钠的反应

  D. Cl^- 的反应   E. 红外光谱法

6. 下列哪些与维生素 B_2 相符(　　)

  A. 可用于治疗唇炎、舌炎和脂溢性皮炎

  B. 在碱性溶液中极易分解

  C. 在体内具有传递氧和电子的生理功能

  D. 必须在体内磷酸化才能产生活性物质

  E. 为脂溶性维生素

7. 关于维生素 E 的叙述,不正确的是(　　)

  A. 天然品为左旋体

  B. 与生育功能有关的维生素

C. 将生育酚结构中的酚羟基进行酯化,可增强其化学稳定性

D. 维生素 A 可促进维生素 E 的吸收

E. 可用于油溶性制剂的抗氧剂

8. 关于维生素 B₁ 的叙述,正确的是(　　)

A. 水溶液易水解氧化生成硫色素

B. 与碱性药物配伍,作用增强

C. 注射剂中常加入亚硫酸氢钠作抗氧剂

D. 能与某些生物碱沉淀剂发生沉淀反应

E. 临床上主要用于脚气病的防止及多种疾病的辅助治疗

9. 下列维生素中具有碱性,可以与酸成盐的是(　　)

A. 维生素 B₁　　　　　　　B. 维生素 B₂　　　　　　　C. 维生素 B₆

D. 维生素 C　　　　　　　E. 维生素 A

10. 下列关于维生素 D 说法正确的是(　　)

A. 是维生素 D₂ 开环的衍生物

B. 与维生素 D₂ 的区别是在 22,23-位间没有一个双键,24 位上没有甲基

C. 维生素 D₃ 比维生素 D₂ 稳定

D. 为脂溶性维生素

E. 维生素 D₃ 在体内经肝、肾代谢转化成 1α,25-二羟基维生素 D₃,才具有促进钙、磷代谢
作用

二、简答题

1. 维生素药物中,水溶性维生素与脂溶性维生素分别包括哪些?

2. 简述维生素 A 的药理作用?

3. 简述维生素 C 注射液变黄或片剂出现黄斑的原因?

三、实例分析

1. 维生素 C 注射剂处方中采取"加入 0.1% 焦亚硫酸钠+1% L-半胱氨酸盐酸盐;使用二氧化碳饱和注射用水;pH 控制在 5.0~6.0 之间;加入 EDTA-2Na;严格控制配液和灭菌温度、原辅料质量、金属离子及其他杂质"等生产条件。根据维生素 C 的化学性质,分析上述措施的用意。

2. 根据维生素 K₃ 注射剂与甲萘醌、亚硫酸氢钠存在动态平衡的性质,分析在实际生产中可采取哪些措施来防止注射剂分解。

ER-11 章习题

(丁　丰)

第十二章

药物的化学稳定性

导学情景

情景描述:

有实验证明,维生素 C 片放在冰箱中 1 年后有 54% 未变质,而其余则分解成各种化合物;室温放置的维生素 C 片比放在冰箱中的分解得快;而在溶液中分解更快,如将维生素 C 片研成粉末撒在水中,30 分钟就有一半的维生素 C 发生分解。

学前导语:

维生素 C 分子中含连二烯醇及内酯结构,具有强还原性和水解性。 一般认为,维生素 C 氧化变色过程先由还原型的维生素 C 被氧化成去氢维生素 C,再水解生成 2,3-二酮基古洛酸(钠盐呈黄色),并进一步氧化为苏阿糖酸和草酸,尤其是暴露于空气和潮湿环境中更易被氧化而变黄色甚至棕色。 不但失去了维生素 C 的药理作用,而且生成了有害物质。 另外,维生素 C 在无氧条件下易发生脱水和水解,进而脱羧生成呋喃甲醛,呋喃甲醛易于聚合而呈黄色。 空气、光线、热和重金属离子等都可加速反应进行。 因此维生素 C 保存过程中应强调避光、密闭。 大量维生素 C 药片,最好分装在棕色小瓶中供分次服用,而将其余的封好保存。 注射液配制时除加入抗氧剂外,还应通入二氧化碳气体,配制后应立即灌封。 凡是变色的维生素 C 不能再供临床使用。

药物的化学稳定性是指原料药及制剂保持其固有的化学性质的能力。无论是原料药或制剂,由于存在某些不稳定的结构或基团,其化学结构和化学性质在外界因素如温度、湿度、光线等条件的影响下可能会发生变化,从而使药物变质造成疗效发生改变甚至导致毒性大大增加。因此,控制药物的化学稳定性是控制药物质量的主要内容之一,应该从生产、制剂、贮存、调剂、使用等各环节保证药物质量,防止药物变质引起的医疗事故,做到用药安全有效。药物的化学稳定性包括药物的水解性、药物的氧化还原性、二氧化碳对药物的影响、药物的异构化、脱羧及聚合等化学变化。其中水解、氧化变质是引起药物变质的常见反应。

第一节　药物的水解性

水分的广泛存在和药物结构中含有易水解的功能基,使水解反应成为药物常见和重要的变质反应之一,也是药物生产、制剂、贮存、调剂、使用等环节中必须十分注意的问题。

一、具有水解性的药物的结构类型

1. **盐类**　盐的水解是指盐和水作用产生酸和碱的反应。强酸强碱盐在水中只电离而不水解，强酸弱碱盐、强碱弱酸盐、弱酸弱碱盐在水溶液中均发生不同程度的水解反应。盐的水解反应一般是可逆反应，但如果生成的酸或碱难溶于水，则几乎可以完全水解。

无机酸碱盐类，如硼砂水解后产生硼酸和氢氧化钠，使水溶液呈碱性反应；明矾分子中的硫酸铝水解后产生硫酸和氢氧化铝，水溶液呈酸性反应，并析出氢氧化铝胶状沉淀；醋酸铝在水溶液中水解产生醋酸和碱式醋酸铝，由于醋酸有一定程度的电离，所以溶液呈微弱的酸性。

有机碱是指含有碱性结构或基团的有机化合物，包括生物碱和合成的碱性药物。大多数有机碱是弱碱，通常和不同的酸结合成盐，因此有机碱盐多为强酸弱碱盐。有机碱盐在溶液中水解产生游离的有机碱，由于大多数有机碱的溶解度很小，因此当水解出的有机碱的量超过了溶解度范围时，有机碱将从溶液中析出。如盐酸地巴唑在水溶液中受热可析出地巴唑碱沉淀。

有机酸一般都是弱酸，它们与碱金属结合而成的盐是弱酸强碱盐。因此，大多数有机酸盐药物在水溶液中可发生水解，当生成的游离有机酸的量超过溶解度时，则从溶液中析出。如苯妥英钠遇水立即产生苯妥英，而显白色浑浊，加热即产生白色沉淀。

2. **酯及内酯类**　酯及内酯类药物在酸碱的催化下易水解。无机酸酯、有机酸酯及内酯类药物，易水解生成相应的酸和醇，或水解开环。

无机酸酯有亚硝酸酯、硝酸酯、磺酸酯及磷酸酯等，如硝酸甘油、白消安等均易水解。

硝酸甘油　　　　　　白消安

有机酸酯 R-COOR′水解的难易程度与 R、R′的结构有关。①含有低级脂肪酸酯的药物，如含有醋酸酯、丙酸酯、琥珀酸酯和对氨基甲酸酯结构，R 空间位阻较小，易水解，如阿司匹林、氯化琥珀胆碱等。②芳香酸及芳香基取代的脂肪酸所生成的酯也易水解，如阿托品、后马托品、普鲁卡因、丁卡因、溴丙胺太林等均可水解。水解难易视 R、R′的空间位阻的大小而定，空间位阻较大，则水解速度较慢。如普鲁卡因与徒托卡因，后者空间位阻较大，水解较前者难。③内酯类药物，如维生素 C、硝酸毛果芸香碱、大环内酯类抗生素等，碱性条件下易水解开环。

酯类药物灭菌后，如 pH 降低，提示有水解发生的可能性。

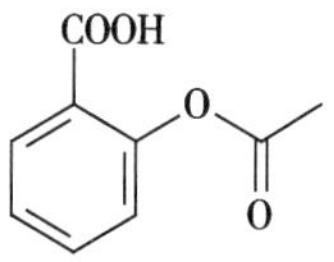

阿司匹林 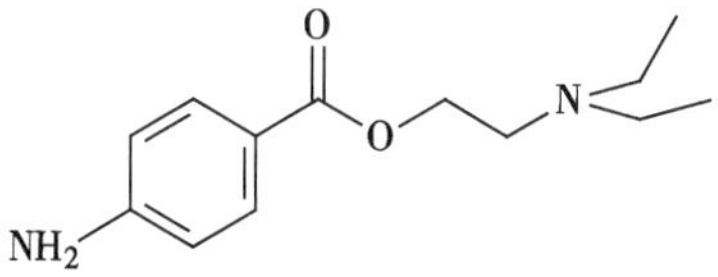　　　　普鲁卡因 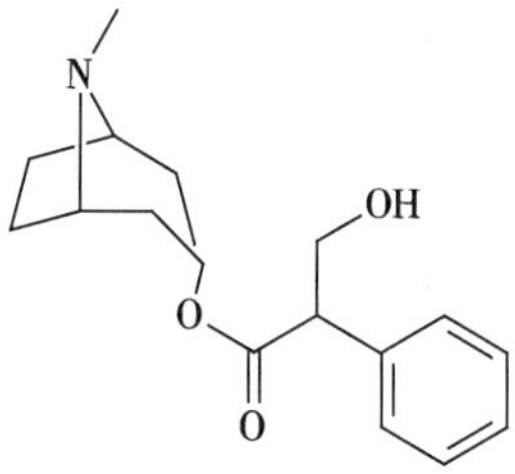　　　　阿托品

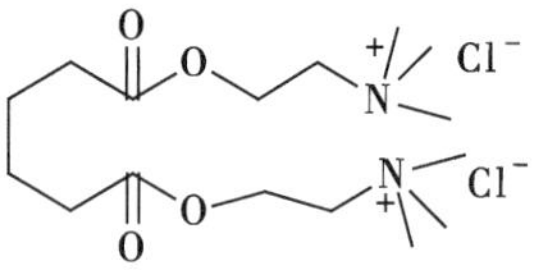

氯化琥珀胆碱 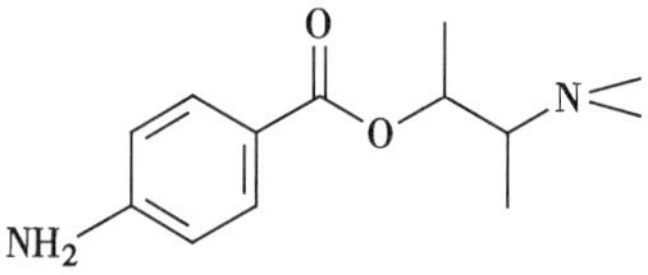　　徒托卡因

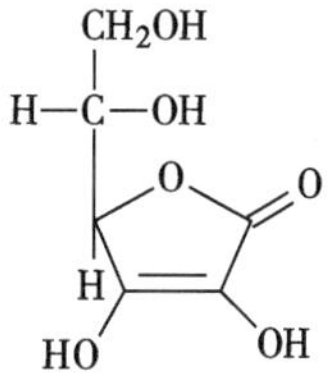

维生素 C 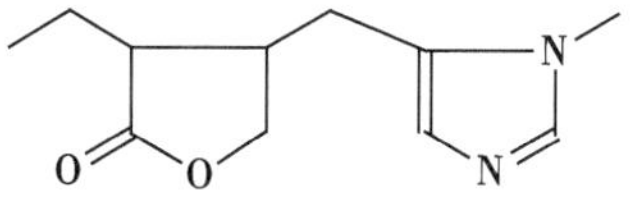　　　　毛果芸香碱 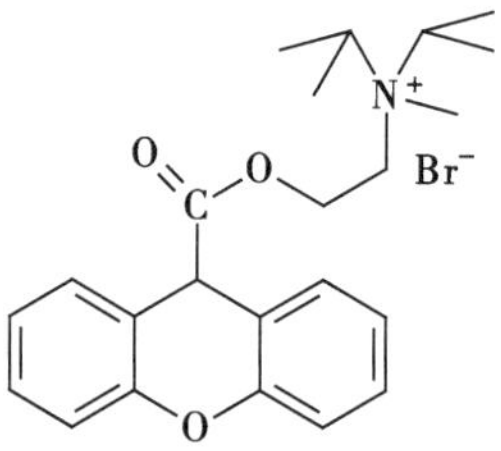　　　溴丙胺太林

3. 酰胺及内酰胺类、酰脲类及内酰脲类、酰肼类

（1）酰胺及内酰胺类：酰胺及内酰胺类药物水解生成相应的酸和胺或水解开环。酰胺类如对乙酰氨基酚、尼克刹米、氯霉素等，青霉素类和头孢菌素等所含的 β-内酰胺环，地西泮结构中所含的七元亚胺内酰胺环，属内酰胺类结构。该类药物在酸性或碱性溶液中受热易水解失效。

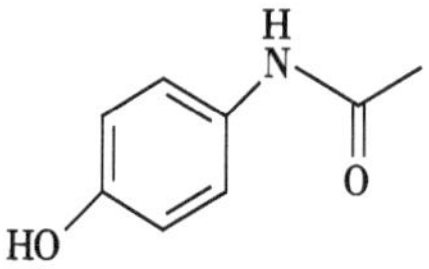

对乙酰氨基酚 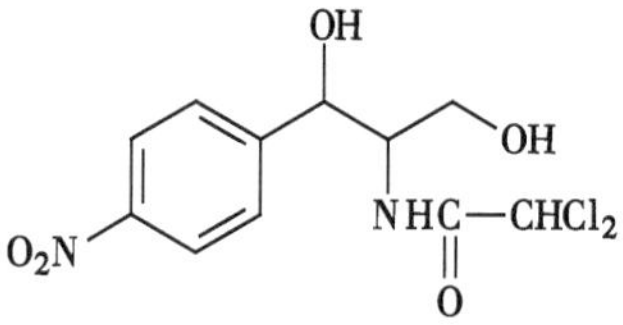　　　　氯霉素

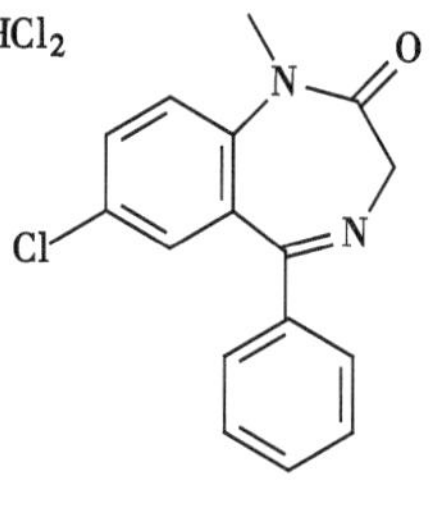

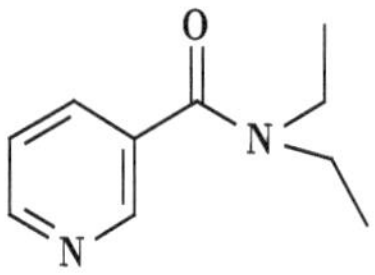

尼克刹米 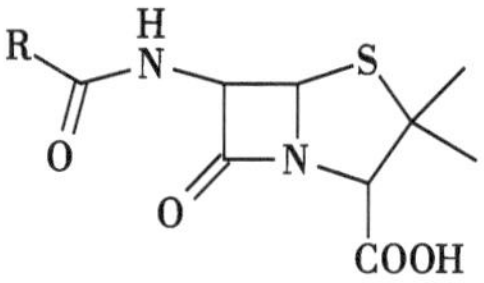　　　　青霉素类　　　　地西泮

（2）酰脲及内酰脲类：如巴比妥类药物、苯妥英、咖啡因、甲苯磺丁脲等酰脲类药物也可水解。

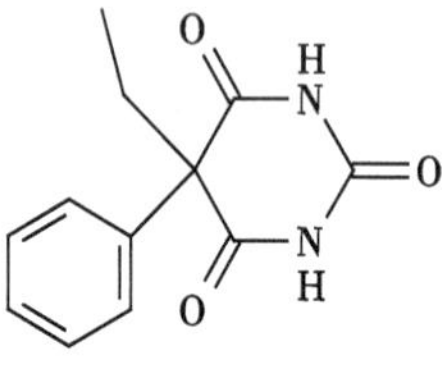

苯巴比妥 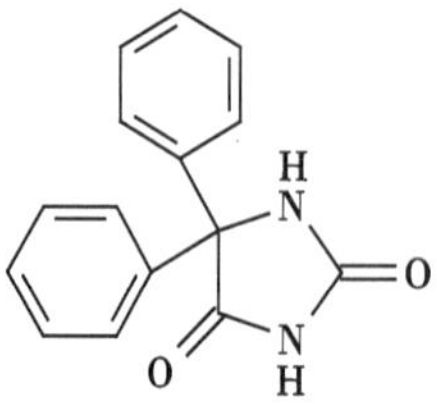　　　苯妥英 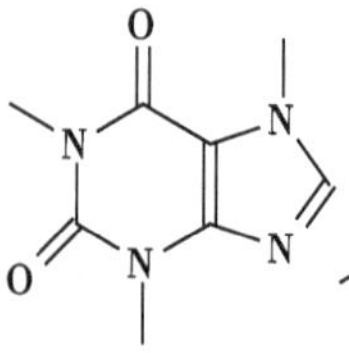　　　咖啡因 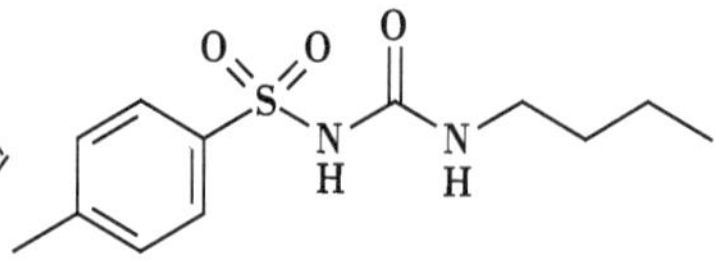　　　甲苯磺丁脲

（3）酰肼类：如异烟肼水解后生成异烟酸和肼。

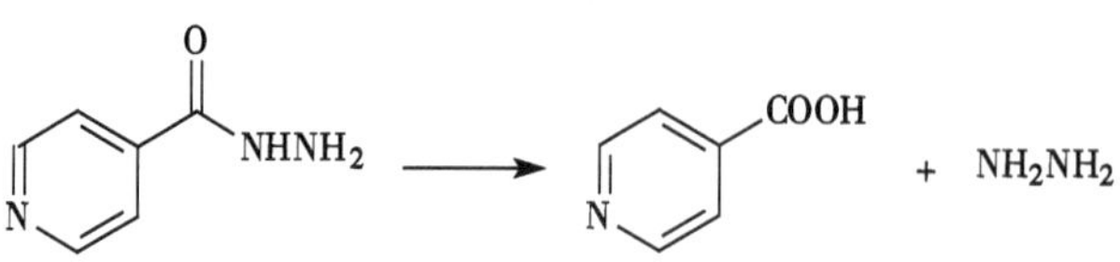

4. 苷类及多聚糖类 苷类一般均较易水解,如氨基糖苷类抗生素的硫酸链霉素、强心苷类的洋地黄毒苷等;多聚糖类如淀粉、糊精等,也能水解。

5. 肟类 肟类药物能在酸或碱性溶液中水解,如碘解磷定水溶液在 pH 4~5 时最稳定,pH 偏高或偏低均促进其分解,温度升高也加速分解。

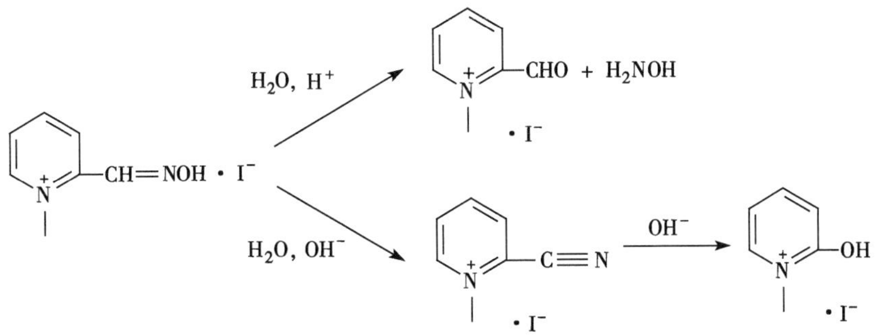

6. 卤烃类 药物的化学结构中含有活性较大的卤素时,则该卤素易发生水解。如抗癌药盐酸氮芥,由于其 β-氯乙胺结构,干燥固体在室温时尚稳定,在水溶液中极易水解而失活,因而需制成粉针剂。

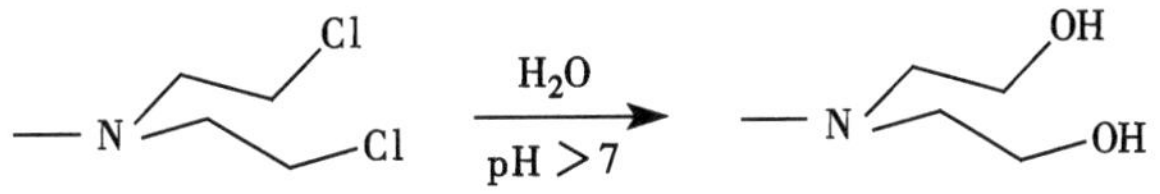

二、药物的化学结构与水解性的关系

药物结构中必须含有能被水解的功能基,在一定条件下才能发生水解反应。这些能被水解的功能基是药物水解的内因,外界条件是外因,应该将二者结合起来研究,才能取得规律性的认识。

1. 不同结构类型与水解性功能基的关系 具有水解性的药物类型以羧酸衍生物最为常见,其水解速度按以下速度递减:

酚酯 > 醇酯 > 酰脲 > 酰肼 > 酰胺

知识链接

羧酸衍生物的水解反应机制

羧酸衍生物的水解多由亲核性试剂 Y^-(如 OH^-)进攻缺电子的酰基碳原子,则此碳原子由 sp^2 平面杂化变成 sp^3 四面体型杂化的过渡态,形成新的 C—Y 键,接着原有的 C—X 键断裂,X^- 离去,碳原子又恢复 sp^2 平面状。 如下式所示:

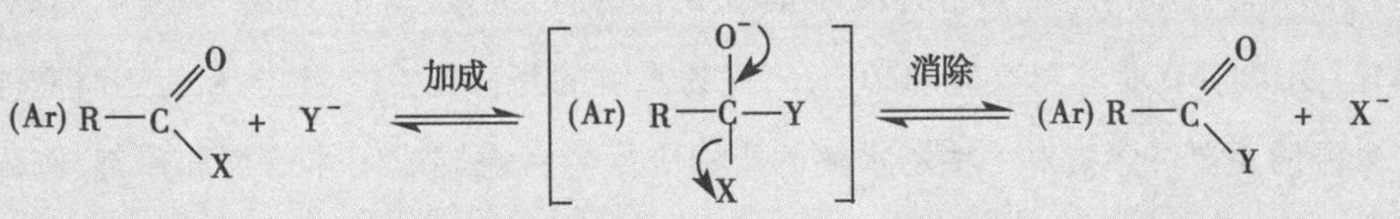

根据水解过程酰基碳原子形成四面体中间体的机制,酰基碳原子的正电性增加时则易受亲核性试剂进攻而水解加快。 酚酯比醇酯易水解,是由于 —OAr 比 —OR 吸电子能力大,又由于苯氧基的 p-π

共轭效应，使氧原子带部分正电荷，与酰基碳原子产生同性电荷相斥而使 C—O 键易断裂。酯比酰胺易水解是因为氧的电负性比氮大，—OR 的吸电子诱导效应比—NHR 强，使酯羰基碳原子的电子更少。酰脲和酰肼分别比酰胺多—CONH₂ 基和—NH₂ 基的吸电子的影响，使酰基碳原子上的电子比酰胺少，故酰脲和酰肼都比酰胺易水解。

2. 电子效应对酯类和酰胺类水解速度的影响　由于酯类药物的水解是通过酰氧链断裂而进行的，一般来说，水解速度取决于羰基碳原子的电子云密度。若分子中取代基使羰基碳原子上电子云密度降低，水解速度增快，如取代基使羰基碳原子上电子云密度增加，则水解速度减慢。酰胺类的水解与酯类相似，同样受电子效应的影响。

3. 空间效应对酯类和酰胺类水解速度的影响　若在酯或酰胺的羰基两侧有较大空间体积的取代基时，由于空间位阻而减缓了水解速度。如乙酰水杨酸的水解速度较异丁酰基水杨酸快 10 倍；哌替啶亦因空间效应，使其稳定性增大；利多卡因结构中，酰胺键的邻位有两个甲基可产生空间效应，因此不易水解。

异丁酰基水杨酸　　　　　哌替啶　　　　　利多卡因

三、影响药物水解的因素

药物水解速度大小常用水解速度常数 k 来表示，它表示了反应物浓度随时间而改变的关系。

$$k = \frac{2.303}{t} \lg \frac{C_0}{C}$$

式中，t 表示时间，C_0 及 C 为药物水解前及水解后的浓度。

半衰期用 $t_{1/2}$ 表示，即有一半药物发生水解所需的时间。$t_{1/2}$ 越短，水解速度越快。

$$t_{1/2} = \frac{0.6932}{k}$$

有时也用 $t_{0.9}$ 表示药物水解速度，即有 10% 药物水解所需的时间，常用作有效期的参考。

影响药物水解的因素较多，主要有水分、溶液的酸碱性、温度、溶剂、稀释度、重金属离子等。

1. 水分　水的存在是水解反应的必要条件，易水解的药物在生产、贮存和使用时应注意防水防潮，尤其在升温时更要注意。对一些易水解的药物应尽量考虑制成固体药剂如片剂、胶囊剂等。若需注射给药时，则应考虑制成粉针。如青霉素钠（钾）、环磷酰胺等须制成粉针剂。易水解的药物，贮存时应避免与潮湿空气接触。用塑料或金属膜分片包装是防水解的有效方法。

案例分析

案例:

不同湿度下阿司匹林的水解率(37℃,6 个月)

阿司匹林结晶	不同湿度下水解率		
颗粒大小(目)	42%	59%	84%
20~50	0.073	0.081	0.162
50~100	0.076	0.089	0.206
100~200	0.083	0.105	0.589

分析:

上述数据表明,阿司匹林的水解率与湿度、总表面积密切相关,结晶越细,总表面越大,接触湿空气越多;相对湿度越大,则越易水解。

2. 溶液的酸碱性　酯的水解反应是可逆的,速度一般均较慢。如在酸性条件下,由于 H^+ 的催化作用使酰基与氧之间的键容易断开而产生醇和酸。若在碱性条件下,羰基接受 OH^- 的亲核加成,促进了酰基与氧之间的键断开,水解生成的酸(R—COOH),实际上已被中和,而生成 R—COO$^-$,可以使酯水解平衡向右进行,从而使水解反应可以进行到底。由此可见,酯类水解速度受酸或碱的催化而加快,而碱还能推进平衡使水解反应进行完全。因此,酯类药物在 pH 高时,不但变质快而且破坏得比较完全,而 pH 低时,虽然也能水解,但是由于不能推进水解平衡,产生影响小,所以一般酯类药物均在中性或弱酸性时最稳定。酰胺的水解情况基本与酯类相同。酰胺水解时在酰基与氮之间断键,生成对应的酸和胺。酰胺水解反应速度与[OH^-]成正比,pH 越高,水解越快。苷类和其他类药物的水解,一般也受溶液酸碱性的影响。

案例分析

案例:

室温 24℃、不同 pH 对青霉素钠的半衰期的影响(单位:h)

pH	2.0	3.0	4.0	5.0	6.0	6.5	7.0	7.5	8.0	8.5	10.0	11.0
半衰期	0.31	1.7	12	92	236	287	218	178	125	31.2	9.3	1.7

分析:

青霉素类的母核是由 β-内酰胺环和五元的氢化噻唑环并合而成,张力均比较大,另外β-内酰胺环中羰基和氮原子的孤对电子不能共轭,易受亲核性试剂(如 OH^-)和亲电性试剂(如 H^+)的进攻。 H^+ 和 OH^- 的浓度对药物的水解有很大影响,浓度越高,水解速度越快。

知识链接

溶液的酸碱性对药物水解的影响

溶液的酸碱性对药物的水解影响很大，药物在不同 pH 的溶液中，其水解率及速度不同，有时甚至相差很悬殊。将药物溶液调节至水解反应速度最小的 pH，是延缓水解的常用有效方法。控制药物溶液 pH 的主要方法是加缓冲剂，选用缓冲剂时应考虑其对药物的稳定性、溶解度和疗效的影响。

常见药物最稳定时的水溶液 pH

药名	pH	药名	pH
水杨酸	2.0~3.0	硫酸链霉素	4.5~7.0
盐酸硫胺	3.0~3.9	尼克刹米	5.5~6.5
溴丙胺太林	3.3~3.6	氯霉素	6.0
溴甲胺太林	3.38	苯唑青霉素	6.53
盐酸普鲁卡因	3.4~4.0	青霉素 G	6.5
盐酸丁卡因	3.8	盐酸阿糖胞苷	6.9
硫酸阿托品	3.7	红霉素	7.8
碘解磷定	4.36	巴比妥钠	8.5~10.0

3. **温度**　与许多有机反应一样，药物水解速度随温度的增高而加快，加热时间越长，分解越多。在药物的生成和贮存中应注意控制温度。如为了防止 β-内酰胺环的水解，制备半合成青霉素的酰化反应宜在低温进行。除温度高低对水解速度有影响外，受热时间的长短，亦影响水解速度。注射剂灭菌温度和加热时间应考虑药物溶液的稳定性而选择。

4. **溶剂**　药物中所加溶剂，对药物水解有一定影响。多数药物为弱酸或弱碱与相应的碱或酸所形成的盐，在水溶液中解离成离子，再被溶液中的氢离子或氢氧根离子催化水解。当药物离子与溶液中离子电荷相同时，溶剂的介电常数对解离和水解有一定影响。如苯巴比妥钠在碱性溶液中先解离成负离子，与溶液中丰富的氢氧根离子电荷相同，当以介电常数比水小的60%丙二醇为溶剂，苯巴比妥钠的解离减少，水解减慢，其稳定性比以水为溶剂时高。氯化琥珀胆碱在酸性溶液中解离成正离子，与氢离子电荷相同，其水溶液在室温放置220天，含量下降11.71%，若用介电常数小的丙二醇做溶剂则含量只降2.4%，说明其以丙二醇为溶剂时稳定性较高。

5. **稀释剂**　药物中所加稀释剂不当时，可能加快药物的水解，故应慎重选择。如氨苄西林用5%葡萄糖作稀释剂时，效价迅速下降。

6. **金属离子**　一些金属离子如铜、铁、锌、汞等金属离子可促青霉素、维生素 C 等药物的水解，故常在这些药液中加入 EDTA-2Na(0.05%)以减缓水解。

四、防止药物水解的主要方法

防止药物水解的方法虽有多种,但应针对不同药物具体分析各个药物在制备、使用、贮存过程中易水解的环节,并针对性采取预防措施。现就一般常用的方法加以讨论。

1. **保持药物干燥** 由于药物无论处于生产、贮存等任何环节,都处于各种来源的水分、水蒸气的包围之中。尽量在生产中少向药物中引入水分,贮存、使用过程中避免外来水分进入,是防止药物水解的途径之一。无论是原料生产还是制剂生产过程中,都应非常重视干燥过程,如青霉素钾盐粉针剂所含水分不得超过 1.0%。医疗单位须按药物的性质,将青霉素钠(钾)、环磷酰胺等极易水解药物的粉针剂,按规定临用现场溶解,稀释后立即使用。对于易水解药物的包装,都采用隔绝空气的铝塑包装材料或金属膜分片包装等密闭的方法,避免空气中的水分进入,既便于使用,又易于贮存。

2. **调节溶液的酸碱度到水解最慢的 pH** 为了阻止或延缓药物水解,对于配制成水溶液剂型的药物,生产工艺规程都应严格执行药典质量标准要求,严格调节、控制 pH 范围。除生产药物时按要求准确调节 pH 外,贮存中 pH 也可能发生变化。

稳定药液 pH 的主要方法是加缓冲剂,常用药用盐酸、硫酸、枸橼酸、酒石酸、磷酸氢二钠、碳酸氢钠等的稀溶液调整 pH。

3. **控制生产及贮存时的温度** 为防止或缓解药物水解,要在生产及贮存等环节上控制温度。在原料药物生产中的反应、提纯、干燥、精制等步骤中需按工艺规程要求严格加以控制;制剂生产、灭菌等加热的环节,更应充分注意按工艺规程控制温度;许多药物须做成注射剂使用,都根据药物可能发生水解的程度,选择了适当的灭菌温度和加热时间,要求按确定的灭菌规程操作,否则会造成药物水解破坏。如硫酸阿托品注射液,宜采用流通蒸汽 100℃,30 分钟灭菌,若用高压灭菌或灭菌时间过长均可水解。贮存库房应满足药物贮存对温度的要求。

4. **改变溶剂** 药物在水中电离后,所带电荷与有催化水解活性离子的电荷相同时,则加入低介电常数的溶剂可增加稳定性,延缓水解。

5. **加入电解质或稳定剂** 如硫酸阿托品注射液中加入强电解质氯化钠,可增加稳定性,延缓水解。在其他一些药物制剂中,也可添加一些附加剂作为稳定剂。

▶▶ **边学边练**

完成"实验 7 药物水解变质实验"的操作和训练,学会判断外界因素对药物水解变质的影响的实验技术,熟练掌握药物在制备、贮存中防止水解变质的主要措施。

点滴积累 ∨

1. 具有水解性的药物的结构类型有:盐类、酯及内酯类、酰胺及内酰胺类、酰脲类及内酰脲类、酰肼类、苷类及多聚糖类、肟类、卤烃类等。

2. 影响药物水解变质的外部因素包括:水分、溶液酸碱性、温度、溶剂、稀释剂、金属离子等。

3. 常用的有效防止药物水解变质的主要方法包括：保持药物干燥、调节适当的 pH、控制生产及贮存时的温度、选择适当溶剂、加入电解质或稳定剂等。

第二节　药物的还原性

药物的氧化性和还原性是常见而重要的性质之一。在药物的化学结构中，原子或基团的负电荷减少或正电荷增加，称氧化，该药物具有还原性；反之，原子或基团的负电荷增加或正电荷减少，称还原，该药物具有氧化性。具还原性的药物是指易被空气中的氧气或化学氧化剂所氧化的药物；具氧化性的药物即为能被还原剂所还原的药物。具有还原性的药物较具氧化性的药物数量多，这些药物都存在着被氧化破坏的可能，因此是药物稳定性研究的重点对象。

一、具有还原性的药物的结构类型

具还原性的无机药物氧化过程中，共同特点都是包含某些元素的化合价变化。常见药物有硫酸亚铁、碘化钾、亚硝酸钠、硫代硫酸钠等。这里着重介绍具有还原性的有机药物的类型。

1. **醛类**　具有醛基的药物都具有一定的还原性，能被氧化。如链霉素、吡多醛、葡萄糖等。

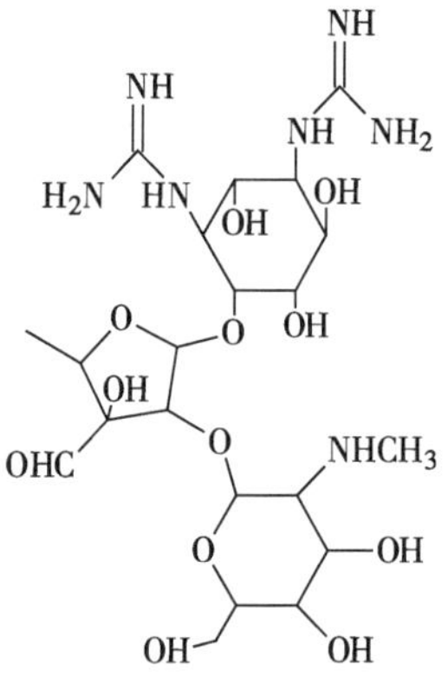

链霉素 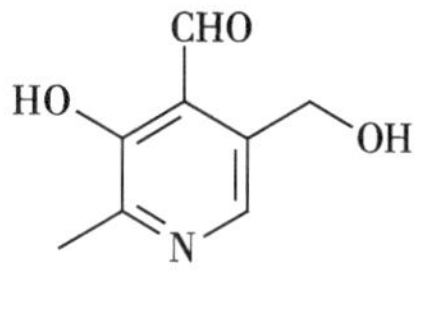　　　　　吡多醛 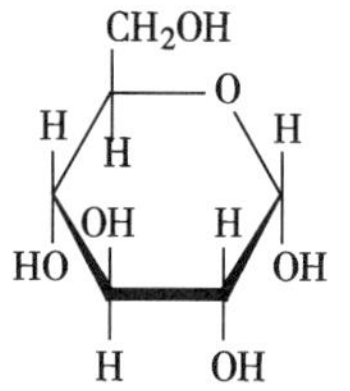　　　　　葡萄糖

2. **醇类**　醇类的羟基一般只具有较弱的还原性，但有羰基、羟基、氨基等连接在有醇羟基碳链上时，则其还原性增强，较易被氧化，乃至被空气氧化。如丙羟茶碱、麻黄碱、可的松、甘露醇等。

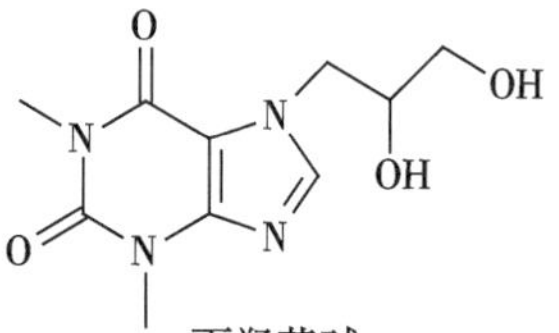

丙羟茶碱 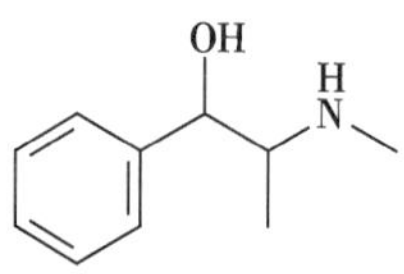　　　　　麻黄碱 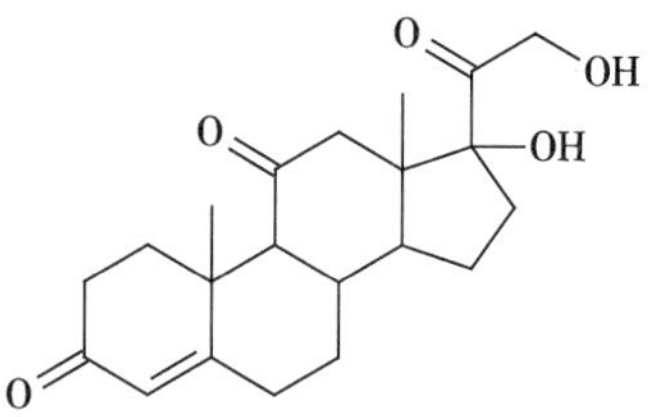　　　　　可的松

3. **酚类与烯醇类**　具有酚羟基的药物有较强的还原性,特别是含有多元酚羟基的药物。由于苯氧间 p-π 共轭,使苯环的电子云密度增高,易于形成苯氧负离子,易于发生自动氧化。在苯环上引入供电子基如氨基、羟基、烷氧基或烷基时,环的电子云密度增大,还原性增强,更易发生自动氧化;相反如在苯环上引入吸电子基如羧基、硝基、磺酸基或电负性较大的卤素时,使羟基氧原子上电子密度降低,氧化还原速度减慢,从而增加了稳定性。如对羟基苯甲酸及其酯类(尼泊金等),因对位有吸电子基羟基或酯基取代,故还原性降低,自动氧化不易进行。而引入给电子取代基,如甲基等则氧化较易进行。

酚类药物如肾上腺素、去甲肾上腺素、异丙肾上腺素、甲基多巴等为邻苯二酚衍生物,均比苯酚易于自动氧化而变色。对氨基水杨酸钠的还原性不及氨基酚,当其在酸性溶液中脱羧成氨基酚,还原性增强,特别在金属离子存在时,迅速发生氧化。吗啡、生育酚等药物分子中都具有酚羟基,又各在邻对位有一个与苯环共轭的氧,使苯环的电子云密度增大,还原性比苯酚强。生育酚的苯环上还有数个供电子的甲基,使其更容易被氧化。烯醇与酚类相似,维生素 C 为连二烯醇,是这类药物的典型代表。

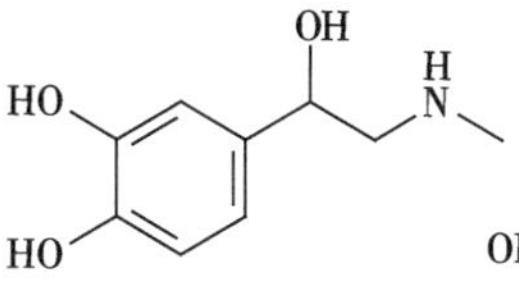

肾上腺素 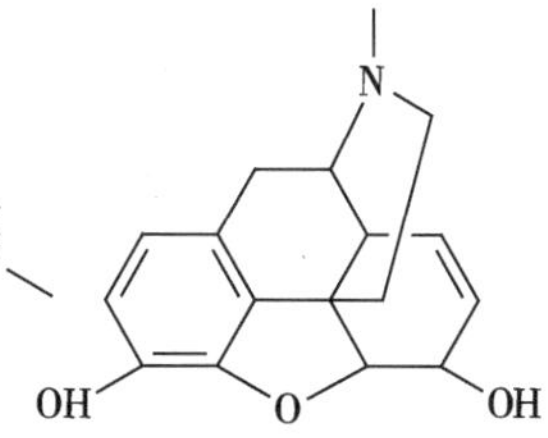　　　　吗啡 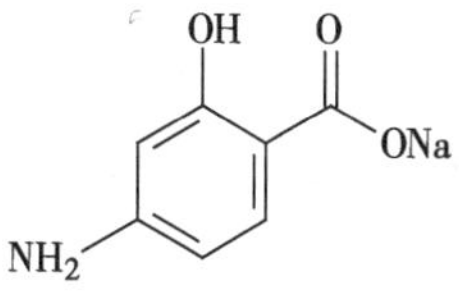　　　　对氨基水杨酸钠 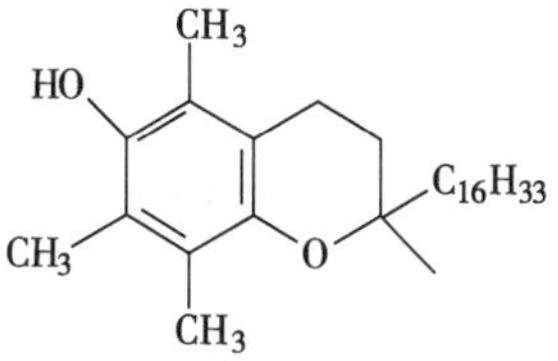　　　　维生素E

4. **硫醇及硫化物**　有巯基、二硫键、硫杂环等的脂肪类、芳香类、杂环类药物,均具还原性。如卡托普利、半胱氨酸、二巯丙醇、丙硫氧嘧啶、巯嘌呤等。硫原子电负性小于氧原子,易给出电子,故巯基较酚羟基或醇羟基更易氧化。

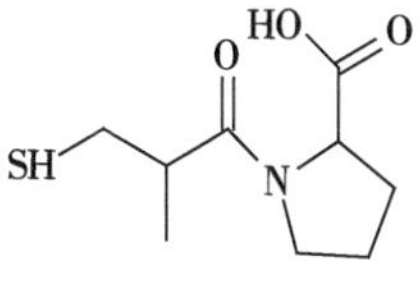

卡托普利 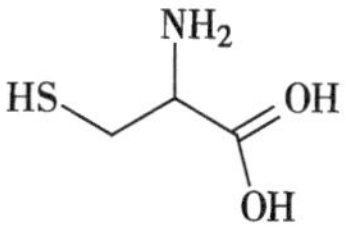　　　　半胱氨酸 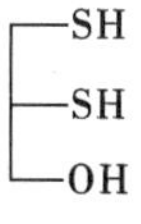　　　　二巯丙醇 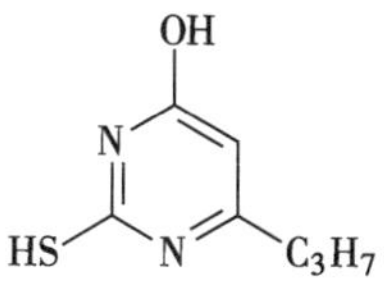　　　　丙硫氧嘧啶 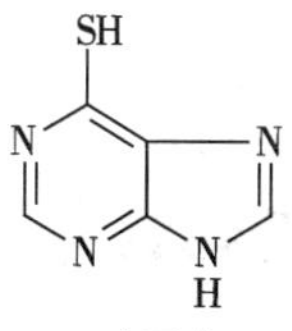　　　　巯嘌呤

5. **肼类及胺类**　肼类及胺类等低氧化数的含氮药物,具有一定的还原性。如异烟肼、肼屈嗪、对氨基水杨酸钠、盐酸普鲁卡因、磺胺类药物等。

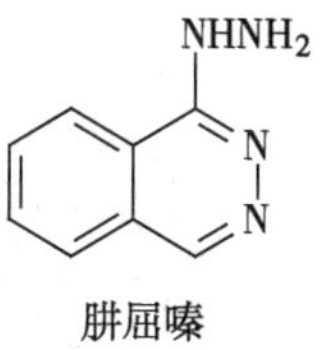

肼屈嗪 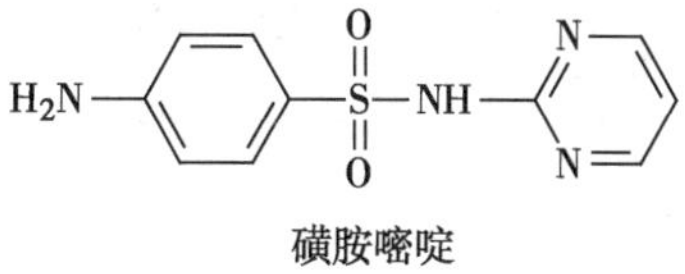　　　　磺胺嘧啶

6. 含碳碳双键及含共轭双键体系的药物　如维生素 A、两性霉素 B 等具有共轭双键的药物,以及含有不饱和脂肪酸的药物如亚油酸,含蒎烯、萜烯等的挥发油(如松节油),均易被氧化。

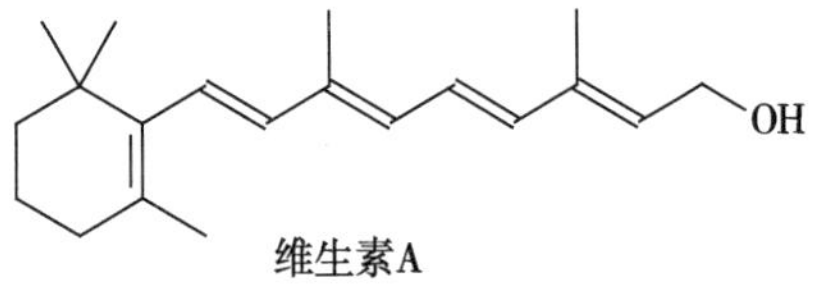

维生素A

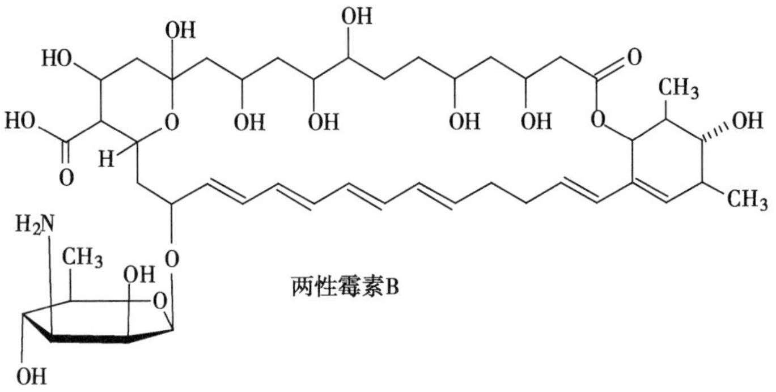

两性霉素B

7. 其他类　含具有低氧化数状态金属元素的药物具有还原性,可被氧化为高氧化数金属离子或含高氧化数金属有机化合物。如酒石酸锑钾、没食子酸锑钠等。杂环类如吡唑酮衍生物中的安乃近,吩噻嗪类如异丙嗪、氯丙嗪等亦具还原性。

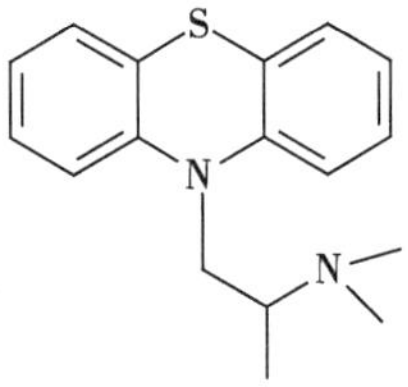

异丙嗪

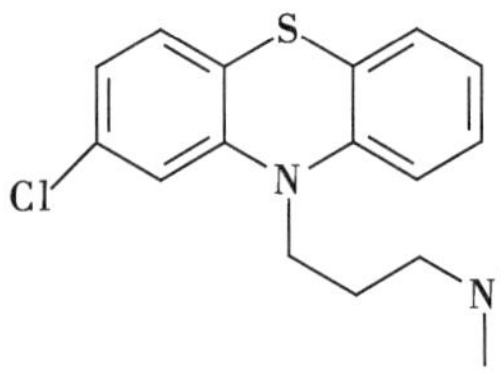

氯丙嗪

二、药物氧化的类型

药物氧化的类型一般可分为自动氧化及化学氧化两类。自动氧化基本上是由空气中的氧引发的自由基链式的自动氧化过程,多见于药物贮存过程的变质反应。化学氧化多为化学氧化剂引起的离子型氧化过程,常用于药物分析中的定性鉴别或含量测定等。

通常所说的药物氧化指药物的自动氧化,即在大气中氧的影响下自动进行的缓慢的氧化过程。有些药物可以直接与大气中的氧起反应,但多数的情况是药物在催化剂、热或光等的影响下,与氧形成自由基,并结合生成过氧化物,然后产生链反应的自由基反应。某些金属离子是自由基自动氧化的催化剂。氧化过程一般比较复杂,有时一个药物可能同时发生氧化、水解、光解等反应,使颜色加深,效价损失,严重影响药物的质量,甚至成为废品。所以对于易氧化药物要特别注意光、氧、金属离子对它们的影响,以保证产品质量。

三、影响药物自动氧化的因素

1. 氧 氧的存在是药物自动氧化的必要条件,在自动氧化过程中,氧与药物形成过氧化物,引起药物变质。光和热均可加速空气中氧气对药物的氧化。尤其是在潮湿空气中及光线影响下,更加速空气对药物的氧化;药液的配制罐上部、注入包装容器中的药液上部如安瓿中药液的上部残留的空气、药物溶液或注射用水中溶解的氧,均可引起氧化。因此,还原性强的药物的溶液,应尽量将安瓿贮满,或在药液上部充填不活泼气体(CO_2 或 N_2)。氧的浓度对氧化反应的影响也很显著,通常氧的浓度增高,氧化反应加快,氧化程度加深。为减少氧对药物的影响,除减少药物与氧的接触外,还可以在药物中加入抗氧剂以避免或延缓药物的氧化变质。

2. 光 光能使氧分子活化成为活性氧,催化自由基的形成,引发药物发生氧化链式反应外,还能引发光化降解。日光是由不同波长的光组成,波长不同的光促进化学反应的能力也不同。在光线中影响最大的是波长小于 420nm 的紫外线,可见光也起一定催化作用。药物对光线是否敏感,与药物的化学结构有关。结构中具酚羟基、共轭双键、吩噻嗪母环等的药物,均易受光线影响而氧化变质。如苯酚、甲酚在光线照射下,极易氧化变成红色;肾上腺素注射液见光后可逐渐由无色变成粉红色最后变为棕黑色;维生素 B_2 干燥时稳定,在密闭、室温、避光下贮存 5 年无明显变化,而注射液在碱性溶液中遇光产生光化黄,在中性或酸性溶液中,遇光生成光化色素;氯丙嗪的自动氧化与光照密切相关,5% 氯丙嗪以 10% 氢氧化钾调至 pH7 以上,在日光照射下,可测知吸氧量随时间而增加,停止光照则吸氧停止,继续照射吸氧又随时间增加。因此,易氧化的药物均应避光保存,使用棕色玻璃瓶或遮光容器盛放贮存是防止氧化的有效措施之一。

3. 温度、受热时间 温度升高,反应速度增加,这是化学反应的一般规律,氧化反应也不例外;温度升高 10℃,氧化反应数倍加速,在药物的生成和贮存中应注意控制温度。如为了防 β-内酰胺环的水解,制备半合成青霉素的酰化反应宜在低温进行。除温度高低对水解速度有影响外,受热时间的长短,亦影响水解速度。加热时间越长,分解越多。注射剂灭菌温度和加热时间应考虑药物溶液的稳定性而选择。

4. 溶液酸碱性 某些药物的自动氧化是有氢离子或氢氧离子参加的反应,故溶液的酸碱性对反应有引发和促进作用。酸碱性对药物氧化的影响主要是:

(1)影响某些药物的氧化还原电位:如酚类化合物解离型较未解离型更易氧化,因为离子型氧原子电子云密度更大。所以,酚类药物在碱性条件下更易被氧化。一般具还原性的有机药物在碱性条件下均较易氧化,而在酸性条件下则较稳定。

(2)影响某些药物的后续反应,使之成为不可逆的氧化:如维生素 C 在酸性条件下氧化生成去氢维生素 C 是可逆的,但若在碱性条件下,去氢维生素 C 还可进一步水解开环,生成 2,3-二酮古洛糖酸,进一步氧化为草酸与苏阿糖酸。后面这些反应是不可逆的,最后甚至可以全部被氧化。

案例分析

案例：

温度、加热时间对肾上腺素氧化的影响

加热时间(h)	温度(℃)	加热后保存的肾上腺素百分率%					
		pH=3.9		pH=4.2		pH=4.5	
		肾上腺素溶液	肾上腺素溶液中加有0.1% $Na_2S_2O_3$	肾上腺素溶液	肾上腺素溶液中加有0.1% $Na_2S_2O_3$	肾上腺素溶液	肾上腺素溶液中加有0.1% $Na_2S_2O_3$
3	100	91	95	91	95	91	95
	115	87	90	87	94	87	87
	120	69	81	83	85	67	80
6	100	87	90	91	94	87	91
	115	74	81	80	87	78	86
	120	54	67	69	67	50	68
0.5	115	-	-	95	96	-	-

分析：

药物自动氧化反应速度随温度升高而加快，肾上腺素溶液在温度升高时，氧化分解较多，加热时间越长，分解越多。因此易氧化的药物要选择不加热或较低温度的灭菌条件；易氧化变质的药物宜在阴凉处低温保存。

总之，溶液的酸碱性对药物的自动氧化有极其重要的影响，在药物制剂时调节适宜的 pH 是必要的。如盐酸吗啡或酒石酸肾上腺素溶液在 pH3~4 稳定，但近中性则迅速氧化。左旋多巴溶液在 pH4 时稳定，而在 pH8 以上立即氧化分解。所以要用酸、碱或适当的缓冲液进行调节，使溶液保持在最稳定的 pH 范围内。

5. 金属离子　金属离子来自原料、辅料、容器或溶剂，常对某些药物的自动氧化起催化作用，其中尤其以 Cu^{2+}、Fe^{3+}、Pb^{2+}、Mn^{2+} 等的影响较为突出。金属离子微量存在即对氧化反应起催化作用，如 Cu^{2+} 在 0.06×10^{-6} mol/L 时就可催化维生素 C 的自动氧化。自动氧化反应基本上是自由基反应，自由基的形成和链式反应的阶段是氧化反应的重要阶段。金属离子对两个阶段有显著的影响，在自由基形成阶段，若没有金属离子的催化，则自由基不易产生。有些药物只有在金属离子催化下，才能发生自动氧化反应。

6. 溶剂极性　溶剂极性的大小对一些药物的自动氧化有一定影响。如维生素 C 在 Cu^{2+} 催化下的自动氧化速度常数与溶剂极性呈线性关系，极性增大，氧化速度加快。

7. 其他添加剂　在药物中加入比药物更强的还原性物质，还原性物质首先被氧化，从而避免药物被空气氧化。这是抗氧剂的原理之一。维生素 C 在 Cu^{2+} 催化下的自动氧化中，若加入适量氯离子则可促进反应进行，但加入过量氯离子，则可抑制氧化反应速度。用硫氰离子或溴离子代替氯离子，则抑制该自动氧化反应。

四、防止药物自动氧化的方法

1. **保持药物在干燥状态** 有些药物在干燥状态下较稳定,但在润湿时或在水溶液中,则较易氧化。如对乙酰氨基酚水解后,生成对氨基苯酚很易氧化变色。药物在贮存中应密闭,避免与潮湿的空气接触,同时注意控制库房的相对湿度。

2. **避免与氧气接触** 在药物生产、调剂过程中,可以采取使用氮气隔绝空气的措施,包装药物的容器必须密闭,在生产易氧化的药物时,考虑到氧在水中有一定溶解度,可将水煮沸驱除氧气,或是把化学性质不活泼的气体(CO_2 或 N_2)通入水中并占据配液罐余留的空间以除去氧气。二氧化碳的相对密度(1.52)大于氮(0.97),对于驱除安瓿或其他容器空间及水中的氧更为有利。但二氧化碳溶于水中显酸性,可以改变某些药液 pH,并可使某些钙盐产生碳酸钙沉淀,故在使用上受到一些限制。实际工作中,使用净化后氮气较多。

3. **保持适当的 pH** 溶液的 pH 对药物的氧化有很大的影响,故调节溶液至适当的 pH 以减缓药物的氧化变质十分重要。药物生产工艺规程中都对药物 pH 精确调节的合格范围做了严格规定。新药最适宜的 pH 可通过实验确定。

4. **避免引入金属离子** 微量金属离子的引入是多方面的,可能来自原料、辅料、溶剂、制药器具、容器等。如药用碳中或多或少含有各种金属离子,其中铁离子也有催化作用,应加注意。

5. **添加适当的抗氧剂** 能延缓氧对药物氧化作用的物质称为抗氧剂。常用水溶性抗氧剂有药用亚硫酸氢钠、焦亚硫酸钠、硫代硫酸钠、硫脲、半胱氨酸、维生素 C 等。常用油溶性抗氧剂有没食子酸丙酯、去甲双氢愈创木酚,对羟叔丁茴香丁醚(BHA),二叔丁基对甲苯酚(BHT)、维生素 E 等。

没食子酸丙酯　　　　去甲双氢愈创木酚　　　　对羟叔丁茴香醚　　　二叔丁基对甲苯酚

知识链接

如何选用抗氧剂

如何选用抗氧剂:抗氧剂要选用比药物的还原性更强的无害物质。还原性强弱以标准氧化电势($E^{\ominus}$)表示,$E^{\ominus}$ 越大,还原性越强。抗氧剂本身及其反应产物必须对人体无害,也不能影响药物质量。如亚硫酸氢钠本身及其氧化产物均为无毒物,但能引起维生素 B_1 分解,故不能作为维生素 B_1 的抗氧剂。抗氧剂必须在浓度很低时即可产生有效的抗氧能力。如常将维生素 E 加入维生素 A 或其他脂溶性药物制剂中,一般不超过 0.03%。

部分药物及抗氧剂的标准氧化电势

名称	$E^{\ominus}(V)$	名称	$E^{\ominus}(V)$
肾上腺素	-0.808	硫脲	-0.40
多巴	-0.800	维生素 K_1	-0.363
儿茶酚	-0.792	维生素 C	-0.136
去氧肾上腺素	-0.778	半胱氨酸	-0.080
BHT	-0.57	亚甲蓝	-0.011
葡萄糖	-0.45	核黄素	+0.117

6. 加入适当的配位化合物　对于药液中金属离子,可加入适当的可以与其形成配合物的物质如依地酸或依地酸钙加以掩蔽,避免催化氧化。加入配位体时,应考虑配位体是否有毒性,其与金属离子形成的配合物对人体是否有害等问题。在酸性制剂中,一般用依地酸钙,因其不影响血液中钙离子的浓度,却能很好地与金属离子形成配合物,而把金属离子掩蔽住。在碱性制剂中,多用依地酸二钠。

▶▶ **边学边练**

1. 完成"实验 8　药物氧化变质实验"的操作和训练,学会判断外界因素对药物氧化变质的影响的实验技术,熟练掌握药物在制备、贮存中防止氧化变质的主要措施。

2. 完成"实验 9　维生素 C 注射剂稳定性考察"的操作和训练,学会测定药物稳定性的实验技术,熟练掌握温度、时间等影响因素对药物作用的实验方法。

点滴积累 ∨

1. 具有还原性的药物的结构类型有:醛类、醇类、酚类与烯醇类、硫醇及硫化物、肼类及胺类、含碳碳双键及含共轭双键体系的药物、吩噻嗪类等。

2. 影响药物氧化变质的外部因素包括:氧、光、温度及受热时间、溶液酸碱性、金属离子、溶剂极性、其他添加剂等。

3. 常用的有效防止药物氧化变质的主要方法包括:保持药物在干燥状态、避免与氧气接触、保持适当的 pH、避免引入金属离子、添加适当的抗氧剂、加入适当的配位化合物等。

第三节　二氧化碳对药物的影响

空气中平均含有 0.03% 体积的 CO_2,CO_2 极易溶于水,其溶解度随水的温度而异。

二氧化碳在不同温度的溶解度（ml/ml）

温度（℃）	0	20	60
CO_2 在水中溶解度	171	88	36

CO_2 溶于水后，部分与水作用形成少量碳酸，并进一步发生电离，反应中产生的 H^+ 和 CO_3^{2-} 都会影响药物的稳定性。

$$CO_2+H_2O \rightleftharpoons H_2CO_3 \rightleftharpoons H^+ +HCO_3^- \rightleftharpoons H^+ +CO_3^{2-}$$

CO_2 对药物的影响可归纳为如下几个方面：

1. **改变药物的酸碱度**　由于 CO_2 产生的 H^+ 而引起的，如蒸馏水中含有 CO_2 则酸性增高，氢氧化钠溶液吸收了 CO_2 转变为碳酸盐而碱性减弱。

2. **引起沉淀**　这是 CO_2 对药物水溶液产生影响的主要方面，产生沉淀的原因或由于 H^+ 的酸性致使药物的游离体析出，或由于 CO_3^{2-} 与药物结合成不溶性的碳酸盐。如：氢氧化钙溶液及氯化钙注射液极易吸收 CO_2 而产生 $CaCO_3$ 沉淀；磺胺类的钠盐注射液、巴比妥类的钠盐注射液、苯妥英钠注射液等均可吸收 CO_2 而析出游离体沉淀。

知识链接

苯巴比妥钠溶液吸收 CO_2 量与产生沉淀之间的关系

1% 苯巴比妥钠溶液的 pH 为 10，当吸收 CO_2 后会使其 pH 下降，溶液中即产生游离苯巴比妥，由于苯巴比妥在水中有一定的溶解度（约为 0.12%），因此在吸收 CO_2 量少，溶液 pH 变化较小时尚不致析出沉淀。当吸收 CO_2 逐渐增多，pH 继续下降，游离苯巴比妥增多，直至超出了其溶解度的时候，就开始出现苯巴比妥沉淀。这时的 pH 为 8.24，即 1% 苯巴比妥钠溶液的 pH 在 8.24 以上时可保持溶解，而 pH 降到 8.24 以下时才产生苯巴比妥沉淀。8.24 称为 1% 苯巴比妥钠溶液的沉淀 pH。所以，吸收 CO_2 量必须将药液的 pH 下降至沉淀 pH 时，药液才开始产生沉淀。

---

3. **引起药物分解**　某些药物吸收 CO_2 后引起分解，如硫代硫酸钠注射液吸收 CO_2 后分解，析出硫沉淀；碘化钠或碘化钾水溶液吸收 CO_2 后分解生成氢碘酸，继而被空气氧化析出游离碘使溶液变黄。

4. **引起固体药物变质**　一些固体药物可吸收 CO_2 而变质，如氧化镁吸收 CO_2 及水分而部分转变为碱式碳酸镁；氧化锌吸收 CO_2 及水分而部分转变为碱式碳酸锌；碘化钠虽为结晶状态，但其潮解性强，仍可吸收 CO_2，继而氧化变棕色；苯妥英钠可吸收水分和 CO_2 而部分转变为游离苯妥英而不溶于水。

由上可见 CO_2 对药物的稳定性有很多不利影响，故药物的贮存保管应注意 CO_2 的影响所致的变质反应。

点滴积累　▽

　　二氧化碳对药物稳定性的影响有：改变药物的酸碱度、引起沉淀、引起药物分解、引起固体
药物变质等。

第四节　药物的其他变质反应

一、药物的异构化反应

　　异构化反应主要是指立体化学构型的异构现象，通过异构化生成生理活性较小，甚至完全
没有生理活动的异构体。异构化反应通常分光学异构化和几何异构化两种。光学异构化又分
成外消旋化和差向异构化。这些情况往往肉眼观察不到，带来的危害更严重，所以更应引起
注意。

　　光学异构化主要是在溶液中进行，但固体药物吸湿后受其他因素影响也可产生光学异构化。

　　外消旋化如莨菪碱为左旋体，在受热时会部分转化为右旋体，即消旋化。完全消旋化后（即无
旋光性）称为阿托品。阿托品的疗效及毒性均较莨菪碱低。

　　差向异构化与外消旋化相似，区别在于结构中的多个不对称碳原子中仅一个不对称碳原子的基
团发生立体异构化。如四环素在 pH 2~6 时，C_4 上的二甲氨基易发生差向异构化，形成无效而且毒
性较大的差向异构体；毛果芸香碱的五元内酯环中的两个氢处于顺式构型，不稳定，受热或在碱性条
件下可迅速发生差向异构化，生成异毛果芸香碱，药理活性仅为毛果芸香碱的 1/20~1/6。

　　几何异构又称顺反异构。维生素 A 全反式构型活性最强，在长期贮存中，即使在暗处或氮气
中，也会部分发生顺反异构化，使维生素 A 活性降低；维生素 D_2 与滑石粉、磷酸氢钙接触，可发生异
构化生成异骨化醇等无活性化合物。

二、药物的脱羧反应

　　含有羧基的药物分子中脱去羧基放出二氧化碳的反应称为脱羧反应。一般情况下羧基不易脱
去，但羧基的 α 或 β 位上有吸电子基时，由于吸电子基的诱导效应，则受热易脱羧。如维生素 C 干
燥不彻底而残留局部水分，贮存中形成酸性较高的局部浓溶液，可发生脱水和水解反应，水解产物进
一步脱羧脱水生成呋喃甲醛，并进一步聚合或氧化聚合而呈黄色。

另外,普鲁卡因水解生成对氨基苯甲酸,易脱羧生成苯胺,苯胺易被氧化而使药液变色;对氨基水杨酸钠在酸性水溶液中,因与羧基相连的碳原子电子云密度较高,易受 H^+ 的进攻而脱羧,生成间氨基酚,间氨基酚易被氧化而变色变质。

三、药物的聚合反应

由同种药物分子互相结合成为大分子物质的反应,称为聚合反应。如福尔马林久置或低于9℃时出现混浊或沉淀,是因为多个甲醛分子相互结合成多聚甲醛。很多药物在产生聚合反应的同时也可能还会伴有其他变化,如氮芥类药物不稳定的原因是同时产生了聚合、水解或其他化学变化。氨苄西林的β-内酰胺环开环后,形成各种衍生物,包括青霉噻唑蛋白、青霉噻唑多肽、青霉噻唑聚合物等,聚合物可引起过敏反应,且聚合程度越高,过敏反应越强。维生素 K_3 光照后变紫色,是因为分解并聚合成双分子物质的缘故。

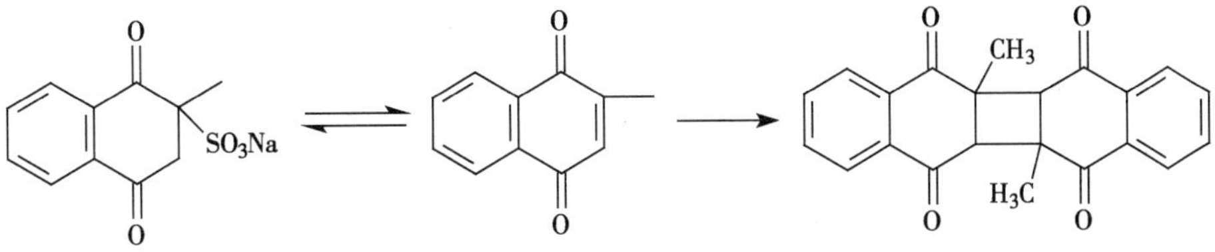

▶▶ **边学边练**

完成"实验10 药物的定性鉴别"的操作和训练,学会运用药物的理化性质对药物进行鉴别的实验技术,熟练掌握药物的定性鉴别的实验手段和操作方法。

点滴积累 ∨

影响药物稳定性的其他变质反应有:异构化反应、脱羧反应和聚合反应等

目标检测

一、选择题

(一)单项选择题

1. 不对药物水解速度起影响的主要外界因素( )

    A. 温度   B. 水分   C. 溶剂   D. 光照

2. 下列具有还原性的特征结构的是( )

    A. 羧基   B. 羰基   C. 肼基   D. 卤烷

3. 下列具有水解性的特征结构的是( )

    A. 羧基   B. 醛基   C. 酯类   D. 巯基

4. 影响药物水解的内部因素有( )

    A. 温度   B. 药物结构   C. 溶剂   D. 酸碱性

5. 分子中电子的离域造成体系更均衡稳定的影响称为( )

A. 诱导效应　　　　　　B. 共轭效应　　　　　　C. 氢键　　　　　　　　D. 空间效应

6. 由相邻元素(基因)的电负性不同,造成的吸和推电子的现象为(　　　)

　　A. 诱导效应　　　　　　B. 共轭效应　　　　　　C. 氢键　　　　　　　　D. 空间效应

7. 维生素 A 见光不稳定,主要与哪一部分结构有关(　　　)

　　A. 多个双键的共轭体系　　　　　　　　　B. 羟基

　　C. 羧基　　　　　　　　　　　　　　　　D. 醛基

8. 维生素 C 的结构中,易被氧化的部分是(　　　)

　　A. 伯醇　　　　　　　B. 仲醇　　　　　　　C. 连二烯醇　　　　　D. 酚

9. 维生素 C 片剂表面易变黄的主要原因是(　　　)

　　A. 发霉　　　　　　　　　　　　　　　　B. 被氧化

　　C. 吸收 CO_2 而分解　　　　　　　　　　D. 脱水、水解、脱羧成醛并聚合

10. 盐酸硫胺不能用 $NaHSO_3$ 作抗氧剂,原因是 $NaHSO_3$ 可引起其发生(　　　)

　　A. 还原反应　　　　B. 分解反应　　　　　C. 加成反应　　　　　D. 中和反应

(二)多项选择题

1. 表示药物在有机相中的溶解度,可用(　　　)

　　A. 亲水性　　　　　　　　B. 亲脂性　　　　　　　　C. 疏水性

　　D. 疏脂性　　　　　　　　E. 酸碱性

2. 具有强还原性的药物有(　　　)

　　A. 维生素 E　　　　　　　B. 吗啡　　　　　　　　　C. 可待因

　　D. 吡多醛　　　　　　　　E. 氯丙嗪

3. 易于被氧化的药物有(　　　)

　　A. 异烟肼　　　　　　　　B. 吗啡　　　　　　　　　C. 雌二醇

　　D. 氯霉素　　　　　　　　E. 肾上腺素

4. 含芳伯胺结构的药物有(　　　)

　　A. 利多卡因　　　　　　　B. 普鲁卡因　　　　　　　C. 苯巴比妥

　　D. 氨苄西林　　　　　　　E. 磺胺嘧啶

5. 可以水解的药物结构有(　　　)

　　A. 酯类　　　　　　　　　B. 酰胺类　　　　　　　　C. 酰脲类

　　D. 苷类　　　　　　　　　E. 含氮杂环

6. 防止药物自动氧化的措施有(　　　)

　　A. 加抗氧剂　　　　　　　B. 调节合适的 pH　　　　　C. 除去重金属离子

　　D. 避光　　　　　　　　　E. 干燥保存

7. 避免药物自动氧化的方法有(　　　)

　　A. 充惰性气体　　　　　　B. 加氧化剂　　　　　　　C. 避光

　　D. 调节适宜的 pH　　　　　E. 加重金属离子

8. 下列维生素具还原性的有(　　)
    A. 维生素 C 　　　　　B. 维生素 A 　　　　　C. 维生素 E
    D. 维生素 B_1 　　　　E. 维生素 D

9. 应避光,密闭保存的维生素有(　　)
    A. 维生素 A 　　　　　B. 维生素 B_1 　　　　B. 维生素 C
    C. 维生素 D 　　　　　D. 维生素 K

10. 维生素 B_1 不能与下列哪些药物的注射液配伍(　　)
    A. 维生素 C 　　　　　B. 氨茶碱 　　　　　C. 苯巴比妥钠
    D. 磺胺嘧啶钠 　　　　E. 碳酸氢钠

二、简答题

1. 哪些结构类型的药物易发生水解变质? 影响药物水解的主要因素有哪些?
2. 哪些结构类型的药物易发生氧化变质? 影响药物氧化的主要因素有哪些?
3. 二氧化碳对药物的影响可归纳为几个方面?

三、实例分析

1. 在注射用苯妥英钠粉针剂中常配有无水碳酸钠,试分析其原因。
2. 甲氧苄啶与磺胺类药物合用可增效,请分析将磺胺嘧啶钠注射剂与甲氧苄啶注射剂混合注射是否合理,为什么?

ER-12章习题

(陈静君)

实验 7　药物水解变质实验

【实验目的】
加深对结构-外因-水解反应相互关系的认识。

【实验内容】
盐酸普鲁卡因、青霉素钠(钾)、苯巴比妥钠、尼可刹米的水解反应。

【实验原理】
1. 盐酸普鲁卡因发生水解反应酯键断裂,水解产物是二乙胺基乙醇,其蒸气使石蕊试纸变蓝。

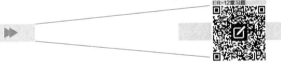

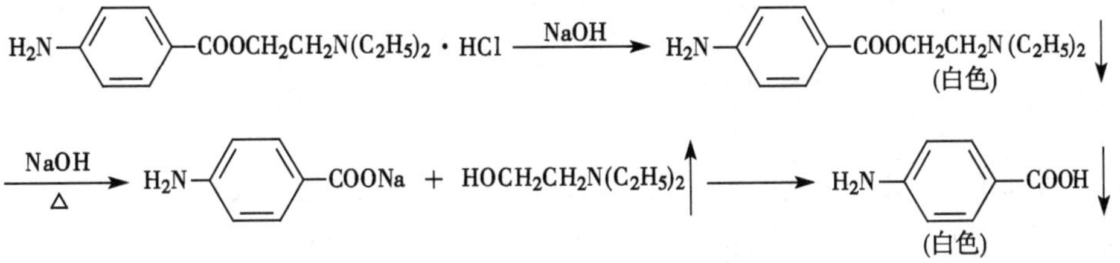

2. 青霉素钠(钾)发生分子内重排生成青霉二酸的白色沉淀。

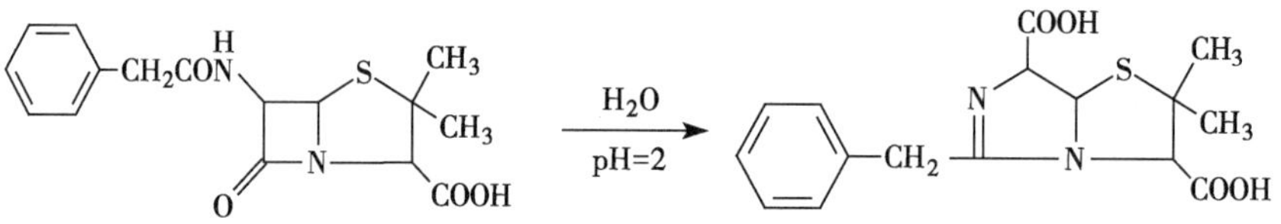

3. 苯巴比妥钠水解开环,生成苯基乙基乙硫脲,继而进一步分解放出氨气。

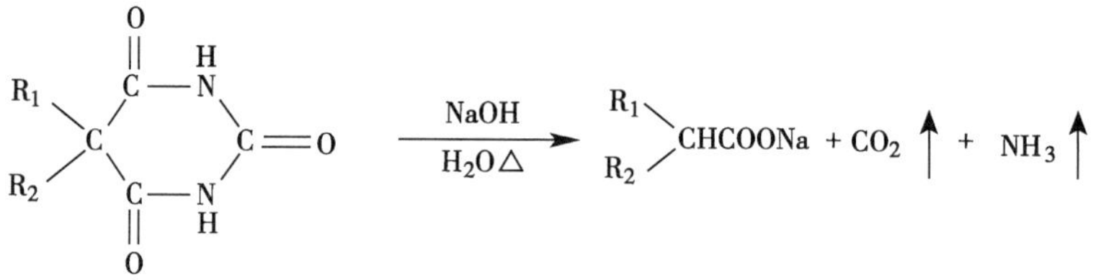

4. 尼可刹米酰胺键断裂,水解产物是乙二胺和烟酸。

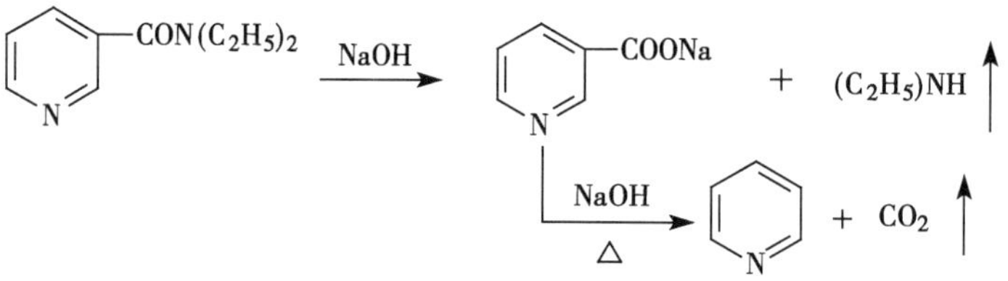

【实验步骤】

1. **药物** 盐酸普鲁卡因、青霉素钠(钾)、苯巴比妥钠、尼可刹米。

2. **试剂** 10%氢氧化钠溶液、稀盐酸。

3. **操作方法**

(1)盐酸普鲁卡因水解实验

1)取盐酸普鲁卡因约 0.1g,加水 3ml 使溶解,试管口覆盖一条湿润的红色石蕊试纸,于沸水浴上加热,石蕊试纸不变蓝。

2)取盐酸普鲁卡因约 0.1g,加水 3ml,加 10%氢氧化钠溶液 1ml,试管口覆盖一条湿润的红色石蕊试纸,于沸水浴上加热,石蕊试纸变蓝。

(2)青霉素钠(钾)水解实验

1)取青霉素钠(钾)约 0.1g,加水 5ml 使溶解,观察溶液是否澄清无色,放置 2 小时后,再观察溶液有否显浑浊,有否显色。

2)取青霉素钠(钾)约 0.1g,加水 5ml 使溶解,加稀盐酸 2 滴,产生白色沉淀。

(3)苯巴比妥钠水解实验

1)取苯巴比妥钠约 50mg,加水 2ml 使溶解,观察有否浑浊。放置 2 小时后,再观察有否显浑浊。

2)取苯巴比妥钠约 50mg,加 10%氢氧化钠 2ml,于沸水浴中加热 0.5 分钟,有氨气产生,试管口红色石蕊试纸变蓝。

(4)尼可刹米水解反应

1)取尼可刹米 10 滴,加水 3ml,于沸水浴中加热,试管口红色石蕊试纸不变蓝。

2)取尼可刹米 10 滴,加 10%氢氧化钠溶液 3ml,于沸水浴中加热,二乙胺蒸气产生,使试管口红色石蕊试纸变蓝,并闻有臭味。

【实验提示】

1. 盐酸普鲁卡因干燥品稳定,其水溶液随温度升高、pH 增大而水解加快。青霉素钠(钾)干燥品稳定,水溶液室温久置即水解,更不耐酸、不耐碱。苯巴比妥钠干燥品稳定,水溶液不耐热、不耐碱,室温久置有部分分解。尼可刹米干燥品及水溶液均稳定,但不耐强碱。

2. 盐酸普鲁卡因实验中,加碱后因普鲁卡因被游离析出,因而先后可见白色沉淀物。

【实验思考】

1. 哪些结构类型的药物在一定条件下容易发生水解反应?

2. 影响药物水解变质的外因有哪些?

【实验报告】

药物	试剂及操作	现象及解释
盐酸普鲁卡因		
青霉素钠(钾)		
苯巴比妥钠		
尼可刹米		

【实验测试】

实验技能考核表

	测试项目	分值	得分
实验前准备	1. 实验预习	10	
	2. 实验仪器准备、玻璃仪器洗涤	5	
	3. 溶液配制	5	
实验过程	4. 药品、试剂取用准确规范	15	
	5. 按规程操作	20	
	6. 观察现象并记录	15	
实验后整理	7. 仪器清洗并归位、卫生整洁	5	
	8. 实验报告、结论	15	
	9. 实验总结与体会	10	

实验8 药物氧化变质实验

【实验目的】

1. 了解外界因素对药物氧化变质的影响。

2. 认识药物制备、贮存中采取防止药物氧化变质措施的重要性。

【实验内容】

对氨基水杨酸钠、维生素 C、盐酸肾上腺素(或重酒石酸去甲肾上腺素)、盐酸氯丙嗪的氧化变质实验。

【实验原理】

具有还原性的药物或其水溶液露置日光、受热、遇空气中的氧能被氧化变质,其氧化速率、药物颜色随放置时间延长而加快、加深。氧化剂、微量重金属离子的存在可加速、催化氧化反应的进行。加入少量抗氧化剂、金属离子络合剂,可消除氧化反应的发生或减慢氧化反应速率。

对氨基水杨酸钠脱羧后,生成间氨基酚继而进一步被氧化生成二苯醌型化合物(红棕色)。维生素 C 结构中的连二烯醇结构,具很强的还原性,氧化生成去氢维生素 C(黄色)。肾上腺素类药物因结构中含有邻苯二酚的结构,故极易被氧化,氧化产物是肾上腺红(粉红→红色→棕色),变成棕色是由于进一步聚合形成了多聚体。氯丙嗪结构中的吩噻嗪环被氧化成醌型化合物(红棕色)。

【实验步骤】

1. **药物** 对氨基水杨酸钠、维生素 C、盐酸肾上腺素(或重酒石酸去甲肾上腺素)、盐酸氯丙嗪

2. **试剂** 3%过氧化氢溶液、2%亚硫酸钠溶液、硫酸铜试液、0.05mol/L EDTA 溶液

3. **操作步骤**

(1)样品溶液的配制:取对氨基水杨酸钠 0.5g、维生素 C 0.25g、盐酸肾上腺素(或重酒石酸去甲肾上腺素)0.5g、盐酸氯丙嗪 50mg,分别置于小锥形瓶中,各加进蒸馏水 25ml,振摇使溶解。分别用移液管将四种药物各均分成 5 等份,放于具塞试管中,试管加塞编号。

(2)将以上四种药物的 1 号管,同时拔去塞子,暴露在空气中,同时放在日光(或电灯光)的直接照射下,分别于 5 分钟、20 分钟、60 分钟观察其颜色变化,以不同数目的"+"号记录下不同时间的颜色变化。

(3)将以上四种药物的 2 号试管,分别加入 3%过氧化氢溶液 10 滴,同时放入沸水浴中加热,观察并记录 5 分钟、20 分钟、60 分钟的颜色变化。

(4)将以上四种药物的 3 号试管,分别加入 2%亚硫酸钠溶液 2ml,再加 3%过氧化氢溶液 10 滴,同时置于沸水浴中加热,观察并记录 5 分钟、20 分钟、60 分钟的颜色变化。

(5)将以上四种药物的 4 号管,分别加入硫酸铜试液 2 滴,观察并记录 5 分钟、20 分钟、60 分钟的颜色变化。

(6)将以上四种药物的 5 号管,分别加进 0.05mol/L EDTA 溶液 2ml,再加入硫酸铜试液 2 滴,观

察并记录5分钟、20分钟、60分钟的颜色变化。

【实验提示】

实验中四种药品虽然加入试剂相同,但反应条件不同会影响结果。因此试剂取用数量、时间、温度、空气、光线等条件实验中均应注意一致,以资对照。

【实验思考】

1. 指出本实验中的氧化剂、抗氧剂、金属离子络合剂各是什么? 你还知道哪些常用的氧化剂、抗氧剂?

2. 四种药物氧化变质的结构因素是什么? 影响药物氧化反应的外因有哪些?

【实验报告】

1. 1号管

药物	对氨基水杨酸钠	维生素 C	盐酸肾上腺素	盐酸氯丙嗪
5分钟后现象				
20分钟后现象				
60分钟后现象				

解释:

2. 2号管

药物	对氨基水杨酸钠	维生素 C	盐酸肾上腺素	盐酸氯丙嗪
5分钟后现象				
20分钟后现象				
60分钟后现象				

解释:

3. 3号管

药物	对氨基水杨酸钠	维生素 C	盐酸肾上腺素	盐酸氯丙嗪
5分钟后现象				
20分钟后现象				
60分钟后现象				

解释:

4. 4号管

药物	对氨基水杨酸钠	维生素 C	盐酸肾上腺素	盐酸氯丙嗪
5分钟后现象				
20分钟后现象				
60分钟后现象				

解释:

5. 5号管

药物	对氨基水杨酸钠	维生素 C	盐酸肾上腺素	盐酸氯丙嗪
5分钟后现象				
20分钟后现象				
60分钟后现象				

解释:

【实验测试】

实验技能考核表

	测试项目	分值	得分
实验前准备	1. 实验预习	10	
	2. 实验仪器准备、玻璃仪器洗涤	5	
	3. 溶液配制	5	
实验过程	4. 药品、试剂取用准确规范	15	
	5. 按规程操作	20	
	6. 观察现象并记录	15	
实验后整理	7. 仪器清洗并归位、卫生整洁	10	
	8. 实验报告、结论	10	
	9. 实验总结与体会	10	

实验 9　维生素 C 注射剂稳定性考察

【实验目的】

1. 掌握应用恒温加速试验法测定维生素 C 注射液有效期的方法。

2. 了解应用化学动力学方法预测注射剂稳定性的原理。

【实验内容】　应用恒温加速试验法测定维生素 C 注射液有效期。

【实验原理】　在研究制剂的稳定性以确定其有效期(或贮存期)时,室温留样考察法虽结果可靠,但所需时间较长(一般考察 2~3 年),而加速试验法(如恒温加速试验法等)可在较短时间内,对有效期或贮存期做出初步的估计。

维生素 C 的氧化降解反应,已由实验证明为一级反应,以 $\lg C$ 对 t 作图呈一直线关系,由直线斜率求出反应速度常数 K;再利用 Arrhenius 公式,以 $\lg K$ 对 $1/T$ 作图呈一直线,将直线外推至 25℃时的 $\lg K$ 值,求得 $K_{25℃}$;最后求出 25℃时的 $t_{0.9}$,即为该药的贮存期。

影响维生素 C 溶液稳定性的因素,主要有空气中的氧、pH、金属离子、温度及光线等。维生素 C 的不稳定主要表现在放置过程中颜色变黄和含量下降。《中国药典》规定,对于维生素 C 注射液应检查颜色,照分光光度法在 420nm 处测定,吸收度不得超过 0.06。维生素 C 的含量测定采用碘量法,主要利用维生素的还原性,可与碘液定量反应,反应式如下:

【实验步骤】

1. 仪器、设备　酸式滴定管(25ml)、移液管(1ml)、碘量瓶(100~250ml)、烧杯(100ml)、洗瓶(500ml)、恒温水浴箱、冰箱、铁架。

2. 药品　维生素 C 注射剂、碘液(0.05mol/L)、丙酮、稀醋酸、淀粉指示剂。

3. 操作步骤

(1)稳定性加速试验

1)实验温度及取样时间:将同一批号的维生素 C 注射剂样品分别置 4 个不同温度(70℃、80℃、90℃、100℃)的恒温水浴箱中,间隔一定时间(70℃间隔 24 小时,80℃间隔 12 小时,90℃间隔 6 小时,100℃间隔 3 小时)取样,每个温度的间隔取样数均为 3。样品取出后,应立即使之冷却或置冰箱保存,然后分别测定样中剩余维生素 C 的含量。

2)实验方法:将同一批号的维生素 C 注射液用纱布包好分别置不同温度的恒温水浴中。待注射液温度升至水浴温度时,立即取样(作为零时间样品)并开始计时。然后,按规定间隔时间取样,每次取 5 支安瓿用冰浴冷却后立即测定或冷却后置冰箱保温待测。

(2)维生素 C 含量测定方法:将每次取样的 5 支安瓿内的维生素 C 注射液混合均匀,精密量取(约相当于维生素 C 0.2g),置 100ml 碘量瓶中,加蒸馏水 15ml,丙酮 2ml,摇匀,放置 5 分钟,加稀醋酸 4ml 与淀粉指示液 1ml,用 0.05mol/L 碘液滴定至溶液显蓝色并持续 30 秒不褪(每 1ml 0.05mol/L 的碘液相当于 8.806mg 的维生素 C)。将每次测定消耗碘液的毫升数 α 记录于表 1 中。

（3）原始记录与计算：表 1 中各个试验温度下按规定时间所取样品消耗碘液量,将零时间样品所消耗碘液的毫升数(即初始浓度 α_0)作为 100% 相对浓度,其他各时间所取样品消耗碘液的毫升数 α 与其相比,得到各自的相对浓度 $C_r(\%)$。 $C_r(\%)$ 值计算如下：

$$C_r(\%) = \frac{\alpha}{\alpha_0} \times 100\%$$

（4）速率常数的求解

1）将各实验温度的 $\lg C_r$ 对 t 作图。

2）根据一级反应公式 $\lg C_r = (-K/2.303)t + \lg C_0$,以 $\lg C_r$ 对 t 作图,由直线的斜率求出各实验温度下的反应速率常数 K_r,记录入表 2 中。

（5）室温下有效期的预测

1）求室温下的反应速度常数 $K_{25℃}$:将求得的各试验温度下的 K_r 值与其绝对温度记录于表 2 中。并以 $\lg K_r$ 对 $1/T$ 作图,得一直线,从直线外推至 25℃ 时的 $\lg K$,求出室温下的反应速度常数 $K_{25℃}$。

2）求室温贮存期 $t_{0.9}$:按公式 $t_{0.9} = 0.1054/K$ 计算出维生素 C 注射液在室温(25℃)时的贮存期。

【实验提示】

1. 实验中所用维生素 C 注射液应使用同一批号。为了使有效期预测结果的准确性提高,试验温度至少应取 4 个,取样间隔时间要依试验温度高低来考虑,低温时取样间隔时间较长;温度高时取样间隔时间较短,取样点以 4~5 次为宜。

2. 测定维生素 C 含量所用的碘液,如果前后一致(即同一瓶碘液),则碘液的浓度不必精确标定;否则碘液的浓度必须精确标定。如碘液浓度一致,维生素 C 注射液含量也可不必计算,只比较各次消耗的碘液毫升数即可。

3. 在维生素 C 含量测定过程中,加丙酮的目的是消除维生素 C 注射液中其他强还原性成分对维生素 C 含量的影响。因为维生素 C 易氧化,为了避免氧化反应的发生,加亚硫酸氢钠作为抗氧剂,而亚硫酸氢钠的还原性比烯二醇基更强,必定首先与碘发生反应而消耗碘液,从而影响维生素 C 的含量测定。而丙酮能与亚硫酸氢钠起反应,从而可避免这一作用的发生。

4. 在含量测定时,维生素 C 分子中的烯二醇基具还原性,特别是在碱性条件下,在空气中极易氧化,故在测定维生素 C 含量时可加入一定量的醋酸,使保持一定的酸性,从而减少维生素 C 受碘以外其他氧化剂的影响。

5. 加速实验过程中要注意安全,防止水浴锅烧干及爆破伤人。样品较多,编号不要弄错。

6. 加速实验后测定样品含量时,应将 5 只安瓿中注射液混匀(所用容器要干燥)后,取样测定。

【实验思考】

1. 恒温加速实验法的理论依据是什么？ 如何设计实验？ 应注意的问题有哪些？

2. 药物制剂的实际有效期应如何确定？

【实验报告】

1. 原始记录与计算

表1 原始记录与计算

| 温度（℃） | 取样时间（h） | 消耗碘液量 α（ml） | | | | $C_r\%$ | $\lg C_r\%$ |
		1	2	3	平均值		
70	0						
	24						
	48						
	72						
	96						
80	0						
	12						
	24						
	36						
	48						
90	0						
	6						
	12						
	18						
	24						
100	0						
	3						
	6						
	9						
	12						

2. 各实验温度下的反应速率常数

表2 各实验温度下的反应速率常数

T（绝对温度）	$1/T$	K（h^{-1}）	$\lg K$
343（70+273）			
353（80+273）			
363（90+273）			
373（100+273）			

3. 室温下有效期的预测

【实验测试】

实验技能考核标准

	考核项目	分值	考核得分
实验前准备	1. 实验预习	5	
	2. 实验仪器准备、玻璃仪器洗涤	5	
	3. 溶液配制	5	
实验过程	4. 药品、试剂取用准确规范	15	
	5. 按规程操作	20	
	6. 观察现象并记录	10	
实验后整理	7. 按要求拆卸实验装置	5	
	8. 仪器清洗并归位、卫生整洁	5	
	9. 实验报告、结论	20	
	10. 实验总结与体会	10	

实验 10　药物的定性鉴别

【实验目的】

1. 了解几种典型药物的理化性质及对药物鉴别的作用。

2. 学会应用药物的理化性质进行药物的定性鉴别的方法和基本操作。

【实验内容】氢溴酸东莨菪碱片、苯巴比妥片、磺胺嘧啶、盐酸环丙沙星、异烟肼、阿苯达唑、醋酸氢化可的松的定性鉴别。

【实验原理】

1. **氢溴酸东莨菪碱片**

(1)氢溴酸东莨菪碱显托烷生物碱类的鉴别反应。

(2)氢溴酸东莨菪碱与发烟硝酸共热后生成黄色三硝基衍生物,放冷,加入乙醇制氢氧化钾即生成深紫色醌型化合物。

2. **苯巴比妥**

(1)分子中具有苯环结构

1)可与甲醛硫酸试剂作用,在两液层交界面产生玫瑰红色环。

2)与亚硝酸钠-硫酸试剂反应产生橙黄色亚硝基苯衍生物。

(2)分子中具丙二酰脲结构

1)能与重金属盐形成有色或不溶性的络合物。如与吡啶-硫酸铜试剂作用显紫堇色。

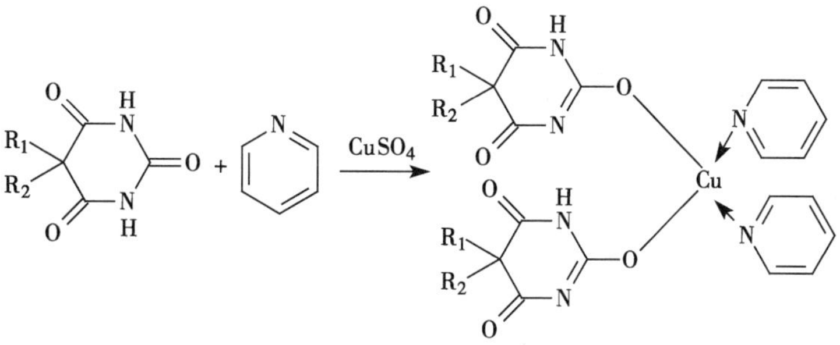

2）在碳酸钠溶液中与硝酸银试剂作用，先生成可溶性的一银盐，当硝酸银试剂微过量时生成不溶性的二银盐。

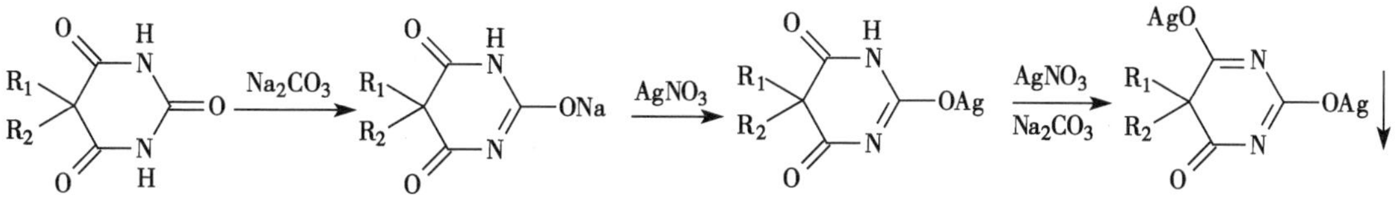

3. 磺胺嘧啶

（1）磺胺类药物具芳伯氨基，在酸性条件下与亚硝酸生成重氮盐，重氮盐在碱性条件下与β-萘酚进行偶合，生成红色沉淀。

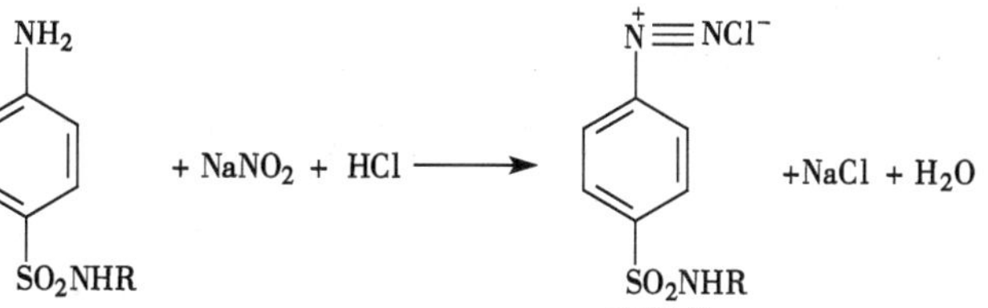

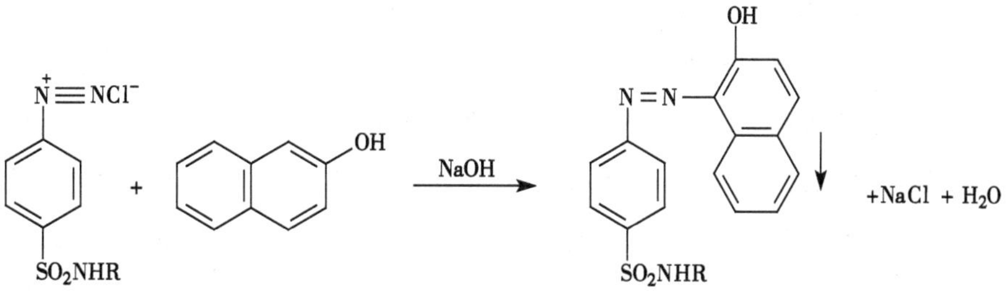

（2）磺胺类药物的磺酰胺基上的氢原子具弱酸性，在碱性条件下可被铜离子取代生成不溶性铜盐沉淀。

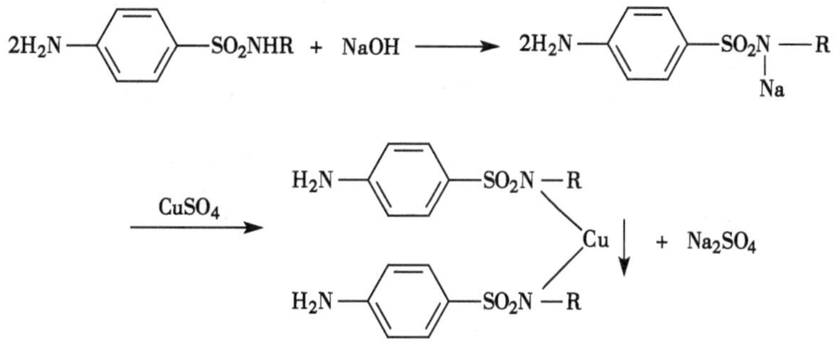

4. 盐酸环丙沙星

盐酸环丙沙星结构中含叔氮原子，可与丙二酸和醋酐反应显色。

5. 异烟肼

(1)本品结构中的肼基可与芳醛缩合成腙,析出结晶。

(2)分子中含有肼的结构,具有强还原性。在酸性条件下,可与弱氧化剂氨制硝酸银试液作用,放出氮气并有银镜生成。

6. 阿苯达唑

(1)本品灼烧后产生硫化氢气体,能与醋酸铅试液反应生成硫化铅而呈黑色。

(2)本品结构中含有叔胺,在稀硫酸中遇碘化铋钾试液产生红棕色沉淀。

7. 醋酸氢化可的松

(1)本品的乙醇溶液加新制的硫酸苯肼试液共热即显黄色。

(2)本品加硫酸溶解后,放置 5 分钟,溶液即显黄色至棕黄色,并带绿色荧光。

【实验步骤】

1. 药品 氢溴酸东莨菪碱片、苯巴比妥片、磺胺嘧啶、盐酸环丙沙星、异烟肼、阿苯达唑。

2. 试剂 稀硫酸、硫酸、硫酸溶液(1→2)、稀盐酸、稀硝酸、硝酸、发烟硝酸、氯试液、氯仿、无水乙醇、丙二酸、醋酐、乙醇、水饱和正丁醇、甲醛试液、硝酸银试液、10%香草醛乙醇溶液、氨制硝酸银试液、碘化铋钾试液、硫酸苯肼试液、乙醇制氢氧化钾试液、0.1mol/L 亚硝酸钠试液、碱性 β-萘酚试液、0.4%的氢氧化钠溶液、硫酸铜试液、醋酸、三氯化铁试液、碳酸钠试液、无水磷酸氢二钠、无水磷酸二氢钾、稀碘化铋钾试液、氨试液、吡啶溶液(1→100)、铜吡啶试液、碳酸钠试液、醋酸铅试纸、色谱滤纸(取无水磷酸氢二钠 0.76g 与无水磷酸二氢钾 0.18g,加水溶解至 100ml,将色谱滤纸在此缓冲液中浸泡后再晾干)。

3. 器材 试管、5ml 量杯、漏斗、烧杯、蒸发皿、酒精灯、水浴锅、紫外可见分光光度计。

4. 操作步骤

(1)氢溴酸东莨菪碱片

1)取氢溴酸东莨菪碱片细粉适量(约相当于溴酸东莨菪碱 3mg),置离心管中,加乙醇 2ml,振摇提取后,离心,取上清液作为供试品溶液;另取氢溴酸东莨菪碱对照品适量,加乙醇溶解并制成每 1ml 中含 4.5mg 的溶液,作为对照品溶液。照纸色谱法试验,吸取供试品溶液 30μl 与对照品溶液 10μl,分别点样于同一色谱滤纸(取无水磷酸氢二钠 0.76g 与无水磷酸二氢钾 0.18g,加水溶解至 100ml,将色谱滤纸在此缓冲液中浸泡后,再晾干)上,以水饱和正丁醇为展开剂,用上行法展开,在 105℃ 干燥 20 分钟,放冷,喷以稀碘化铋钾试液。供试品所显主斑点的颜色和位置应与对照品的主斑点相同。

2)取以上剩余的上清液,置水浴上蒸干,残渣滴加发烟硝酸5滴,置水浴上蒸干,得黄色残渣,放冷,加乙醇2~3滴湿润,加固体氢氧化钾一小粒,即显深紫色。

(2)苯巴比妥片:取苯巴比妥片细粉适量,(约相当于苯巴比妥0.1g)加无水乙醇10ml,充分振摇,滤过,滤液置水浴上蒸干残渣用下法检验。

1)取苯巴比妥约10mg,加硫酸2滴与亚硝酸钠约5mg,混合,即显橙黄色,随即转变橙红色。

2)取苯巴比妥约50mg置试管中,加甲醛试液1ml,加水煮沸,冷却,沿管壁缓缓加硫酸0.5ml,使成两液层,置水浴中加热,界面显玫瑰红色。

3)苯巴比妥显丙二酰脲类的鉴别反应:①取苯巴比妥约50mg,加吡啶溶液(1→100)5ml,溶解后,加铜吡啶试液1ml,即显紫色或生成紫色沉淀;②取苯巴比妥约0.1g,加碳酸钠试液1ml与水10ml,振摇2分钟,滤过,滤液中逐滴加入硝酸银试液,即生成白色沉淀;振摇,沉淀即溶解,继续滴加过量的硝酸银试液,沉淀不再溶解。

(3)磺胺嘧啶

1)取本品约50mg,加稀盐酸1ml,振摇使溶解,加0.1mol/L亚硝酸钠试液数滴,充分振摇后,再滴加碱性β-萘酚试液数滴,即产生红色沉淀。

2)取本品约0.1g,加水与0.4%的氢氧化钠溶液各3ml振摇使溶解,滤过,取滤液,加硫酸铜试液1滴,即生成黄绿色沉淀,放置后变为紫色。

若磺胺嘧啶为片剂,可取片粉适量(约相当于磺胺嘧啶0.5g),加氨试液10ml研磨使溶解,加水10ml,滤过,滤液置水浴上蒸发使氨挥发,放冷,加醋酸使成酸性,即析出沉淀,洗涤、用滤纸吸去水分后照上述两种方法试验。

(4)盐酸环丙沙星

1)取本品约50mg,置干燥试管中,加丙二酸约30mg,加醋酐10滴,在水浴中加热5~10分钟,溶液显红棕色。

2)取本品约10mg,加蒸馏水2ml使溶解,加稀硝酸数滴使成酸性后,滴加硝酸银试液1ml,即生产白色乳状沉淀;分离,沉淀加氨试液即溶解,再加稀硝酸后,沉淀复生成。

若盐酸环丙沙星为片剂,取片粉适量(约相当于盐酸环丙沙星0.1g),加水20ml,振摇5分钟使溶解,过滤,取滤液照上述两种方法试验。

(5)异烟肼

1)取本品约50mg,加蒸馏水2ml使溶解,加10%香草醛乙醇溶液1ml,摇匀,微热,放冷,即析出黄色结晶。滤过,用稀乙醇重结晶,在105℃干燥后,依《中国药典》2015版所载方法测定熔点,为228~331℃,熔融同时分解。

2)取本品约10mg置试管中,加蒸馏水2ml使溶解,加氨制硝酸银试液1ml,即产生气泡与黑色浑浊,并在管壁上形成银镜。

若异烟肼为片剂,取片粉适量(约相当于异烟肼0.1g),加水10ml,振摇、过滤,取滤液照上述两种方法试验。

（6）阿苯达唑

1）取本品约 0.1g,置试管底部,管口放润湿的醋酸铅试纸,加热灼烧试管底部,产生的气体,能使醋酸铅试纸呈黑色。

2）取本品约 0.1g,溶于微温的稀硫酸中,滴加碘化铋钾试液,即生成红棕色沉淀。

若阿苯达唑为片剂,可取片粉适量(约相当于阿苯达唑 0.2g),加乙醇 30ml,置水浴上加热使溶解,滤过,滤液置水浴上蒸干,残渣照上述两种方法试验。

若阿苯达唑为胶囊剂,可取内容物适量(约相当于阿苯达唑 0.2g),照上述两种方法试验。

（7）醋酸氢化可的松

1）取本品约 0.1mg,加乙醇 1ml 溶解后,加新制的硫酸苯肼试液 8ml,在 70℃ 加热 15 分钟,即显黄色。

2）取本品约 2mg,加硫酸 2ml 使溶解,即显黄色至棕黄色,并带绿色荧光。

3）取本品约 50mg,加乙醇制氢氧化钾试液 2ml,置水浴上加热 5 分钟,放冷,加硫酸溶液(1→2)2ml,缓缓煮沸 1 分钟,即产生醋酸乙酯的香气。

若为醋酸氢化可的松片可取片粉适量(约相当于醋酸氢化可的松 60mg),加氯仿提取 2 次,每次 10ml,合并氯仿液,滤过,滤液置水浴上蒸干,残渣照上述试验,显相同的反应。

【实验提示】

1. 亚硝酸钠与盐酸反应生成亚硝酸,亚硝酸极不稳定,易分解,故重氮化实验中,应注意操作程序。

2. 磺胺类药物与铜盐反应时,加入氢氧化钠试液的量切勿过多,否则,将生成氢氧化铜蓝色沉淀,干扰鉴别。

3. 试验中各药的水解操作,应在水浴中进行,不能直火加热,否则药物会因温度过高,发生氧化或局部碳化,影响试验结果。

【实验思考】

1. 异烟肼可与芳醛缩合成腙,析出结晶,是结构中的什么基团引起的?

2. 含有丙二酰脲结构的药物可用什么方法进行鉴别?

3. 磺胺类药物与铜盐反应的原理是什么?

【实验报告】

药物的定性鉴别实验报告

药物	试剂及操作	实验现象	结果分析

【实验测试】

实验技能考核标准

	考核项目	分值	考核得分
实验前准备	1. 实验预习	5	
	2. 实验仪器准备、玻璃仪器洗涤	5	
	3. 溶液配制	5	
实验过程	4. 药品、试剂取用准确规范	20	
	5. 按规程操作	20	
	6. 观察现象并记录	20	
实验后整理	7. 仪器清洗并归位、卫生整洁	5	
	8. 实验报告、结论	10	
	9. 实验总结与体会	10	

陈静君

实训项目

实训项目一　药品分类摆放实训

【实训目的】

明确药品分类的方法及实施特殊药品管理的意义。

【实训内容】

1. 将药品按作用用途进行分类。

2. 区分药品与非药品。

3. 区分一般药品与特殊药品。

4. 按要求摆放相应药品。

【实训步骤】

1. 每个实训组需要药品包装盒30个,包括4个系统药品、非药品,不同剂型的药品;四层药品陈列架一个。

2. 按照分类摆放要求将30种药品摆放在不同区域内,分区域摆放原则:

(1)按照四分开原则,即药品与非药品分开;内服药与外用药分开;处方药与非处方药分开;需冷藏的药品、中药材以及危险品等与其他药品分开。

(2)在四分开原则下,药品主要以作用进行分类、分区域摆放。

(3)针剂、外用药、中药丸剂要求按剂型分区域摆放,不按作用分类,不能混在其他类别药品的区域内。

(4)在同一个区域内摆放的药品在分作用的基础上同时按剂型集中摆放(或在分剂型的基础上按用途集中摆放)。

(5)特殊管理药品(精、麻、毒、放)要单独摆放。

【实训提示】

1. 注意事项　做到整齐摆放,同品名或同品种不同规格药品相临摆放;商品正面向前(可立放,也可平放),不能倒置;50ml以上的液体剂型应立放,不能卧放。

2. 可选择的药品分类　抗微生物药、消化系统用药、解热镇痛抗炎及抗感冒药、呼吸系统用药、循环系统用药、维生素及矿物质、抗过敏药、外用药品、保健品、特殊药品。

3. 在6分钟内将30种药品正确整齐摆放在4个区域内,满分30分。未放在货架上的药品视同区域混淆。

【实训思考】

1. 药品按系统分类的原则是什么？

2. 处方药与非处方药的外观区别是什么？

3. 哪些药品属于特殊药品？

【实训报告】

将药品正确分类摆放，并做到整齐美观。

【实训测试】

项目	考核要求	分值	评分标准	扣分	得分
分区分类摆放	①药品与非药品分开、内服药与外用药分开、处方药与非处方药分开区域；②需冷藏的药品、中药材以及危险品等与其他药分开区域，特殊管理药品单独区域摆放；③要求主要以作用进行分类、分区域摆放；④在同一个区域内摆放的药品在按作用分类的基础上同时按剂型集中摆放	15	区域混淆每个扣10分		
			分类混淆每个扣3分		
			剂型未相对集中每个扣2分		
整齐摆放	①同品名或同品种不同规格药品相邻摆放；②商品正面向前，不能倒置；③50ml以上的液体剂型应立放，不能卧放	15	同一药品摆未放在一起、同品名或同品种不同规格药品未相邻摆放每个扣2分		
			正面未向前每个扣2分		
			商品倒置每个扣5分		
成绩	完成时间		分数		

实训项目二　问病荐药实训

【实训目的】

根据患者对症状的讲述，进行合理的药品推荐，包括药品疗效、不良反应及用药注意，并根据患者的具体情况给予健康宣教。了解同类药品的推荐原则，重点是非处方药品。

【实训内容】

1. 说出常见疾病的症状及治疗原则。

2. 能根据症状介绍药品，提供所介绍药品的用药指导。

3. 能对患者进行相应的健康宣教。

【实训步骤】

1. 每个实训组需要写有案例的题卡及与之相关的药品包装或药品说明书若干。

2. 展示案例，提出问题，要求学生分组分析案例、查询资料，找出解决问题的方法。包括疾病的症状、治疗原则、一般治疗、对症治疗、健康宣教。

3. 学生分组，模拟患者和模拟药品销售人员，两人为一组。步骤为患者自述、销售人员问询、疾病评估、推荐药物、安全用药。模拟患者正确主述症状；模拟药品销售员，主动询问模拟患者要购买的药品名称、服用对象。并进一步询问患者的其他症状或更详细询问患者主述的症状。

4. 模拟医药商品销售员根据模拟患者的要求，推荐与症状相关3种药品，找出需要的药品或说明书，说明推荐药品的特点，对药品进行必要说明（说明不良反应、用法用量、用药注意事项等）。

5. 对案例涉及的疾病进行相应的健康宣教。

【实训提示】

1. 案例选择以常见症状的自我药疗及常见慢性病为主，要求以选择非处方药为主。

2. 操作程序为正确接待患者、判断为何病、有何症状、需要询问的内容、根据疾病或疾病的症状介绍3种西药、对患者进行健康宣教几个步骤。

3. 应准确报出推荐药品的商品名称和通用名。准确说明推荐药品的优缺点。对比说明药物的作用和疗效为何对此病例适合，对即将售出药品进行必要说明（包括药品不良反应、用法用量、用药注意事项）。

【实训思考】

1. 如何正确叙述相关疾病的症状？

2. 询问患者要购买的药品名称、服用对象的同时，还要进一步询问患者哪些问题。

3. 同类药品的推荐原则是什么？

【实训报告】

完成相关案例的问病荐药的完整工作流程，并考核合格。

【实训考核】

以下二表可选其一。

表一

销售人员询问（10分）		判断症状（5分）		介绍药品（5分）		用药指导（10分）	
完成情况	得分	完成情况	得分	完成情况	得分	完成情况	得分
年龄、性别、症状持续时间、伴随症状、用药史等5项	10	完全正确	5	正确，3种	5	不良反应、服法、禁忌证完整，正确，简单健康宣教	10
4项	8	关键词正确	2	正确，2种	3	两项完整正确	8
3项	6	不正确	0	正确，1种	1	二项基本正确	6
2项	4			不正确	0	一项完整正确	4
1项	2					一项基本正确	2
0项	0					不正确	0
总得分							

表二

序号	考核内容	考核要点	分数	考核标准	得分
1	文明待客 态度认真 着装整洁	着装整齐 佩戴胸卡 服务规范 语言文明	2	欠佳者酌情扣 1~2 分	
2	根据疾病或疾病的症状介绍药品	判断疾病 疾病症状 询问的问题	10	正确判断 10 分 说出具体症状 4 分,少一大项扣 2 分,少一小项扣 0.5 分 询问的问题 2 分	
3	药物适应证	正确说出 3 个药物的适应证	3	少一个药物适应证扣 1 分	
4	用药注意事项	正确说出每个药品 3 方面的用药注意	12	少一种药物的注意事项扣 4 分,少一小项扣 0.1 分	
5	健康宣教内容	正确说出健康宣教的内容	3	少一项扣 1 分	
	合计		30		

附参考案例:

1. 患者自述昨日淋雨,晚上怕冷,发热 39℃,今日体温 38.5℃,伴有全身酸痛,咳嗽,没有痰。

2. 患者起病突然,体温高(39.5℃),呼吸道症状逐渐加重,周围同事及家人均有同样病情。

3. 患者入冬以来经常感到咽部干、疼痒,有异物感,多痰,咳嗽,热饮时咽疼。

4. 患者平常坐办公室,活动少,经常 3 天解一次大便,大便很不规律,排便时间长、困难,甚至头痛。

5. 患者有过敏史(对磺胺类药物过敏),因去新装修了房屋的友人家恭贺乔迁之喜,回家后即全身瘙痒,连连打喷嚏、鼻痒。

6. 患者节假日期间,多次与家人及好友聚餐,现在吃不下饭,感到上腹发堵,打嗝。

7. 夏季来临,患者住地条件差,阴暗潮湿,患者足底、手掌出现密集或散在水疱,针尖大小,痛痒较重,由于搔抓而出现红肿。

8. 一年来因工厂不景气,患者下岗在家,经常为家庭生活与前途而发愁,晚间入睡困难、多梦,白天精神疲乏,感觉昏昏沉沉。

9. 一名 5 岁儿童,家长主诉腹痛,部位多在上腹或肚脐周围,呈间歇性发作,并出现精神不安,食欲减退等症状。

10. 患者最近因搔抓面部,出现一呈锥形隆起的结节,是红色硬性结节,触之疼痛,顶部有白色脓头。

实训项目三 合理用药实训

【实训目的】

了解合理用药的目的是指导患者安全、有效、经济、适当地使用药品,体现以人为本,一切以患者为中心的宗旨。

【实训内容】

1. 分析处方是否合理。

2. 分析常用药物间的相互作用。

3. 指导特殊人群用药。

【实训步骤】

1. 每个实训组需要写有案例的题卡。

2. 处方分析 翻译处方中所用的拉丁缩写;分析处方完整性及适宜性,并说明理由;简述处方中药物的使用注意事项,指导患者合理用药。

3. 分析药物相互作用 请说出本处方上药品的分类、主要适应证、不良反应和禁忌证、药物相互作用,指导患者合理用药。

【实训提示】

1. 处方是否合理 审核处方资质、内容,处方是否完整,用药是否适宜。

2. 分析介绍处方上药品的分类、主要适应证、不良反应和禁忌证、药物相互作用。

3. 处方调剂中必须做到"四查十对" 查处方,对科别、姓名、年龄;查药品,对药名、剂型、规格、数量;查配伍禁忌,对药品性状、用法用量;查用药合理性,对临床诊断。

【实训思考】

1. 处方的审查主要要求是什么?

2. 特殊人群包括哪些?

3. "四查十对"的内容是什么?

【实训报告】

完成处方分析,并指导患者合理使用相关药物。

【实训考核】

1. 处方分析考核

序号	考核内容	考核要点	分数	评分标准	得分
1	解释缩写的含义	正确说出4个缩写含义	2	错一个扣0.5分	
2	处方是否正确及原因	准确指出两处错误,并说明2点原因	5	错一个扣1分	
3	药物使用注意事项	共4类	8	少一大类扣2分,少一小项扣0.1分	
合计			15		

2. 药物相互作用考核

序号	考核内容	考核要点	分数	评分标准	得分
1	药品的分类	正确全面写出药品的分类	2	错一个,扣1分 写出但分类不全扣 0.5分	
2	适应证	正确全面写出药品的主要应用	3	写错一个扣1分,少 一小项扣0.5分	
3	不良反应和禁忌证	正确全面写出药品的不良反应及禁忌证	6	写错一个扣2分,少 一小项扣0.5分	
4	药物相互作用	正确全面写出两药的相互作用	4	不全扣1~2分	
合计			15		

附参考资料:

1. 常用缩写的含义

外文缩写	中文含义	外文缩写	中文含义
a. c.	饭前	q. d.	每日一次
p. c.	饭后	b. i. d.	每日二次
p. o.	口服	t. i. d.	每日三次
i. h.	皮下注射	q. i. d.	每日四次
i. m.	肌内注射	q. h.	每小时
i. v. 或 i. v. gtt.	静脉注射	s. o. s.	需要时
h. s.	睡时	p. r. n.	必要时

2. 参考处方实例

××医院处方笺		
姓名××× 男☑女□ 年龄12岁 单位及电话×× 科别儿 费别:医保		
病情及诊断 扁桃体炎 发热	R 　泰诺林片　　　　　25kg×20/25mg　　q. 4. h.　　p. o. 　左氧氟沙星注射剂　100mg×6/100mg　　b. i. d.　　i. v. gtt. 　医师×××	××年××月××日
药费　×× 　调配××× 　核对××× 　发药××		

××医院处方笺

姓名:×××　　年龄:45岁　性别:女　　科别:内科　　费别:医保	
病情及诊断 风湿性关节炎	R 　　阿司匹林肠溶片 0.3g×100 片/1.2g　t.i.d.　p.o.　a.c. 　　芬必得缓释胶囊 0.3g×40 粒/0.3g　　b.i.d.　p.o.　a.c. 　　医师签字:××　　　　　　　　　××年××月××日
药价:××　　　　调配:××　　核对:××　　　发药:××	

××医院处方笺

姓名×××　男☑女□　年龄15岁　单位及电话××　科别儿　费别:医保	
病情及诊断 扁桃体炎 缺铁性贫血	R 　　硫酸亚铁片　0.45g×20/0.45g　q.d.　　p.o.　　p.c. 　　四环素片　　25mg ×40/50mg　　q.i.d.　p.o. 　　医师××　　　　　　　　××年××月××日
药价××　　调配×××　　核对　×××　　　　发药×××	

××医院处方笺

姓名××　男☑女□　年龄34岁　单位及电话××　科别消化　费别:医保	
病情及诊断 胃痉挛 胃痛,胃胀	R 　　多潘立酮片 　　　sig　10mg ×30/10mg　　t.i.d.　p.o.　a.c. 　　硫酸阿托品注射剂 　　　sig　0.3g ×4/0.3g　　　b.i.d.　i.m. 　　医师×××　　　　　　　××年××月××日
药费××　　调配×××　　核对×××　　　　发药×××	

××医院处方笺		
姓名×××　男□女☑　年龄 55 岁　单位及电话×××　科别内科　费别:医保		
病情及诊断 高血压	R 　　非洛地平缓释片　　2.5mg ×30/2.5mg　b. i. d.　　p. o. 　　吲达帕胺　　　　　2.5mg ×30/2.5mg　q. d.　　　p. o. 　　医师　×××　　　　　　　　　　××年××月××日	
药费××　　　　调配×××　　　核对×××　　　发药××		

（丁　丰）

参考文献

1. 中华人民共和国卫生部.国家基本药物目录.2012 年版.北京:中国法制出版社,2013.

2. 陈新谦,金有豫,汤光.新编药物学.第 17 版.北京:人民卫生出版社,2011.

3. 尤启东.药物化学.第 8 版.北京:人民卫生出版社,2016.

4. 朱依谆,殷明.药理学.第 8 版.北京:人民卫生出版社,2016.

5. 曹红.临床药物治疗学.第 8 版.北京:人民卫生出版社,2014.

目标检测参考答案

第一章 总 论

一、选择题

（一）单项选择题

1. A　2. B　3. C　4. D　5. A　6. C　7. D　8. A　9. B　10. B

11. C　12. A　13. D　14. C　15. D　16. B　17. D　18. D　19. B　20. B

21. B　22. C　23. B　24. D　25. A　26. A　27. D

（二）多项选择题

1. ABCE　2. ABCDE　3. ABCD　4. BCDE　5. ABCDE　6. ABC　7. ABCD　8. ABD　9. ABCD

10. ABCD　11. BCD　12. BCDE　13. ABCD　14. ACD　15. ABCD

二、简答题（略）

三、实例分析

提示：

1. 可以从药物作用的选择性,药物作用与不良反应的两重性等方面,对该案例进行分析。

2. 影响药物作用的因素可以从药物方面和机体方面的影响因素两个方面思考。

3. 略。

4. 受体数目具有可调节性,长期应用β受体拮抗药,β受体的数量会产生什么变化;此时突然停药,由于β受体数量的变化,会导致什么结果。

第二章 中枢神经系统药物

一、选择题

（一）单项选择题

1. C　2. B　3. D　4. C　5. A　6. D　7. C　8. D　9. D　10. B

11. C　12. D　13. D　14. C　15. C　16. C　17. A　18. A

（二）多项选择题

1. AC　2. ABD　3. ABE　4. BCE　5. ABDE　6. ACDE　7. ABDE　8. ABCD

二、简答题（略）

三、实例分析

提示：

1. 盐酸吗啡水溶液在 pH3~5 时最稳定,在中性或碱性中酚羟基易氧化生成毒性较大的双吗啡（伪吗啡）,其注射液放置过久颜色变深,与上述变化有关。另外光、热和重金属离子等因素可加速氧化,因此在其制剂和贮存时注意避光密闭、加入抗氧剂如焦亚硫酸钠、金属离子络合剂 EDTA-2Na、调节 pH5.6~6.0 和控制灭菌温度等。

2. 哌替啶属镇痛药,但其可使胆道括约肌痉挛,提高胆内压,用于胆绞痛疗效欠佳,因此临床常需与 M 受体拮抗药如阿托品合用,阿托品对内脏平滑肌有松弛作用,如可松弛胃肠道平滑肌、胆道平滑肌、输尿管平滑肌等,可加强哌替啶的疗效,且可减轻其不良反应。

3. 可选用左旋多巴,其可通过血脑屏障进入脑组织,经多巴脱羧酶脱羧而转变成多巴胺,补充黑质-纹状体通路中多巴胺的不足而发挥抗帕金森病作用。

4. 苯二氮䓬类镇静催眠药可改善患者的失眠症状,该类药物的不良反应包括后遗效应、耐受、依赖等,过量中毒亦可引起呼吸抑制。镇静催眠药用于失眠是典型的对症疗法,还需进行积极寻找失眠病因,同时进行非药物治疗,如建立良好的生活习惯、睡眠习惯,均有助于患者建立正常睡眠。

第三章　外周神经系统药物

一、选择题

（一）单项选择题

1. B　　2. D　　3. D　　4. C　　5. D　　6. D　　7. A　　8. C　　9. D　　10. D

11. B　　12. D

（二）多项选择题

1. BCDE　2. ACDE　3. BC　4. DE　5. ABCDE　6. ABCE

二、简答题（略）

三、实例分析

提示：

1. 这是因为阿托品扩瞳、调节麻痹等副作用的表现。

2. 麻黄碱可减轻鼻塞、流涕等感冒症状,但麻黄碱有很强的中枢兴奋作用,长期应用对人体的中枢、心血管系统有损害,是体育运动违禁药品。

第四章　心血管系统药物

一、选择题

（一）单项选择题

1. A　　2. D　　3. B　　4. D　　5. C　　6. C　　7. D　　8. B　　9. D　　10. C

11. D　　12. C　　13. C　　14. C　　15. B

（二）多项选择题

1. ABCDE　2. ABE　3. ABCD　4. ABDE　5. ABC

二、简答题（略）

三、实例分析

提示：

1. 硝苯地平等二氢吡啶类药物解除冠状动脉痉挛作用强，抑制心脏作用弱。硝苯地平等可引起反射性心率加快，有增加心肌缺血的危险。

2. 参考铈量法。

第五章　作用于消化系统、呼吸系统、血液系统及泌尿系统的药物

一、选择题

（一）单项选择题

1. B　　2. C　　3. D　　4. A　　5. A　　6. B　　7. C　　8. B　　9. A　　10. C

11. C　　12. B

（二）多项选择题

1. BC　2. ABCDE　3. AB　4. ABCD　5. ABCD　6. AD　7. BCDE　8. BC

二、简答题（略）

三、实例分析

提示：

1. 因不同部位肾小管对钠的重吸收影响不同，作用于髓袢升支粗段髓质部和皮质部的利尿药抑制钠的重吸收最强，因此作用于此段的呋塞米利尿作用最强；远曲小管和集合管抑制钠重吸收最少，所以作用于此段的螺内酯利尿作用最弱；依此类推，作用于远曲小管近端的噻嗪类利尿作用居中。

2. 平喘药具有或直接兴奋 β 受体、或间接激动 cAMP 合成酶、或抑制其代谢酶等作用，均与增高支气管平滑肌细胞内 cAMP 的含量有关。沙丁胺醇兴奋 β 受体，激动腺苷酸环化酶，增高 cAMP

的含量;氨茶碱的作用机制为抑制磷酸二酯酶,减少 cAMP 的代谢,也增高 cAMP 的含量。所以,平喘药的作用均与升高支气管平滑肌细胞内 cAMP 含量有关。

第六章 解热镇痛抗炎药

一、选择题

（一）单项选择题

1. B   2. A   3. C   4. C   5. C   6. B   7. C   8. C   9. D   10. B

（二）多项选择题

1. ABD   2. ABC   3. BD   4. ABD   5. ABD

二、简答题（略）

三、实例分析

提示:

1. 贝诺酯体内水解后生成阿司匹林和对乙酰氨基酚,产生协同作用。

2. 防止水解。

3. 贝诺酯可避免阿司匹林羧基对消化道的刺激。

第七章 抗 生 素

一、选择题

（一）单项选择题

1. C   2. B   3. D   4. C   5. C   6. D   7. C   8. D   9. B   10. A

（二）多项选择题

1. BD   2. ABE   3. ADE   4. AB   5. ABCDE   6. ADE   7. ABCD

二、简答题（略）

三、实例分析

提示:

1. 耐酸青霉素:酰胺侧链引入吸电子基团

耐酶青霉素:酰胺侧链引入空间位阻大的基团

广谱青霉素:酰胺侧链引入极性、亲水性基团

2. 为增加其稳定性,可成酯,如琥乙红霉素、硬脂酸红霉素等;或将 6 位羟基和 9 位羰基进行保护,如罗红霉素、克拉霉素、氟红霉素及阿奇霉素。

第八章　化学合成抗感染药及其他抗感染药物

一、选择题

（一）单项选择题

1. B　2. B　3. D　4. D　5. C　6. C　7. C　8. B　9. B　10. A

11. A　12. A　13. C　14. C　15. D　16. B　17. A　18. A　19. C　20. C

21. D　22. B

（二）多项选择题

1. ABCDE　2. ABCDE　3. ABCDE　4. ABCDE　5. ABC　6. ABCDE　7. ABCD　8. ACDE

9. ABCD　10. AB　11. ABCDE　12. ABC　13. ABC

二、简答题（略）

三、实例分析

提示：

1. 本病例为蛔虫引起，经急诊处理后好转，为了防止再次复发，应选用甲苯咪唑治疗。

2. 异烟肼具有还原性，可用氧化还原滴定法测定含量。《中国药典》采用溴酸钾法。

第九章　抗肿瘤药物

一、选择题

（一）单项选择题

1. D　2. A　3. D　4. C　5. B　6. B　7. C　8. D　9. B　10. C

（二）多项选择题

1. ABCD　2. AB　3. AB　4. ACD　5. AB

二、简答题（略）

三、实例分析

提示：

1. 替加氟、双嘧氟啶、卡莫氟、去氧氟尿苷等均为前药，在体内转化为氟尿嘧啶发挥作用，所以毒性较氟尿嘧啶低。

2. 环磷酰胺是双功能烷化剂，可干扰 DNA 及 RNA 功能，尤以对前者的影响更大，它与 DNA 发生交联，抑制 DNA 合成。环磷酰胺虽然在正常细胞中的代谢物没有毒性，但在肿瘤细胞中的代谢物毒性极大。随着肿瘤细胞的死亡，有毒代谢物释放到组织间进入血液，最终从肾排泄出体外，因此对机体尤其是膀胱造成很大刺激和伤害。

第十章　内分泌系统药物

一、选择题

（一）单项选择题

1. B　　2. D　　3. C　　4. A　　5. A　　6. B　　7. A　　8. A　　9. D　　10. B

11. C　　12. D　　13. B

（二）多项选择题

1. ABCDE　2. ACDE　3. ABC　4. DE　5. ABCDE　6. BDE　7. ABCDE

二、简答题（略）

三、实例分析

提示：

1. 结构修饰有利于减少雄激素作用,保留或加强同化激素作用。

2. 红斑狼疮是自身免疫性疾病,泼尼松是糖皮质激素,具有抗免疫作用,使用时应采取隔日给药方案,注意预防不良反应等。

第十一章　维　生　素

一、选择题

（一）单项选择题

1. C　　2. C　　3. A　　4. A　　5. A　　6. C　　7. A　　8. D　　9. B　　10. B

11. B　　12. A　　13. D　　14. A　　15. D

（二）多项选择题

1. CD　2. ABCDE　3. ACDE　4. ABE　5. ACE　6 ABCD　7. AD　8. ACDE

9. AC　10. BCDE

二、简答题（略）

三、实例分析

提示：

1. 从影响维生素 C 氧化的几大因素进行分析。

2. 从反应平衡的角度入手进行分析。

第十二章 药物的化学稳定性

一、选择题

（一）单项选择题

1. D　　2. C　　3. C　　4. B　　5. B　　6. A　　7. A　　8. C　　9. D　　10. B

（二）多项选择题

1. BC　2. ABDE　3. ABCE　4. BE　5. ABCD　6. ABCDE　7. ABCD　8. ABCDE　9. ABCDE

10. BCDE

二、简答题（略）

三、实例分析

提示：

1. 苯妥英钠易水解，与酸配伍易反应产生沉淀。

2. 磺胺嘧啶钠注射剂显碱性，甲氧苄啶注射剂显酸性，混合易反应产生沉淀。

实用药物学基础课程标准

（供药学、药物制剂技术、生物制药技术、化学制药技术专业用）

ER-课程标准